Lehrbuch
der speziellen Therapie
innerer Krankheiten

Von

Dr. Hans Curschmann und **Dr. Arthur Jores**

o. Prof. emer., ehem. Direktor der Medizinischen
Universitätsklinik in Rostock i. M.

o. Prof., Direktor der II. Medizinischen Universitätsklinik in Hamburg-Eppendorf

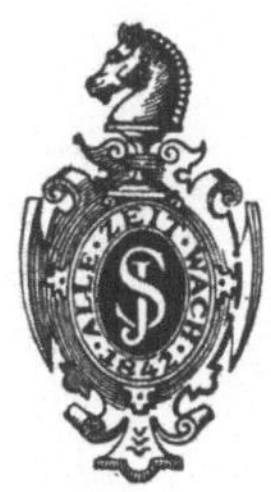

Springer-Verlag Berlin Heidelberg GmbH

HANS CURSCHMANN   ARTHUR JORES
Berlin, 14. 8. 1875   Bonn, 10. 2. 1901

ISBN 978-3-662-01287-1   ISBN 978-3-662-01286-4 (eBook)
DOI 10.1007/978-3-662-01286-4

Veröffentlicht unter Zulassung Nr. US-W-1093 der Nachrichtenkontrolle der
Militärregierung.

(unter Verwaltung der Amerikanischen Militärregierung)
5000 Exemplare.

Vorwort.

Die Verfasser sind dem lange gehegten Wunsch des Verlegers nach einem Lehrbuch der speziellen Therapie der inneren und Nervenkrankheiten gern nachgekommen. Denn sie sind davon überzeugt, daß ein solches Buch, von Ärzten für Ärzte und Studierende geschrieben, tatsächlich einem Bedürfnis entsprach. Dieses wird begründet einerseits durch die zweifellos großen und raschen Fortschritte, die uns die letzten Jahre gerade in therapeutischer Hinsicht gebracht haben, und andererseits durch die Notwendigkeit einer kritischen Würdigung dieser Erfolge, namentlich derjenigen der medikamentösen Behandlung. Denn auf keinem Gebiet der praktischen Medizin ist ernste Kritik so angebracht, als auf dem der therapeutischen Beeinflussung von Krankheiten und Kranken. Warum dem so ist, brauchen wir nicht erst auseinanderzusetzen.

Unser Buch will dem Arzt der Praxis dienen. Es verzichtet deshalb mit voller Absicht auf eine ja doch niemals zu erreichende Vollständigkeit, vielmehr will und muß es sich auf die Darstellung der für den Praktiker und Studenten wirklich wichtigen Kapitel der speziellen Therapie beschränken. Wir haben deshalb auch darauf verzichtet, dies Buch mit langen Erörterungen über allgemeine Therapie einzuleiten, auf die wir bei der Darstellung der speziellen Behandlung der einzelnen Krankheitsgruppen, soweit nötig, sowieso eingehen werden.

Rostock und Hamburg, 1947. Die Verfasser.

Inhaltsverzeichnis.

Seite

Einleitung.

Wie wir bereits im Vorwort erwähnten, wollen wir von langen einleitenden
Ausführungen allgemein therapeutischer Art an dieser Stelle absehen. Gewiß
sind historisch-philosophische Erörterungen über die Themata Arzt und Kranker,
über das Wesen von Krankheit und Gesundheit, über die Aufgaben und Pflichten
des Arztes im allgemeinen, über die Psychotherapie aller Leidenden und über
das „Ganzheitsprinzip" in der Behandlung des kranken Menschen gut und nützlich. Auch fördern die Zitierung von HIPPOKRATES und GALEN, von PARACELSUS,
KANT und GOETHE das Wissen unserer Leser und wirken wohl auch stärker
überzeugend als unsere eigene Meinungsäußerung. Aber alle diese Erörterungen
pflegen doch gar nicht selten viel Geschriebenes und oft Gelesenes zu wiederholen
und auch Selbstverständlichkeiten mit einem größeren Aufwand an zitatenfreudiger
Dialektik zu erörtern, als es die leider unbedingt zu berücksichtigende Raumknappheit eines heutigen Lehrbuches erlaubt. Endlich nehmen wir schuldige
Rücksicht auf unsere Leser, für die — heute mehr als je — auch die Zeit Mangel-
ware geworden ist, wenn wir sie nicht mit langatmigen allgemeinen Ausführungen
behelligen, die sie, wie die Erfahrung lehrt, im Drange der Tagesarbeit ja
doch meist zu überschlagen pflegen.

Nur wenige Stichworte seien der speziellen Therapie vorausgeschickt. Sie
lauten: Natura sanat, medicus curat. Und warnen vor dem „nocere". Stets
sei sich der Arzt bewußt, daß es — trotz aller Fortschritte unserer operativen,
physikalischen, diätetischen und medikamentösen Behandlungsformen — immer
noch zahlreiche Krankheiten gibt, in denen die Natur sich zu helfen bemüht
und dies auch vermag. Aufgabe des Arztes ist es dann, diese Heilungsvorgänge
durch die vielseitigen Faktoren seiner Therapie vorsichtig zu unterstützen und
zu fördern und sie ja nicht zu stören. Diese letztere Forderung birgt ja der alte
Grundsatz des „nil nocere" in sich. Wie oft haben wir ihn den zur Hyperaktivität
neigenden Jungärzten unserer Umgebung gepredigt! Und wir glauben, in Wort
und Schrift so manche Kollegen damit günstig beeinflußt und von gewagten und
radikalen Verordnungen und Maßnahmen abgehalten zu haben. Einen gleichen
Erfolg erhoffte einer von uns von seinen unlängst veröffentlichten Ausführungen
über „unsinnige und unnötige Therapie"[1]. Mögen sie manche Ärzte vor Poly-
pragmasie und indikationsloser Arzterei bewahren!

Ein drittes lateinisches Zitat aus Cäsars „de bello Gallico" möge hier folgen
in Gestalt der Warnung an die Ärzte, ja nicht allzu sehr „rerum novarum cupidi"
zu sein. Sie ist einerseits angesichts der Hochflut der medikamentösen An-
regungen, die uns die medizinischen Journale geben, und andererseits bei der
allzu fruchtbaren Betriebsamkeit unserer pharmazeutischen Industrie wahrlich
oft genug am Platze. Denn es gibt nicht ganz wenige Kollegen, die, durch die
„Waschzettel" jener Industrie und die Empfehlungen irgendeines unkontrollier-
baren Zeitschriftenartikels verführt, beständig neue und neueste Mittel verschreiben. Man bedenke gegenüber einer solchen plan- und prinziplosen Verordnungsweise immer, daß es weit besser ist, sich auf eine kleine Zahl von

---

[1] CURSCHMANN, HANS: Med. Klin. 1947, 25—27.

langerprobten Medikamenten und Heilmaßnahmen zu verlassen, diese aber tatsächlich zu kennen und damit die Verantwortung ihrer Verordnung ohne Bedenken übernehmen zu können.

Die Therapie des Arztes sei einfach; sie vermeide, wie gesagt, Unnötigkeiten und zwecklose Eingriffe nach Möglichkeit. Das gilt beispielsweise von der seuchenartigen Sucht, möglichst viele Medikamente — womöglich intravenös — einzuspritzen und ganz zu vergessen, daß der Mensch einen Mund hat zum Einnehmen von Heilmitteln und nicht nur die Cubitalvene. Wenn wir vor unsinnigen Einspritzungen warnen, so denken wir dabei beispielsweise auch an die Einspritzerei von Traubenzuckerlösung, die im deutschen Vaterland Tag für Tag in Tausenden und Abertausenden von Fällen völlig unnötigerweise ausgeübt wird; während das Befolgen des sachlichen Rates, einige Kaffeelöffel Streuzucker oder ein paar Bonbons zu genießen, genau die gleiche Wirkung tun würde.

Zum Schluß das viel zitierte Wort NOTHNAGELs: ,,Nur ein guter Mensch kann ein guter Arzt sein.'' Es hat immer noch seine Wahrheit behalten, wenn es auch manchen Junioren verstaubt und ,,moralinsaure'' Weisheit zu sein scheint. Gewiß ist der häufige Einwand richtig: Güte allein machte noch keinen tüchtigen Arzt. Und ein wirklich guter Mensch, den der Franzose ein wenig zynisch ,,bon homme'' nennt, kann sehr wohl auch einfältig und deshalb den Aufgaben eines Arztes nicht gewachsen sein. Trotzdem sollen sie das Wort ,,lassen stahn''. Denn nur der gute Mensch kann das Maß von Menschenliebe und Uneigennützigkeit aufbringen, deren ein ordentlicher Arzt bedarf. Über allen anderen Aufgaben des Arztes steht nun einmal das Heilenwollen. Immer wieder ist den Jüngeren unseres Faches das eigentlich Selbstverständliche einzuprägen: nicht die unendlich verfeinerte Diagnostik, nicht die wissenschaftliche Betrachtungsweise des Krankheitsgeschehens, die pathologische Physiologie und auch nicht die laboratorische und experimentelle Tätigkeit sind Deine Hauptaufgabe, sondern das *Helfen* und *Heilenwollen*! Daß wir dabei die wissenschaftlichen Grundlagen der Medizin und ihre weitgehende Erforschung nicht gering achten, sondern stets in Wort und Tat gefördert haben und zu fördern raten, ist dabei selbstverständlich.

H. CURSCHMANN.   A. JORES.

I. Infektionskrankheiten.

Allgemeines.

Im Vordergrund der allgemeinen und speziellen Bekämpfung der akuten Infektionskrankheiten sollte stets deren *Vorbeugung*, die *Prophylaxe*, stehen. Das gilt sowohl von den großen, Tausende ergreifenden Seuchen, wie Typhus, Fleckfieber, Diphtherie, Scharlach, Grippe u. v. a., als auch für die stets einzelne befallenden Infekte (Einzelinfekte), wie Sepsis, BANGsche Krankheit, Lyssa, Milzbrand, Psittakose u. a. m. Die Prophylaxe hat bei der ersteren Gruppe einerseits die Isolierung und Hospitalisierung zu erstreben, alsdann die „Erfassung" und Ausmerzung der Infektionsübermittler, der Bacillenausscheider (bei Typhus, Ruhr, Cholera, Diphtherie u. a.). Ferner sind allgemein-hygienische Maßnahmen notwendig, die die Hygiene der Nahrungsmittel, besonders des Trinkwassers, der Milch, aller Rohkostgemüse und -früchte, ferner die der Abwässer und Siele und die hygienische Beseitigung von Stuhl und Harn der Kranken betreffen. Wichtige Akte der Prophylaxe richten sich gegen bestimmte Tiere als Wirte und Zwischenträger der Infekte, z. B. die Anophelesmücke bei Malaria, die Ratten als wichtige Vermittler von Cholera, WEILscher Krankheit, der Fliegen im Interesse der Ruhrvorbeugung, der Läuse beim Fleckfieber u. a. m.

Eine spezielle Prophylaxe geschieht ferner durch die Schutzimpfungen, die sich gegen Diphtherie, Typhus, Fleckfieber, Cholera, Ruhr u. a. bewährt haben. Die Prophylaxe der Einzelinfekte erfordert entsprechende ärztliche Maßnahmen, z. B. zur Verhütung der Wund- und Puerperalinfektionen, der Lyssa, des Rotzes, der Psittakose u. a. m.

Der allgemeinen Prophylaxe dient auch die *Meldepflicht* bei Infektionskrankheiten, die unter anderem durch die Gesetze vom 30. Juni 1900 (RGBl. S. 306) und vom 1. Dezember 1938 (RGBl. I 1721) und durch neuere Bestimmungen des Reiches und der Länder bei bestimmten Infekten, z. B. Fleckfieber, Geschlechtskrankheiten u. a. m. erlassen worden sind.

Der Arzt hat binnen 24 Stunden mündlich oder schriftlich (durch Vordruckmeldekarten) bei dem zuständigen Gesundheitsamt anzuzeigen: I. jede Erkrankung, jeden Krankheitsverdacht und jeden Sterbefall an 1. Aussatz (Lepra), 2. Cholera, 3. Fleckfieber, 4. Gelbfieber, 5. Pest, 6. Pocken, 7. Psittakose (Papageienkrankheit), 8. Puerperale Sepsis, a) nach standesamtlich meldepflichtiger Geburt, b) nach Fehlgeburt, 9. epidemische Kinderlähmung, 10. bakterielle Lebensmittelvergiftung, 11. Milzbrand, 12. Typhus, 13. Paratyphus, 14. Rotz, 15. übertragbare Ruhr, 16. Tollwut (auch Bißverletzungen tollwütiger oder tollwutverdächtiger Tiere), 17. Tularämie, 18. a) ansteckende Lungen- und Kehlkopftuberkulose, b) Hauttuberkulose, c) Tuberkulose anderer Organe, 19. epidemischer Ikterus (Hepatitis). II. Jede Erkrankung und jeden Sterbefall an 1. BANGscher Krankheit, 2. Diphtherie, 3. übertragbarer Gehirnentzündung (Encephalitis), 4. übertragbarer Genickstarre, 5. Keuchhusten, 6. Körnerkrankheit (Trachom), 7. Malaria, 8. Rückfallfieber, 9. Scharlach, 10. Trichinose, 11. WEILscher Krankheit.

III. Jede Person, die ohne selbst krank zu sein, die Erreger der bakteriellen Lebensmittelvergiftung, des Typhus, des Paratyphus, der übertragbaren Ruhr ausscheidet; natürlich auch die der Cholera, wenn dies auch nicht ausdrücklich angeordnet ist.

IV. Beim Wechsel der Wohnung oder des Aufenthaltsortes sowie bei Krankenhausaufnahme und -entlassung ist erneut Anzeige zu erstatten. Bı der Entlassung ist anzugeben, ob der Entlassene geheilt ist oder ob er die Erreger einer übertragbaren Krankheit noch ausscheidet.

Neuerdings, das ist nach dem Mai 1945, sind in den okkupierten Zonen, insbesondere den Ostzonen, die Bestimmungen über den unbedingten Zwang zur Krankenhausüberweisung für die gefährlicheren Seuchen (Typhus, Paratyphus, Fleckfieber, Diphtherie, Scharlach und alle Geschlechtskrankheiten im übertragbaren Stadium) noch verschärft worden.

Typhus und Paratyphus.

Die *Prophylaxe* des Typhus und Paratyphus erfordert zuerst ein gründliches Fahnden nach Bacillenträgern und deren Entfernung aus allen Nahrungsmittelbetrieben; sie bacillenfrei zu machen, ist ja leider nicht möglich. Man muß sie aber möglichst zur Vorsicht mit ihren Dejektionen erziehen oder zwingen. Ferner ist die allgemeine Hygiene des Trinkwassers, der Milch und aller Rohkost sehr wichtig, selbstverständlich auch gründliche Desinfektion der Stühle und des Harns der Kranken durch Chlorkalk. Auch die Isolierung, womöglich Hospitalisierung aller Typhuskranken dient der Prophylaxe. Endlich hat sich die Typhusschutzimpfung im Krieg und Frieden entschieden bewährt (dreimalige Impfung innerhalb von 14 Tagen mit Typhus-Paratyphus-Vaccine). Im ersten Weltkrieg hat sie auf die Morbidität und Mortalität des Typhus so gut gewirkt, daß in manchen Abschnitten der Westfront die Letalität der durchgeimpften Soldaten auf 0,4% sank, während die nicht geimpfte Zivilbevölkerung derselben Gegend eine Sterblichkeit von 20% zeigte. Die Impfung ist an sich unschädlich. Nur bei Impfung im Inkubationsstadium des Typhus können schwere, selbst tödliche Reaktionen mit Hämorrhagien in manchen inneren Organen auftreten (RÖSSLE).

Ein spezifisches Heilmittel gegen Typhus und Paratyphus besitzen wir leider nicht. Alle Versuche der aktiven oder passiven Immunisierung sind bisher fehlgeschlagen. Das ist bedauerlich und erstaunlich, da doch die prophylaktische Schutzimpfung, wie oben erwähnt, so wirksam ist und ausgesprochen mitigierte Formen des Typhus und Paratyphus produziert. Demgemäß sind unsere Behandlungsmaßnahmen beim Typhus immer noch rein symptomatisch. Allerdings haben neuerdings HÖRING und BURMEISTER[1] die unspezifische Reizkörpertherapie in Form von Pyriferininjektionen im amphibolen Stadium des Fiebers als wirksam und den Verlauf abkürzend empfohlen. In der Klinik mag man sie versuchen, in der Hauspraxis kann ich nicht zu ihnen raten. Die *Pflege* des Kranken steht im Vordergrund: also die Durchführung der notwendigen Bettruhe, die Sauberhaltung des Kranken, die Prophylaxe und eventuelle Behandlung der Soorinfektion und des Decubitus, der Schutz vor unnötigem Besuch, die Ruhighaltung und Beruhigung besonders des benommenen Kranken und auch die Durchführung regelmäßiger Nachtwachen.

Die *Diät* des Kranken soll keine Fastenkur sein im Interesse einer angeblich durch diese erreichbaren Fiebersenkung, sondern soll — ohne dem appetitlosen Kranken Gewalt anzutun — ihm eine leichte, aber nahrhafte Kost zuführen. Diese soll im Stadium des hohen Fiebers und der Benommenheit flüssig oder dünnbreiig sein: Milch, Milchsuppen, Kakao, Schleimsuppen, Fleischbrühe Fleischsaft, Fleischgelees, Eigelb, Eiweiß und Fruchtsäfte; natürlich auch Tee

---

[1] HÖRING u. BURMEISTER: Klin. u. Prax. **1946**, H. 50—54.

und besonders bei Kreislaufschwachen Wein, auch Sekt und Kognak. Die
älteren Ärzte setzten die reinflüssige Kost so lange fort, als das Fieber bestand.
WILH. ERB gab sogar erst 12 Tage nach der Entfieberung den ersten „Einback".
Diese rigorose Diät hat sich zwar sicher bewährt, erscheint aber heute nicht unbedingt notwendig. Wir geben ohne die Gefahr einer Schädigung auch Kartoffel-,
Apfel-, Hafer- und Grießbrei, Kartoffelsuppe, geschabtes Fleisch (nur Kalb-
fleisch!), Hirn, Bries, aufgeweichtes Weißbrot, Zwieback u. dgl. Nochmals sei
betont: Nie dränge man den appetitlosen Kranken das Essen rigiros auf. Er-
zwungenes Essen bekommt nicht. Das gilt übrigens für alle Fieberkrankheiten,
letztlich für die Diätetik überhaupt.

Die *Bäderbehandlung* des Typhus ist heute überholt, seitdem uns Kriegs-
und Notzeiten gelehrt haben, daß der Typhus ohne Badeprozeduren genau so
gut, bequemer und ohne die bekannten Infektionsgefahren für die Pflegenden
behandelt werden kann. Die Bäderbehandlung, deren Schema ich mitzuteilen
unterlasse, stammt noch aus der Zeit, da man die Temperaturerhöhung, das
„Fieber", als den zu bekämpfenden Feind ansah. Unsinnige Verordnungen, wie
die, daß bei einer Vormittagstemperatur von 38,5⁰ gebadet werden müsse, bei
38,4⁰ aber nicht, waren die Folge.

Auch die medikamentöse Therapie des Fiebers, z. B. durch regelmäßige
Pyramidongaben u. a. ist überflüssig. Erst im Stadium der steilen Zacken, das
ist der natürlichen Neigungen zur Entfieberung, darf man mit gutem Gewissen
die Temperaturen mit kleinen Dosen Chinin oder Pyramidon senken und dies
Stadium dadurch mildern und abkürzen.

Die Verordnung, beim Typhus im Beginn eine Dosis Kalomel zu verabreichen,
gehört gleichfalls zu den Unnötigkeiten, die sich durch lange therapeutische
Gewohnheit am Leben erhalten haben. Das gleiche gilt auch von der — von
nicht wenigen Ärzten applizierten — Omnadinspritze bei Fieberbeginn. Die Obstipation eines Typhuskranken bekämpfe man nicht durch Kalomel, Ricinusöl
oder Bitterwasser, sondern durch kleine Klistiere oder Seifenzäpfchen. Störende,
profuse Durchfälle darf man ruhig durch kleine Opiumdosen, ein Tannin-
präparat (Tannalbin, Tannigen 3—5mal 1 Tablette) oder den (oft versagenden)
Liquor Uzara (3mal 15—20 Tropfen) bekämpfen, zum Nutzen der Darm- und
allgemeinen Ruhe des Kranken. Auch die Apfeldiät (feingeriebene, rohe Äpfel
in kleiner Menge 3—4mal am Tage gegeben) wirkt antidiarrhoisch.

Oft bedarf man besonders bei Kranken mit Tachykardie vom Krankheits-
beginn an und ·bei niedrigem Blutdruck und sonstigen Zeichen der Herz- und
Vasomotorenschwäche der Cardiaca und Vasomotorenmittel; Digitalis, vor allem
Strophanthin (H. STRAUB) wird sehr empfohlen. Coffein, Kardiazol, Sympatol,
Ephedrin sind in den bekannten Dosen gleichfalls indiziert.

Auch die nervösen und Erregungszustände bedürfen sorgfältiger Beachtung
und Behandlung durch kühle Abwaschungen, PRIESSNITZsche Wickel, Luminal,
Brom oder Chloralhydrat; das letztere ist besonders auch zu Klysmen verwendbar.
Bei typhösem Meningismus bzw. Meningitisverdacht ist die Lumbalpunktion
das beste Mittel zur Druckentlastung im Liquorraum und zur Beseitigung des
Kopfschmerzes.

Die Bronchitis bekämpfe man gleichfalls durch kühle Abwaschungen und
Wickel, ferner durch milde Expectorantien und — nur für die Nacht — Codein.
phosphor. (0,03).

Sehr wichtig ist bei Benommenen die Sorge für die Blasenentleerung, die bisweilen den Katheterismus notwendig macht. Bei diesen Patienten, aber auch
bei etwa 30% der übrigen Typhuskranken kompliziert eine Cystitis oder Cystopyelitis die Erkrankung. Schon die Urotropinbehandlung brachte rasche Hilfe

(3—4mal 1,0), wobei für saure Reaktion des Harns zu sorgen ist (durch Fruchtsäuren, Acid. hydrochlor. oder phosphor. dilut.). Auch die Blasentees (z. B. Fol. uvae ursi) wirken unterstützend. Neuerdings kann man mit Sulfonamiden oder Penicillin den Infekt der Harnwege wohl noch rascher bekämpfen. Dabei sei aber bemerkt, daß die Sulfonamide und das Penicillin den Typhusinfekt an sich nicht heilend beeinflussen.

Die typische Komplikation der Darmperforation verlangt unbedingt möglichst rasche chirurgische Therapie, deren Aussichten nach MADELUNG in den ersten 24 Stunden nach dem Durchbruch noch ziemlich günstig sind. Ohne Operation gehen die Kranken natürlich an allgemeiner Peritonitis zugrunde. Darmblutungen bekämpft man durch absolute Ruhe (die Eisblase auf dem Bauch hat wohl mehr symbolische Bedeutung). Außerdem sind völlig flüssige Kost, Calcium (Afenil intravenös), Clauden, Ergotin u. a. indiziert. Auch eine Bluttransfusion wirkt zugleich Blutersatz-spendend und styptisch.

Alles, was über die Therapie des Typhus und seine Komplikationen gesagt wurde, gilt auch für den meist völlig typhusgleichen *Paratyphus B*. Der bei uns recht seltene *Paratyphus A* wird als meist relativ leichte Erkrankung dem Kranken und Arzt weniger Mühe machen. Auch für ihn gilt das bei der Therapie des Typhus Ausgeführte.

Die Lebensmittelvergiftungen.

Sie sind — das sei ausdrücklich bemerkt — nur ausnahmsweise durch Paratyphus-B- oder A-Infektionen, sondern in der Regel durch die Enteritisbacillen (Gärtner, Breslau, Proteus, Suipestifer, Coli u. a.) bedingt und werden durch verdorbene Nahrungsmittel, wie Fleisch, Wurst, Käse, Gemüse (Bohnen!), Kartoffelsalat, Speiseeis u. dgl. herbeigeführt. In diesen Fällen sind Magenspülungen, Darmspülungen und Abführmittel (Kalomel, Ricinusöl) notwendig. Außerdem sind Adsorbentien (Kohletabletten, Adsorgan), Apfeldiät (auch das aus Äpfeln hergestellte Aplona 30—50 g je Tag in heißem Tee) von guter Wirkung. Neuerdings hat sich das aus dem Pektinstoff der Zuckerrübe gewonnene Betasan (bis 50 g in $^1/_2$—$^3/_4$ Liter Tee oder Wasser gelöst) bei Durchfällen der Kinder und Erwachsenen hervorragend bewährt und 12—24 Stunden die Durchfälle beseitigt (HARNAPP)[1]. Bei heftigen Durchfällen und sekundärer Austrocknung sind intravenöse oder subcutane Injektionen von physiologischer Kochsalzlösung oder Normosal angebracht. Gegen die Durchfälle gibt man Opium (Tct. opii simpl. 3mal 5—15 Tropfen), natürlich erst nach gründlicher Entleerung des Darms, Uzara und Tanninpräparate, gegen die Tenesmen Papaverin 0,04, Paverysat. Bürger 3—4mal 15—20 Tropfen oder Atropin (0,001). Bei Kreislaufschwäche sind auch hier Strophanthin oder Digitalispräparate, Coffein, Kardiazol, Sympatol oder Ephedrin notwendig.

Die *Prophylaxe* der Lebensmittelvergiftungen und des Botulismus kann nur in einer sorgfältigen Aufbewahrung (Kühlschrank!) und Zubereitung aller leicht verderblichen Nahrungsmittel (Fleisch, Gemüse, Fische, Muscheln, Austern u. a.) und einer ebenso sorgfältigen Prüfung vor dem Genuß sowie der Ausmerzung aller verdorbenen oder verdächtigen Nahrungsmittel bestehen; vor allem gilt dies von Massenspeisungen in Kantinen, Kasernen u. a. Besonders achte man auch auf Fleisch- und Gemüsekonserven in bereits aufgesprungenen Gläsern und Wurst verdächtiger Herkunft.

---

[1] HARNAPP: Dtsch. Gesdh.wes. **1946**, 617.

Botulismus.

Eine besondere und oft schwere Nahrungsmittelvergiftung geschieht durch die Gifte des Bac. botulinus, die mit Wurst, Pökelfleisch, Käse und Gemüsekonserven aufgenommen werden. Es handelt sich um eine echte Vergiftung, nicht um eine eigentliche Infektion, da die Botulinusbacillen sich im Körper nicht vermehren wie die Gärtner- und Breslaubacillen. Das Botulinusgift führt zu schweren Nervenlähmungen, z. B. der Extremitäten und der Hirnnerven, aber auch der Vasomotoren, so daß die Kranken oft ein Versagen des Kreislaufs bedroht. Auch hier sind Magen- und Darmspülungen, auch Aderlässe und Bluttransfusionen notwendig, vor allem aber die möglichst frühzeitige Anwendung des Botulinusserums (50—100 ccm intravenös oder intramuskulär). In schweren Fällen empfiehlt F. Hoff 50 ccm intravenös und 20 ccm intralumbal. Auch in diesen Fällen ist der Kreislauf durch die genannten Cardiaca und Vasomotorenmittel zu stützen. Gegen die Lähmungen empfiehlt sich Tetrophan (3mal 1 Tabl. zu 0,1) oder Betabion (3mal 1 Tabl.).

Cholera asiatica.

Die Cholera ist heute in Friedenszeiten eine vorwiegend auf tropische und subtropische Länder beschränkte Krankheit. Während verschiedener Kriege und auch während friedlicher Zeiten hat man jedoch früher auch gewaltige Epidemien in Deutschland und Nordeuropa erlebt. Gerade bei der Cholera ist die *Prophylaxe* mit dem Choleraimpfstoff, der aber therapeutisch leider nicht mehr wirksam ist, von größter Wichtigkeit. Während des Balkankrieges wurden 114 800 Griechen gegen Cholera schutzgeimpft, von diesen erkrankten 0,7 %, von den Nichtgeimpften 9,29 %. Von den ersteren, trotz der Impfung Erkrankten starben 10,2 %, von den Nichtgeimpften aber 27,5 % (Saras).

Bei ausgebrochener Cholera entleere man baldmöglichst den Darm durch Ricinusöl oder Kalomel. Dann erst gibt man Opiate, Kohletabletten, Adsorgan u. dgl. Das Erbrechen behandle man durch Choleratropfen (10 Tropfen auf $^1/_2$ Glas Wasser) oder 3 Tropfen Jodtinktur in Wasser. Die Wärmeverluste der Kranken bekämpfe man durch heiße Getränke, warme Umschläge, Thermophore, eventuell durch heiße Bäder. Die Austrocknung und die Kochsalzverarmung infolge der profusen Diarrhöen behandle man durch intravenöse oder subcutane Einspritzungen von physiologischer Kochsalzlösung oder Normosal, die Kreislaufschwäche durch die schon genannten Cardiaca und Vasomotorenmittel. Daß Bettruhe und Hospitalisierung möglichst aller Kranken notwendig ist, ist selbstverständlich. Gleiches gilt von einer sehr vorsichtigen Diät. Schonkost ist noch bis weit in die Rekonvaleszenz zu geben. Eine wirksame spezifische Therapie (mittels Serum oder Vaccine) gibt es leider nicht.

Die Ruhr.

Wir unterscheiden eine *bacilläre* Ruhr und bei dieser noch die Infekte mit *giftbildenden* Bacillen (Kruse-Shiga) und Pseudoruhrbacillen (Flexner, Strong, Ypsilon, E-Bacillen u. a.) und die überwiegend tropische *Amöbenruhr*. Die symptomatische Therapie ist bei allen die gleiche.

Bei allen Ruhrformen ist die *Prophylaxe* wichtigste Aufgabe, vor allem die Hygiene der Nahrungsmittel, des Trinkwassers und der Entleerungen des Kranken und die Fliegenbekämpfung; außerdem das Finden und Ausmerzen der Bacillenträger und die Hospitalisierung der Kranken. Bei der Bacillenruhr (echte Ruhr) hat sich z. B. in Japan die Prophylaxe mittels Impfstoffinjektionen (Dysbakta) bestens bewährt. Das scheint auch für die Pseudo-Ruhrinfekte (Ps.Ru.) zu gelten.

Jede Ruhrbehandlung hat die bakteriologische Diagnose der speziellen Ruhrform zur Voraussetzung; besonders auch im Interesse der Prognose und Prophylaxe in der Umgebung des Kranken.

Die symptomatische Therapie beginne frühzeitig, also schon vor der bakteriologischen Bestätigung mit einer gründlichen Darmentleerung durch Ricinusöl,
Rheuminfus (10,0 : 100,0), oder Kalomel. Dann erst gebe man Opium oder in
schweren Fällen zunächst eine Morphiuminjektion. Gegen die Tenesmen verordne man Papaverin oder Belladonna, als Adsorbentien Bolus alba oder Kohle.
Außerdem gebe man warme Umschläge oder trockne Wärme auf den Leib.
Natürlich gehört jeder Fall (auch der leichte) ins Bett. Hospitalisierung ist auch
hier angezeigt. Die Diät bestehe anfangs aus Tee, Zwieback, Schleimsuppen,
Rotwein, Heidelbeer- oder Brombeersäften. Erst nach erheblicher Besserung
gehe man langsam auf vorsichtige Brei- und Suppenernährung über. In diesem
Stadium sind auch vorsichtige Darmspülungen oder besser Bleibeklysmen mit
Kamillentee, H_2O_2-Lösung, Dermatolaufschwemmung mit einigen Tropfen
Opium angezeigt.

Gegen die Austrocknung gebe man auch diesen Kranken Infusionen mit
physiologischer Kochsalzlösung, Normosal oder Traubenzuckerinjektionen, gegen
die Kreislaufschwäche die üblichen Cardiaca und Vasomotorenmittel.

Bei echter Ruhr sollte man stets die spezifische Therapie mit dem polyvalenten
Ruhrserum (S.S.W.), das antitoxisch und antibakteriell wirkt, versuchen. Man
gibt 50—80 ccm intramuskulär und wiederholt diese Injektionen 2—4 Tage lang
unter langsamer Verminderung der Dosis. Natürlich berücksichtige man bei
bereits einmal Serumgespritzten die Art des Serums und gebe, falls möglich,
ein Serum von einer anderen Tierspezies.

Neuerdings haben sich die Sulfonamide (Eubasin, Cibazol u. a. 3mal 2 Tabletten oder intramuskuläre Injektionen) bei jeder Form von Bacillenruhr hervorragend bewährt. Ihre rasche Wirkung wird durch Toxinbindung erklärt (F. HOFF).

Bei chronischer Ruhr mit vorwiegender Gärungs- oder Fäulnisdyspepsie sei
diese Komplikation nach den in diesen Abschnitten besprochenen diätetischen
Verordnungen behandelt; außerdem gibt man Pepsin und Salzsäure, Pancreon,
Enzynorm, Festal und ähnliche Präparate. Außer den obenerwähnten Darmklysmen rate ich, in sehr chronischen, zu Kachexie und Anämie führenden Fällen
rechtzeitig einen Anus praeternaturalis coecalis oder eine Appendixfistel anzulegen, teils um das Coecum auf Zeit ganz zu entlasten, teils, um von der Fistel
aus Spülungen des Darms mit Tanninlösungen, Dermatol oder H_2O_2 zu machen.
Man schließe die Fistel erst, wenn der Patient mindestens ein Vierteljahr ohne
Rezidiv geblieben ist. Die Behandlung mittels operativer Darmfistel vermag
ohne Zweifel die Zahl der Spättodesfälle an Ruhr stark herabzusetzen und sollte
weit öfter angewandt werden, als dies leider bislang geschieht.

Bei *Amöbenruhr* gibt es keine Serumprophylaxe, sondern nur eine Vorbeugung
durch Trinkwasser- und Nahrungsmittelhygiene und sonstige hygienische Maßnahmen.

Die medikamentöse Therapie ist hier Trumpf. Bereits die Emetinbehandlung
hatte vorzüglich gewirkt: Injektionen von 0,06 in 5% Ampullen 6 Tage hintereinander, dann 8—14 Tage Pause und Wiederholung der gleichen Kur, die auch
noch ein drittes oder viertes Mal repetiert werden kann. Womöglich noch besser,
besonders auch in chronischen Fällen und auch gegen die Entamoebencysten
wirksam ist aber die Yatrenbehandlung: 3—4mal täglich 1—2 Yatrenpillen, dazu
Yatreneinläufe (nach vorherigem Reinigungsklistier) mit 1—2% Yatren. puriss.,
als Bleibeklysma von 200 oder 300—500 ccm langsam steigend, 3—4 Tage lang;
dann Pause von 8 Tagen und Wiederholung dieser Klysmen 3—4 Tage lang.

Bei chronischer Amöbenruhr entferne man womöglich den Kranken aus dem Tropenklima. Auch hier kommt bei drohender Kachexie eine Cöcalfistel (s. oben) sehr in Betracht. Man warte ja nicht zu lange mit diesem Eingriff.

Der — früher, jetzt nicht mehr häufige — Leberabsceß bei Amöbenruhr erfordert eine energische Therapie. Ich warne vor der einfachen Punktion, wenn nicht die Möglichkeit der sofort anschließenden Laparotomie besteht. Bei Hepatitis vor der Absceßbildung können Emetin und Yatren die Bildung eines Abscesses in manchen Fällen wahrscheinlich verhindern.

Grippe (Influenza).

Die echte Grippe ist in ihrem Verlauf und ihrer Therapie weitgehend vom Genius epidemicus abhängig. Ausgesprochen bösartige Epidemien mit gehäuften schweren und schwersten Krankheitsformen verlangen eine andere, intensivere Behandlung als leichte sporadische Fälle von kurzer Dauer und fast ambulantem Verlauf.

Eine spezifische *Prophylaxe*, z. B. in Form einer Schutzimpfung, gibt es leider nicht. Nicht einmal die Isolierung und Hospitalisierung der Kranken und damit ein Schutz der umgebenden Gesunden werden bei der ungeheuren Zahl der Kranken möglich sein; es sei denn, daß man Säuglinge und Greise nach Möglichkeit vor dem Kontakt mit Kranken zu schützen sucht, was bisweilen möglich sein dürfte.

Auch eine spezifische Therapie der Grippe kennen wir nicht. Meine Versuche mit Rekonvaleszentenserum blieben 1918 erfolglos.

Das erste Erfordernis der Grippetherapie erscheint mir in der sehr frühzeitigen Anwendung von Aspirin, Pyramidon oder ähnlichen Mitteln in dreister Dosis zu liegen. Dagegen halte ich von darmdesinfizierenden Mitteln (Ricinusöl, Kalomel u. a.) bei Grippe nichts. Gegen die Tracheobronchitis verordne man Emser Brunnen oder Salz, Expectorantien mit und ohne Kodein, Brustwickel, Senfpackungen, warme Bäder und kalte Übergießungen, bei ausgesprochener Laryngitis auch Inhalationen.

Bei der oft sehr gefährlichen Grippepneumonie sind die Sulfonamide, insbesondere Eubasin, Cibazol u. a. in vielen Fällen von vorzüglicher Wirkung. Ohne diese Mittel war die Prognose der Grippepneumonie überwiegend schlecht. In meinem Frontabschnitt während des ersten Weltkrieges betrug im Sommer und Herbst 1918 die Mortalität der Grippepneumonien etwa 90 % !. Mit Eubasin hätte man sie sicher erheblich vermindern können. Auch das Penicillin scheint auf die Pneumokokkenpneumonien günstig zu wirken (M. KIESE). Der Kreislauf bedarf in schweren Fällen oft der Stütze durch Digitalis, Strophanthin und die schon öfter genannten Vasomotorenmittel.

Ernste Komplikationen, wie Gangrän und Abscesse der Lungen und das Empyem der Pleura bedürfen besonders sorgfältiger Behandlung; die beiden ersteren durch frühzeitige, energische Salvarsantherapie, das letztere durch die Operation. Aber auch Lungenabsceß und -gangrän erfordern beim Versagen des Salvarsans die chirurgische Behandlung, die besonders beim Absceß meist gute Aussichten bietet. Natürlich bedürfen Kranke, die ihre Gangrän, ihr Empyem oder ihren Absceß aushusten, keiner Operation mehr. Das sei ausdrücklich bemerkt, da es leider Ärzte gibt, die auch in solchen Fällen noch operieren möchten. Die Inhalationen mit Eucalyptusöl, Anastil u. dgl. haben beim Lungenbrand und -absceß nach meiner Erfahrung wenig Erfolge erzielt. Eine einfache Punktion des Abscesses und des Empyems ist meist unzureichend, bisweilen gefährlich. Vor ihr ist beim Absceß nur zu warnen. Dagegen habe ich manche, besonders dünnflüssige Empyeme nach Grippepneumonien nach 1—2maliger Punktion (ohne Heberdränage!) zur Heilung kommen sehen.

Natürlich bedürfen alle Grippekranken der Bettruhe und möglichster Schonung bis weit in die Rekonvaleszenz hinein. Einer besonderen Schonbehandlung und Kräftigung durch Roborantien und gute Ernährung benötigen die Fälle von chronischer Grippe, bzw. von lang dauernden Grippefolgen (v. NEERGARD). Große Vorsicht und gute Pflege sind bei latent Tuberkulösen am Platze; wenn auch gesagt werden muß, daß sie die Grippe oft merkwürdig leicht absolvieren. Das gilt allerdings besonders von den aktiv Tuberkulösen.

Die Lungensyphilis.

Die Therapie der Lungenlues erfordert vor allem ihre rechtzeitige *Diagnose*. Abacilläre, chronische Lungeninfiltrate indizieren stets die Prüfung der Wa.R. Falls sie positiv ausfällt, zögere man nicht mit einer energischen Salvarsan-Quecksilber- oder Wismuttherapie. Bei gummösen Prozessen hat sich auch Jodkali (3—4 g pro die) bewährt. Rechtzeitig energisch behandelte Fälle von Lungensyphilis geben meist eine erstaunlich gute Prognose.

Lungentumoren.

Sie sind — zumal bei älteren Leuten — meist Bronchialkrebse. Ihre Diagnose ist — gleichfalls bei abacillären Lungeninfiltraten — nur durch öfter wiederholte Röntgenbilder zu stellen. Denn bei einmaliger Aufnahme sind pneumonische Infiltrate von Tumoren der Lunge nie sicher zu unterscheiden. Die einzige *Therapie* des Lungenkrebses ist die Röntgenbestrahlung. Bisweilen gelingt es, durch sie zunächst eine Rückbildung der Geschwulst zu erzielen, der aber stets Rezidive folgen, die dann den Tod des Kranken herbeiführen.

Die dem Lungenkrebs bisweilen ähnlichen Mediastinaltumoren, Produkte eines Lymphosarkoms oder Lymphogranuloms, seltener eines Thymoms bedürfen gleichfalls der Röntgentherapie, die aber auch bei ihnen fast nur „Anhiebserfolge" bringt. Meist kommt der Patient dann sehr bald in das strahlenrefraktäre Stadium und erliegt dann der Geschwulst. Nur bei Thymomen sah ich öfters lang dauernde, heilungsähnliche Remissionen. Natürlich bedürfen die schwer leidenden Kranken stets des Morphiums oder Dilaudids in dreisten Dosen.

Die Poliomyelitis anterior acuta (HEINE-MEDINsche Krankheit).

Diese zu Unrecht „spinale Kinderlähmung" genannte Krankheit — sie befällt nämlich einerseits sehr häufig auch Erwachsene bis ins Rückbildungsalter und ist andererseits keineswegs nur aufs Rückenmark beschränkt — bedarf dringend ernsthaftester *Prophylaxe*; auch wenn die Mortalität des akuten Stadiums nicht sehr erheblich ist, sind die Folgen der Poliomyelitis (P.m.) im Gegensatz zu allen anderen akuten Infektionskrankheiten nicht selten lebenslängliche.

Die *Prophylaxe* erfordert strengste Isolierung der Erkrankten bis zur 6. Woche. Man scheue sich nicht vor lang dauernden Schließungen von Schulen und Lagern während Epidemiezeiten und unterbinde die Freizügigkeit von Kindern und Jugendlichen aus notorisch verseuchtem Milieu rücksichtslos. Da wir den Erreger der P.m. nicht kennen bzw. in einem Virus vermuten, wissen wir auch nichts genaues über gesund bleibende Infektionsübermittler; ich nehme an, daß sie epidemiologisch eine gewisse Rolle spielen. Endlich ist natürlich notwendig, nicht nur Nasen-Rachenschleim und Sputum der Kranken zu desinfizieren, sondern auch Erbrochenes, Stuhl und Urin, da sie den Erreger enthalten können.

Die spezifische Therapie mittels Rekonvaleszentenserum wird — erst im Lähmungsstadium gespritzt — wirkungslos bleiben müssen. Nur wenn man es in dem meist schwer diagnostizierbaren „präparalytischen" Stadium der Erkrankung anwendet (20 ccm Serum intramuskulär), kann es vielleicht wirken und der Lähmung vorbeugen. Die Diagnose des präparalytischen Stadiums der P. m. wird sich in sporadischen Fällen niemals sicher stellen lassen; dagegen ist sie in Epidemiezeiten immerhin bei einem mehr oder minder pathologischen Liquorbefund und gewissen Allgemeinerscheinungen, zumal in der Umgebung von gruppenweise Erkrankten, bisweilen möglich. Vom Urotropin habe ich niemals nennenswerte Erfolge gesehen und kann zu ihm nicht raten. Ebenso zweifle ich auf Grund meiner Erfahrungen an der Wirkung des Tetrophans und halte es für entbehrlich.

Wenn eine Atemlähmung droht, die Hauptgefahr des akuten und subakuten Stadiums, hat es keinen Sinn, Lobelin zu verordnen. Hier hat nur die künstliche Atmung, solange als möglich fortgesetzt, Sinn und Ziel; sie muß versuchen, die Lähmung der intercostalen Atemmuskeln so lange zu kompensieren, bis andere Muskeln, z. B. das Zwerchfell, dafür eintreten können. Wir haben an der Rostocker Medizinischen Klinik in solchen Fällen mittels des elektrisch betriebenen Biomotors 60—70 Stunden lang künstliche Atmung betrieben und manchem P.m.-Kranken mit Atmungslähmung so das Leben gerettet.

Die eingetretenen *Lähmungen* der P.m. behandle man mit Massage und Elektrisieren; vor allem lagere man die gelähmten Glieder, besonders die Beine richtig so, daß keine Kontrakturen, z. B. die störende Spitzfußkontraktur, entstehen. „Durch ein festes Kissen unter dem Gesäß beugt man der Hüftkontraktur vor, durch Gegenstellen der Füße gegen eine senkrechte Polsterung dem Spitzfuß" (F. HOFF). Erst im späteren Stadium ist eine orthopädische Behandlung am Platz und muß entscheiden, ob mittels Schienen- oder Hülsenapparate oder durch operative Muskelüberpflanzung die motorischen Ausfallserscheinungen zu bessern sind.

Die epidemische Meningitis (Genickstarre).

Die *Prophylaxe* der epidemischen Meningitis (ep.M.) würde zur Voraussetzung haben, daß man in Epidemiezeiten weit mehr nach gesunden Meningokokkenträgern fahndete, als dies bisher geschieht, da man an ihre Gefährlichkeit als eventuelle Infektionsübermittler noch zu wenig gedacht hat. Im übrigen kommt in bestimmten Milieuarten (Schulen, Internaten, Lagern, Kasernen) auch die Isolierung und Hospitalisierung des Kranken und eine gewisse Quarantäne der noch gesunden Insassen in prophylaktischer Hinsicht sehr in Betracht. Auch beschränke man energisch die Freizügigkeit von Personen aus verseuchten Orten.

Die *Therapie* der ep.M. hat zunächst ihre präzise Diagnose zur Voraussetzung, die nur durch die Liquoruntersuchung, also durch die Lumbal- oder Suboccipitalpunktion, zu ermöglichen ist. Das ist aber auch die einzige ernstliche, indirekt therapeutische Indikation der Liquorpunktion bei dieser Erkrankung. Denn als therapeutischer Eingriff hat sie sonst nur geringen, rein symptomatischen Nutzen. Wiederholte Punktionen, womöglich bis zur Erzielung eines normalen Liquordruckes, wie man sie *vor* der modernen Chemotherapie der ep.M. ausführte, sind eine unnötige Quälerei für den Kranken. Auch die intravenöse oder intralumbale Serumtherapie — früher viel ausgeübt — ist angesichts der Erfolge der eben genannten Behandlungsart obsolet geworden; ebenso, wie der Eisbeutel und die kalten Kompressen auf den Kopf oder womöglich „ableitende" Applikationen an der Kopfhaut, wie das Haarseil oder

ähnlicher Urväter-Hausrat; zumal die ganze frühere Therapie der ep.M. deren
Letalität (26—80%) nicht zu senken vermochte.

Die einzig wirksame Behandlung der ep.M. erblicken wir heute in der Anwendung der Sulfonamide, insbesondere Eubasin, Cibazol und Albucid, die anfangs in hohen Dosen (1—3 Tage lang 4mal 2 Tabletten Eubasin, dann einige
Tage lang bis zum Aufhören der klinischen Symptome 3mal 2 Tabletten) zu
geben sind. Ich habe aber selten mehr als 40—50 Tabletten zu geben gebraucht;
übrigens habe ich die Sulfonamide stets per os, niemals intralumbal angewandt.
Bei Schluckunfähigkeit kann man auch Eubasin solubile 3mal 3,3 ccm intramuskulär spritzen. Schädigungen durch Sulfonamide (Cyanose, Leukopenie oder
womöglich Agranulocytose) habe ich auch bei hoher Dosierung nie gesehen und
halte sie für so selten, daß sie den Gebrauch dieser Mittel niemals einschränken
dürften. Sie schützen den Kranken auch vor den früher so häufigen Folge-
krankheiten, insbesondere dem Hydrocephalus und seinen üblen cerebralen und
allgemeinen Auswirkungen. Es bedarf also heute kaum noch des Hinweises
darauf, daß bei solchen Spätfolgen der ep.M. eine Reizkörperbehandlung (Caseosan, Pyrifer, Malaria usw.) eventuell noch helfen k.nn; eine Therapie, die
übrigens nach meiner Erfahrung früher stets versagt hatte.

Ich fasse zusammen: die völlige Heilung der ep.M. ist heute durch die Sulfonamide in etwa 80% der Fälle zu erreichen, die Sterblichkeit der Erwachsenen
auf 4—7% gedrückt worden. Bei Kindern und Säuglingen ist sie aber trotz
der Sulfonamide noch etwas höher geblieben.

Andere eitrige Meningitiden.

Sie können von infizierten Kopfwunden, Erysipelinfektionen, besonders aber
vom Nasen-Rachenraum und den Ohren und deren Adnexen fortgeleitet, durch
Infektion der Hirnhäute mit Strepto-, Staphylo- oder Pneumokokken entstehen.
Ihre *Prophylaxe* kann nur in einer sachgemäßen Behandlung der otogenen Infektion, des Nasen-Rachenraums, der Nebenhöhlen, der infizierten Kopfwunde
und der Wundrose bestehen.

Therapeutisch käme bei Pneumokokkeninfekten, die bislang eine Sterblichkeit bis 80% hatten, auch eine Sulfonamidbehandlung (s. oben) in Betracht;
leider ist ihre Wirkung inkonstant, Versager scheinen nicht selten zu sein. Bei
den Strepto- und Staphylokokkenmeningitiden versuche man zunächst auch die
Sulfonamide oder — bei deren relativ häufigem Versagen — am besten gleich
Penicillininjektionen.

Die tuberkulöse Meningitis.

Sie ist besonders bei Kindern und Jugendlichen wohl die häufigste aller
Hirnhautentzündungen und leider auch die prognostisch noch immer aussichts-
loseste. Denn es gibt gegen die Miliartuberkulose, deren klinisch deutlichste
und ominöseste Erscheinung eben die Meningitis ist, weder eine Prophylaxe,
noch ist therapeutisch etwas Erfolgreiches gegen sie zu unternehmen. Die
diagnostisch gesicherten Fälle, die genesen sein sollen, sind sicher extrem.seltene
Ausnahmen von der schlimmen Regel. Natürlich können Liquorpunktionen den
Hirndruck vermindern und damit die Beschwerden der Kranken. Im übrigen
ist schließlich Morphium das einzige „Solamen miseris".

Die gutartigen serösen Meningitiden.

Sie kommen einerseits als neuerdings des öfteren beobachtete epidemische
Meningitis serosa (M. ser.) mit Lymphocytose im Liquor vor, wie sie F. HOFF

und Armstrong beobachteten. Auch als gehäuft auftretende M. ser. anscheinend allergischen Ursprungs bei jungen Hirten in Alpenländern hat man sie beobachtet. Wenn es nicht gelingt, das Allergen zu entdecken, ist keine *Prophylaxe* möglich. Andererseits kann die seröse Meningitis Ausdruck einer Hirnhautreizung, eines Meningismus bei irgendeiner Infektionskrankheit (Typhus, Fleckfieber, Scharlach u. a.) sein; die Prognose dieser Meningismen ist an sich günstig, aber doch vom Verlauf des Grundleidens abhängig.

Therapeutisch sind alle genannten Arten der M. ser. ebenfalls nur durch Liquorpunktionen zu beeinflussen, die den Hirndruck und damit den Kopfschmerz und die sonstigen Cerebralbeschwerden vermindern. Außerdem wird man durch Antineuralgica (Pyramidon, Gelonida antineuralgica u. a.) das Kopfweh und durch Luminal oder Veronal die Unruhe und Schlaflosigkeit der Kranken bekämpfen.

Die epidemische Encephalitis (v. Economosche Krankheit).

Die epidemische Encephalitis (ep. Enc.) haben wir erst seit den letzten Jahren des ersten Weltkrieges (etwa seit 1916/1917) wieder kennengelernt. Es hat sie aber in früheren Zeiten, wenn auch in geringerem Umfang, bereits gegeben. Sie tritt im akuten Stadium in verschiedenen Formen auf, als lethargische, als hyperkinetische, als vorwiegend meningitische und andere Form auf. Allen Formen gemeinsam ist, daß mehr oder minder lange nach dem akuten Stadium ein chronisches, progressives, postencephalitisches Siechtum besonders unter dem Bilde des Parkinsonismus einzusetzen pflegt.

Eine wirksame *Prophylaxe* ist leider nicht bekannt; die Isolierung der akuten Fälle hat kaum Zweck, da eine Ansteckung von Mensch zu Mensch scheinbar sehr selten ist.

Die *Therapie* des akuten Stadiums ist wenig wirksam. Man hat Rekonvaleszentenserum (20 ccm intramuskulär), auch Septojod (intravenös, langsam steigend von 10—100 ccm), auch Neosalvarsan und Quecksilberschmierkuren empfohlen. Ich habe nicht den Eindruck gehabt, daß eine dieser Behandlungsarten besonders erfolgreich war oder gar das Auftreten des postencephalitischen Siechtums verhindern konnte.

Wichtiger und wirksamer ist dagegen die Therapie dieses letzteren Siechtums. Nachdem man früher Atropin in steigenden, zum Schluß enorm hohen Dosen verwandt hatte, ist man jetzt allgemein zu der „bulgarischen Kur" übergegangen, mit der bereits Tausende von Parkinsonismuskranken behandelt worden sind, in Deutschland mit dem Präparat „Homburg 680", das in standardisierter Form nebeneinander Hyoscyamin, Atropin und Scopolamin enthält.

Man beginnt bei Homburg 680 mit 3mal 3 Tropfen und steigt dann, wie folgt: 1. Tag 3—3—3 Tropfen, 2. Tag 3—4—3 Tropfen, 3. Tag 4—3—4 Tropfen, 4. Tag 4—4—4 Tropfen, 5. Tag 4—5—4 Tropfen. Man kann bis zu einer Dosis von 3mal 20 Tropfen steigen. Meist bin ich aber nicht höher als 3mal 8—10 Tropfen gegangen und bin oft wieder auf 3mal 4—5 Tropfen zurückgegangen, wenn die Wirkung bei dieser Dosis erhalten blieb. Trotz der hohen Dosen Atropin, die die Maximaldosis erheblich übersteigen können, wird die Homburg 680-Kur meist ohne wesentliche Störungen vertragen. Die Erfolge sind zum großen Teil ganz ausgezeichnet und haben dazu geführt, daß zahlreiche Menschenruinen wieder arbeitsfähig und leidlich lebensfroh geworden sind.

Symptomatisch pflege ich in Pausen der Homburgkur oder bei besonders quälenden Parkinsonsymptomen Scopolamin. hydrobrom. allein (zu 0,00025 3—4mal 1 Pille) zu verordnen. Ob Diätverordnungen während der Homburg-Kur erforderlich sind, bezweifle ich und bin entschieden gegen die von manchen propagierte laktovegetarische Diätform. Ich pflege gleichfalls den Alkohol und das Rauchen in bescheidenen Grenzen ruhig zu erlauben, um den bedauernswerten Patienten nicht den letzten Genuß in ihrem armseligen Leben zu rauben. Während und nach der Homburg-Kur sind gymnastische Übungen und sonstige Bewegungstherapie angezeigt. Psychotherapeutische Einflüsse sind im ganzen wenig wirksam. Daß der Arzt den armen Kranken mit Trost, Zuspruch und Leitung zur Verfügung stehen muß, ist aber selbstverständlich.

Scharlach.

Die *Therapie* der Scarlatina ist in ihrer Wirksamkeit darum so schwer zu beurteilen, weil der Verlauf der Scarlatina weitgehend vom Genius epidemicus, nicht aber von der ärztlichen Behandlung abhängt. Bei 850 Fällen der Rostocker Klinik betrug während 5 Jahren die Letalität nur 1,4%. Ich habe sogar Serien von 250—300 Fällen ohne einen Exitus beobachtet. Zu anderen Zeiten war die Sterblichkeit infolge häufiger septischer Fälle aber weit höher.

Prophylaktische Impfungen haben keinen sicheren Erfolg auf die Erkrankungszahlen, wahrscheinlich aber auf den Verlauf. Wenigstens habe ich unter zahlreichen Schutzgeimpften keinen Todesfall beobachtet, aber trotz der Impfung schwere und komplikationsreiche Verlaufsformen.

Jeder Scarlatinafall gehört natürlich ins Bett, in dem er meist 5 Wochen bleiben muß, womöglich bis zur gänzlichen Entschuppung.

Therapeutische Erfolge haben wir in unseren mit Impfstoff und Rekonvaleszentenserum behandelten Fällen übrigens nicht beobachtet. Die Sterblichkeit der Geimpften betrug 2,0%, die der ohne Serum Behandelten (während der gleichen Epidemie) 1,8%. Dieselben Zahlen gelten für die mit und ohne Chemotherapeutica (Taurolin, Prontosil) behandelten Kranken. Vielleicht wird aber das Penicillin die Erfolge doch noch bessern.

Trotzdem rate ich bei prognostisch besonders Gefährdeten aber doch zum Versuch mit Serum und den genannten chemotherapeutischen Mitteln, da die Sterblichkeit der Schwangeren beispielsweise ohne eine solche Therapie früher doch 21% und mehr betrug. Man spritze also bei Frischoperierten und Graviden das Scarla-Streptoserin (Behring-Werke) 20—50 ccm intramuskulär. Bei Mischinfektion mit Diphtherie injiziere man das Symbioseserum S.S. 8000—10000 E, das auch Diphtherieantitoxin enthält oder gruppengleiches Rekonvaleszentenserum.

Bei der Angina der Scarlatina lasse man mit Kamillentee oder H_2O_2 gurgeln. Die Diät während der Angina und des Fiebers sei flüssig-breiig, aber calorisch ausreichend.

Der Scarlatinanephritis kann man durch Kochsalzentziehung und eiweißfreie Kost nicht vorbeugen. Falls die Nephritis eingetreten ist, behandle man sie nach dem im Kapitel der akuten Glomerulonephritis geschilderten Vorschriften. Bei der häufigsten Komplikation, der Lymphadenitis colli, wende man kühle Halsumschläge, später, falls die Einschmelzung nicht zu verhindern ist, warmen Halswickel an und incidiere nicht zu früh, aber dann radikal. Die Scarlatinaotitis, stets eine ernste Komplikation, ist auch rechtzeitig fachärztlich zu behandeln, eventuell zu operieren. Den Gelenkrheumatismus der Scarlatina behandle man mit trockenen, warmen Wickeln und Salicylpräparaten.

Die septische Scarlatina, eine stets sehr ernste Form, bedarf der Behandlung mit Prontosil, Taurosil oder Penicillin, wie jede akute Sepsis; leider meist ohne Erfolg.

Masern (Morbillen).

Gewiß sind die Masern, wenn sie gesunde Kinder in hygienisch einwandfreiem Milieu treffen, eine meist harmlose Krankheit; eine Bagatelle, für die sie Laien ja meist überhaupt halten. Jedoch können die Masern für elende und rachitische Kinder in einer ungesunden Umgebung auch eine ernste Gefahr bedeuten.

HEGLER berichtete, daß die Masernsterblichkeit in den ärmsten Stadtteilen Hamburgs 20mal so groß gewesen sei als in den wohlhabenden, wobei Rachitis und Tuberkulose die Hauptrolle spielten. Besonders gefährlich kann die Hospitalisierung für die Kranken sein, da die Möglichkeit einer Infektion mit Pertussis, Pneumonien u. a. hier besonders oft gegeben ist. In der alten HENOCHschen Kinderklinik in Berlin stieg die Masernsterblichkeit vor etwa 60 Jahren auf 30% und in einem Flüchtlingslager vor wenigen Jahren sogar auf 45% (REDER). In meinem Mainzer Krankenhaus starb bei einer Einschleppung von Keuchhusten auf die Masernabteilung fast die Hälfte der so Erkrankten. Auch ist die Gefahr der Aktivierung einer Lungentuberkulose durch Masern zumal bei elenden Kindern zu bedenken.

Diese Erfahrungen lassen den Versuch einer *Masernprophylaxe* jedenfalls als begründet erscheinen. Man kann sie zum Teil dadurch ausüben, daß man Masernkinder streng von anderen Infektionen absperrt; z. B., wie ich dies in meiner Rostocker Klinik getan habe, indem ich auf die Infektionsabteilung niemals Pertussiskranke aufnahm. Auch die spezifische Prophylaxe durch Rekonvaleszentenserum nach DEGWITZ hat sich zweifellos sehr bewährt, viele Kinder geschützt und bei den dennoch Erkrankten eine besonders mitigierte Form der Masern produziert (GLANZMANN). Die Schwierigkeit liegt aber in der Gewinnung eines quantitativ genügenden und völlig sterilen Rekonvaleszentenserums; in der Praxis ist sie also nur bei Säuglingen, Rachitischen, Skrofulösen und sonst Gefährdeten anzuwenden. Wenn Rekonvaleszentenserum nicht zur Verfügung steht, kann man übrigens das Blut Erwachsener, die früher einmal Masern durchgemacht haben, z. B. der Mutter des Kindes, entnehmen, und zwar 30—40 ccm und dem Patienten intramuskulär einspritzen. Eine Isolierung des Kranken im Privathaushalt ist übrigens auch deshalb meist nicht nötig oder möglich, weil sie in der Regel zu spät kommt. Denn die Kinder der Umgebung pflegen sich meist bereits in den ersten Prodromaltagen der Erkrankung des ersten Patienten angesteckt zu haben.

Im übrigen behandelt man die Conjunctivitis und Tracheobronchitis symptomatisch und die nicht seltene Masernpneumonie mit Sulfonamiden. Daß jedes Masernkind ins Bett gehört, ist eine selbstverständliche Forderung, gegen die aber in der Praxis oft genug verstoßen wird. Die Dauer der Bettruhe wirkt sich natürlich nach der Schwere des Falles. Im allgemeinen beziffere man sie auf 10—14 Tage.

Röteln (Rubeola).

Die Röteln gelten mit Recht als eine völlig harmlose Kinderkrankheit; so harmlos, daß die Ärzte eine Prophylaxe irgendwelcher Art nicht für nötig halten. Hat doch ein so erfahrener Autor, wie HEGLER nur einen einzigen (übrigens mit Encephalitis komplizierten) letalen Fall beobachtet. Bei höheren Temperaturen ist natürlich Bettruhe von einigen Tagen und entsprechende Pflege notwendig. Die meisten Kinder pflegen aber die Röteln ambulant durchzumachen. Besonderer Medikamente bedarf es nicht.

Die Rubeola scarlatinosa (Vierte Krankheit).

Diese von pädiatrischen Kennern (RIETSCHEL, GLANZMANN u. a.) als Krankheit sui generis bestrittene, aber von HEGLER „noch gerade" anerkannte Erkrankung ist gleichfalls völlig harmlos und bedarf, wie die Rubeola, keiner

besonderen Therapie außer Bettruhe im akuten Fieberstadium. Das gleiche
gilt von den seltenen Ringelröteln (Erythema infectiosum) und dem Exanthema
subitum der Kleinkinder und Säuglinge.

Die Pocken (Variola vera).

Die Pocken waren vor Durchführung der JENNERschen Vaccination eine
höchst unheilvolle Seuche, die im 18. Jahrhundert 7—12% der Gesamtmortalität
der deutschen Bevölkerung bewirkte.

Während des Krieges 1870/71 traten noch 5000 Erkrankungen mit 300 Todesfällen im
deutschen Heer auf. Bei den viel schlechter durchgeimpften Franzosen war die Zahl der
Erkrankungen sehr viel höher und die Zahl der Todesfälle ebenfalls enorm groß, nämlich
23400 während des ganzen Krieges.

Die *Prophylaxe* durch die Schutzpockenimpfung ist tatsächlich der einzig
wesentliche Faktor der Krankheitsvorbeugung. In den trotz der Impfung erkrankenden Fällen pflegt der Infekt sehr milde, mit nur wenigen Pusteln und
geringem Fieber als *Variolois* zu verlaufen.

Eine spezifische *Therapie* der ausgebrochenen Erkrankung gab es bis vor
kurzem nicht. Hier kam alles auf die Pflege, insbesondere die Behandlung der
Pusteln an, die das Auftreten von Phlegmonen, eiternden Wunden, Erysipel
und sekundärer Sepsis zu verhindern hat. F. HOFF empfiehlt die Einpinselung
des ganzen Körpers mit Glycerin oder eine Einpackung des Körpers in Tücher,
die mit 5—10% Kalium permanganat-Lösung getränkt sind. Ich rate besonders
bei Vereiterung der Pusteln die Trockenbehandlung mit einem Wundpuder oder
die Einpinselung mit stark verdünnter Jodtinktur, vor allem das sorgfältige Verbinden der betroffenen Teile, um das Aufkratzen der Pusteln durch den Kranken
zu verhindern. Neuerdings hat man bei der Variola sehr gute Erfolge von den
Sulfonamiden (Prontosil oder Prontalbin 3mal 1,0) beobachtet, die sogar eine
narbenlose Abheilung erzielen sollen. Man hat also von nun ab jeden Pockenfall
mit einem Sulfonamid zu behandeln.

Außerdem ist, wie bei allen schweren Infekten, der Kreislauf durch die
üblichen Herz- und Vasomotorenmittel zu stützen.

Besonders sorgfältig ist auf die Augen und auf die Mundpflege des Kranken
zu achten. Bei der Mitbeteiligung der ersten empfehle ich stets die rechtzeitige
Zuziehung des Ophthalmologen. Die Ernährung sei bei erschwertem Schlucken
und Kauen infolge Mitbeteiligung des Mundes flüssig oder dünnbreiig, aber doch
calorisch hinreichend.

Eine strenge Isolierung halte ich im Milieu gut durchgeimpfter Mitmenschen
in normalen Zeiten nicht für nötig. In Kriegs- und Notzeiten und auch im
Milieu der Flüchtlinge und Rückwanderer wird die Isolierung aber doch meist
notwendig werden. Natürlich muß die Fliegenplage bekämpft werden, um die
Verschleppung von infektiösem Material aus Pockenpusteln durch diese Insekten
zu verhindern.

Alles in allem sei nochmals bemerkt: je strenger die Schutzpockenimpfung
durchgeführt wird, um so mehr wird sich eine Therapie der Variola erübrigen.

Varicellen (Windpocken).

Im ganzen sind die Windpocken eine harmlose Kinderkrankheit, die oft
ambulant durchgemacht wird. Eine Absperrung der Kranken ist nur dann am
Platze, wenn es gilt, besonders elende, rachitische oder durch andere Kinder-
krankheiten (z. B. Diphtherie) schwer mitgenommene Kinder oder Säuglinge vor
der Ansteckung zu bewahren. Eine spezifische *Prophylaxe* gibt es nicht.

Therapeutisch empfehle ich die Trockenbehandlung mit Zink-, Vasenol- oder sonstigem Puder. Salbenbehandlung vermeide man lieber. Auf Komplikationen ist selten zu achten. Nur kommt gelegentlich in der zweiten Woche eine (fast immer sehr leichte) Nephritis vor, die dann der üblichen Diät- und Bettruhebehandlung bedarf.

Fleckfieber.

Auch beim Fleckfieber bedeutet die *Prophylaxe* viel, die Therapie bisher wenig. Die erstere hat vor allem die Läusebekämpfung zum Ziel. Nur die gewissenhafte Entlausung der Kranken und aller Gefährdeten kann die Vorbeugung der Seuche sichern. Auf Einzelheiten dieses Kampfes gegen die Laus einzugehen, ist hier leider kein Platz.

Aber auch die *Schutzimpfung* gegen Fleckfieber hat bereits große Erfolge erzielt.

Von 160000 nach WEIGL geimpften Polen (vor 1939) erkrankten nur 30; ihre Erkrankung verlief rasch und leicht; keiner starb. Auch die Erfolge der Schutzimpfung während des letzten Krieges bestätigten bei der Truppe diese Resultate.

In den meisten Fällen führt die Impfung bei den trotzdem Erkrankten zu einer stark mitigierten Krankheitsform; leider aber nicht immer. Gerade bei Ärzten, die ja überhaupt von jeher die hohe Mortalität von fast 60% aufwiesen, habe ich aber doch schwerste und letale Fälle trotz der Schutzimpfung wiederholt beobachtet.

Die *Therapie* vermochte bisher nur symptomatische Erfolge zu erzielen. Der therapeutische Wert des Rekonvaleszentenserums ist sehr unsicher. Neuerdings hat aber H. LINDEMANN[1] mitgeteilt, daß es ihm durch künstliche Entfieberung mit Gardan (Novalgin und Pyramidon āā), peroral stündlich 4—5 Tabletten gegeben, gelungen sei, nicht nur die subjektiven Beschwerden, sondern auch die Kreislaufschwäche der Kranken ganz zu bannen, so daß von 87 so behandelten Soldaten nur 7, unter den Angehörigen von Ostvölkern keiner starb.

Wichtig sind auch beim Fleckfieber die sorgfältige Pflege und Wartung besonders der benommenen und deliranten Kranken und ihre Bewachung vor Schäden (z. B. vor Sturz aus dem Fenster!), eine sehr leichte, aber calorisch hinreichende Ernährung und die Unterstützung des Kreislaufs durch Herz- und Vasomotorenmittel. Bei Hochfiebernden sind kühle Wickel und Packungen angezeigt, ebenso kleine Dosen Aspirin oder Pyramidon. Bei Erregten und Schlaflosen sind natürlich Luminal oder Veronal angezeigt. Die nicht seltene Extremitätengangrän bedarf bisweilen chirurgischer Behandlung (Ablatio).

Manche Autoren haben in Anbetracht der für Fleckfieber angeblich pathognomomischen Hypocalcämie intravenöse Calciumspritzen (Calc. gluconic. in 20%iger Lösung 20 ccm) oder Afenil empfohlen. Ich glaube nicht an eine spezifische Wirkung dieser Therapie. Immerhin mag man sie in schweren Fällen versuchen.

Erysipel (Wundrose).

Verlauf und Prognose des Erysipels sind so ungewiß und launenhaft, daß es bei der Wundrose besonders schwierig ist, über den Wert einer Therapie mit einiger Sicherheit zu urteilen. Aus dem gleichen Grunde ist die Behandlung des Erysipels bekanntlich von jeher ein bevorzugter Tummelplatz von Methoden des „faulen Zaubers" (z. B. des Besprechens, Gesundbetens u. a.) gewesen.

Ob man die vom Erysipel befallenen Hautpartien mit feuchten Umschlägen oder trocken behandelt, ist Sache des Empfindens des Kranken, der entscheidet,

---

[1] LINDEMANN, H.: Ärztl. Wschr. **1946**, 76.

was ihm am besten tut. Ich warne aber entschieden vor unnützer Salbenschmiererei (z. B. Ichthyol), die nur die Wäsche heillos beschmutzt und kaum hilft. Völlig unnütz sind meines Erachtens auch die naive Pflasterbehandlung, nämlich die Beklebung der Grenzen des Erysipels mit Pflasterstreifen und die vor Jahrzehnten noch angewandte Einspritzung von Sublimatlösung an den Grenzen des Erysipels.

Gut bewährt haben sich auch beim Erysipel neuerdings die Sulfonamide (3mal 2 Tabletten Eubasin, Cibazol u. a.) und das Penicillin. In hartnäckigen Fällen sind auch unspezifische Reizmittel (Pyriferinjektionen) zu versuchen. Auch die Eigenbluttherapie (5—20 ccm aus der Vene entnommenes Blut sofort wieder intramuskulär eingespritzt) wird in schweren Fällen als wirksam empfohlen (F. HOFF). Diese radikaleren Verfahren sind besonders bei Gefährdeten, also bei Greisen, Geschwächten, frisch Operierten und Entbundenen und vor allem auch bei hydropischen Herz- und Nierenkranken nicht selten indiziert. Noch ernstlicher ist in praxi allerdings gerade bei diesen Individuen die Prophylaxe zu handhaben. Man denke nur an die ungeheuren Sterbezahlen, die die Roseinfektionen in der schlechten alten Zeit in Gebäranstalten und chirurgischen Spitälern zur Folge hatten.

Parotitis epidemica.

Die Parotitis epidemica, in der Regel eine Kinderkrankheit, ist mehr unästhetisch als gefährlich und gilt mit Recht als harmlos. Eine besondere Prophylaxe wird deshalb auch nicht angewandt und auf eine Isolierung der Kranken meist verzichtet. Nur bei höherem Fieber ist Bettruhe notwendig; meist ist sie unnötig. Man fettet die geschwollene Parotis ein oder macht bei stärkeren Schmerzen feuchte Umschläge. Bei etwa ein Viertel der Fälle kommt es zu Orchitis und Epididymitis, die anfangs mit Bettruhe, dann mit Suspensorien zu behandeln ist, die längere Zeit zu tragen sind.

Es kommen übrigens, wenn auch außerordentlich selten, schwerere Epidemien vor mit hohem Fieber, Meningitis, gelegentlich Pankreatitis und Glomerulonephritis. Man hat wegen dieser ernsten Fälle auch eine Prophylaxe durch Impfung mit Rekonvaleszentenserum empfohlen (F. HOFF). Ausreichende Erfahrung über deren Wirkung liegen aber bisher nicht vor. In der Regel, also in leichten Fällen, ist meines Erachtens eine solche Schutzimpfung unnötig.

Recurrens (Rückfallfieber).

Diese durch Läuse übertragene Infektion mit der OBERMEYERschen Spirille ist eine Kriegskrankheit; im Frieden kam sie in Deutschland nicht vor. Sie galt als relativ gutartig. Immerhin kann die Recurrenssterblichkeit bei Trinkern, Hungernden und Greisen bisweilen von der gewöhnlichen Durchschnittszahl (5%) auf 10% und höher steigen und im Kriege sogar bis auf 20—30%. Deswegen ist eine ernstliche *Prophylaxe* notwendig. Sie kann nur in einer gründlichen Läusebekämpfung und Entlausung Erkrankter und deren Umgebung bestehen. Eine wirksame Schutzimpfung ist bisher noch nicht durchgeführt worden.

Therapeutisch bedeutet das Neosalvarsan (0,45 oder 0,6 intravenös) hier tatsächlich eine Therapia magna sterilisans und heilt den Recurrensinfekt zuverlässig. Um das Resultat zu sichern, wird man in schweren, bereits länger erkrankten Fällen der ersten Spritze noch einige kleinere Dosen Neosalvarsan nachfolgen lassen. TAFT und PIKE[1] haben übrigens beobachtet, daß eine epi-

---

[1] TAFT u. PIKE: Ärztl. Wschr. **1946**, 62.

demische Infektion mit dem Texasstamm des Rückfallfiebers auf Salvarsan wenig reagierte, aber durch Penicillininjektionen geheilt wurde. Man denke in den — seltenen — Salvarsan-refraktären Fällen daran.

Fünftagefieber oder Wolhynisches Fieber (Hissche Krankheit).

Auch diese von den deutschen Klinikern W. His und Werner während des ersten Ostkrieges geschilderte Krankheit wird durch Läuse übertragen. Die Sterblichkeit dieser Seuche ist zwar gleich Null. Nur wissen wir heute, daß einerseits überaus langwierige Nachstadien der Hisschen Krankheit vorkommen, und, daß sie andererseits eine Lungentuberkulose aktivieren kann. Eine *Prophylaxe*, die auch hier nur in gründlicher Läusebekämpfung bestehen wird, ist also angezeigt.

Ein *therapeutisches* Spezificum kennen wir nicht. Symptomatisch haben sich Pyramidon, aber auch Aspirin gut bewährt und sind wegen der oft sehr starken Gliederschmerzen meist sogar notwendig. Nachkrankheiten, die der Behandlung bedürfen, sind selten. Immerhin gilt es manchmal, hartnäckige Neuralgien und Neuritiden mit Betabion und antineuralgischen Mitteln oder auch Bädern und Bestrahlungen zu bekämpfen.

Stomatitis.

Bevor man eine Stomatitis und Gingivitis behandelt, sollte man stets ihr Wesen und ihre Ursache genau feststellen. Denn es gibt äußerst bösartige Leiden, z. B. die akuten Leukämien, die Agranulocytose und Panmyelophthise, die mit Mundentzündungen beginnen. Ferner ist es wichtig, einen Skorbut oder eine Quecksilberstomatitis als solche zu erkennen oder Zahnaffektionen, schadhafte Zähne und spitze Zahnreste und Zahnwurzeln festzustellen und zu behandeln, oder endlich eine schlechte Mundpflege zu sanieren oder ein ungeeignetes Mundwasser auszuschalten. Die ausgebildete Stomatitis behandle man durch Mundspülungen mit 1%iger H_2O_2-Lösung, Kamillen- oder Salbeitee, Tct. Myrrhae oder Ratanhiae-Tropfen in Wasser. Mit letzterer Tinktur kann man auch das Zahnfleisch pinseln. Den früher üblichen Argentumstift vermeide ich möglichst.

Neuerdings hat Heisler Kaffeekohle empfohlen, die teelöffelweise gekaut und stundenlang im Munde behalten werden soll; auch F. Hoff empfiehlt diese Behandlungsmethode. Das Kauen frischer Äpfel, wobei jeder Bissen 20—30mal gekaut werden muß, hat sich dem gleichen Autor ebenfalls sehr bewährt. Wichtig ist endlich die Diät. Einerseits müssen sehr saure und scharfe Speisen vermieden und andererseits bei dem geringsten Verdacht auf C-Hypovitaminose dies Vitamin in Gemüsen, Obst und Kartoffeln oder auch in Form von Cebion zugeführt werden. Bei elenden Säuglingen und Schwerkranken, besonders Benommenen, ist auch öfters eine Soorstomatitis zu behandeln; am besten durch Pinselungen mit 10%igem Boraxglycerin.

Natürlich ist die zahnärztliche Behandlung des Gebisses, besonders etwaiger Zahnstümpfe und Entzündungsvorgänge, wie schon erwähnt, für die Heilung einer Stomatitis-Gingivitis oft wichtig und für viele Fälle von entscheidender Bedeutung für die Prognose.

Maul- und Klauenseuche (Aphthenseuche).

Diese Affektion ist beim Menschen selten, bei Erwachsenen meist harmlos und nur bei Säuglingen gelegentlich gefährlich und tödlich. *Prophylaktisch* gilt es, den Genuß von Milch und Butter kranker Kühe zu vermeiden. *Therapeutisch* gibt es kein Spezificum. Nur flüssige oder weiche, blande Kost, Gurgeln und Spülungen mit Borwasser, H_2O_2-Lösung (1%), Salbei- oder Kamillentee, Anaesthesinlösung (Subcutinmundwasser), Anaesthesinbonbons oder Pinselungen mit Tct. Myrrhae, Tct. Ratanhiae āā kommen in Betracht; gegen die Schmerzen und das Fieber gebe man die bekannten Antipyretica.

Die Sprue (Aphthae tropicae).

Die Sprue, die nicht nur in den Tropen, sondern auch in Nordeuropa vorkommt und sich in Stomatitis, Glossitis, perniciosaähnlicher Anämie, Magenstörungen, Fettstühlen, Hypocalcämie, Osteoporose, Tetanie und allgemeiner Entkräftung äußert, wird von LICHTWITZ und HANSEN auf Mängel der Reorption oder Aufnahme des Vitamin D und C zurückgeführt.

Prophylaktisch und *therapeutisch* wird demgemäß Zufuhr dieser Vitamine in der Kost und durch die betreffenden Vitaminpräparate (Vigantol, Cebion) am Platze sein. Diätetisch ist zunächst eine Milchkur angezeigt nach gründlicher Reinigung des Darms durch Ricinusöl; dazu Kalkwasser oder Natr. bicarbon. Alsdann gebe man, vorsichtig vorgehend, kleine Mengen von Fleischsaft, gehacktem Fleisch, Geflügel, frischem Gemüse und Obst. Auch reine Obst- oder Fleischdiät ist oft wirksam, besonders frische Erdbeeren. Auch Leberdiät und Leberpräparate wurden empfohlen. Außerdem haben sich Pancreon oder Pancreatin (Tabletten) und Kalkpräparate bewährt. Mit Santonin und Yatren habe ich keine Erfahrung und halte sie für entbehrlich. Die Mundaffektion ist, wie üblich, mit desinfizierenden Gurgelwässern zu behandeln. Eine energische und lang dauernde Behandlung des Leidens ist wegen der stets drohenden Gefahr des Chronischwerdens und der Möglichkeit eines tödlichen Ausganges unbedingt notwendig. Leider ist aber eine definitive Heilung kaum möglich (HANSEN).

Weit leichter ist die analoge Erkrankung der Säuglinge und Kleinkinder, die *Coeliakie*, zu beeinflussen, nämlich durch Diät (Eiweiß- und Buttermilch), vor allem aber durch Frauenmilch. Durch diese (rechtzeitige!) Behandlung der Coeliakie werden meist Heilungen erzielt.

Angina.

Auch bei einer Angina hat man zunächst ihre Ätiologie zu klären und festzustellen, ob es sich nicht um eine Scharlachangina, eine diphtherische oder eine syphilitische Angina oder eine der zahlreichen Infekte mit einer initialen katarrhalischen Angina handelt.

Niemals nehme man eine fieberhafte Angina follicularis zu leicht, sondern bedenke, daß sie zu einem Gelenkrheumatismus, zu Herzerkrankungen und auch zu Nephritis führen kann. Im akuten Stadium gehört der Kranke unbedingt ins Bett. Man lasse ihn mit Kamillen- oder Salbeitee gurgeln und kann auch diese Teesorten heiß trinken lassen. Ich lasse meist mit 1% H_2O_2-Lösung gurgeln. Innerlich kann man Aspirin oder Pyramidon geben. Bevor der Kranke aufsteht und als gesund entlassen wird, untersuche man immer den Urin auf Eiweiß und Sediment, um eine Nephritis nicht zu übersehen. Auch frage man stets nach Gelenk- und Herzbeschwerden und untersuche das Herz, um nichts zu versäumen.

Die schwerste, zum Glück relativ seltene Komplikation der gewöhnlichen Angina ist die Thrombophlebitis der Halsvenen, die sich meist durch Schüttelfröste anzeigt, während die Druckempfindlichkeit der Venen inkonstant ist. Wenn man beim ersten oder spätestens beim zweiten Schüttelfrost operieren, das ist die betreffenden Venen unterbinden läßt, kann man, wie ich in vielen Fällen beobachtete, die meisten Kranken retten. Werden die Kranken aber nicht operiert, so gehen sie meist an Septikopyämie zugrunde.

Der *peri-* oder *retrotonsilläre Absceß* sollte stets zunächst mit heißen Umschlägen und heißem Tee (zum Gurgeln) behandelt werden. Ist der Absceß auf diese Weise zur „Reifung" gebracht, so incidiere man an der Stelle der deutlichsten Fluktuation, und zwar tief und breit genug, aber mit einem Skalpell, das mit einem Heftpflasterstreifen umklebt ist, um ein zu tiefes Stechen zu verhindern. Auf den spontanen Durchbruch, der ja nicht selten vorkommt, sollte man sich lieber nicht verlassen und bei Kranken, die man nicht täglich sieht, oder denen ein Absceßdurchbruch mit möglicher Aspiration des Eiters in der Nacht bevorsteht, rechtzeitig, in letzterem Falle vor dieser Nacht, die Incision ausführen. Ob man durch Sulfonamide (Prontosil usw.) oder Penicillin einen Tonsillarabsceß coupieren kann, ist nicht sicher. Immerhin hat man neuerdings vom Penicillin sehr günstige Erfahrungen beobachtet. Auch bei retrotonsillären Abscessen denke man an die Möglichkeit einer Thrombophlebitis der Halsvenen (s. o.).

Die PLAUT-VINCENTsche Angina, eine harmlose Angina ulcerosa et membranacea, bedarf zunächst der Unterscheidung von Diphtherie und vor allem von der Angina der akuten Leukämie und Agranulocytose. Da sie durch die Spirochaeta refringens und fusiforme Stäbchen bedingt ist, hat man eine Neosalvarsanbehandlung für sie empfohlen. Ich halte eine solche für, gänzlich unnötig und bin stets mit gewöhnlichen Gurgelwässern oder Pinselungen mit Tct. myrrhae, Tct. Ratanhiae āā ausgekommen. Das gilt auch für die Fälle, bei denen dieser Infekt, wie nicht selten, zur allgemeinen Stomatistis geführt hatte.

Endlich ist auch die *Monocyten-* oder *Lymphoidzellenangina* zu erwähnen. die der Diphtherie, einer luischen oder PLAUT-VINCENT-Angina ähneln kann. Sie ist gekennzeichnet durch eine starke Vermehrung (35—50%) der Lymphoidzellen, bzw. Monocyten im Blut. Diese Angina ist völlig gutartig und heilt auf irgendeine symptomatische Behandlung (Gurgeln, Aspirin, Halswickel) meist sehr rasch. Die Schwierigkeit liegt bei dieser Form Stomatitis und Angina nicht in der Therapie, sondern in der Diagnose und Prognose. Denn im ersten Beginn ist die Unterscheidung von einer Myeloblastenleukämie, einer Agranulocytose oder Panmyelophthise auch im Blutpräparat nicht immer einfach.

Diphtherie.

Die Diphtherie war in allen ihren Stadien stet seine so ernste Krankheit aller Altersstufen, daß sie zuvörderst ein dringliches Objekt der *Prophylaxe* sein muß.

Die *Prophylaxe* geschieht in erster Linie durch die Diphtherie-Schutzimpfung. Sie hat sich überall ausgezeichnet bewährt und nach Hunderttausenden von Impfungen gezeigt, daß Geimpfte einerseits nur selten und dann meist ganz leicht erkrankten und andererseits nicht an ihrer Diphtherie starben. Die Schutzimpfung geschieht mit dem Al.F.T. der Beringwerke; 1 ccm bei Kleinkindern, $^1/_2$ ccm bei Schulkindern und Erwachsenen; nach 4—5 Wochen Wiederholung dieser Dosis. — Auch die obligatorische Hospitalisierung und Absperrung der Erkrankten dient der Prophylaxe.

Die bisher meist mißlungene Entkeimung der Diphtheriebacillenträger ist neuerdings BOVENSIEPEN[1] durch 3—4 Heilfieberzacken mittels Pyriferinjektionen in 80 Fällen gelungen.

Bei der *Therapie* steht die Heilserumbehandlung ganz im Vordergrund. Man spritzt die Dosis je nach Lebensalter und Schwere des Falles; z. B. bei Säuglingen und Kleinkindern 2000—3000, bei älteren Kindern 5000—10000 E intramuskulär. Intravenöse Injektionen vermeide ich wegen der Gefahr des Serumschocks. Auch richte man sich bezüglich der Art des Serums nach einer etwa früher eingespritzten Serumart; man gebe z. B. Hammelserum, wenn der Kranke früher Pferdeserum erhalten hatte. Auch sonst befolge man die bei der Serumkrankheit angegebenen Vorschriften. In schweren Fällen spritze man nach der ersten Seruminjektion in den nächsten Tagen nochmals eine kleinere oder dieselbe Dosis; aber wegen der Gefahr des anaphylaktischen Schocks nicht nach dem 8. Tage. Größere Serumdosen als 10000 E pflege ich nicht zu geben und bin nicht davon überzeugt, daß die von manchen empfohlenen sehr hohen Dosen (20000—100000 E) wirksamer sind, als 8000 bis 10000 E. *Je früher die Serumspritze gegeben wird, desto besser hilft sie.* Am ersten oder zweiten Tage ist der Heilerfolg meist am sichersten, 4—6 Tage nach Krankheitsbeginn ist die Wirkung schon fraglich oder kann sogar ganz ausbleiben. Durch Zugabe von Toxoid (entgiftetem Toxin), täglich 0,5—1,0 während 10 Tagen zum Heilserum gegeben, hat J. CREMER[2] die Heilung der Kranken noch erheblich gefördert, in 95 Fällen keinen Todesfall beobachtet und in 60 Fällen, wie er glaubte, auch der Myokarditis vorbeugen können.

Selbstverständlich gehört jeder Diphtheriekranke ins Bett, in dem ich ihn etwa 16 Tage bis 3 Wochen bleiben lasse. Die örtliche Behandlung mit Gurgelmitteln und Halswickel hat nur symptomatische Bedeutung, ist aber doch meist auszuführen. Dagegen vermeide ich die Pinselung der Beläge in der Regel ganz. Die Kost sei der Schluckstörung angepaßt, also flüssig und breiig. Das gilt natürlich besonders für die Fälle mit Gaumensegel- und Schlucklähmung, die manchmal sogar eine Sondenernährung erfordern. Ich habe in besonders ernsten Fällen die Kranken mehrere Tage lang mit transjejunaler Sondenernährung behandelt.

Gegen die Kreislaufschwäche im akuten Stadium gebe man Herz- und Vasomotorenmittel. Bei der meist noch gefährlicheren myokarditischen Herzschwäche in der Rekonvaleszenz gebe man Sympatol, Kardiazol und vor allem Vitaminpräparate (Cebion) und Nebennierenmittel (Cortin oder Pancortex) in Injektionen.

Bei Suffurkation und Stenoseatmen (besonders bei Kleinkindern) lasse man zunächst ausgiebig Salzwasserdampf inhalieren. Man zögere aber nicht zu lange mit der Tracheotomie, die, rechtzeitig ausgeführt, oft lebensrettend wirkt. Die Intubation sollte nur der Arzt ausführen, der ihre Technik beherrscht und dessen Pflegepersonal mit der Intubation Bescheid weiß. Ich habe die Intubation stets nach Möglichkeit vermieden.

Oft kann man die Tracheotomiekanüle schon 3—4 Tage nach dem Einlegen wieder entfernen. Man überzeuge sich natürlich vorher, ob die Kehlkopfatmung bereits wieder frei ist, indem man die Kanüle zuhält und die Atmung des Kranken hierbei beobachtet.

Bei diphtherischer Polyneuritis gebe man Strychninpräparate (2mal täglich 2 mg per os oder subcutan), oder Tetrophan (3mal täglich 1 Tablette). Auch Cebion ist zu empfehlen. Außerdem behandle man die Lähmungen später mit

---

[1] BOVENSIEPEN: Klin. u. Prax. **1946**, 206.
[2] CREMER, J.: Klin. u. Prax. **1946**, 200.

Massage und Galvanisation der betroffenen Muskeln. Vor allem lasse man die Kranken viele Wochen lang liegen, zumal man sicher damit rechnen muß, daß jeder Kranke mit Polyneuritis auch Träger einer Diphtherie-Myokarditis ist. Jede körperliche Anstrengung ist bei solchen Kranken unbedingt und auf lange Zeit zu vermeiden. Das gilt natürlich besonders für diejenigen Fälle, in denen das Elektrokardiogramm einen ausgesprochenen Myokardschaden erkennen läßt.

Tetanus (Wundstarrkrampf).

Der Tetanus, früher eine meist zum qualvollen Tode führende Infektion, hat durch die von v. BEHRING begründete Therapie und Prophylaxe viel von ihrem Schrecken verloren.

Die *Prophylaxe* besteht darin, daß man bei jeder Verwundung, die durch Erde, Staub, Holzsplitter od. dgl. verunreinigt ist, sofort Tetanusserum (1000 bis 3000 Antitoxineinheiten) intramuskulär spritzt. Bei den Kriegsverletzungen hat diese Prophylaxe besonders eindrucksvolle Erfolge erzielt. Allerdings kamen ASCHOFF und ROBERTSON zu dem Schluß, daß man das Serum unbedingt innerhalb der ersten 12 Stunden nach der Verletzung spritzen müsse. Je später die Serumspritze, desto unsicherer der Erfolg! Das Serum verhindert nun nicht nur den Eintritt des Tetanus überhaupt, sondern mildert in vielen trotz des Serums erkrankenden Fällen dessen Verlauf.

BRUCE fand beim Vergleich der Geimpften und Ungeimpften, daß die Morbidität der ersteren (nach Verletzungen) sich wie 1,4 zu 9% und die Sterblichkeit wie 22,5 zu 55,3% verhielt.

Außer der Serumtherapie ist die *Wundbehandlung* von Wichtigkeit. Verschmutzte, zerrissene und sonstwie üble Wunden müssen natürlich offen gelassen und vorher gründlich angefrischt werden. Es wäre ein Kunstfehler, solche Wunden durch Naht zu schließen oder ihre Sekretion durch abschließende Verbände zu verhindern. Auch behandle man suspekte, wenn auch kleine Wunden mit gründlicher, tiefer Excision und scheue sich nicht vor der etwaigen operativen Absetzung von Fingern oder Zehen.

VOLKMANN teilte neuerdings aus einem Knappschaftskrankenhaus mit, daß er zugleich mit der gründlichen Wundversorgung in Narkose Seruminjektionen ausgeführt und besonders gute Wirkungen und niemals allergische Schockzustände erlebt habe (F. HOFF).

Außerdem bedürfen die Kranken größter Ruhe und Schonung, da sie gegen jede Bewegung und Erschütterung enorm überempfindlich sind. Man hat deshalb das Bett der Kranken auf Filzunterlagen gestellt und den Boden mit Teppichen oder dicken Decken bedeckt.

Therapeutisch gebe man bei ausgebrochenem Tetanus große Dosen von Antitoxin, z. B. in schwereren Fällen 25000 Antitoxineinheiten subcutan, in ernsten Fällen außerdem die gleiche Menge zur Hälfte intravenös und zur anderen Hälfte intralumbal. Innerhalb der nächsten 3—6 Tage kann und soll man in schweren Fällen weitere Serumspritzen geben und 100000—200000 Antitoxineinheiten zuführen. Symptomatisch sind sedative und narkotische Mittel oft notwendig; Chloralhydrat oder Luminalnatrium als Klysma oder Magnesiumsulfat in 25%iger Lösung mit 0,5% Novocain 10—30 ccm subcutan. F. HOFF empfiehlt auch mit Recht die intravenöse Dauertropfinfusion von 3%iger Magnesiumsulfatlösung. In ernsten Fällen greife man zu Evipan- oder Avertinnarkose und versäume auch nicht, die Qualen des Kranken durch Morphium oder Pantopon und Schlafmittel zu lindern.

Natürlich ist auch der Kreislauf, wie bei allen andern Infekten, zu stützen, und die Ernährung der Kieferklemme und Schluckbehinderung des Kranken entsprechend zu gestalten.

Malaria.

Man unterscheidet bei dieser häufigsten und schwersten Krankheit der tropischen und subtropischen Länder bekanntlich die Malaria tertiana, deren Erreger das Plasmodium virax ist, die Malaria quartana und die gefährlichste Form die Malaria tropica, deren Erreger das Plasmodium malariae, bzw. Plasmodium immaculatum ist. — Auch bei der Malaria ist die *Prophylaxe* durch möglichste Vernichtung (oder Vermeidung) der Anophelesmücken von größter Wichtigkeit. Dazu kommt für den in gefährdeten Gegenden Weilenden die Chininprophylaxe: Entweder jeden 3.—4. Tag 5mal 0,2 Chinin. muriat. oder täglich 1 Chinoplasmintablette abends (eventuell auch 2mal bei großer Infektionsgefahr) oder 2mal in der Woche 1 Tablette Atebrin. Bei ausgebrochener Malaria gebe man einerseits Chinin per os nach Nocht: 7 Tage lang 5mal täglich 0,2 Chinin. muriat., danach 5mal 0,2 ccm jeden 6. und 7. Tag 5 Wochen lang. Bei Kindern betrage die Dosis 0,1 multipliziert mit den Lebensjahren, also bei 4jährigen 0,8.

Die parenterale Chininbehandlung beschränke man auf außergewöhnlich schwere Fälle von Tertiana und besonders von Tropica. Man spritze Chinin-Uretan (2—3mal täglich eine Ampulle zu 0,5 Chinin oder Chininlösung Bayer in gleicher Dosierung). Intravenöse Injektionen werden nur für das Malariakoma empfohlen: 0,5 Chinin in 20 ccm Na-Cl-Lösung) gleichzeitig 0,5 intramuskulär.

Gegenüber dieser Chinintherapie bedeutet die deutsche Erfindung der neuen Malariamittel Plasmochin und Atebrin einen weiteren großen Fortschritt.

Das synthetische Chinolinderivat Plasmochin wirkt bei Tropica besonders auf die Gameten, aber nur wenig auf die Schizonten. Besonders wirksam ist das Plasmochin. compos., bzw. das neue Chinoplasmin (Plasmochin 0,01 + Chinin. 0,3) 3mal täglich 1 Tablette 21 Tage lang; als Injektion (intramuskulär) 2mal täglich je 2 ccm Chinoplasminlösung (0,6 Chinin, 0,02 Plasmochin).

Das Atebrin, ein Acridinderivat, wirkt besonders auf die Schizonten. Man gibt 7 Tage lang 3mal täglich 0,1 nach den Mahlzeiten; in schweren Fällen von Tropica und bei Malariakoma spritzt man Atebrin-Bayer (Atebrin-Metansulfonal) 2 Tage 3mal täglich intramuskulär.

Der Atebrinkur lasse man eine Nachbehandlung mit Chinoplasmin folgen, täglich 1 Tablette 7—10 Tage lang. Man kann auch eine Kombination von Atebrin und Plasmochin in Gestalt des Atebrin. compos. Bayer (0,1 Atebrin und 0,005 Plasmochin) 5—7 Tage lang 1 Tablette nach den Mahlzeiten verordnen. Besser soll übrigens das neuere Chinolinderivat Certuna vertragen werden und bei Tropica besonders auf die Halbmonde wirken (3mal täglich 0,02 nach dem Essen); es kann mit Atebrin kombiniert werden. In Fällen z. B. von Tertiana, in denen trotzdem Rezidive auftreten, empfiehlt es sich, Chinin, bzw. Atebrin zunächst nur eine Woche zu geben, dann das etwaige Rezidiv abzuwarten und dieses von neuem zu behandeln. Natürlich bedarf es bei der Malaria stets der Beachtung und Behandlung einer etwaigen Kreislaufschwäche durch Herz- und Vasomotorenmittel.

Gegen das *Schwarzwasserfieber* wird reines Atebrin und zum Schutz der Leber Insulin mit Traubenzucker, außerdem 5 ccm Campolon (intravenös) empfohlen. Beim Versagen dieser Therapie ist auch reines Plasmochin zu verordnen. Chininpräparate (also auch Chinoplasmin und Plasmochin. compos.) sind aber zu vermeiden. Außerdem ist das Erbrechen durch die üblichen Mittel (Chloroformwasser, Eisstückchen, Peremesintabletten) zu bekämpfen und der Appetit durch Stomachica zu bessern. Natürlich bedürfen auch Kranke mit Schwarzwasserfieber stets der Bettruhe, bis der Urin seinen Blutgehalt ganz verloren hat, und außerdem der Herzmittel.

Bangsche Krankheit.

Eine spezifische *Prophylaxe* kennen weder die Veterinär- noch die Humanmediziner. Die Ausschaltung der Bang-kranken Kühe, deren Milch und Milchprodukte die Krankheit übertragen, ist natürlich wünschenswert, aber leider nicht vollständig zu erreichen. Tierarzt, Schlachter und Melker müssen sich bei notorisch kranken Tieren vor Kontaktinfektion zu schützen suchen, z. B. durch Gummihandschuhe, wie sie der vorsichtige Veterinär bei geburtshilflichen Akten bei solchen Kühen bereits zu tragen pflegt. Eine ernstliche Prophylaxe und Therapie des Morbus Bang ist deshalb notwendig, weil die Krankheit keineswegs eine Bagatelle ist, wie noch viele Ärzte annehmen. Ich selbst kenne 5 Bangtodesfälle.

Die *Behandlung* sei einerseits symptomatisch und suche durch Chinin oder besser Pyramidon (3mal 0,3) das Fieber zu beseitigen bzw. zu mildern. Ob die Sulfonamide wirksam sind, ist noch die Frage. Versuchen wird man sie in schweren Fällen müssen. Ich selbst sah allerdings bisher noch keinen sicheren Erfolg von Prontosil u. a.

Die wirksamste Therapie erblicke ich in einer Vaccinebehandlung, mit der ich auch in sonst behandlungsrefraktären Fällen noch gute Erfolge gesehen habe; und zwar mittels der von Prof. Poppe-Rostock oder I. G. Farben hergestellten Vaccine. Man gibt von ihr 6—8 Injektionen, beginnend mit $^1/_2$ Million Keime steigend bis auf 500 Millionen; jeden 3.—5. Tag eine Injektion. Vor anderen Spritzkuren (Kollargol- Eigenblut u. a.) warne ich, bevor nicht eine Vaccinekur sachgemäß durchgeführt worden ist.

Etwaige Störungen von seiten des Kreislaufs, des Magen-Darmkanals und der ableitenden Harnwege bedürfen natürlich symptomatischer Behandlung. — Noch eines sei zum Schluß bemerkt: der Bang Kranke fühlt sich auffallend häufig trotz Fieber subjektiv so wenig krank, daß er nicht das Bett hütet, sondern womöglich seinem Beruf (z. B. als Tierarzt) nachgeht. Das darf natürlich nicht sein. Der fiebernde Kranke gehört selbstverständlich so lange ins Bett, bis er ganz entfiebert ist.

Das *Maltafieber*, der Bang-Krankheit ätiologisch und klinisch nahe verwandt, vorzugsweise in Mittelmeerländern vorkommend, gilt im ganzen als ernster, denn dieses, da hyperpyretische mit Cerebralsymptomen verlaufende Formen vorkommen. Die Mortalität des Maltafiebers wird auf 3—20% geschätzt.

Eine *Prophylaxe* gibt es insofern, als wir wissen, daß Ziegen (seltener Schafe und Rinder) die Zwischenwirte der Brucella melitense sind. Milch, Butter und Käse dieser Tiere wären also zu vermeiden, die Milch zum mindesten stets abzukochen. Da ferner feststeht, daß diese Kranken oft noch monatelang (ebenso wie die Ziegen), mit dem Harn die Erreger ausscheiden, ist auch für die Desinfektion des Harns zu sorgen. Solche Bacillenausscheider sind also ähnlich, wie die Typhusbacillenausscheider zu behandeln, eventuell zu isolieren, jedenfalls aus Nahrungsmittelbetrieben zu entfernen. Prophylaktisch hat sich eine Schutzimpfung bewährt; in manchen Laboratorien ist sie sogar obligatorisch (v. Domarus).

Eine spezifische *Therapie* ist noch nicht hinreichend bewährt. Auch hier wäre aber, wie bei Morbus Bang, eine Vaccinetherapie zu versuchen, in der gleichen Dosierung, wie bei der Bangschen Krankheit. Auch wäre ein Versuch mit Sulfonamiden, z. B. mit Eubasin in oder Cibazol (3mal 2 Tabletten oder in ernsten Fällen 2—3mal 1 Ampulle intramuskulär) zu machen. Chinin ist ohne Wirkung. Bezüglich der sonstigen Therapie gilt das gleiche wie beim Morbus Bang.

Weilsche Krankheit und Hepatitis infectiosa.

Die WEILsche Krankheit wird durch die Spirochaete icterogenes, die durch Ratten und deren Harn ins Wasser gelangt, auf den Menschen übertragen, viel seltener durch Nahrungsmittel, die durch Ratten beschmutzt worden sind.

Die *Prophylaxe* hat also der Ausrottung der Ratten zu gelten; besonders in Situationen, wo Mensch und Wasserratte im gleichen Milieu leben, z. B. in Sielen und Kanalisationsanlagen, auf Schlachthöfen, in überschwemmten Schützengräben und Unterständen.

Die *Therapie* muß angesichts der Schwere der Erkrankung ernst genommen werden und sollte, da eine infektbedingte Leber- und Nierenschädigung besteht und oft auch meningo-encephalitische Störungen auftreten, diesen Zuständen angepaßt sein. Die Diät bevorzuge leichte Kohlehydrate; Fett vom toten Tier ist zu vermeiden, dagegen dürfen Milch und Milchprodukte genossen werden. Fleisch, Kochsalz und scharfe Gewürze sind im Hinblick auf die Nephritis fortzulassen.

Wenn aber infolge des hepatorenalen Syndroms eine Hypochlorämie aufgetreten ist, ist die intravenöse Injektion einer 20%igen Natriumchloridlösung (20 ccm) indiziert.

Ob die spezifischen Mittel, nämlich das WEIL-Serum der Behring-Werke (20—50 ccm intramuskulär mehrmals jeden 2. Tag zu wiederholen) und Rekonvaleszentenserum erfolgreich sind, ist nicht unbestritten. In schweren Fällen (die Mortalität beträgt nach HEGLER immerhin 10—20%) sollte man diese spezifischen Mittel aber nicht unversucht lassen.

Außerdem sind bei Kreislaufschwäche Cardiaca und Vasomotorenmittel zu geben. Bei meningoencephalitischen Komplikationen sah ich von Lumbalpunktionen symptomatischen Erfolg.

Das *Schlamm-* oder *Feldfieber*, zuerst von FRIEDRICH MÜLLER geschildert durch eine Leptospira grippotyphosa hervorgerufen, ähnelt in den Symptomen (Fieber, recht inkonstanter Ikterus, Conjunctivitis, grippeähnliche Beschwerden u. a.) dem Morbus Weil, gilt aber als harmloser. In sehr seltenen Fällen endet es aber auch tödlich. Die Therapie entspricht derjenigen der WEILschen Krankheit.

Der *Icterus infectiosus*, bzw. die Hepatitis infectiosa, eine Virusinfektion, ein bei Erwachsenen fast stets harmlos, bei Säuglingen aber gelegentlich letal verlaufender Infekt, bedarf, da eine spezifische Therapie nicht möglich ist, folgender Behandlung der Lebererkrankung. Man gebe Karlsbader Salz (2 Teelöffel auf ein Glas Wasser) oder besser 1—2 mal täglich 1 Glas Karlsbader Mühlbrunnen nüchtern. Nur in hartnäckigen Fällen verordne man dazu Cholagoga, wie Bilival, Cholaktol, Decholin oder Degalol (3mal täglich 1 Tablette). Schwerer Kranken kann man auch Duodenalspülungen mit 20%iger Magnesiumsulfatlösung (100 bis 200 ccm mittels der Duodenalsonde) applizieren.

Gleichfalls nur in besonders hartnäckigen Fällen von Ikterus (also bei Schlammfieber fast nie) ist die von UMBER zur Glykogenfixation und damit zur Konservierung der Leber empfohlene Insulin-Traubenzucker-Behandlung angezeigt (5—10 E Insulin, vorher 20—30 g Traubenzucker, beides 2mal täglich). Bei Icterus infectiosus habe ich die UMBERsche Therapie übrigens nie nötig gehabt, in ernsten Fällen von Morbus Weil ist sie aber doch gelegentlich indiziert.

Vor Medikamenten, gegenüber denen die Leber bisweilen sehr überempfindlich ist, wie Atophan und seinen Derivaten (auch vor Ikterosan) sei aber ausdrücklich gewarnt.

Das lästige Hautjucken der Gelbsüchtigen versuche man durch Waschungen mit Essigwasser oder Einreibungen mit Mentholspiritus zu bessern. Auch gebe man, da das Jucken besonders in der Bettwärme nachts auftritt, den Kranken ruhig ein mildes Schlafmittel (Phanodorm, Adalin).

Psittakose (Papageienkrankheit).

Die Psittakose, eine von Papageien, Sittichen und anderen exotischen Ziervögeln auf den Menschen übertragbare Viruskrankheit, meist in Form einer mit typhusähnlichen Symptomen einhergehende Bronchopneumonie auftretend, ist trotz ihrer relativen Seltenheit stets eine sehr ernst zu nehmende Erkrankung, besonders bei älteren Leuten. Von 17 Patienten HEGLERs starben 7! Die *Prophylaxe* könnte eigentlich nur in der Ausmerzung der genannten Ziervögel geschehen, zumal auch schwer infektiöse, aber völlig gesund scheinende Virusträger, die also ganz unverdächtig scheinen, unter ihnen häufig sein sollen. Jedenfalls bedenke jeder diese Infektionsmöglichkeit, ehe er sich einen neuen Papagei anschafft! Alte geflügelte Stubengenossen, die in vielen Monaten oder Jahren ihre Harmlosigkeit bewiesen haben, sind natürlich ungefährlich.

Die *Therapie* ist einerseits symptomatisch und besteht in Brustwickeln oder Senfumschlägen; außerdem versuche man ein Sulfonamid, wenn auch Eubasin bei der Psittakosepneumonie scheinbar nicht so prompt wirkt, wie bei anderen Formen. Natürlich verlangt auch die Psittakose meist eine energische Anwendung von Herz- und Vasomotorenmitteln. Manche Autoren empfehlen in ernsten Fällen auch Rekonvaleszentenserum (50—100 ccm intramuskulär), möglichst an mehreren Tagen jeden 2. Tag. Ob es wirkt, kann man bei den geringen, bislang gemachten Erfahrungen aber kaum beurteilen. In schweren Fällen sollte man es aber, falls erhältlich, versuchen.

Milzbrand (Anthrax).

Der Milzbrand wird durch Häute, Felle, Leder, Lumpen usw., in denen Milzbrandbacillen oder deren enorm resistente Sporen enthalten sind, auf den Menschen übertragen. Eine wirksame *Prophylaxe* kennen wir leider nicht.

Die Prognose ist sehr verschieden, je nachdem, ob es sich um den äußerst bösartigen Lungen- und Darmmilzbrand oder um den entschieden gutartigeren Milzbrandkarbunkel der Haut handelt.

Eine wirksame *Therapie* gegen den ersteren, den intestinalen Milzbrand, die an der Letalität von 90% etwas ändern könnte, kennen wir nicht. Im besonderen hat der Lungenmilzbrand, die Hadernkrankheit, auf die Serumtherapie bisher nie angesprochen.

Anders der Milzbrandkarbunkel. Hier hat sich das Milzbrandserum bewährt (40 ccm intramuskulär, nach 1—2 Tagen zu wiederholen). Außerdem ist eine indifferente Salbentherapie und vor allem die völlige Vermeidung eines Versuches der Ex- oder Incision angezeigt. Ob man dazu noch, wie F. HOFF empfiehlt, eine Umspritzung des Milzbrandkarbunkels mit Eigenblut vornimmt, ist Ansichtssache.

STICH und BAUER[1] empfehlen die Einspritzung von Suptol (Serumwerke Dresden) und von Neosalvarsan. Sie rechnen bei dieser Behandlung immerhin mit der hohen Heilungszahl von 60—70% der Erkrankten. Man behandle also die sonst so bösartigen Fälle stets energisch in dieser Weise.

---

[1] STICH u. BAUER: Lehrbuch der Chirurgie, 13. Aufl. 1944.

Trichinose.

Die Trichinose wird durch den Genuß trichinenhaltigen Fleisches (von Schwein, Bären und Hunden) auf den Menschen übertragen. Unter normalen Verhältnissen hat eine zuverlässige mikroskopische Fleischbeschau zur Prophylaxe der Trichinose genügt und sie zu einer recht seltenen Erkrankung gemacht. Wenn die Fleischbeschau einmal fortfiel, wie z. B. im Bewegungskrieg, gab es stets mehr oder minder ausgedehnte „Epidemien" von Trichinose.

Die *Therapie* der Trichinose könnte — theoretisch betrachtet — durch gründliche Entleerung des Magens und Darms gleich nach Aufnahme des trichinösen Fleisches meist geheilt bzw. coupiert werden. Aber diese Therapie kann nur dann wirken, wenn sie vor 30—36 Stunden nach Aufnahme des infizierten Fleisches ausgeführt wird. Denn bereits nach 36 Stunden beginnt die Einwanderung der ausgeschlüpften Trichinen in die Darmwand (F. HOFF).

Trotzdem empfehle ich in allen Fällen von Trichinose, einerlei an welchem Tage der Genuß des verdächtigen Fleisches stattgefunden hat, den Darm mit Ricinusöl oder Bitterwasser gründlich zu entleeren.

Das in der 2. und 3. Woche eintretende hochfieberhafte Stadium der allgemeinen, inbesondere myositischen Trichinose war bisher keiner wirksamen Behandlung zugänglich. Man konnte in schweren Fällen nur den Kreislauf durch die entsprechenden Mittel zu stützen oder auch die angeblich häufigen hypoglykämischen Zustände durch Zuckergenuß oder 20—30%iger Traubenzuckerlösung (20 ccm intravenös) zu beseitigen versuchen, was übrigens bei der tatsächlichen Seltenheit der Hypoglykämie nur sehr selten nötig sein wird. Neuerdings hat man übrigens mit dem Antimonpräparat Fuadin im akuten Fieberstadium der Trichinose gute Erfolge erzielt; man spritze mit 1—2tägigen Pausen steigende Dosen von 1—5 ccm intramuskulär bis zur Gesamtdosis von 20 ccm (F. HOFF). Die Wirkung des Fuadins versagt aber in manchen Fällen auch völlig. Es dürfte sich in schweren Fällen, die ja zu den selteneren gehören, trotzdem sehr empfehlen.

Tularämie.

Diese durch kleine, das Bacter. tularense beherbergende Nagetiere auf den Menschen übertragbare Infektion tritt meist in einer mit Primäraffekt und allgemeinen Drüsenschwellungen verlaufenden Form auf; seltener als oculo-glanduläre und ulcero-glanduläre Form. Die Krankheit hat deshalb prophylaktisches und therapeutisches Interesse, weil sie bereits vor dem Krieg in Böhmen und Mähren und während des Krieges im Osten bei der Wehrmacht eine erhebliche Morbidität erzeugte. Die Letalität betrug nach HEGLER 1—4%. Die *Prophylaxe* würde in einer Bekämpfung der Mäuse, Ratten, Eich- und Erdhörnchen bestehen.

Therapeutisch ist ein polyvalentes Immunserum oder auch Rekonvaleszentenserum (10—20 ccm intramuskulär) empfohlen worden. Bei den relativ geringen Erfahrungen mit diesen Mitteln ist über ihren wirklichen Wert bisher noch nichts Sicheres zu sagen. Die Allgemeinerscheinungen des Infektes (Fieber, Kreislaufschwäche usw.) werden, wie üblich, symptomatisch behandelt.

Sepsis.

Der ätiologisch, pathogenetisch und symptomatologisch sehr verschiedenartige Prozeß der Sepsis und Pyämie kann hier bezüglich seiner Symptome nicht im einzelnen besprochen werden. Ätiologisch kommen besonders Strepto- und Staphylokokken, Gasbrandbacillen, seltener Colibacillen, Proteus, Gonokokken, Meningokokken, Pyocyaneus u. a. in Betracht.

Prophylaxe und *Therapie* sind je nach Art der Sepsis verschieden.

Bei der *thrombophlebitischen Sepsis*, die vom puerperalen Uterus, Angina und Thrombophlebitis der Jugularis, Pyelophlebitis, Weichteilfurunkeln, Mittelohr- und zugehörigen Gebieten ausgeht, ist die *örtliche* Behandlung nach dem Gesetz des betreffenden Spezialgebietes das wichtigste, also (bis auf die otogene Sepsis) die Unterbindung der betroffenen thrombophlebitischen Vene im Gebiet des Halses, der Pfortader, des Bauches, eventuell der Extremität. Außerdem sind die Otitis media, die Cholocystopathie, die Sinusitis, der Prostataabsceß, die vereiterten Hämorrhoiden, die Pyelocystitis, der chronische Lungenabsceß gründlich — zumeist natürlich chirurgisch — zu behandeln.

Von der *lymphangitischen Sepsis* infolge von Parametritis, Angina, Weichteilinfekten und mesenterialen Lymphdrüsenvereiterungen gilt das gleiche. Auch hier ist die radikale Behandlung des Primärherdes entscheidend. Daß metastatische Eiterherde besonderer Berücksichtigung bedürfen, ist selbstverständlich; beispielsweise der paranephritische Absceß als häufige Metastase von Furunkeln und Karbunkeln, der subphrenische Absceß aus gleicher Ursache, häufiger aber infolge von Appendicitis, Leber- und Gallenblaseninfektionen, der Leberabsceß infolge von Amöbenruhr und Lungenabsceß und -empyem nach Thrombophlebitis der Halsvenen. Daß sie alle operativ zu behandeln sind, bedarf kaum der Betonung.

Auch die Sepsis infolge von septischer Endometritis, Cholecystopathien, Gelenkvereiterungen und Osteomyelitis bedarf gründlichster, oft operativer Therapie des Herdleidens.

Die chronische Sepsis und Endocarditis lenta infolge einer Streptococcus viridans-Infektion endlich wurde bisher durch keine Therapie irgendwie beeinflußt, weder durch Sulfonamide, noch durch Salvarsan, Germanin, Trypoflavin u. a. m.; übrigens auch nicht durch Ausmerzung fokaler Infekte. Penicillin hat jedoch in einem bakteriologisch gesicherten Fall von WENDT und LANDES[1] völlige Heilung herbeigeführt, die auch von weiteren Autoren in analogen Fällen bestätigt wurde.

Bis vor kurzem hatte die konservative Therapie der Sepsis überhaupt wenig Lorbeeren geerntet. Die Serumtherapie (mittels verschiedener Sera) hatte bei den Eiterkokkeninfekten keine unbestrittenen Erfolge erzielt; das gleiche galt nach meiner Erfahrung auch von dem „autogenen" Serum (das ist dem Serum von Menschen, die mit den Kokken des betreffenden Kranken vorbehandelt waren). Auch die Vaccinetherapie, sowohl mittels käuflicher, als auch autogener Vaccine, sah ich stets erfolglos bleiben. Dies gilt sowohl von den Staphylo- und Streptokokkeninfekten als auch den Coliinfektionen. Bluttransfusionen können bisweilen günstig wirken. Meist sah ich aber auch von ihnen nur vorübergehenden symptomatischen Nutzen. Das gleiche gilt von der Reizkörpertherapie (Milch-, Caseosan-Terpentininjektionen, auch Terpentinabscessen) und der Eigenblutbehandlung. Auch die Silbertherapie (Kollargol, Fulmargin u. a.) und Trypoflavin haben sich anderen und mir niemals als therapeutisch zuverlässig bewährt. Während die Sulfonamide, z. B. Prontosil auf Streptokokken und Staphylokokkeninfekte nur bisweilen und keineswegs sicher wirken, haben sie, speziell in Form des Eubasins, des Cibazols, des Albucids und Prontalbins bei der Pneumo- und Meningokokkensepsis weit bessere, oft heilende Erfolge erzielt (in täglichen mehrmaligen Injektionen). Neuerdings hat DÖRING[2] bei chirurgischen Sepsisfällen (meist infolge von Staphylokokken) von Septojod (intravenös

---

[1] WENDT, H. u. G. LANDES: Klin. u. Prax. **1946**, 224.
[2] DÖRING: Dtsch. Gesdh.wes. **1946**, 584.

bis 3 g pro die) hervorragende Erfolge und unter 116 Fällen nur drei letal verlaufende beobachtet.

In den letzten Jahren hat man auch von Penicillininjektionen überraschende Heilerfolge bei fast allen genannten Infekten auch den Eiterkokkeninfektionen, beobachtet. So hat Hussels[1] mitgeteilt, daß es ihm in einem Falle von schwerster Staphylokokkensepsis mit akuter Mediastinitis, bei dem Sulfonamide und Bluttransfusionen versagt hatten, durch 3stündliche Penicillininjektionen (30000 E pro die, 800000 E in toto) gelungen sei, den scheinbar verlorenen Kranken wieder völlig herzustellen. Es ist wahrscheinlich, daß das Penicillin in Verbindung mit einer gründlichen, meist operativen Herdbehandlung den Sepsiskranken noch weitere große Heilerfolge bescheren wird.

Im Kapitel der Sepsis bedürfen auch die *Herdinfektionen (Fokalinfekte)* der Berücksichtigung, die durch Ausstreuung von Keimen, wahrscheinlich aber weit öfter durch toxische und allergische Wirkungen infolge von Toxinausstreuung auf den Träger wirken und Rheumatismen, Herz-, Nieren- und Nervenentzündungen hervorrufen und unterhalten können. Es ist allgemein bekannt, daß sie in den Gaumen- und Rachenmandeln, in den Zähnen und im Paradentium, in den Nebenhöhlen des Schädels, im Ohr und seiner Nachbarschaft, in den Genitalorganen und in der Gallenblase lokalisiert sein können. Besonders häufig sind die chronische Sinusitis und Wurzelspitzengranulome Sitz der Fokalinfekte.

Prophylaxe und *Therapie* sind hier eins. Sie bestehen beide in einer gründlichen Behandlung, zumeist einer radikalen operativen Ausschaltung der Infektionsherde der Zähne, der Mandeln, der Sinusitis, der Otitis media und Mastoiditis, der Salpingitis, der eitrigen Prostatitis und des Gallenblasenempyems und der schweren Cholangitis. Auch bei den Fokalinfekten haben die allgemeinen Mittel und Maßnahmen (Serum, Vaccine, Kollargol u. a.) völlig versagt. Man verlasse sich aber auch bei ihnen niemals auf die modernen Therapeutica der Sepsis, also die Sulfonamide und Penicillin, sondern behandle stets die Herde. Daß die Kranken außerdem noch der Kräftigungsmittel, oft auch der Cardiaca und — bei Urosepsis — eventuell der Urotropin- und Sulfonamidbehandlung bedürfen, sei ergänzend hinzugefügt.

Im ganzen kann man jedenfalls konstatieren, daß die Therapie der akuten und chronischen Sepsis, die noch vor 10—15 Jahren völlig erfolglos war, heute durch das Zusammenwirken der chirurgischen Behandlung mit der modernen Chemotherapie aussichtsreich geworden ist.

Serumkrankheit.

Es handelt sich bei der Serumkrankheit natürlich nicht um eine Infektionskrankheit, aber doch um einen durch Überempfindlichkeitsvorgänge ausgelösten, oft recht üblen Zustand, der nach Serumanwendung gegen verschiedene Infektionskrankheiten (Diphtherie, Scharlach, Tetanus u. a.) relativ oft eintritt. Zum Glück sind Todesfälle selten; man rechnet auf etwa 30000 Seruminjektionen nur einen letalen Fall. Es ist deshalb durchaus unstatthaft, wegen der anaphylaktischen Folgen die Serumtherapie zu unterlassen. Da die Gefahr der Serumkrankheit mit der intravenösen oder intralumbalen Anwendung einerseits und der Menge des eingeführten Serums andererseits wächst, vermeide man die intravenöse oder intralumbale Einverleibung am besten ganz und spritze möglichst geringe Mengen des betreffenden Serums in desto größerer Konzentration.

Die häufigste Serumkrankheit, nämlich die auf Diphtherieheilserum, tritt erfahrungsgemäß oft (etwa in 10% der Fälle) bereits nach erstmaliger Injektion

---

[1] Hussels: Ärztl. Wschr. **1946**, 97.

ein, und zwar meist 6—10 Tage nach derselben. Wenn aber das Serum der gleichen Tierart bereits einmal eingespritzt wurde, ist die Gefahr der Serumanaphylaxie natürlich größer; sie tritt auch bereits nach 2—5 Tagen gelegentlich sogar nach wenigen Minuten und Stunden in oft sehr heftiger Weise auf; besonders bei Patienten, die an sich zu allergischen Reaktionen (Heuschnupfen, Asthma, Migräne usw.) neigen. In solchen Fällen sollte man eine notwendige Zweitinjektion des Serums stets vor Ablauf des 8. Tages nach der ersten Einspritzung machen. Auch kann man dem Serumschock durch eine vorherige *desensibilisierende* Injektion einer kleinen Serummenge (1 ccm), etwa 3—4 Stunden vor der massiven Hauptdosis oft vorbeugen. Auch wirken Sympatol, Ephetonin oder Ephedrin oder eine intravenöse Calciumspritze (10 ccm Calcium-Sandoz oder Afenil) dem Serumschock entgegen. Wenn das Serum einer bestimmten Tierart (z. B. Pferd) früher einmal gespritzt worden ist, vermeide man bei späterer Serumanwendung dieses Serum und gebe ein anderes, z. B. Hammelserum. Neuerdings hat man der Serumkrankheit auch durch die Verwendung von Seren, die durch Pepsin angedeutet waren, vorbeugen können. C. SENS hat berichtet, daß es ihr durch die Anwendung solcher Diphtherieseren, nämlich des Diphtherie-Aphylakto oder „Fermo-Serums" gelungen sei, die Zahl der Serumkrankheiten von 13,1% auf 3,6% herunterzusetzen. Die therapeutische Wirksamkeit der Seren wurde durch den Andauungsvorgang nicht beeinträchtigt.

Die Neigung zur Serumanaphylaxie ist übrigens bei Vegetativ-Labilen besonders groß; bei ihnen ist deshalb Vorsicht sehr am Platze. Den schwersten, fast tödlichen Fall dieser Art beobachtete ich bei einer Basedowkranken.

Bei ausgebrochener Serumkrankheit spritze man 10 ccm Calcium-Sandoz oder Afenil oder Tecesal-Schering (ein Calciumpräparat mit Thiosulfat) oder Sympatol 2—3 ccm intravenös. Nur in ganz ernsten Fällen rate ich zur intravenösen Anwendung von 1 ccm Suprarenin.

Den starken Juckreiz der Urticaria behandelt man mit Essigwasserwaschungen. Einpudern und, da er nachts am schlimmsten zu sein pflegt, auch mit Schlafmitteln.

II. Therapie der Blutkrankheiten.

Akute und chronische Anämien.

Die *akute Blutungsanämie* kann durch profuse Blutungen aus Magen- oder Duodenalgeschwüren, Ösophagusvaricen, Hämorrhoidalknoten, aus der Nase, aus der erkrankten Lunge oder — meist traumatisch — durch Milz- oder Leberrupturen, durch schwere Verletzungen vor allem großer Venen oder Arterien und endlich bei Blutungen infolge von hämorrhagischen Diathesen entstehen.

Es ist eigenartig und schwer erklärlich, daß Sitz und Herkunft der Blutung auch für den Grad der sekundären Anämie von Einfluß sind. Während beispielsweise akute Blutungen aus Magen- und Darmgeschwüren meist schwere Anämien produzieren, beobachten wir selbst nach schwerem Lungen- und Nasenbluten oft auffallend geringe Blutarmut. Die Wirkung der Verminderung der Blutflüssigkeit und der Zellbestandteile des Blutes, für die Funktion aller Organe, besonders auch für die innere Atmung und die Durchblutung des Gehirns und Herzens ist je nach Grad des Blutverlustes mehr oder minder schwerwiegend. Akute Blutungsanämien bedürfen stets in erster Linie der Behandlung des *Grundleidens* bzw. -schadens. Beispielsweise ist es klar, daß akute Magen- oder Darmblutungen durch flüssige Kost, eventuell auch durch Hungernlassen, Eisstückchen und absolute Bettruhe behandelt werden müssen; alsdann, daß schwere

Hämorrhoidalblutungen einer operativen oder Verödungstherapie der Hämorrhoiden bedürfen; daß ferner eine Lungenblutung mit völliger Ruhe, styphischen
Mitteln und eventueller Anlegung eines Pneumothorax zu behandeln ist; und
endlich, daß jede traumatische Blutungsanämie die chirurgische Versorgung der
Wunde oder der intraabdominalen Blutung (aus Leber und Milz) notwendig
macht.

Außerdem bedürfen akute Blutungsanämien auch allgemeiner Maßnahmen,
die der Verminderung der kreisenden Blutmenge, ihrer vorteilhaften Verteilung
und dem Blutersatz dienen. Die erstere therapeutische Handlung, die viel zu
wenig angewandt wird, besteht darin, daß man auf kurze Zeit das Blut aus
Armen und Beinen auspreßt, indem man sie, distal an Händen und Füßen be-
ginnend fest umwickelt. Besonders bei Lungenblutungen hat sich mir dies
„Abbinden“ der Extremitäten sehr bewährt. Weiter arbeite man durch flaches
Lagern (besonders auch des Kopfes) der Hirnanämie des Kranken entgegen.
Auch Cardiaca (Kardiazol, Campher, Strophanthin, Digitalis) wirken in gleichem
Sinne, also günstig auf die Durchblutung des anämisierten Hirns und Herzens.
Endlich vergesse man vor allem bei Lungenbluten niemals Kochsalzlösung per os
zu geben; ein altes Haus- und Volksmittel gegen Blutungen, dessen Wirkung
trotz theoretisch unsicherer Begründung mir zweifelsfrei erscheint.

Bei größeren Blutungen ist ferner für Flüssigkeitsersatz durch Infusion intravenöse oder (falls diese nicht möglich ist), subcutane Infusion von Kochsalz-
oder Traubenzuckerinfusionen, eventuell in Gestalt von Dauertropfinfusionen,
durch rectale Klysmen der gleichen Flüssigkeiten und vor allem durch Bluttransfusionen zu sorgen.

Das Ideal des „Blutersatzes“ ist natürlich die intravenöse Transfusion menschlichen Blutes. Daß man zum Spender desselben einen „Universalspender“ oder
einen sonstigen Spender mit geeigneter Blutgruppe wählt, ist selbstverständlich.
Ich kann dabei aus Gründen der Raumknappheit, auf die Theorie der Blutgruppen,
ihre Feststellung und die Auswahl der geeigneten Spender in der Praxis nicht
eingehen. Nur eines sei bemerkt: Angesichts der Häufigkeit einer möglichst
rasch auszuführenden Transfusion wird man öfters keine Zeit haben, Blut-
gruppenuntersuchungen auszuführen. In solchem Fall muß und darf es genügen,
wenn man gesunde Blutsverwandte, z. B. Väter oder Söhne als Spender aus-
wählt. Daß der Spender wassermannegativ sei, ist eine selbstverständliche
Forderung, deren Prüfung aber gleichfalls in der Eile jener Notfälle nicht immer
zu realisieren ist.

Man führt die Transfusion am besten mittels des auch von uns seit vielen
Jahren benutzten BECKschen Apparates aus, der den Vorzug hat, daß man völlig
unverändertes Blut direkt von der Vene des Spenders in die des Empfängers
überleitet. Man transfundiere langsam und stets genügende Mengen, d. h.
nicht unter 250, womöglich aber 500—600 ccm Blut. Die übrigen Transfusions-
apparate erfordern Zusätze von Natrium citricum oder Hirudin, oder das Ein-
füllen des Blutes in paraffinierten Gefäßen um das Blut flüssig zu erhalten.
Die Anwendung dieser Apparate, bzw. Technik der Transfusion führt aber doch
nicht selten zu unangenehmen Reaktionen. Natürlich sind auch Maßnahmen
zur Herstellung und Erhaltung von Blut-„Konserven“ zum Zwecke der Transfusion notwendig. Diese Blutkonserven haben sich während des Krieges gut
bewährt. In normalen Zeiten wird man ihrer aber nicht mehr bedürfen. Deshalb
sei auch auf sie hier nicht näher eingegangen.

Eines sei aber nochmals betont: zur Bluttransfusion bedarf es bei Erwachsenen
stets der intravenösen Einspritzung; die früher bisweilen geübte subcutane

Injektion ist wirkungslos und ungeeignet. Bei Kleinkindern und Säuglingen hat man das Blut jedoch auch in die Bauchhöhle transfundiert, angeblich mit gutem Erfolge. Bei Erwachsenen ist vor diesem Experiment zu warnen.

Die *chronische Blutungsanämie*, wie sie besonders häufig und schwer nach langwierigen Hämorrhoidalblutungen, nach uterinen und Magenblutungen auftritt, bedarf, wenn sie sehr hohe Grade erreicht hat, zunächst auch der Transfusion, später der noch zu besprechenden Eisentherapie.

Die *sekundären Anämien* sind durchweg hypochrome Formen und die Folge bösartiger Tumoren (jeden Sitzes), wiederholten schweren Blutverlusten, chronischen Infektionen (Lues, Tuberkulose, Malaria, Aktinomykose u. a.), chronischer Sepsis (Sepsis lenta), Leberleiden (z. B. Cirrhosen), chronischen Nephritiden, chronischen Vergiftungen (Blei), hämorrhagischen Diathesen und endokrinen Erkrankungen (Myxödem, Morbus Basedow u. a.). Diese sekundären Anämien bedürfen natürlich in erster Linie der Behandlung des *Grundleidens*. Das kann nicht eindringlich genug betont werden. Es ist ein Unsinn, wenn man bei einer Endocarditis lenta, einem Magencarcinom, einer chronischen Nephritis, einer Malaria oder Lues gegen das Symptom der Anämie Leberpräparate oder Eisenpillen verschreibt, wie ich das leider erlebt habe.

Bei manchen chronischen hypochromen Anämien spielt der Eisenmangel eine ursächliche Hauptrolle; man hat sie deshalb als „Eisenmangelanämien" bezeichnet. Besonders eindeutig ist diese Ätiologie bei den sog. agastrischen Anämien nach ausgedehnten Magenresektionen (besonders nach Billroth II), da sie erfahrungsgemäß meist zur An- oder Subacidität führen. Es ist aber bekannt, daß die Magensäure für die Resorption des Eisens in Ferroform von großer Bedeutung ist (FERD. HOFF). Übrigens fand ich unter diesen Fällen nicht selten solche mit perniciosaähnlichem Blutbefund, verursacht durch den Ausfall des CASTLEschen Fermentes infolge der Resektion der dies sezernierenden Magenteile.

Ich erwähnte eben das Ferroform des Eisens. Für die *Eisentherapie* ist es wichtig, zu wissen, daß diese Form die einzig erfolgreiche ist, während die Ferrisalze fast unwirksam sind, also keinerlei Heilwert haben, wie STARKENSTEIN auch experimentell nachwies. Demgemäß empfiehlt sich die Verwendung des Ferrochlorids in Form des Ferrostabils (in Dragées zu 0,05 g 10—20 Dragées je Tag); auch das billige Ferrum carbon. sacchar. (Eisengehalt von 16%, 5 g pro die) und die BLAUDschen Pillen (Ferrum carbon., die Pille zu 0,3 Eisen 5—10 Pillen pro die) werden von H. SCHULTEN empfohlen. Besonders bewährt hat sich aber auch mir das zweiwertige Ferrosalz, das an Ascorbinsäure angelagert ist; hierdurch wird das Eisen einerseits die Ferroform erhalten, andererseits scheint nach H. SCHULTEN die zusätzliche Vitamin-C-Gabe die Resorption des Eisens zu fördern. Von diesen Mitteln sind das Ferro 66 und das Ce-Ferro zu nennen; Dosierung 3—4mal 20—30 Tropfen pro die.

Ganz oder fast unwirksam sind nach SCHULTEN übrigens die Verbindungen, die das Eisen in organischer Bindung enthalten, also z. B. Verbindungen, die dem Hämoglobin nahestehen, wie beispielsweise das früher mit gewaltiger Reklame propagierte Hämatogen.

Die eisenhaltigen Mineralwässer enthalten das Eisen in so geringer Menge (ihr Eisengehalt liegt zwischen 0,01 und 0,05⁰/₀₀), daß an ihrer Wirkung gezweifelt werden muß. Denn nach den Untersuchungen von SCHULTEN und von WITTE müssen Eisenpräparate bei peroraler Darreichung *prinzipiell sehr hoch* dosiert werden. Unter einer gewissen Dosis (die der gewöhnlich therapeutisch verwendeten leider entspricht), wirkt das Eisen überhaupt nicht. Das ist für die Praxis sehr wichtig und muß den Arzt auch in der Eisentherapie vor verzettelten kleinen Dosen warnen.

Ich komme nun zu den genuinen hypochromen Anämien, der *Chlorose* und der *essentiellen hypochromen Anämie.*

Die *Chlorose* oder *Bleichsucht,* früher eine außerordentlich häufige hypochrome Anämie nur der jungen Mädchen und Frauen, ist heute sehr selten geworden; wahrscheinlich infolge der gesunden Änderung der Lebensweise, der Ausbreitung des Sportes und einer Bekleidung, die mehr Luft und Licht an den weiblichen Körper bringt, als zu Zeiten des Korsettpanzers, des Schleiers, der langen Röcke und des Sonnenschirmes. Die Chlorose wird von HEILMEYER als Asiderose infolge ungenügender Eisenresorption aufgefaßt. Die profusen Menorrhagien können nicht die Ursache der Chlorose sein, ebensowenig eine vitamin- und eisenarme Ernährung, wie man geglaubt hat. Denn einerseits fanden wir schwere Chlorosen auch — und gerade — bei dauernd amenorrhoischen Mädchen, und andererseits war die Bleichsucht niemals so häufig, als zu Zeiten bester Ernährung, während sie in Notzeiten keineswegs wieder aufgetreten ist. Die Ätiologie der Chlorose wurzelt zweifellos in der Entwicklungsphase, in endokrinen Unstimmigkeiten der Postpubertät, also in der Konstitution.

Pathogenetisch bedeutsam war ferner ohne Zweifel auch die An- oder Subacidität dieser Patientinnen. Gute alte Ärzte, wie z. B. W. ERB, begannen die Behandlung jeder schweren Chlorose mit Salzsäure-Pepsin-Mixtur (Mixtur. pepsin. c.acid. muriat. dilut. F.M.B. 200,0 v.S. 3mal tgl. 1 Eßlöffel nach dem Essen) oder Acidolpepsin in Tablettenform (3mal tgl. 1—2 Tabletten nach dem Essen) und Bettruhe. Erst nach 8 Tagen wurde das Eisenpräparat in hoher Dosis gegeben. Neben dem Eisen und der Ruhe war eine Freiluftliegekur, eventuell künstliche Höhensonne von Nutzen. Oft hat man das Eisenpräparat mit Arsen kombiniert, in manchen Fällen mit Erfolg (z. B. in Form von Eisen-Arsenpillen oder Eisen-Elarson). Ich habe im ganzen den Eindruck, daß die Kombination mit Arsen (oder auch mit Chinin und Phosphor) unnötig war, und, daß Eisenpräparate allein mindestens ebensogut wirkten; zumal bei solchen Kombinationspräparaten, die Eisendosis meist viel zu niedrig liegt. Ich war auch von Arseneinspritzungen (Elarson oder Natr. kakodylicum) bei Chlorosen ganz abgekommen.

Einer besonderen Behandlung der Amenorrhöe bedarf es bei Bleichsüchtigen meist nicht. Sie heilt gleichzeitig mit der Sanierung des Blutes durch Eisenpräparate. Nur in relativ seltenen Fällen mit ausgesprochener Hypoplasie der Keimdrüsen kommt zusätzlich die Darreichung von Ovarpräparaten (vgl. diesen Abschnitt) in Betracht.

Unter dieser Behandlung heilte die Chlorose meist in mehreren Monaten aus; falls sie wirklich eine war. Denn zweifellos wurde früher so manches in den damals großen diagnostischen Sammeltopf der Bleichsucht geworfen, was eine andere Diagnose verdiente, z. B. die einer beginnenden Lungentuberkulose, einer Thyreotoxikose, einer schleichenden Sepsis, insbesondere Sepsis lenta, der Auswirkungen von Fokalinfekten und postgrippösen Zustände u. a. m.

Die Forderung einer kritischen Diagnose gilt auch von der heute relativ häufigen *essentiellen hypochromen Anämie oder achylischen Chloranämie,* die sicher, wie die perniziöse Anämie, konstitutionell bedingt ist, da auch sie als Erbleiden vorkommt und Frauen in bestimmtem Alter, zwischen 30 und 50 Jahren, bevorzugt. Ferner ist das Leiden meist gekennzeichnet durch Anacidität, Glossitis, Stomatitis und ausgesprochener Dysphagie. Das Blut zeigt eine einfache hypochrome Anämie mit Anisomikrocytose und meist geringer Leukopenie.

Die *Therapie* deckt sich völlig mit der der Chlorose. Auch hier sind Salzsäurepepsin und Ruhe indiziert und dann große Dosen von Ferrostabil, Ce-Ferro oder Ferro 66. Unter dieser Behandlung heilen nahezu alle Fälle völlig aus.

Einer besonderen Diät bedürfen weder die Chlorose noch die essentielle hypochrome Anämie. Die besonders eisenhaltigen Gemüse (Spinat, Lauch, Endivien, Linsen) und Früchte, insbesondere Nüsse sind gut und schön, wenn man sie hat. Ihr Eisengehalt ist aber in Anbetracht des sehr hohen Eisenbedarfs dieser Patienten doch so gering, daß man sich einerseits niemals allein auf ihre Wirkung verlassen, sie also niemals als Ersatz für das medikamentöse Eisen betrachten darf, und sie andererseits auch ruhig weglassen kann, zumal wenn sie dem Patienten nicht schmecken. Denn der *Appetit der Patienten* ist richtunggebend für die Diät dieser Anämieformen. Deshalb widerrate ich auch die Darreichung von Rohleber dringend. Übrigens halte ich auch sonst Leberpräparate bei diesen Formen der Blutarmut in der Regel für völlig unnötig. Transfusionen von Blut kommen bei der Gutartigkeit dieser Fälle natürlich auch nicht in Betracht.

Die *perniziöse Anämie*, jene gleichfalls in der Konstitution wurzelnde, nicht selten hereditäre, stets mit Achylia gastrica und meist mit HUNTERscher Glossopathie und funikulärer Myelose verlaufende Erkrankung, befällt Männer und Frauen besonders vom 40. Lebensjahre an, verschont fast stets das Kindesalter, aber keineswegs das Senium, wie ich an vielen, meist nicht diagnostizierten Beispielen gezeigt habe. Das Blutbild dieser stets hyperchromen Anämie darf als bekannt vorausgesetzt werden.

Eine *Prophylaxe* gibt es nicht. Die Behandlung steht und fällt mit einer rationellen *Lebertherapie*. Die früher viel geübte und auch heute leider noch empfohlene Darreichung von Rohleber oder nur ganz leicht angebratener Leber hat den entscheidenden Fehler, einerseits kaum täglich in der Menge von 250 bis 500 g erhältlich zu sein und andererseits dem Kranken rasch widerlich zu werden; sie ist deshalb als einzige Therapie fast niemals möglich, sondern stellt höchstens ein gelegentliches Hilfsmittel neben einer medikamentösen Behandlung dar. Diese wird durch ausgezeichnete orale und parenterale Leberpräparate gewährleistet. Die erstere ist meines Erachtens die Methode der Wahl und geschieht am besten durch Hepatratum oder Hepatosponum liquidum oder siccum, Hepactron liqu. oder siccum und ähnliche Leberextrakte. Diese Präparate sind auch in Granulis und Tabletten bzw. Bohnen erhältlich. Von den flüssigen nehme man 3—5 Eßlöffel, von den anderen 3mal 3 Bohnen oder Tabletten oder 2 bis 3 Kaffeelöffel (Granula). Nur bei sehr Magenempfindlichen spritze man Leberextrakte, z. B. Campolon (GÄNSSLEN), Pernaemyl, Hepatrat oder Hepatopson forte intramuskulär. Im allgemeinen vertragen die Kranken aber fast immer die orale Darreichung. Man hat auch von Magenpräparaten ähnliche Wirkungen, wie von Leberextrakten, beobachtet und deshalb auch sie verordnet (Mucotrat, Ventramon, Hepaventrin u.a.). Ich rate, wenn man schon Magenpräparate verwendet, sie lieber mit Lebermitteln zu kombinieren, z. B. in Gestalt des Hepaventrat liq. oder in Bohnen. Ich bin übrigens, wie die Mehrzahl der Internisten, seit langem vom Gebrauch der Magenpräparate abgekommen und verwende nur noch Leberextrakte.

Wenn durch eine solche meist orale Lebermedikation nun eine einstweilige Kompensation des Blutstatus erfolgt ist, genügt es, durch seltene Leberspritzen diesen Zustand aufrechtzuerhalten, indem man beispielsweise alle 3—5 Wochen eine Ampulle Pernaemyl forte oder Campolon oder Neo-Hepatrat forte (von letzterem alle 8—14 Tage 1 Ampulle) gibt. Man braucht nun zu diesen Spritzen nicht etwa noch täglich Leberextrakte oder Magentrockenpulver oder gar Frischleber zu geben, wie vorgeschlagen wurde; es genügt vielmehr, an jedem 2. Tag 1—2 Eßlöffel Hepatopson oder Hepatrat zu reichen.

Die Angabe mancher Autoren, auch F. HOFFs, daß nicht selten bei einem Anstieg bis auf 3 oder 3,5 Millionen Erythrocyten ein Stillstand in der Besserung durch Lebermittel einträte, kann ich nicht bestätigen. F. HOFF glaubt, daß dies Ausbleiben weiterer Besserung sich dadurch erkläre, daß die frisch gebildeten Erythrocyten farbstoffarm seien, und, daß für den stürmischen Neuaufbau nicht genügend Eisen zur Verfügung stehe; er zieht daraus die Folgerung einer zusätzlichen Eisenbehandlung. Ich habe dagegen bei einem Material von etwa 250 klinisch behandelten Fällen von perniziöser Anämie noch keinen beobachtet, der einer zusätzlichen Eisenbehandlung bedurfte.

Übrigens ist eine Kombination der Leberpräparate auch mit Arsen, Chinin oder Schwefel (der auch bei alten Ärzten einen gewissen Ruf als antianämisches Mittel hatte), überflüssig. In schweren oder vernachlässigten Fällen sind aber, wie ausdrücklich betont sei, im Beginn der Behandlung bisweilen Bluttransfusionen notwendig und bei manchen Kranken direkt lebensrettend.

Daß nicht alle Symptome der BIERMERschen Krankheit auf Leberpräparate ansprechen, lehrt die Erfahrung. Dies gilt einerseits von den an sich nicht wesentlichen Symptomen der Magenachylie und der Glossopathie, andererseits aber leider auch — wenigstens nach meiner Überzeugung — von den so häufigen funikulären Myelosen. Hier muß man die Lebertherapie mit dem Vitamin B 1 kombinieren, also mit Injektionen und später Tabletten von Betaxin oder Betabion. Aber auch diese kombinierte Therapie bleibt relativ ohne Erfolg, so daß man nicht allzu selten Fälle mit tadellos kompensiertem Blutbefund, aber trotzdem fortschreitenden tabiformen oder spastischen Lähmungen besonders der Beine beobachten kann.

Die Achylie bedarf meist keiner besonderen Behandlung, da sie oft nur geringe oder gar keine subjektiven Beschwerden erzeugt. Nur in den ziemlich seltenen Fällen mit dyspeptischen Störungen, insbesondere mit gastrogenen Durchfällen, sind Salzsäurepepsin oder Enzynorm indiziert.

Einer besonderen Diät bedarf der Kranke, der hinreichend Leberpräparate erhält, nicht. Man verschone ihn mit rigorosen Diätvorschriften, die nur dazu geeignet sind, ihm den Appetit zu verderben und in Notzeiten ja auch gar nicht zu befolgen sind. Auch hier lautet das diätetische Motto: „Erlaubt ist, was *gefällt!*"

In jedem Fall von perniciosaähnlichem Blutbefund ist es endlich wichtig zu achten erstens auf das Bestehen einer Gravidität, zweitens auf eine Lues latens und drittens auf etwaige Helminthen.

Von diesen letzteren kommt bei uns nur der Botriocephalus latus in Betracht, nicht aber das Ankylostomum duodenale und erst recht nicht der Trichocephalus dispar, der überhaupt niemals anämisierend wirkt. Die Ankylostomiasis wurde bekanntlich — vor Jahren — nur bei Tunnel- und Erdarbeitern in Südeuropa und Amerika beobachtet. Ich habe niemals einen Fall gesehen. Dagegen beobachteten wir Botriocephalus und durch ihn verursachte Anämien noch immer besonders bei Leuten aus Ostpreußen, den russischen Randstaaten und Polen. Ihre Behandlung und Heilung setzt die Diagnose des Wurmleidens voraus. In *keinem* Fall von schwerer Anämie versäume man also die Untersuchung des Stuhls auf Würmer und deren Eier! Hat man Botriocephalus festgestellt, so kann man die Anämie des Kranken dadurch heilen, daß man den Wurm durch Extract. filic. maris in typischer Weise abtreibt. Meist wird man dann noch eine kurze Leberbehandlung folgen lassen. So kommt übrigens auch vor, daß die Anämie des Botriocephalusinhabers auf Leberbehandlung heilt, auch ohne daß der Wurm abgetrieben wird. Dies ist aber ein nichts weniger als vorbildliches Verfahren. Es ist vielmehr absolut notwendig, den Botriocephalus in allen Fällen zu beseitigen, schon um den Patienten vor den sonst unausbleiblichen Rezidiven seiner Anämie zu bewahren. Übrigens reagieren nach meiner Erfahrung die bei

Botriocephalusanämie vorkommenden funikulären Myelosen gleichfalls nicht auf die Lebertherapie; leider auch nicht immer auf die Abtreibung der Würmer.

Was die *Gravidität* anbelangt, so werden Schwangerschaftsanämien, die übrigens durchaus nicht überwiegend vom Perniciosatyp zu sein pflegen, auch durch eine rationelle Lebertherapie meist gut kompensiert. Eine Unterbrechung der Schwangerschaft wegen der Anämie ist demgemäß nur selten notwendig. Allerdings rate ich bei Frauen, deren Anämie mit jeder neuen Gravidität rezidiviert, dringend zur Vermeidung derselben; unter Umständen zur Sterilisierung (z. B. mittels der ungefährlichen Röntgenbestrahlungen der Keimdrüsen).

Endlich ist in allen Fällen von Anaemia gravis auch auf *Lues* durch die Wa.R. im Blut zu fahnden. Die luische Anämie, deren Perniciosacharakter gleichfalls strittig ist, macht zunächst eine gründliche antisyphilitische Behandlung notwendig; und zwar mit vorsichtig einschleichenden Dosen von Neosalvarsan (beginnend mit mehrmaliger Injektion von 0,15 g in Abständen von mindestens 5 Tagen) und dann von Jodkali (3mal 0,5). Hg-Kuren vermeide ich in Anbetracht der Stomatitis- und Enteritisgefahr bei diesen Kranken lieber. Nach der antiluischen Kur wird übrigens in der Regel noch eine Lebertherapie folgen müssen.

Endlich sei noch der *Bleianämie* gedacht, die wir früher bei gewerblicher Schwererkrankung nicht selten sahen, jetzt aber kaum noch beobachten. Der Diagnose und Therapie der Bleiintoxikation wird im Kapitel der Vergiftung, auf das ich verweise, eingehend gedacht. Hier sei nur soviel bemerkt, daß solche Fälle durch eine Ausschaltung der Bleigefährdung und außerdem mit Jodkali und Schwefelbädern zu behandeln sind. Hinterher wird eine Lebertherapie notwendig und auch wirksam sein; wenn auch ihre Erfolge keineswegs mit den bei echter BIERMERscher Anämie zu erreichenden zu vergleichen sind.

Auch bei dem *hämolytischen Ikterus* finden wir auf der Höhe der Krankheit oft schwere und perniciosaähnliche Anämien. Das Leiden tritt oft als ererbtes, angeborenes oder in früher Kindheit einsetzendes Syndrom auf oder als später erworbene Erkrankung und ist durch Ikterus, Milztumor, hämolytische Krisen mit Leber- und Milzschmerzen und Resistenzverminderung des Blutes gegenüber hypotonische NaCl-Lösung und Urobilinurie gekennzeichnet. Therapeutisch wirkt nur die Milzexstirpation und heilt die Krankheit völlig. Allerdings muß der Kranke oft erst durch Bluttransfusionen (nicht über 200 ccm) operationsreif gemacht werden. Auch Röntgenbestrahlungen habe ich zunächst vor dem operativen Eingriff mit gutem Erfolg ausführen lassen. Gegen die Anämie wirkt eine Leber behandlung, wenn auch nicht so sicher und radikal, wie gegen die perniziöse Anämie; Eisen schien mir erfolglos zu sein, ebenso Arsen. Eine besondere Diät ist nicht notwendig.

Die *erworbene* Form des Leidens verlangt die gleiche Therapie. Sie erfordert übrigens stets das Forschen nach einem bestimmten ätiologischen Faktor, vor allem nach einer etwaigen Lues, die (übrigens recht selten vorkommend) zunächst eine antisyphilitische Behandlung verlangt und erfolgreich sein kann. Auch ist an die Möglichkeit von Giften als Ursache der Hämolyse zu denken; nach FERD. HOFF vor allem an Arsenwasserstoff, Saponin, Pilzgifte, ferner an Chlorate, Nitrite, aromatische Nitrovergiftungen, Anilin und Benzol. Bezüglich der Therapie dieser Vergiftungen verweise ich auf das Kapitel der Intoxikationen.

Ferner sind an dieser Stelle noch die *aplastischen Anämien* zu besprechen. Die *Agranulocytose* tritt als Überempfindlichkeitsreaktion besonders auf Pyramidon und Salvarsan, viel seltener auf Barbitursäuremittel, Benzol, Wismut, Gold und ganz ausnahmsweise nach Sulfonamiden auf. Auch Röntgen- und Radiumstrahlen können sie veranlassen, vielleicht auch manche chronische

Infektionen, z. B. die Fokalinfekte. Therapeutisch ist es am wichtigsten, das schädigende Agens sofort wegzulassen, vor allem die genannten Medikamente. Nach Sistieren der Salvarsantherapie habe ich agranulocytäre Reaktion restlos heilen sehen. Außerdem sind Bluttransfusionen und die Injektionen von Granuzytan, von dem ich vorzügliche Erfolge sah, und Nucleotrat vorzunehmen (täglich 1 Ampulle bis zum Erfolg). Auch Röntgenbestrahlungen des Knochenmarks des Sternums und der langen Röhrenknochen habe ich vornehmen lassen, bin aber nicht sicher, ob sie wirken. Ebenso bezweifle ich, ob die Beseitigung von Fokalinfekten von Erfolg ist. Man mag sie aber — am besten im freien Intervall, bzw. nach Beseitigung der schwersten Erscheinungen — versuchen.

Die *Panmyelophthie* oder *hämorrhagische Aleukie* (FRANK), deren Ursache meist unklar bleibt, jedenfalls keineswegs regelmäßig als allergische Reaktion gegen gewisse Medikamente oder als Folge von Strahlenwirkungen aufzufassen ist, stellt den Zustand eines völligen Zusammenbruchs der Knochenmarktätigkeit, eine totale myeloische Insuffizienz, dar, gekennzeichnet durch schwere hämorrhagische Diathese, aplastische Anämie und Leukopenie mit relativer Lymphocytose, oft Ikterus und rapiden Verfall. Meist ist die Prognose schlecht und das tödliche Ende nicht abzuwenden. Bisweilen hat man das Leiden aber durch fortgesetzte Bluttransfusionen (in den Fällen von HURST, KARK und HARRIMAN durch 290, bzw. 103 Transfusionen!) kompensieren und die Kranken 11 bzw. 7 Jahre am Leben erhalten können. Ohne Transfusionen gehen sie meist rettungslos zugrunde. Einmal sah ich nach einem großen Injektionsabsceß eine heilungsähnliche Remission eintreten. Allerdings ist bei allen solchen remissionierenden Fällen mit der Wahrscheinlichkeit eines Rezidivs zu rechnen. Eine etwas bessere Prognose scheinen die seltenen, durch Benzol bedingten Fälle zu haben, wenn die Giftwirkung rechtzeitig ausgeschaltet wird. Die seltenen, durch Röntgenstrahlen bedingten Fälle von aplastischer Anämie, in der Regel mildere Syndrome, sah ich genesen, wenn sie aus dem Röntgenmilieu herausgenommen wurden.

Hämorrhagische Diathesen.

Als selbständige Formen unterscheiden wir die *Purpura rheumatica*, die WERLHOFsche Krankheit, den *Skorbut* und die *Hämophilie*.

Die *Purpura rheumatica* ohne Thrombopenie und Störung der Blutgerinnung und ohne Anämie verlaufend, nicht vererbbar und unabhängig von Vitamin C-Zufuhr, ist in der Regel eine harmlose Erkrankung. Therapeutisch genügen meist Aspirin oder Pyramidon (3—4mal 0,5—0,1 bzw. 3mal 0,3) zur Heilung; zur Unterstützung braucht man bisweilen Calcium in Tabletten oder Spritzenform (Afenil), gleiches gilt von der anaphylaktoiden Purpura GLANZMANNs. Eine schwerere, aber doch meist gutartige Form stellt die *Purpura abdominalis* HENOCHs dar, die außer den ebengenannten Symptomen und allgemeiner hämorrhagischer Diathese der Haut zu Darmblutungen und bisweilen zu hämorrhagischer Nephritis führt. Auch bei dieser Form genügen aber meist blande Diät und Calcium (Afenil, Calcium-Sandoz) intravenös, um das Leiden zu heilen.

Die schwerste Form ist die *Purpura fulminans* (SCHÖNLEIN), eine seltene, sich an schwere Infekte anschließende Diathese, gleichfalls meist mit normalem, der gewöhnlichen Purpura gleichenden, nicht thrombopenischen Blutbefund verlaufend. Sie endet trotz Calciumspritzen, Bluttransfusionen und Herzmitteln meist in wenigen Tagen tödlich. Bei der Diagnose der SCHÖNLEINschen und HENOCHschen Krankheit ist übrigens zu bedenken, daß sie leicht mit *symptomatischen* hämorrhagischen Diathesen verwechselt werden können; das ist wahrscheinlich das Schicksal vieler Fälle (auch des Schrifttums) gewesen, die vor unserer genaueren Kenntnis der septischen und leukämischen Formen der hämorrhagischen Diathesen beobachtet worden sind. Denn auch in therapeutischem und prognostischem Interesse ist bei *allen* Purpuraformen eine genaue, insbesondere hämatologische Untersuchung von entscheidender Wichtigkeit, um die eben genannten Verwechslungen zu vermeiden.

Auch von der *essentiellen Thrombopenie*, der WERLHOFschen Krankheit gilt dies. Sie ist durch schwere hämorrhagische Symptome, Thrombopenie (unter 30000) und Milztumor gekennzeichnet und anscheinend konstitutionell, aber nicht hereditär bedingt. Die Ätiologie ist unbekannt. Eine *Prophylaxe* gibt es nicht. Die *Therapie* gipfelt in der tatsächlich heilenden Milzexstirpation. Bei der Schwere dieses Eingriffs, der durch häufig perisplenitische Verwachsungen noch kompliziert wird, empfiehlt es sich, auch diese Patienten durch eine Leberbehandlung und besonders durch einige Bluttransfusionen auf einen guten Blutstatus zu bringen, sie „operationsreif" zu machen. Auch habe ich öfters vor dem Eingriff einige Röntgenbestrahlungen der Milz ausführen lassen, die bessernd auf die Blutungen wirkten. Erst wenn der Kranke in einem leidlichen Allgemein- und Blutzustand ist, kann und soll man splenektomieren. Die Wirkung der Operation ist dann vorzüglich und der Kranke meist gerettet. Ohne diesen Eingriff sind die schwereren Fälle — früher — dem Leiden fast immer erlegen; oft allerdings nach längeren Remissionen desselben, zu denen diese Kranke besonders neigen.

Etwas besser scheinen die prognostischen Aussichten bei den vorwiegend monosymptomatischen WERLHOF-Blutungen, die als alleinige Metrorrhagien oder als Lungen- oder Nierenblutungen auftreten.

Außerdem gebe man Calcium intravenös und per os, Clauden, Stryphnon, Styptizin u. a. blutstillende Präparate als symptomatisch wirkende Mittel. Allein sind sie aber meist nur schwach wirksam. Das A und O der Therapie besteht eben in der Splenektomie und im Beginn des Leidens in der Röntgenbestrahlung der Milz.

Seltene Abarten der Erkrankung, z. B. die Thrombasthenie (GLANZMANN), bei der eine Funktionsschwäche (ohne Herabsetzung der Zahl) der Plättchen angenommen wird, rate ich ebenfalls zunächst mit röntgentherapeutisch zu behandeln, da über operative Ausschaltung der Milz bei der GLANZMANNschen Krankheit noch zu wenig Erfahrungen vorliegen. Dasselbe gilt von den gleichfalls sehr seltenen erblichen, besonders Frauen betreffenden Thrombopathien, die v. WILLEBRAND und JÜRGENS auf den Aalandsinseln und NAEGELI in der Schweiz und ich in Mecklenburg beobachteten.

Endlich gibt es auch symptomatische Thrombopenien, die bei hämorrhagischen Formen des Typhus (RUD. STAHL), bei thrombophlebitischer Pyämie (M. MARTENS) und einigen anderen Infektionskrankheiten auftreten und der gleichen Therapie neben der Behandlung des Grundleidens bedürfen. Außerdem kommen symptomatische Thrombopathien bei Benzol-, Arsen-, Quecksilber-, Jod-, Wismut- und Pyramidonanwendung vor. Diese Fälle heilen meist schon mit der Ausschaltung des allergischen Faktors. Die schwersten symptomatischen stets tödlichen Fälle sieht man bei akuter Leukämie und Panmyelophthise. Die ersteren sind stets rettungslos verloren, bei den letzteren können bisweilen fortgesetzte Bluttransfusionen, wie bereits mitgeteilt, zunächst den Blutschaden kompensieren und das Leben einige Jahre erhalten.

Die *Hämophilie*, jene erbliche, nur Männer befallende, die weiblichen Konduktoren aber verschonende Bluterkrankheit, die normale Blutbefunde und Plättchenzahlen, aber sehr verzögerte Blutgerinnung zeigt, ist durch unsere Therapeutica an sich nicht zu heilen. Es scheint aber, daß in manchen Fällen schon in den 30er Jahren die Blutungsneigung allmählich von selber erlischt. Jedoch sind zahlreiche Hämophile schon in der Jugend verblutet. Hier ist die *Prophylaxe* von großer Wichtigkeit. Sie fordert eigentlich ein rigoroses Eheverbot, eventuell die Röntgensterilisierung der männlichen Hämophilen und der als

Konduktoren in Betracht kommenden Frauen. Leider unterziehen sich die
Hämophilen aber dieser Forderung nicht gern. Ich sah demgemäß einige meiner
hämophilen Patienten heiraten. Der Erfolg war eine weitere Ausbreitung ihres
Erbleidens.

Therapeutisch habe auch ich mit dem (leider sehr teuren) spanischen Präparat
Nateina Llopis in kritischen Zeiten der Kranken gute Erfolge erzielt. Calciumspritzen, der Calcinosefaktor A.T. 10 und styptische Mittel scheinen auch gelegentlich zu wirken. Die relativ besten Erfolge habe ich aber von der Gelatine
(parenteral und örtlich unter gleichzeitiger energischer Kompression angewendet)
beobachtet. Jedenfalls habe ich in der Klinik unter der Behandlung mit Nateina,
Calcium und Gelatine noch keinen Fall von Hämophilie verloren.

Die Diät hat bei den bisher besprochenen hämorrhagischen Diathesen keinen
Einfluß auf ihren Verlauf. Ganz anders bei dem *Skorbut* und der ihm ent-
sprechenden MÖLLER-BARLOWschen Krankheit der Kleinkinder die schon lange als
C-Avitaminosen erkannt worden sind. Auch sie sind frei von Blutveränderungen
und Thrombocytenmangel, zeigen aber das RUMPELL-LEEDEsche Symptom. Die
Prophylaxe besteht bei Skorbut in der Zufuhr von frischen Gemüsen, Apfelsinen,
Citronen, Hagebutten, Früchten und vor allem von Kartoffeln. Dabei soll das
Kochwasser der Gemüse und Kartoffeln, in die das Vitamin übergeht, nicht weg-
gegossen, sondern mitgenossen werden. Der Möller-Barlow ist durch die Brusternährung des Säuglings zu vermeiden. Die *Therapie* hat diätetisch das gleiche
zu tun. Oft ist es aber nützlich, dazu noch Vitamin C in Gestalt von Cebion,
Redoxon oder Cantan in Tabletten (3—4mal 2 Tabletten) zu geben; Injektionen
dieser Mittel sind nur in schwersten Fällen nötig. Ich vermeide sie aber möglichst
wegen der Blutungsgefahr bei dem Einstich. Außerdem kommen auch. hier
örtliche Anwendung und Kompression mit den genannten styptischen Mitteln
in Betracht. Meist genügt aber die diätetische Behandlung. Es sei übrigens
bemerkt, daß der Skorbut nicht nur bei Segelschiffern, in Lagern und in sonstigem
Vitaminmangelmilieu vorkommt, sondern auch bei diätetisch einseitig ernährten
Magenkranken und Hypochondern. Bei älteren Kleinkindern sind auch gute
Kuhmilch und im übrigen das gleiche Diätregime, wie bei Erwachsenen am
Platze. In besonders schweren und therapeutisch refraktären Fällen sind bei
allen den genannten hämorrhagischen Diathesen Bluttransfusionen indiziert und
bisweilen auch von Erfolg. Auch Seruminjektionen, im Notfall Diphtherie-
heilserum, werden bei solchen Kranken empfohlen.

Polycythämie.

Die essentielle *Polycythämie* oder *Hyperglobulia rubra* tritt in zwei Formen
auf, einerseits als VAQUEZsche Krankheit mit starker Vermehrung der Roten
und des Hb und Milztumor, andererseits als GAISBÖCKsche Form mit Hypertonie
und häufiger Nephrosklerose. Beide sind konstitutionell bedingt und in selteneren
Fällen erblich. Übrigens beobachtete ich Mischformen beider Krankheitstypen. Die
GAISBÖCKsche Krankheit ist wohl mit der Plethora vera der alten Ärzte identisch.

Eine *Prophylaxe* des Leidens kennen wir nicht. Sie käme meines Erachtens
auch höchstens bei der GAISBÖCKschen Form in Gestalt von knapper, lakto-
vegetarischer Ernährung, Alkoholabstinenz und Flüssigkeitsbeschränkung in
Betracht.

Therapeutisch sind bei schweren Fällen und in kritischen Krankheitsperioden
natürlich Aderlässe — nicht unter 500 ccm — indiziert. Nur ist ihre Wirkung
recht passager. Ich habe sogar manchmal den Eindruck gehabt, daß öfter
wiederholte Aderlässe die Blutproduktion förmlich anregen, also die Krankheit
nicht bessern. Hämolytisch wirkende Mittel, wie Benzol und Phenylhydrazin,

habe ich versucht, aber keine Erfolge von ihnen gesehen; auch sind sie als immerhin schwere Zellgifte auf die Dauer den Kranken schädlich. Man streiche also beide Mittel grundsätzlich aus der Therapie der Polyglobulie. Dagegen glauben wir in Milzextrakten, dem Splenotrat (3—4mal 1—2 Tabletten), ein bisweilen wirksames Mittel gegen das Leiden zu besitzen.

Gegen die VAQUEZsche Krankheit kann ich keine diätetische Einschränkungen empfehlen. Man soll froh sein, wenn diese Schwerkranken überhaupt etwas essen und sie diätetisch lieber nicht beschränken. Dagegen sind für die GAISBÖCKsche Form des Leidens, wie schon bei der Prophylaxe erwähnt, vegetarische Kost, vor allem das Fortlassen des tierischen Eiweiß, Alkoholabstinenz und Flüssigkeitsbeschränkung angezeigt. Auch Fasten („Saftfasten") und Rohkostkuren sind bei diesen Kranken für kürzere Zeit von Nutzen, dürfen aber nicht übertrieben werden.

Die von manchen empfohlene, auch von mir probierte Röntgenbestrahlungen der langen Röhrenknochen und des Sternums und auch Ganzbestrahlungen des Körpers haben uns dagegen als einziges Therapeuticum enttäuscht. Selbstverständlich bedürfen sie einer genauen Kontrolle der Leuko- und Erythrocyten. Ich verwende die Röntgentherapie wegen ihrer Unzuverlässigkeit seit langer Zeit nicht mehr.

Symptomatische Hyperglobulien bei allgemeiner kardialer oder örtlich bedingter pulmonaler Stauung (bei Mediastinaltumoren), bei CUSHINGscher Krankheit oder in Gestalt der Höhenpolycythämien bedürfen der Behandlung des grundliegenden Leidens oder Schadens.

Die Leukämien.

Die chronischen *Leukämien*, sowohl die leukämische Myelose mit Milz- und Lebertumoren und myeloischem Blutbild, als auch die leukämische Lymphadenose mit Drüsenschwellungen und lymphatischem Blutbild sind an sich trotz aller Strahlentherapie unheilbar. Nicht einmal die Lebensdauer der ersteren hat sich dabei verlängert, während der Einfluß der Therapie auf die Lymphadenose doch wohl zu einer Verlängerung der Remissionen des Leidens zu führen scheint. Trotzdem muß man alle diese Kranken behandeln. Denn der Trost einer zweifellos günstigen, wenn auch ziemlich kurzfristigen guten Beeinflussung des Leidens und damit wenigstens eine Hoffnung auf Heilung ist gerade Unheilbaren schon aus seelenärztlichen Gründen zu gönnen. Eine *Prophylaxe* gibt es nicht; zumal wir ja keine Ahnung von der Ursache der Leukämien haben. Die *Therapie* gipfelt in der Strahlenbehandlung mittels Röntgen-, Thorium X oder Radiumstrahlen. Man bestrahlt Milz und Leber und die vergrößerten Lymphdrüsen, auch die langen Röhrenknochen nebst Sternum. Die Röntgentherapie ist in fraktionierter Dosierung, die hier im einzelnen nicht erörtert werden kann, auszuführen und nach einigen Wochen oder Monaten in erneuten Serien immer wieder zu repetieren; bis eines Tages — was in günstigen Fällen, z. B. bei Lymphadenosen, 6—8 Jahre dauern kann — die Kranken in das röntgenrefraktäre Stadium kommen, in dem sie dann meist rasch zugrunde gehen. Bei den Myelosen pflegt es meist schon früher, etwa nach $^{1}/_{2}$—2 Jahren, einzutreten. Natürlich kontrolliere man während der Bestrahlung genau den Blutbefund und vermeide zu rasches Absinken der Leukocytose, indem man bei einer Zahl von etwa 25000 sofort die Bestrahlungen abbricht. Denn es kann sonst zu gefährlichen, agranulocytären Reaktionen kommen.

Die Thorium-X-Behandlung, in täglichen Injektionen auszuführen, hat gegenüber den Röntgenstrahlen sicher keine Vorteile. Ich verzichte seit vielen Jahren ganz auf sie.

Von Medikamenten ist das von manchen noch angewandte Benzol als völlig nutzlos und dabei gefährlich zu vermeiden. Ob wir eine Arsentherapie ausführen oder nicht, ist Vertrauenssache. Ich glaube, daß seine Verordnung mehr einem „ut aliquid fiat" entspricht, als einer Notwendigkeit. Eine einwandfreie Wirkung habe ich von keiner Arsenmedikation gesehen. Man darf es meines Erachtens also ruhig fortlassen. Übrigens empfehlen manche Autoren besonders Solarson in Injektionen 3—4 Wochen täglich 1 Ampulle[1].

Diätetische, klimatische oder physikalische Behandlungsformen sind wirkungslos, also unnötig. Auch die von KUNSTMANN empfohlene Kur mit Gemüsepreßsäften, die angeblich die Leukämie heilen sollten, hat sich bei Nachprüfungen als nutzlos herausgestellt. Vor der Milzexstirpation — auch nach Bestrahlung derselben — ist zu warnen; sie ist erfolglos und dabei gefährlich. Ich betone dies ausdrücklich, weil die Splenektomie bei Leukämikern leider immer noch empfohlen und ausgeführt wird; z. B. in der MAJO-Klinik. Die Drüsen sollen erst recht nicht operativ angegriffen werden; höchstens wird man sie exstirpieren, wenn sie örtlich störend wirken, beispielsweise einen Nervenplexus komprimieren.

Die *akuten Leukämien*, meist in Gestalt der Myeloblastenleukämie auftretend, produzieren ein rasch verlaufendes, sepsisähnliches, hochfieberhaftes Krankheitsbild, das ich bereits bei der Besprechung der hämorrhagischen Diathesen erwähnt habe; denn es geht fast stets mit den Symptomen einer solchen, vor allem einer schweren, ulcerösen, hämorrhagischen Stomatitis einher. Eine *Prophylaxe* gibt es nicht, da uns die Ursache auch der akuten Leukämien völlig unbekannt ist.

Die *Therapie* vermag fast niemals das tödliche Ende abzuwehren. Ich habe noch keinen Fall durchkommen sehen. Die sehr seltenen, angeblich geheilten Fälle des Schrifttums waren wahrscheinlich Fehldiagnosen, z. B. Verwechslungen mit schweren Formen einer Monocytenangina, die ja tatsächlich beim ersten Blutausstrich bisweilen einer akuten Myeloblastose sehr ähneln kann.

Man hat bei akuten Leukämien große Transfusionen ausgeführt, auch hochdosierte Leberinjektionen gegeben; in meinen Fällen ohne jeden Erfolg. Das gilt auch von der Röntgentherapie dieser Fälle, von der ich manchmal den Eindruck einer deutlich verschlechternden Wirkung hatte. Denn im Anschluß an die Bestrahlungen, besonders wenn dieselben von jähem Leukocytensturz gefolgt waren, gingen einige meiner Kranken besonders rasch zugrunde. Ich möchte vor Röntgenbestrahlungen dieser Fälle also eher warnen, als sie empfehlen. Auch Thorium-X blieb bei allen meinen Kranken ohne jeden Erfolg.

Das Lymphogranulom.

Das Lymphogranulom, ätiologisch unklar, jedenfalls kein sicheres Produkt einer Tuberkulose, kommt in jedem Alter vor und äußert sich in Lymphdrüsentumoren besonders am Halse, in den Achseln und in der Leistenbeuge, aber auch in Brustkorb und Bauch. Auch werden überwiegend „abdominale Formen" mit Milz- und Lebertumoren ohne periphere, tastbare Lymphome beobachtet.

[1] Neuerdings haben PATERSON, HADDOW, THOMAS und WATKINSON (im Mai 1946 im Lancet) über eine neue, vielversprechende Therapie der Leukämien berichtet, die sie an einer akuten und 18 chronischen Myelosen und einer akuten und 13 chronischen Lymphadenosen erprobt haben, nämlich die Urethanbehandlung. Ihre auffallend günstigen Erfolge sind von STORTI, ROHR, HEILMEYER, ERNST SCHULZE und unlängst von KURT HAUSMANN (Med. Rundschau 1947, 179 u. f.) bestätigt worden. Das Urethan wirkt ähnlich wie die Röntgenstrahlen intensiv und bisweilen lang dauernd auf die Milztumoren und die leukämische Leukocytose, aber auch auf das Allgemeinbefinden ein. Man gibt je Tag 4 g Urethan per os, eventuell auch i. v. HAUSMANNs Patienten nahmen beispielsweise in 28 Tagen 104 g Urethan ohne Schaden und zum Teil mit vorzüglicher Wirkung. Das Mittel scheint auf die Myelosen stärker zu wirken als auf die Lymphadenosen. Ob Dauererfolge zu erzielen sind, ist bei der Kürze der Beobachtung der Fälle natürlich noch nicht sicher zu sagen.

Meist fiebern die Patienten remittierend. Auch Pleuritiden und förmlich miliare Mitbeteiligung der Lungen kommen vor. Eine typische Blutveränderung tritt nicht ein; nur in späteren Stadien eine sekundäre Anämie und oft Eosinophilie. Meist verläuft das Leiden innerhalb 1—2 Jahre tödlich; es kommen also selten längere Remissionen vor, denen aber stets Rezidive mit tödlichem Ausgang folgen.

Eine *Prophylaxe* kennen wir nicht.

Die einzige zunächst wirksame *Therapie* bilden auch hier die Röntgenstrahlen. Die ersten Bestrahlungsserien wirken vorzüglich, Lymphome und Milztumor schwinden. Aber nach relativ kurzer Zeit, oft schon nach $1/_2$—2 Jahren, kommt das Le den in das strahlenrefraktäre Stadium (meist viel früher als die lymphatische Leukämie!) und dann ist der letale Ausgang nicht mehr abzuwenden. Insofern ist das Lymphogranulom prognostisch meist übler zu beurteilen, als die leukämische Lymphadenose. Außer den Röntgenstrahlen gibt es kein wirksames Therapeuticum. Das immer noch von manchen Ärzten verschriebene Arsen ist ohne jede Wirkung. Auch Eisen zu verordnen, etwa gegen die Anämie, hat kaum einen Zweck.

Sonnenbestrahlungen und Solluxlampe sah ich gleichfalls stets ohne Wirkung bleiben.

Jedoch beachte man therapeutisch, daß es seltene Fälle von *luisch* bedingtem Granulom gibt. Bei diesen sind spezifische Kuren indiziert und wirksam. Man führe also in jedem Fall von Lymphogranulom die Wa.R. aus. Auch tuberkulöse Drüsentumoren können dem Lymphogranulom ähneln, verraten sich aber meist durch Suppuration, die beim Lymphogranulom ausbleibt. Sie bedürfen der chirurgischen und Strahlentherapie, auch der natürlichen und künstlichen Sonnenbestrahlungen.

Das *Myelom* wird gewöhnlich auch zu den pseudoleukämischen Syndromen gerechnet, wie das Lymphogranulom, und mag deshalb hier erwähnt werden. Ätiologisch gleichfalls völlig unklar, erzeugt es multiple Knochentumoren und -defekte besonders an Rippen, Schädel, Wirbeln, Sternum und Becken, seltener werden Leber und Milz befallen. In den meisten Fällen findet sich im Harn der Kranken der BENCE-JONESsche Eiweißkörper, im Blut sekundäre Anämie.

Eine *Prophylaxe* gibt es nicht. *Therapeutische* Erfolge sind gelegentlich von Röntgenbestrahlungen beobachtet worden. In meinen Fällen blieben sie ohne jeden Einfluß auf den Prozeß. Das gleiche gilt vom Arsen.

Das *Lymphosarkom* (KUNDRAT) befällt gleichfalls vorwiegend die Halsdrüsen und in Gestalt der Mediastinaltumoren den Brustraum. An letzterer Lokalisation gehen die Kranken meist zugrunde. Das äußerst qualvolle Leiden besonders der Mediastinaltumorkranken bedarf nicht nur der Strahlentherapie des Tumors, sondern stets auch der Linderung durch Morphium, Pantopon, Dilaud.d und Schlafmittel in ausreichendem Maße.

Die Röntgentherapie der Lymphosarkomtumoren erzielt, wie die des Lymphogranuloms, anfangs vorzügliche Erfolge. Die Tumoren, auch die des Mediastinums verkleinern sich rapide und können fast oder ganz verschwinden. Leider bleiben aber Rückfälle niemals aus. Die Tumoren werden nach mehr oder minder langer Zeit ($1/_2$—1 Jahr) röntgenrefraktär und die Kranken gehen dann an ihrem Leiden zugrunde. Trotzdem ist in Anbetracht der eindrucksvollen Anfangserfolge schon Solaminis causa, genau wie bei den leukämischen Myelosen und Lymphogranulom, stets eine Röntgentherapie einzuleiten. Die Verordnung von Arsen halte ich dagegen auch hier für zwecklos. Eine Operation der Mediastinaltumoren dürfte bei der meist frühzeitigen Metastasierung in die Drüsen wenig Aussicht auf Erfolg haben. STICH und BAUER erwähnen sie in der Behandlung dieser Tumoren überhaupt nicht, sondern empfehlen nur die Röntgentherapie derselben. Vor Probeexcisionen ist zu warnen, da sie raschere Metastasierung des Lymphosarkoms veranlassen sollen.

III. Erkrankungen des Kreislaufs.
Krankheiten des Herzens und der Gefäße.

Wenn wir von Krankheiten, bzw. Störungen der Kreislauforgane und ihrer Behandlung sprechen, so müssen wir uns zunächst darüber klar sein, daß ungemein zahlreiche Erkrankungen, die sicher nicht ihren primären Sitz in diesen Organen haben, Beschwerden und Symptome von seiten des Herzens und der Gefäße produzieren. Es gibt kaum eine der mannigfaltigen Psychoneurosen, keine Form der Anämie und Hyperglobulie, keine Nierenerkrankung, auch kaum eine Form der Endokrinopathien (z. B. Morbus Basedow, Myxödem, Morbus Addison, hypohysäre Insuffizienzen aller Art, Klimakterium usw.) und nur wenige chronische Intoxikationen (Alkohol, Nicotin, Morphium, Blei u. a.), die nicht subjektive oder meist auch objektive Symptome von seiten der Zirkulationsorgane hervorrufen. Und das gleiche gilt von akuten oder länger dauernden psychischen, insbesondere dysphorischen Einwirkungen (Schreck, Angst, Sorge, Kummer u. a.) und körperlichen Unfällen, besonders wenn das körperliche Trauma sich mit einem seelischen kombiniert.

Es sei von vornherein bemerkt, daß alle diese eben genannten Störungen und Krankheiten zumeist noch in erster Linie der Behandlung des Grundleidens oder -schadens bedürfen und meist nicht einer eigentlichen Herztherapie.

Zwei Beispiele sollen das Gesagte verdeutlichen: kein verständiger Arzt wird die hypotonische Herzdilatation, die Hypotension und Bradykardie des Myxödems mit Herzmitteln behandeln; er wird sich vielmehr für *alle* Symptome des Leidens auf die Thryreoidinbehandlung verlassen. Und ebenso werden die Herzpalpitationen, die Dyspnoe und die subjektive Herzschwäche einer perniziösen Anämie nicht der Digitalis-Strophanthinbehandlung bedürfen, sondern der Lebertherapie und eventuell der Bluttransfusion.

Ferner sei vorausgeschickt, daß auch durchaus nicht alle krankhaften Befunde am Herzen einer Therapie bedürfen. Wenn wir — was bei Reihenuntersuchungen oft genug vorkam — bei Leuten, die sich gesund fühlten und voll arbeitsfähig waren, ein systolisches Mitralgeräusch, eine völlig kompensierte Aorteninsuffizienz, eine Hypertonie, oder eine erbliche Hypotension des Blutdrucks feststellen, werden wir deshalb keine Veranlassung haben, diese subjektiv Gesunden mit Herzmitteln, Ruhegeboten, Nauheimer Kuren u. dgl. zu plagen. Man kann in dieser Hinsicht sehr Lehrreiches erleben: ein junger Arzt von großer geistiger und körperlicher Schaffenskraft zeigte alle Symptome einer Aorteninsuffizienz, ein berühmter Tennisturnierspieler seit Jahren den gleichen endokarditischen Herzfehler, ein älterer, äußerst erfolgreicher Kollege 20 Jahre lang die Zeichen einer Aortenstenose, ohne daß bei ihnen je eine Herztherapie nötig geworden war. Das gleiche galt von einem Rekordruderer, der eine Herzdilatation und hypotonische Bradykardie zeigte und mit und trotz ihnen eine Meisterschaft nach der anderen gewann; auch er bedurfte natürlich nie einer Kreislauftherapie. Man sei also bei solchen subjektiv Gesunden äußerst zurückhaltend mit ärztlichen Verordnungen bezüglich des Kreislaufs. Sie können bei etwaiger hypochondrischer Anlage und übertriebener ärztlicher Aufklärungs- und Verordnungsneigung den bislang Beschwerdefreien erst subjektiv leidend machen, indem sie seine Aufmerksamkeit auf den „Herzfehler" lenken. Das gleiche gilt von älteren und senilen Leuten, bei denen man eine Aortensklerose, ein Altersherz, eine Hypertonie u. dgl. feststellt, ohne daß eine subjektive und objektive Herzschwäche vorliegt. Auch diese Leute bedürfen in Anbetracht der meist geringen Ansprüche, die an ihre Leistungsfähigkeit gestellt werden, in der Regel keiner Behandlung mit Herzmitteln.

Wichtig ist ferner bei der Indikationsstellung einer Herzbehandlung die diagnostisch präzise Unterscheidung einer wirklichen Herzinsuffizienz und einer Vasomotorenschwäche. Die letztere beobachten wir am reinsten im akuten Kollaps und auch bei Infektionskrankheiten, wie Typhus, Fleckfieber, Grippe u. a. Bei der Vasomotorenparese ist das wesentliche die Anämisierung der Peripherie, des Hirns und des Herzens und die Hyperämie des Splanchnicusgebietes; ob sie zentral bedingt ist, wie KREHL, ROMBERG und PÄSSLER annahmen oder peripher, wie GANTER lehrte, bleibe dahingestellt. Klinisch unterscheidet sich die echte Herzinsuffizienz von der Vasomotorenparese dadurch, daß die erstere Cyanose, Leberschwellung, Ödeme und andere Stauungssymptome nebst ausgesprochener Dyspnoe zeitigt, während die letztere die Symptome der Ohnmacht, Blässe, verfallenes Gesicht und allgemeine Schwäche ohne besondere Atemnot produziert; das Herz bei der ersteren ist oft dilatiert, Geräusche sind oft hörbar, ebenso Akzentuationen und der Puls ist häufig arrhythmisch, beschleunigt, bisweilen schnellend (bei Aorteninsuffizienz) oder gespannt (bei Hypertonikern); während bei Vasomotorenkollapsen das Herz normal groß, die Töne sehr leise, der Puls frequent, aber klein, oft fadenförmig ist.

Bei überwiegender *Vasomotorenschwäche* sind nicht die üblichen Cardiaca (Digitalis, Strophanthin u. a.) indiziert, sondern die typischen Vasomotorenmittel, wie Coffein (Coffein. natr. salicyl. in Ampullen zu 0,1 in subcutanen Injektionen etwa 1—3mal am Tag) oder auch Kaffee, Koramin (in Tropfen 2- bis 3mal 20—25 Tropfen oder 1—3mal 1 Ampulle zu 1,7 ccm subcutan), Campher (1—2mal 1 Spritze A. camphorat. 1—2 ccm), Kardiazol (1—3mal 1 Ampulle zu 3 oder 5 ccm 10% subcutan) oder in Tropfen (Cardiazol. liquid. 10% 2—3mal 15—20 Tropfen oder Tabletten zu 0,1 in gleicher Dosis). Eins der besten Vasomotorenmittel, wie ROMBERG und PÄSSLER schon vor fast 50 Jahren in ihren grundlegenden Leipziger Untersuchungen feststellten, ist aber der gute Alkohol in Form von Wein, Sekt, Kognak oder Branntwein. Natürlich ist beim akuten Kollaps in Gestalt der Ohnmacht flache Ruhelage, Einreibung der Herzgegend und Stirn mit Kölnisch Wasser und das „Riechfläschchen" am Platze. Das hat schon Goethe gewußt, als er die ohnmächtig werdende Margarethe ausrufen ließ: „Nachbarin, euer Fläschchen!" Bei Vasomotorenschwäche infolge akuter Infekte oder Intoxikationen ist außer den genannten Mitteln natürlich die Behandlung des Grundleidens wichtig und nötig. Häufig ist eine Kombination von Vasomotorenparese und Herzschwäche. Besonders gilt dies von der Kreislaufschwäche vieler Infektionskranker (vor allem Diphtherie, Scharlach, Masern, Pocken, Cholera u. a.) und natürlich auch von den akuten Kollapsen bei bereits früher Herzleidenden und Arteriosklerotikern. Hier sind zumal bei akuten Zuständen die Anwendung der obigen Vasomotorenmittel und außerdem und danach der Cardiaca Digitalis und Strophanthin angezeigt.

Herzinsuffizienz, Herzschwäche.

Wir können die Behandlung der Herzinsuffizienzen verschiedener Herkunft in einem Kapitel darstellen, da es für die Therapie kaum einen Unterschied macht, ob diese Herzschwäche durch die Dekompensation eines Herzklappenfehlers, einer chronischen Myokarditis, einer arteriosklerotischen Myodegeneratio cordis, eines thyreotoxischen Herzens, eines Emphysemherzens oder einer nephritischen Kardiopathie bedingt ist. Das gilt wohlgemerkt von der Behandlung der länger dauernden Herzinsuffizienz (um den ominösen Ausdruck der *chronischen* Herzinsuffizienz zu vermeiden), also vor der Dekompensation eines bereits irgendwie erkrankten bzw. angegriffenen Herzens. Die Symptome

der Dekompensation, die der besonderen Behandlung bedürfen, sind die sub-
jektiven der Dyspnoe, der (meist anfallsweise auftretenden) Beklemmungen, der
Herzschmerzen und -palpitationen und die objektiven der Verschlechterung der
Pulsbeschaffenheit und vor allem der Stauungssymptome, Cyanose, Leber-
schwellung, Stauungslunge, -leber, -magen und -niere, Höhlenhydrops und
Hautödeme).

Die *Prophylaxe* einer Herzinsuffizienz bzw. -dekompensation muß einerseits
darin bestehen, daß man Individuen im gefährdeten Alter, also besonders
im Präsenium und Senium, vor allem solche mit ungünstiger Allgemeinkon-
stitution (z. B. großer Schwächlichkeit, Fettleibigkeit) oder mit irgendwelchen
den Gang oder die sonstige Muskelaktion hemmenden Anomalien und Körper-
schäden (z. B. Hüftgelenksleiden oder alte Schenkelhalsfrakturen, Beinampu-
tation, chronische Ischias, Spondylosis deformans) vor wiederholten oder länger
dauernden Überanstrengungen behütet, die doch eines Tages zur Dekompensation des angegriffenen Herzens führen könnten. Andererseits hat die Prophylaxe besonders auch den bereits notorisch Herzgeschädigten zu gelten, also
Leuten mit Klappenfehlern, Folgen einer Myocarditis acuta (z. B. nach Diphtherie, Scharlach, Typhus u. a.), mit arteriosklerotischen Myodegeneratio cordis,
mit Morbus Basedow und anderen Herzaffektionen, die — bisher ganz oder
ziemlich kompensiert — vor der Dekompensation durch eine mehr oder minder
große Schonung in der Arbeit und im Sport zu bewahren sind. Auch bedürfen alle
die genannten Kategorien einer verständigen Lebensweise, der Vermeidung von
Nicotin- und Alkoholabusus, aber auch von sonstigen Schädlichkeiten, wie Tanzen
und Schwimmen, des hinreichenden Schlafes und, falls möglich, auch der Bewahrung vor ungünstigen seelischen Einwirkungen (Kummer, Sorgen, häufigen
Erregungen und Konflikten), die genau so, wie körperliche Einflüsse, zur Dekompensation eines bereits lädierten Herzens beitragen können.

Wenn wir das Beispiel eines subjektiv und objektiv leidenden, mit den
Symptomen der Stauung, womöglich bereits mit Ödemen und Höhlenhydrops
behafteten Kranken annehmen, so haben wir zwei Phasen der Behandlung zu
unterscheiden; erstens die „*Sofortaufgaben*" der *Therapie* und zweitens die
weiteren Heil- und Pflegemaßnahmen, die nach Behebung der eigentlichen Dekompensation für die kommenden Wochen und Monate (unter Umständen Jahre)
notwendig werden, um einerseits die Kompensation zu erhalten und andererseits
den Patienten wenn möglich, seiner Arbeit zurückzugeben. Der ausgesprochen
Dekompensierte bedarf in erster Linie der *Ruhe*, der mit groben Ödemen und
Stauungsorganen Behaftete sogar unbedingt der *Bettruhe*. Diese Vorschrift ist
eindringlich zu geben und auf ihre Befolgung größter Nachdruck zu legen. Oft
wird das nicht leicht gelingen, da die Patienten häufig angeben, sie könnten es
im Liegen, also im Bett nicht aushalten, sondern nur sitzend einigermaßen Luft
bekommen. Man sage ihm energisch und wahrheitsgemäß, daß sie bei der nun
vorzunehmenden Therapie es auch im Liegen wieder aushalten könnten. Natürlich
versichere man dem Dekompensierten — gleichfalls wahrheitsgemäß, — daß es
sich ja meist nur um eine Reihe von Tagen und Wochen der Bettruhe handle.
Dann wird man sie leichter ins Bett bringen.

Das Liegen im Bett muß dem Dyspnoischen dadurch erleichtert werden,
daß man ihm genügend Kissen (vor allem eine feste Stütze, z. B. eine Fußbank)
in den Rücken legt, damit er anfangs halb sitzend liegen kann, und auch für eine
Stütze für die Füße sorgt. In der Klinik wird man dazu Spezialbetten für Herzkranke benutzen. Unbedingt sorge man aber dafür, daß der Patient zum „richtigen" Liegen kommt. Die Bettruhe allein genügt jedoch erfahrungsgemäß bei
Schwerkranken nie. Darum verordne man *gleich* und, ohne Zeit zu verlieren

und damit dem Kranken weitere Qualen und Gefahren zu ersparen, die zur
Kompensierung nötigen Cardiaca. Ich betone dies, weil manche Ärzte empfehlen,
zunächst Bettruhe und Diät allein zu verordnen. Unter diesen Herzmitteln
spielen nun die Digitalispräparate und das Strophanthin die Hauptrolle. Es
genügt nicht, Brom oder Barbitursäurepräparate zu verordnen, die erfahrungsgemäß allein bei Schweidekompensation ohne die Cardiaca nicht zur Erzielung
·der Kompensierung und auch des Schlafes genügen. Gewiß haben die Ärzte
vor der Einführung der heutigen Herzmittel ihre Kranken allein durch Bettruhe
und Baldrian zu bessern gesucht. Das war jedoch nur ein Notbehelf infolge
Unkenntnis besserer Mittel. Heute aber, wo uns die wirklich zuverlässigen Mittel
zur Verfügung stehen, haben wir die Pflicht, sie auch anzuwenden, und zwar
wie schon gesagt, so bald als möglich, und unsere Patienten nicht erst unnötig
lange leiden zu lassen.

Unter diesen Herzmitteln stehen die *Digitalispräparate*, wie schon bemerkt,
in erster Reihe. Sie wurden von dem Engländer WITHERING 1785 zuerst eingeführt und in Deutschland durch den Berliner Kliniker LUDWIG TRAUBE 1851
in ihrer Wirkung erforscht und für die Praxis propagiert; ihre pharmakologische
Erforschung· gründet sich auf die deutschen ·Pharmakologen SCHMIEDEBERG
und BÖHM.

Die Digitalisblätter enthalten an Wirkstoffen das nur alkohollösliche Digitoxin, das wasserlösliche Digitalein und das in Wasser schwer, in Chloroform
leicht lösliche Gitalin, das sich auch in wäßriger Lösung hält. Diese Stoffe
wirken verschieden; ,,so verengert das Digitoxin alle Gefäßgebiete des Körpers,
das Digitalin (aus dem Samen der Digitalis) und Digitalein verengert nur das
Splanchnicusgebiet, während alle anderen Gefäße des Körperkreislaufs weiter
werden. Auf das Herz wirken sie ebenfalls in abnehmender Stärke" (ROMBERG,
GOTTLIEB und MAGNUS).

Die einzelnen Glykoside der Digitalis wirken also verschieden. Die Stoffe
der Digitalis selbst dringen verhältnismäßig langsam in den Herzmuskel ein.
Sie werden nach und nach in ihm reichlicher gespeichert, als im Blut (ROMBERG).
Daher auch die kumulative Wirkung der Digitalis; im Gegensatz zu den Strophan-
thinen, die rasch wirken, aber auch kürzer und der Kumulation ermangeln. ROM-
BERG vertrat übrigens die Meinung, daß alle Digitalispräparate kumulativ wirken,
und, daß es ohne die Gefahr dieser Kumulation bei Überdosierung überhaupt
keine wirksamen Digitaliskörper gäbe.

Die *Wirkung der Digitalis* besteht kurz gesagt, darin, daß sie die Dauer der
Diastole und ihre Tiefe steigert und die Intensität und Schnelligkeit der Systole
vermehrt. Dadurch wird das Schlagvolumen des Herzens erhöht. Die Herztätigkeit wird durch die Wirkung der Digitalis verlangsamt und die Arrhythmie
beseitigt. Daher können durch Förderung der Reizbildung Extrasystolen ausgelöst werden, besonders durch zu hohe Dosierung und zu lange Dauer der
Darreichung großer Dosen. Die zu erwähnenden ungünstigen Nebenwirkungen
der Digitalis werden bei längerer Darreichung durch seine *kumulative* Wirkung erzeugt, die bei den verschiedenen Präparaten verschieden stark in Erscheinung tritt.

Von sonstigen Nebenwirkungen der Digitalis seien außer der Extrasystolie
·der Pulsus bigeminus, das Vorhofflimmern und andere Störungen der Reizleitung
genannt, die wie gesagt, besonders bei Überdosierung und bei schwer erkrankten,
überempfindlichen Herzen auftreten; übrigens zum Glück im ganzen ziemlich
selten. Man wundert sich sogar oft über die Digitalistoleranz bei Patienten mit
schweren Myokardschäden und Klappenfehler auch bei langer und häufiger
Digitalistherapie. Man nimmt im allgemeinen an, daß die Digitalis besonders

auf organisch geschädigte Herzen einwirkt. Diese Schulmeinung trifft aber insofern doch nicht ganz zu, als die Erfahrung gelehrt hat, daß die Digitalis auch bei organisch nicht grob geschädigten Herzen akut Infektionskranker durchaus nicht ohne günstigen Einfluß ist. Wäre dies anders, so würden nicht auch heute noch dem Pneumoniker und Typhuskranken von kritischen Ärzten Digitalis oder Strophanthin verordnet.

Die von jeher am meisten verordneten Präparate stammen von den Blättern der *Digitalis purpurea*. Wir können die viel diskutierte Frage, welche Form ihrer Darreichung die bessere sei, die der galenischen Präparate oder der der Mittel der chemischen Industrie relativ kurz beantworten; und zwar mit L. KREHL wie folgt: wenn die dem betreffenden Arzt bzw. Apotheker zur Verfügung stehende Digitalisdroge „gut" ist, sind auch die galenischen Präparate gut; wenn die erstere zu wünschen übrig läßt, so taugen auch die letzteren nicht viel. KREHL hat dies dadurch exempliziert, daß er mitteilte, die galvanischen Präparate, insbesondere der Infus der roten Digitalis, die aus dem Schwarzwald und den Vogesen stammt (und die er während seiner Straßburger Zeit reichlich erproben konnte), seien ungleich besser gewesen, als die Präparate aus der vorpommerschen Digitalis (aus seiner Greifswalder Zeit). Diese Erfahrung mögen noch viele norddeutsche, insbesondere großstädtische Ärzte gemacht haben. Infolgedessen hat bei der jüngeren Ärztegeneration die Verordnung der galenischen Präparate stark nachgelassen und ist durch die Fertigpräparate ersetzt worden. Daß die Folia Digitalis tatsächlich in den letzten Jahrzehnten in vielen Apotheken nicht besser, sondern wirkungsschwächer geworden sind, erklärt sich aus dem folgenden Circulus vitiosus: eben weil man die Folia Digitalis immer weniger verschrieb, lagerten in vielen Apotheken die Digitalisblätter unbenutzt und wurden durch langes Lagern sicher nicht wirksamer.

Trotzdem sei auch für die ökonomische Verordnungsweise die Rezeptur der Folia digitalis in Pillenform entschieden empfohlen; und zwar, falls erhältlich, in Form der Folia digitalis *titrata* (früher von SIEBERT und ZIEGENBEIN): Rp.: Pulv. folior. Digitalis titrat. 5,0, Extract, et pulv. Rad. Valer. q. s. u. f. Pil. Nr 100. D. S. zuerst 4—5 Tage lang 3—4mal 2 Pillen, dann 8—10 Tage lang 4mal 1 Pille, dann etwa 8 Tage lang 3mal 1 Pille und dann eventuell noch einige Wochen lang 2mal 1 Pille, stets auf vollem Magen in Tee oder Saft. Den Infus in Form des Infus. folior. digitalis titr. 1,5:150,0 (3mal täglich 1 Eßlöffel, gleichfalls in fallenden Dosen, wie die Pillen) verordne ich nicht gern, bzw. seit Jahrzehnten überhaupt nicht mehr; nicht nur wegen der oben erwähnten nicht selten mäßigen Qualität der Droge, sondern deshalb, weil er gar zu leicht verdirbt und dadurch wirkungslos wird, vor allem, wenn er am Fenster in der Sonne oder in der Nähe des warmen Ofens steht.

Aus der obigen Vorschrift über die Dosierung der Digitalispillen ging schon das immer noch herrschende Prinzip dieser Dosierung hervor. Es besteht darin, daß man dem Dekompensierten zunächst große Dosen Digitalis, also 3—4mal 0,1, verordnet und dann — je nach Toleranz des Kranken und Verträglichkeit des Mittels — allmählich in der Dosis heruntergeht, um schließlich auf kleinen und kleinsten Dosen anzukommen. Diese kleinsten Dosen (1—2mal 0,05 Folia digitalis) als Dauertherapie für viele Wochen und Monate, je selbst für 1—2 Jahre haben wir als hervorragend wirksames Mittel zu dauernder Kompensationserhaltung, insbesondere bei senilen Herzinsuffizienten übrigens nicht erst durch FAHRENKAMP kennengelernt; vielmehr stammt diese Dauertherapie mit kleinsten Digitalisdosen von KUSSMAUL und A. GRÖDEL. Auch ich habe sie besonders auf der Siechenabteilung meines Mainzer Invalidenhauses bei zahlreichen greisen Herzschwachen erprobt und hochschätzen gelernt.

Außer den Digitalispillen kann man die offizielle Tinctura digitalis titrata (Tct. digitalis, Tct. valeriana āā 15,0 D. S. 3mal tgl. 20—15 und 10 Tropfen) oder auch ohne Valeriana in entsprechend kleineren Dosen verordnen.

Von bewährten pharmazeutischen Präparaten nenne ich das Digalen (kein Digitoxin, sondern ein unreines Digitalein) und das Digitalysatum Bürger (von beiden 3mal täglich 20—10 Tropfen) oder das Valeriana-Digitalysatum (3mal täglich 15—20 Tropfen), das Digipuratum (GOTTLIEB), ein durch den Wegfall der Saponine weniger magenreizende Präparat, das erst im alkalischen Darmsaft gut löslich ist, dessen Glykoside mit Gerbsäure ausgefällt sind (3mal täglich 15 Tropfen gleich 0,1 Folia digitalis oder 3mal 1—$^1/_2$ Tablette oder in Injektionen). Ferner sei empfohlen das Verodigen, ein Gitalinpräparat, das, da es digitoxinarm ist, besser wasserlöslich und dadurch rascher wirksam zu sein scheint. Die Dosierung entspricht etwa derjenigen des Digipuratums. KREHL hat das Verodigen in die Praxis eingeführt und besonders gelobt (STROOMANN)[1]. Der letztere Autor gibt eine eingehende Darstellung der gesamten Probleme der Digitalis-Strophanthinchemie und -therapie, auf die ich im einzelnen hier natürlich nicht eingehen kann und deshalb auf den Aufsatz von STROOMANN ausdrücklich verweise.

Neuerdings hat man die Präparate aus der *Digitalis lanata* sehr empfohlen, die weniger magenreizend und kumulierend wirken und auch eine geringere Pulsverlangsamung veranlassen sollen; in Form des Digilanids und Pandigals hat sich die Lanata vorzüglich bewährt, besonders in der ambulanten Praxis. Die Dosierung der genannten Mittel beträgt 3mal täglich 1 Tablette oder 15 bis 20 Tropfen; sie sind auch als Suppositorien und in Injektionen verwendbar.

Neben der oralen Anwendung tritt die intravenöse und intramuskuläre Injektion der Digitalismittel mit Recht zurück, ist aber möglich. Ich empfehle sie nicht gerade. Dagegen sind Digitalis-Suppositorien bei Magenempfindlichen, z. B. Kranken mit stärkerer Stauungsgastritis sehr empfehlenswert, z. B. in Gestalt der Verodigen-Suppositorien (zu 0,12 2—3mal 1 Zäpfchen). Digipuratumzäpfchen, Digitalis-Excludzäpfchen, Digitalysatzäpfchen zu 0,1 (alle in der gleichen Dosierung pro die). Natürlich läßt sich der Enddarm diese Zäpfchentherapie immer nur relativ kurze Zeit gefallen.

Bei akuter schwerer Herzinsuffizienz, aber auch bei digitalisrefraktären oder bereits digitalisüberempfindlichen und -geschädigten Patienten ist nun an Stelle der Digitalis das *Strophanthin* intravenös angezeigt. Man verordne das K. Strophanthin Boehringer, Kombetin in Ampullen zu $^1/_2$ mg, die man zweckmäßig mit 10 ccm einer 10%igen Traubenzuckerlösung verdünnt und langsam etwa in 2—3 Minuten intravenös injiziert. Sehr empfehlenswert sind auch die fertigen Strophanthintraubenzuckerampullen, die G. Strophanthin enthalten; das ist das Strophanthus gratus, das übrigens, wie F. HOFF ausführt, nicht etwa die doppelte Wirksamkeit hat, wie das K. Strophanthin Kombetin, sondern etwa die gleiche. Auf die Dosierung des Mittels werde ich später noch eingehen.

Man soll, wenn ein Kranker vorher Digitalis bekommen hat, mit der Anwendung des Strophanthins einige (völlig digitalisfreie) Tage abwarten, die man mit Coffein oder campherähnlichen Mitteln, falls nötig, überbrückt.

In dieser Form angewandt hat sich das Strophanthin vorzüglich bewährt und ist eines der beliebtesten Mittel der Praxis geworden. Es ganz an die Stelle der Digitalis zu setzen und die Digitalis völlig aus der Therapie auszuschalten, wäre meines Erachtens ein schwerer (aber zur Zeit von vielen Ärzten begangener) Fehler. KREHL, der mit A. FRÄNKEL das Strophanthin in die Praxis einführte, äußerte mit Recht, daß in etwa 80% der Fälle das Strophanthin unnötigerweise

---

[1] STROOMANN: Ärztl. Wschr. **1946**, 129.

verordnet würde. Denn für diese 80% reicht tatsächlich die für den Kranken und den Arzt weit bequemere, angenehmere und weniger differente orale Digitalisbehandlung völlig aus. Das intravenöse Strophanthin wirkt, wie gesagt, sofort, also viel rascher als die Digitalis, auf den Herzmuskel ein, aber auch wesentlich kürzer und flüchtiger. Es steigert den Blutdruck und die Pulsamplitude und verlangsamt und reguliert die Schlagfolge, ohne eine Kumulation zu veranlassen. Übrigens wirkt das Strophanthin auch ausgesprochen diuretisch, wie ich gezeigt habe.

Aber es ist nicht ganz ohne Gefahren und Nebenwirkungen. Ich sehe dabei von den nicht seltenen örtlichen Folgen der oft mangelhaften, „paravenösen" Einspritzung ab. Übrigens haben wir heute für Leute mit schlechten Venen das intramuskulär anwendbare Myokombin (0,5 mg Kombeton-Boehringer mit 0,07 Novocain), das sich auch mir als schmerzlos und wirksam bewährt hat. Aber auch die gut gelungene intravenöse Einspritzung hat gelegentlich üble Folgen, über die ich[1] früher einmal berichtet habe; und zwar in Gestalt schwerster Kollapse und sogar Todesfälle, z. B. bei herzdekompensierten Myokardschäden besonders bei etwas zu hoher Dosierung. Auch dekompensierte Kardiopathien bei Schrumpfniere, eine der speziellen Indikationen des Strophanthins, waren darunter. Ich habe deshalb damals schon gefordert, daß man bei der ersten Injektion des Mittels die Dosis von $^1/_4$ mg niemals überschreiten solle und nicht mit $^1/_2$ mg beginne, wie dies geschah. An dieser Forderung halte ich auch heute noch fest. Erst, nachdem $^1/_4$ mg mehrfach gut vertragen wird, gehe man (falls nötig) auf $^1/_2$ mg, aber auch nicht höher. Diese Dosis kann zuerst — bei ernsterer Herzinsuffizienz — 2mal am Tage wiederholt werden, um dann sehr bald, oft bereits nach 8—14 Tagen auf eine Spritze täglich und bei guter Wirkung auf die gleiche Dosis jeden 2. Tag, später nicht selten jeden 3. Tag reduziert zu werden. Diese selteneren Injektionen kann man dann viele Wochen lang mit vorzüglichem Erfolg weitergeben; vorausgesetzt, daß es die Venen des Kranken zulassen.

Bei Angina pectoris und Asthma cardiale hat sich die Kombination von Deriphyllin und Strophanthin gut bewährt (Strophanthin K 0,25 mg, Deriphyllin 1 ccm ad 5 ccm 20%iger Traubenzuckerlösung in Ampullen oder Suppositorien).

Immer aber denke man daran, sobald es geht, vom Strophanthin doch zur oralen Digitalistherapie zurückzukehren, nicht aber zur oralen Darreichung von Strophanthusmitteln. Denn auch das beste orale Mittel, das Purotrophan (3mal täglich 15—25 Tropfen), das ich früher viel verordnet habe, wirkt nicht so zuverlässig wie die Digitalispräparate. Erst recht gilt dies von der offizinellen Tct. Strophanthi, die mit und ohne Tct. Valeriana viel verordnet wurde, aber an Sicherheit der Wirkung erheblich hinter der Digitalis zurücksteht; dabei sind Magenstörungen und auch Durchfälle gar nicht selten danach; so sehr, daß ich früher lange Zeit Strophanthustinktur besonders bei obstipierten Herzkranken verordnet habe. Eine Kombination von Strophanthus und Digitalis, etwa in Form der Tinct. Digitalis, Tinct. Strophanthin āā oder der Digistrophan-Dragées (I. G. Höchst) halte ich nicht für besonders vorteilhaft und kann sie nicht empfehlen.

Von anderen digitalisähnlichen wirkenden Herzmitteln hat sich die Meerzwiebel (Bulbus scillae) in manchen Fällen gut bewährt. Sie soll weniger zur Bradykardie führen und weniger toxisch wirken und dabei eine besonders diuretische Wirkung haben; angeblich sogar bei portaler Kreislaufstörung und Ascites. Man verordnet sie als Scillaren-Sandoz in Tabletten oder Tropfenform

---

[1] CURSCHMANN, H.: Ther. Mber. (Schwz) **1916**.

(0,2 3mal täglich 1—2 Tabletten oder 15—20 Tropfen); auch als Suppositorien verwendet man Scillaren. Über das Scillacardin habe ich keine eigene Erfahrung.

Als andere alte Ersatzmittel der Digitalis seien die aus Adonis vernalis und Convallaria majalis (Maiglöckchen) genannt. Ich erwähne sie, ohne sie empfehlen zu können. Das gleiche gilt von dem Oleanderpräparat Folinerin.

Oft wird man bei erheblichem Haut- und Höhlenhydrops neben Digitalis oder Strophanthin noch besonders die Diurese anregenden Maßnahmen und Mittel benötigen. Außer später zu besprechenden Diätverordnungen kommen hier die Diuretica in Betracht. Am längsten verwendet man hierzu die Purin-körper, vor allem das Theobrominum natrium-salicylicum, das Diuretin in Tabletten (0,5 3mal täglich 1—2 j Tag). Auch das Euphyllin, ein Theophyllin-präparat in Tabletten zu 0,1 oder Ampullen zu 0,24 g, das Agurin (Theobrominum natrio-aceticum 3mal 2 Tabletten zu 0,5), das Theazylon (Acetylsalicylotheo-bromin, in Tabletten zu 0,5 3mal täglich 1—2 Tabletten) werden empfohlen, wirken aber meines Erachtens nicht so zuverlässig, wie das Diuretin. Auch Ammonium chloratum (Salmiak) 3mal täglich 2,0 steigert die Diurese, schmeckt aber schlecht. Auch das Gelamon enthält Salmiak und wird in großer Dosis (5—10 Tabletten zu 0,4 2 Tage lang) verordnet.

Es ist aber fraglos, daß alle diese früher so gerühmten Purinkörper und Salmiakmittel und auch das Kal. aceticum bei schweren Ödemfällen oft versagen und von den Mitteln des *Quecksilbers* weit übertroffen werden. Das gilt aber nicht von den bereits von STOKES vor fast 100 Jahren empfohlenen Kalomel, das die Diurese anregt, aber wegen seiner unangenehmen Nebenwirkung besonders auf den Darm mit Recht verlassen worden ist. Von den empfehlenswerten Queck-silbermitteln nenne ich vor allem das Novasurol und das Sa'yrgan. Das erstere, eine Doppelverbindung von oxymerkurichlorphenoxylessigsaurem Natrium und Diäthylmylonylharnstoff, in Ampullen zu 0,75 und 1,0 ccm wird intramuskulär oder intravenös gespritzt und erzeugt bereits nach 1—2 Stunden eine Harnflut. Man spritze zuerst 0,75 ccm und nach 2—3 Tagen nochmals 1,0. Besonders gut wirkt es zusammen mit Digitalis oder Strophanthin. Das gleiche gilt von dem womöglich noch zuverlässigeren Salyrgan, einer komplexen Hg-Verbindung des Salicylallylamido-essigsauren Natriums in 5%iger Theophyllinlösung, das in Ampullen zu 1 und 2 ccm injiziert wird; und zwar 1—2mal in der Woche. Man darf heute ohne Übertreibung sagen: wo das Salyrgan in Verbindung mit den Cardiacis nicht mehr diuretisch wirkt, hat überhaupt kein Mittel mehr Erfolg.

Andere Diuretica, wie Fructus Juniperi, Herba Equiset. arvensis, Semen Colchici und auch die offizinellen Species diureticae u. a. sind jetzt meines Erachtens obsolet. Auch der Harnstoff (Urea pura) ist heute in der Behandlung Herzkranker entbehrlich. Unwirksam fand ich auch stets das von L. EPPINGER empfohlene Thyreoidin als Diureticum bei Herz-insuffizienz.

Eine wichtige Rolle spielt nun außer den Herzmitteln die *Diätbehandlung* bei Herzinsuffizienz und Hydropsie. Zuerst zu ihrer *prophylaktischen* Bedeutung: Es ist sicher, daß übermäßige Ernährung und Schlemmerei ungünstig auf das Herz einwirken, zumal wenn sie zu Fettleibigkeit und Plethora führen. Die Prophylaxe der beiden letzteren ist gleichbedeutend mit derjenigen der vor-zeitigen Herzinsuffizienz. Aber auch das Gegenteil, die notbedingte oder auch die gewollte Unterernährung sind prophylaktisch und therapeutisch vom Übel. Die Zeiten sind vorüber, wo Hunger- und Fastenkuren prophylaktisch und bei leichten, sozusagen latenten Herzinsuffizienzen auch therapeutisch empfohlen und geübt wurden. Wie schlecht sich Ernährungsmängel, insbesondere das Defizit an tierischem Eiweiß und an Fetten bei Herzschwachen auswirken, können wir ja jetzt täglich beobachten. Man sei also rebus sic stantibus mit der

Verordnung von Entfettungs- und Hungerkuren bei Herzpatienten äußerst zurückhaltend! Natürlich bezieht sich das nicht auf die Genußgifte. Das Nicotin müssen wir unseren Herz- und Gefäßkranken, vor allem denen mit Coronarsklerose und -insuffizienz, Angina pectoris und anderen spastischen Symptomen vor allem verbieten; betonend, daß der Tabak nun einmal das gefährlichste unserer Genußgifte für den Kreislauf sei. Weniger der Alkohol. Völlige Abstinenz ist selbstverständlich bei allen Potatoren und Alkoholgefährdeten (z. B. in den Alkoholberufen!) notwendig und Temperenz für alle Herzkranken am Platze. Man darf aber ja nicht so weit gehen, daß man dem trübe gestimmten, auch seelisch leidenden Herzkranken nun seine letzte kleine Freude, sein Gläschen Wein oder Schnaps verbietet. Das hieße die euphorisierende Wirkung völlig unschädlicher Alkoholdosen gröblich vernachlässigen. Und wenn Fanatiker davon reden, der Alkohol sei eben ein Gift, so mögen sie bedenken, daß der Herzpatient Gifte ganz anderer Qualität täglich verordnet erhält und verträgt, die Digitalispräparate, das Strophanthin und — häufig auch — Opiate und Hypnotica. Das Bier allerdings pflege ich Herzkranken stets zu verbieten, schon wegen seiner großen Menge und seines Kohlensäuregehaltes.

Es ist gebräuchlich und für normale Zustände richtig, dem Herzkranken prinzipiell wenig oder gar kein *Fleisch* zu verordnen. Heute müssen wir diese Verordnung revidieren. Der notorisch Unterernährte unserer Zeit soll und muß seine leider so kleinen Zuteilungen an Fleisch selbstverständlich essen. Auch die *Kochsalzabstinenz* wurde oft mehr als notwendig gepredigt. Denn für den nicht hydrophischen Herzinsuffizienten bedeutet sie eine unnötige Plage, die manchen an sich bereits appetitschwachen Patienten die Appetenz und auch die Toleranz für manche Nahrungsmittel noch weiter vermindert. Vor Übertreibungen im Salzgenuß sorgt ja ohnehin die Salz- und Fleischknappheit unserer Zeit. Man hat früher — vor der Notzeit — bezüglich des Kochsalzgehaltes der Kost strenge Normen aufgestellt: bei der rigorosesten Form der NaCl-Beschränkung hat man nur 1,2—1,5 g Salz erlaubt; diese Dosis gab VOLHARD für Hypertoniker als notwendig an. Ich halte diese minimale Menge bei Hypertonikern mit und ohne Herzinsuffizienz nicht für indiziert und bin von diesem Grade der NaCl-Entziehung bei Hypertonikern abgekommen. Die zweite Stufe der Kochsalzbeschränkung auf 3—3,5 g hat man Nieren- und Herzkranken verordnet. Dieser Vorschrift und Dosierung ist völlig zuzustimmen; sie ist auch dem Bedürfnis nicht gar zu salzhungriger Patienten einigermaßen entsprechend. Übrigens kann man das Kochsalz durch Hosal (polyaminosaures Calcium-Doppelsalz), das den tischfertigen Speisen zugegeben, also nicht mitgekocht oder gebraten wird, ersetzen; ebenfalls durch Titrosalz (Na-Ca-K und Mg-Salze in physiologischem Verhältnis) oder Titro-Salz-Spezial (chloridfreie Form von Titrosalz). Bezüglich des Kochsalzgehaltes der Ernährung sei betont, daß alle Schinkensorten, Rippenspeer und gewisse Würste (Salami, Gothaer), gesalzene Butter und die Maggiwürze (diese 8,96%) besonders kochsalzreich sind. Bei den sehr geringen Mengen, die man von der Maggiwürze genießt, kann man sie aber Herzkranken, die streng kochsalzarmer Kost bedürfen, ruhig lassen; ja ich verordne sie ihnen sogar, wenn sie die sonst kochsalzfreie Kost als zu nüchtern und geschmacklos empfinden.

Ferner ist bei Herzinsuffizienten sehr auf die Flüssigkeitsmenge der Nahrung zu achten, besonders solchen, die zu Ödemen neigen oder sie bereits haben. Auch und gerade bei Hypertonikern mit Herzinsuffizienz beschränke man die Flüssigkeitszufuhr tunlichst. Man gehe aber auch darin nicht zu weit und berücksichtige stets das Flüssigkeitsbedürfnis des Patienten. Kranken, die keinen Durst kennen, kann man ruhig sehr wenig zu trinken geben, während die rigorose „Trockenfütterung" für Kranke mit notorisch großem Durst eine Qual bedeutet und ihrerseits wieder die Appetenz und Nahrungsaufnahme stark herabsetzt. ROMBERG hat demgemäß mittelgewichtigen Herzkranken in der Regel eine Flüssigkeitsmenge von 1000—1500 ccm konzediert, wohlbemerkt als Dauerquantum, und eine Flüssigkeitsentziehung unter 1000 als eine unnötige Quälerei abgelehnt.

Man hat nun besonders bei wassersüchtigen und auch durch Herzmittel und Diuretica schwer beeinflußbaren Herzkranken die Flüssigkeits- und Kochsalzentziehung in Gestalt der KARELLschen Milchtage verordnet: KARELL hat ursprünglich nur 500—600 ccm Milch auf 4—5 Einzelmengen verteilt mit einigen Zwiebäckchen gegeben. Diese allzu geringe Menge ist aber von den meisten Ärzten auf 800—1000 ccm erhöht worden. Man kann diese KARELL-Tage 1—2 Tage lang fortsetzen und, falls nötig, die KARELL-Tage, einmal in der Woche wiederholen lassen. Natürlich bedürfen die Patienten bei dieser hochgradigen Unterernährung völliger Arbeitsenthaltung, unter Umständen strenger Bettruhe.

Statt der KARELL-Tage kann man auch die von TALQUIST angegebene Kostform ($^3/_4$—1 Liter Milch- oder Wasserkakao und 2—3 Teller Apfelbrei mit Zwieback) verordnen. Auch reine Obsttage, besonders Äpfel- und Birnentage, wirken oft diuretisch ausgezeichnet. SALOMON hat an ihrer Stelle auch Bananen und in der Schale gebackene Kartoffeln empfohlen. Auch diese Obst- und Kartoffeltage sind nur 1—2 Tage lang zu absolvieren, und, wie die KARELL-Tage, zu wiederholen. Man erwarte im übrigen keine Wunder von der diuretischen Wirkung dieser Diättage. Denn sie enttäuschen doch nicht selten und leider stets in den Fällen, in denen die Hg-Diuretica versagen.

Von den schweißtreibenden Mitteln, sowohl von den — Herzkranke übrigens oft allzu sehr angreifenden — Heißluftprozeduren als auch von Pilocarpininjektionen habe ich bei hydropischen Patienten niemals nennenswerte Erfolge gesehen und kann sie nicht empfehlen.

Dagegen ist in Fällen von Wassersucht, die jeder anderen Therapie spotteten, die *Punktion der Hautödeme* am besten mittels der von HEINR. CURSCHMANN angegebenen flachen Hauttrokare sehr empfehlenswert, während ich die auch von meinem Vater stammenden Dränagekapseln weniger schätze. Und zwar deshalb, weil sie Schnitte in die ödematöse Haut voraussetzen. Diese von C. GERHARDT besonders empfohlenen Schnitte in die Haut zur Entleerung von Hydrops anasarca kann ich überhaupt nicht empfehlen. Nur bei sehr sorgfältiger Pflege und peinlicher Asepsis, also in einer Klinik, sind sie überhaupt möglich und unbedenklich. Sind diese Voraussetzungen nicht erfüllt, so werden diese Scarifikationen leider oft mit Erysipel infiziert. Ich habe sogar in der Klinik hydropische Herzkranke an solchen Wundroseinfekten zugrunde gehen sehen. Die CURSCHMANNsche Trokare — an jeden Ober- oder Unterschenkel 1—2 — kann man, natürlich mit Heftpflasterstreifen gut befestigt, 2—4 Tage liegen lassen. Aus den an den Trokaren angebrachten Gummischläuchen kann man pro Tag nicht selten 3—4 Liter, bisweilen sogar 10 Liter Ödemflüssigkeit entleeren. Nach dieser Zeit läßt die Sekretion meist stark nach. Natürlich ist bei der Anlegung und Versorgung auch der Punktionsstellen aus oben genannten Gründen auf peinlichste Asepsis zu achten.

Neben der Behandlung der eigentlichen kardialen und Stauungssymptome bedürfen aber andere Störungen der Berücksichtigung und Behandlung; zuerst die *Dyspepsie*, oft veranlaßt durch eine Stauungsgastritis, nicht selten auch durch die dem Kranken gegebenen Medikamente. Hier ist einerseits die Behandlung des Grundleidens von Wichtigkeit und andererseits die Schonung des Magens in diätetischer und medikamentöser Beziehung. Man wird also gerade bei diesen magendyspeptischen Herzkranken die Herzinsuffizienz energisch behandeln, aber unter Ausschaltung des Magens durch parenterale Injektionen oder Suppositorien und ferner durch eine leichte Diät für Schonung des Magens sorgen. Gerade für diese Fälle sind die KARELL- oder TALQUIST-Tage besonders geeignet. Daß auch die Regelung des Stuhlganges eventuell durch Abführmittel wichtig ist, dürfte selbstverständlich sein. Die Stauungsbronchitis, dies oft dominierendes Symptom, verlangt neben der Behandlung der Herzschwäche Expectorantien und eventuell Kodeintropfen (vgl. das Kapitel Bronchitis).

Einer besonders energischen Therapie bedarf das oft lebensgefährliche *Lungenödem.* Hier hilft am raschesten ein Aderlaß von 250 bis (bei Plethorischen!) 500 ccm. Außerdem injiziere man intravenös Strophanthin mit 50—100 ccm einer 40%iger Traubenzuckerlösung. Auch Strophanthin allein hilft bisweilen bereits. Ferner hat man Calciumspritzen (10 ccm Calcium-Sandoz oder Afenil) intravenös gegeben. Ich rate aber mehr zum Strophanthin und sehe auch bei reinen Mitralstenosen keine Kontraindikation dieser Verordnung, wie ich ausdrücklich bemerken möchte. F. HOFF empfiehlt zur „Ableitung" des Wassers auf die Nieren eine Injektion von Salyrgan oder Esidron. Die Stauungsniere erheischt keine besondere Behandlung, als die des Grundleidens, da sie niemals mit einer eigentlichen Niereninsuffizienz verläuft.

Die *Schlaflosigkeit* des schwerer Herzkranken aber verlangt doch eine besondere Berücksichtigung, da sie den Kranken außerordentlich quält. Natürlich hatte A. FRÄNKEL ganz recht, wenn er einmal sagte, das Strophanthin sei das beste Schlafmittel des Herzkranken. Aber in manchen Fällen versagen Strophanthin und Digitalis als Hypnotica völlig. Da erhebt sich die Frage: sind Schlafmittel und, falls diese allein es nicht schaffen, Morphium oder seine Derivate bei Herzkranken erlaubt ? Die Antwort ist: Schlafmittel, sowohl Brompräparate und Baldrian, als auch Adalin und die Barbitursäurederivate sind in der üblichen Dosis ohne weiteres erlaubt (z. B. Adalin 1—2 Tabletten zu 0,5, Phanodorm 1—2 Tabletten zu 0,2, Luminal 1—2 Tabletten zu 0,3), zumal sie nach den Untersuchungen meiner Klinik weder auf die Herztätigkeit noch auf die Diurese schädigend einwirken. Aber die Schlafmittel allein versagen bei ernstlich Erkrankten gar nicht selten. Da hilft uns nur die Kombination des Schlafmittels mit Morphium, Dilaudid, Landanon, Pantopon oder einem anderen Opiat. Zwar hat ROMBERG bei Herzkranken das Morphium streng verbannen wollen mit dem Hinweis auf seine zweifellos kreislaufschädigende Wirkung. Diese ist aber wesentlich geringer, als die Schädigung durch eine in Angst, Unruhe und heftiger Atemnot und völliger Schlaflosigkeit außer Bett zugebrachten Nacht für den armen Kranken. Darum gebe man den Schwerleidenden vor der Nacht ruhig 1 cg Morphium (mit 0,00025 Atropin sulf.) oder eine Pantoponspritze zu 0,02. Sie werden ihm nicht schaden; besonders dann nicht, wenn man, wie ich dies oft tue, die letzte Digitalisdosis zusammen mit dem Opiat gibt. Übrigens wirken auch Morphium und seine Derivate nicht so antidiuretisch, daß sie — bei seltener Verabreichung — in dieser Hinsicht ernstlich schaden könnten, wie mein Mitarbeiter C. BAHN gezeigt hat.

Selbstverständlich verfahre man sehr vorsichtig und sparsam mit den Opiaten, gebe die Spritze nie aus der Hand und vermeide unbedingt, daß sich der Kranke an das Opiat gewöhne. Das Opiat, insbesondere das Morphium per os zu geben, ist in manchen Fällen zwar möglich und wirksam; bei Schwerkranken genügt aber die orale Medikation leider meist nicht; hier ist eben die Injektion nötig.

Während die bisherigen Ausführungen überwiegend dem akuteren Stadium der Herzinsuffizienz galten, erhebt sich nunmehr die Frage: Was ist als etwaige „*Nachkur*" für den Patienten, außer den genannten Medikamenten, der Diät und schonenden Lebensweise noch zu tun ? Da kommen in erster Linie die

Faktoren der *physikalischen Therapie* in Betracht. Schon während der Bettruhe ließ ROMBERG mit passiven und aktiven Bewegungsübungen der Glieder und schonender Massage vorsichtig beginnen. Die ersteren bedürfen keiner Hilfskraft, die letztere am besten eines zünftigen Masseurs. Die passiven und aktiven Bewegungen lasse man langsam, ohne Kraftanstrengung und anfangs nur wenige Minuten ausführen; natürlich unter sorgfältiger Beachtung der Toleranz für diese Übungen. Von der Massage gilt Analoges. Sie dient besonders der Besserung, der peripheren Durchblutung, auf deren Störung und ihre Bedeutung bei Herzschwäche EPPINGER aufmerksam gemacht hat. Auch Teilbäder mit ansteigender Wärme (von 33—41, ja 45⁰) beginnend mit dem linken Arm von 10—20 Min. werden empfohlen (F. HOFF).

Auch elektrische Bäder hat man — besonders früher — oft angewandt, sowohl galvanische, faradische, als auch sinusoidale Wechselstrombäder, die bei relativ schwacher (nie unangenehm empfundener!) Dosierung der Ströme wahrscheinlich von Nutzen sind. Ebenso hat man Vierzellenbäder mit den gleichen Stromarten nehmen lassen. Sie wirken — besonders bei peripheren Durchblutungsstörungen — recht gut; man sei aber bei ihnen recht vorsichtig, da ich nachgewiesen habe, daß sie bei stärkeren Strömen den Blutdruck in ganz brüsker Weise senken. Auch „oszillierende" Ströme hat man gerühmt (TH. RUMPF), die mittels eines Induktoriums von 5—8 cm Schlagweite erzeugt werden. Der Umstand, daß sie besonders für Herzneurosen empfohlen werden, spricht wohl dafür, daß die Wirkung dieser elektrischen Prozedur vorwiegend suggestiv ist. Ferner wurde die D'Arsonvalisation sehr empfohlen, die auf die Hypertonie gleichfalls senkend und auf das Herz beruhigend einwirken soll. Endlich hat man über günstige Erfolge der Diathermie und Kurzwellendiathermie auf das Herz berichtet. Dagegen kann ich vor Röntgenbestrahlungen des Herzens, die man auch früher empfohlen hat, nur warnen, da sie meines Erachtens völlig wirkungslos sind.

Am bekanntesten und ohne Zweifel erfolgreichsten sind in der Nachbehandlung Herzkranker die *kohlensauren Solbäder*. Ihre Indikation ist aber stets streng und gewissenhaft zu stellen, um üblen Folgen solcher Bäder infolge ihrer Anwendung bei schwerer Kranken vorzubeugen. Sie sollten nur bei bereits objektiv kompensierten Herzzuständen verwendet werden, niemals aber bei groben Insuffizienzen womöglich mit Stauungssymptomen. Leichtere subjektive Herzbeschwerden bilden keine Kontraindikation. Bezüglich der Wirkungsweise der CO_2-Bäder nehmen wir mit OTFR. MÜLLER an, daß sie besonders durch ihre niedrige Temperatur wirken; außerdem führen sie durch den Einfluß der CO_2 auf die Capillarfüllung und -entleerung zu erhöhtem Tonus der Gefäße, zu wechselndem Verhalten von Blutdruck und Pulsfrequenz und zur Vertiefung der Atmung. ROMBERG sprach von einer „herzanregenden Wirkung milder Art", auch von einer „Turnstunde des Herzens".

Man beginne zunächst mit einem einfachen Solbad, unter Umständen Halbbädern von 33—35⁰ C. Werden sie gut vertragen, gehe man zu CO_2-haltigen Solbädern derselben Temperatur über. Bei guter Toleranz und Erfolg dieser Bäder steigere man den CO_2-Gehalt der Bäder, gehe schließlich, wie in Nauheim, zu sog. Sprudelbädern über und senke die Temperatur vorsichtig bis 30⁰, gelegentlich bis 28⁰. Die Badedauer beträgt anfangs nur 5 Min., dann 10 Min., allmählich kann man sie auf 15—20 Min. steigern. Man wiederhole die Bäder je nach Toleranz des Patienten 2—4mal in der Woche. Nach jedem Bade, das am besten morgens zu nehmen ist, ruhe er 1—2 Stunden womöglich im Bett. Im übrigen soll stets der Kurarzt und nicht der überweisende Hausarzt die Form und Dauer der Badekur bestimmen. Denn die CO_2-Bäder sollten, wenn irgend möglich, in einem Kurort genommen werden und nicht zu Hause, also in Nauheim, Kudowa, Reinerz, Altheide, Oeynhausen, Franzensbad, Elster und anderen Kurorten. Es unterliegt keinem Zweifel, daß sie im Rahmen einer regulären Badekur ungleich besser wirken als im häuslichen Milieu. Denn im Kurort kommen zu den Badeprozeduren noch die sonstigen günstig wirkenden Faktoren des Heilbades: die Entspannung und Ruhe, die Berufslosigkeit, die schöne Natur, das gemütliche, aber streng geregelte Leben und eine zweckmäßige, oft qualitativ bessere Diät u. a. m., kurz das procul negotiis et curis. Wenn aber der Patient seinen Beruf nicht ganz unterbricht und die sonstigen Freuden und Plagen seines Haushalts und der heimischen Lebensform mit den CO_2-Bädern vereinigen will, wird die Badekur meist schlechter vertragen und wirkt weit weniger gut. Ich kann deshalb die künstlichen CO_2-Bäder in der heimischen Badewanne nicht empfehlen. Sie sind zum mindesten kein Ersatz für eine Nauheimer Kur. Man läßt sie in Form der künstlichen SANDOWschen CO_2-Bäder nehmen, indem man das Natr. bicarbon. crud. ins Bad tut. Dann werden die aus doppeltschwefelsaurem Kali bestehenden Tafeln an den Seiten der Wanne verteilt. Nach wenigen Minuten kommt dann durch die Einwirkung des letzteren auf das Natr. bicarbon. die CO_2-Entwicklung lebhaft in Gang.

Außerdem hat man Sauerstoffbäder empfohlen, die Ozetbäder von SARASON (oder Dr. ZUCKERS Sauerstoffbäder). Sie wirken zweifellos viel schwächer als CO_2-Bäder und sind meines Erachtens entbehrlich. Auch sie werden übrigens bei Wassertemperaturen von $33-35^0$ angewandt.

Endlich erhebt sich die Frage: gehören Herzkranke ins *Seebad?* Bei grob Dekompensierten und manifester Endokarditis und Myokarditis ist die Frage natürlich strikte zu verneinen. Gutkompensierte Herzinsuffizienzen und Klappenfehler, vor allem die Hypertoniker und „Altersherzen" vertragen aber eine vorsichtige Seekur meist ausgezeichnet und erholen sich am Meer oft besonders gut. BERG, ZEPLIN und *ich* haben gezeigt, daß kurze Seebäder (von 5—8 Min.) die Herzarbeit auf längere Zeit erleichtern, da sie den Blutdruck nicht unerheblich senken. Erfahrene Patienten haben mir versichert, sie empfänden die Wirkung kurzer Seebäder ganz ähnlich, wie die der CO_2-Bäder in Nauheim oder ähnlichen Orten. Natürlich bewahre man Herzschwache vor Überanstrengungen und Übertreibungen bei der Anwendung der Seeheilfaktoren.

Die Unterdruckatmung, das ist den Aufenthalt in einer Kammer mit einem verminderten Luftdruck nach O. BRUNS, und die Atemgymnastik nenne ich der Vollständigkeit halber. Sie mögen eine günstige Wirkung auf manche Patienten haben, sind aber für die tägliche Praxis meines Erachtens entbehrlich. Nur unter sehr geschulter Anleitung kann ich atemgymnastische Übungen empfehlen, also in Kurorten oder Spezialkliniken. Wo diese Anleitung fehlt, unterlasse man die Übungen lieber!

Dagegen haben sich zur Nachkur bei kompensierten Herzpatienten die Terrainkuren nach OERTEL vorzüglich bewährt. OERTEL hat seine Patienten ganz planmäßig auf sanft steigenden, sorgfältig markierten Wegen in ganz bestimmtem Tempo steigen lassen und allmählich die Steigeleistung und ihr Tempo erhöht; so zwar, daß der Patient womöglich nicht dyspnoisch wird. Solche Terrainkurwege sind in Wiesbaden, Ems, Nauheim, Baden-Baden, St. Blasien, Ischl, Aussee und besonders in Bozen und Meran eingerichtet. Die Meraner Gilfpromenade, von OERTEL selbst bevorzugt, bin ich oft entlang gegangen und habe „oertelnde" Patienten und ihre Leistungsfortschritte dort beobachtet. Die herrliche Lage dieser Promenade und vieler anderer Terrainkurwege mag viel zu ihren guten Erfolgen beitragen. Ich kann ROMBERGs Kritik bezüglich der

Terrainkuren also nicht ganz zustimmen und möchte sie besonders zur Herzkräftigung muskelschwacher Fettleibiger empfehlen.

Über die sonstigen Heilfaktoren zur Nachkur bei bereits Kompensierten ist nicht mehr viel zu sagen. Daß man ihnen auch auf die Dauer ein *ruhiges Leben* ohne Anstrengungen, Erregungen und Sorgen verordnet, wie die alten Autoren lang und breit auseinandersetzten, ist ebenso selbstverständlich, als — vom heutigen Standpunkt aus betrachtet — irreal. Denn wie soll ein Mensch der europäischen Notgemeinschaft jetzt und in den nächsten Jahrzehnten diesen altbackenen Rat erfüllen ?! Immerhin denke man an diese Vorschrift. Man kann mit ihr praktisch bisweilen doch etwas anfangen, indem man den Herzpatienten sagt: leisten Sie *nur* die Arbeit, die unbedingt zu Ihren Pflichten gehört! Alles andere — Sport, selbst längere Spaziergänge, Tätigkeit in Vereinen und für andere fernstehende Personen — unterlassen Sie grundsätzlich! Versicherte invalidisiere man unter Umständen rechtzeitig; allerdings kommt gerade die Invalidisierung für das Gros dieser latenten Herzfälle noch nicht in Betracht.

Zur Schonung gehört auch die Vermeidung von Überanstrengungen auf dem Gebiet der *Geschlechtsfunktion*. Bei herzkranken Frauen kommt hier die Verhinderung häufigerer Graviditäten, Geburten und Stillperioden in Betracht. Gewiß können ein oder zwei normale Schwangerschaften, zumal wenn zwischen ihnen eine gewisse Pause liegt, auch der herzaffizierten Frau oft nicht besonders schaden. Anders liegt aber die Sache, wenn pathologisch komplizierte Graviditäten und Geburten von einer Herzkranken durchgemacht werden müssen. Diese können unter Umständen zu schweren Dekompensationen des Herzschadens, bisweilen zum Beginn eines unheilbaren Herzsiechtums führen. Hier hat der Arzt vor Graviditäten zu warnen, Prohibitivmaßnahmen zu verordnen und in bedrohlichen Fällen eine Unterbrechung der Schwangerschaften (im 1.—4. Monat) oder eine vorzeitige Entbindung zu veranlassen. Auch die Schonung und Behandlung der Übergangsphasen des weiblichen Sexus, der Pubertät und der Klimax und die Berücksichtigung der Menstruation sind in der Therapie der Herzpatienten stets zu berücksichtigen. Man behandle die Störungen, die bei vielen Frauen mit diesen Phasen und der Periode verknüpft sind, mit Hormonpräparaten, Peremesin (gegen das Erbrechen), Eisen (bei der Chlorose) oder — unter Umständen — örtlich gynäkologisch. Vor allem sorge man bei herzschwachen Frauen während dieser Zeiten für die nötige Schonung in Arbeit, Sport und Vergnügen.

Auch für männliche Herzpatienten ist bisweilen Schonung bezüglich der sexuellen Tätigkeit zu empfehlen. Das gilt besonders für ältere oder hypertonische Männer, die — womöglich in ihrer Potenz bereits geschädigt — durch einen anstrengenden Coitus bisweilen in Gefahr gebracht werden. Man hat bei solchen Leuten gelegentlich den Exitus subitus während der Kohabitation erlebt. Aber auch bei nervösen und psychisch Potenzgestörten gehört der Beischlaf manchmal zu den das bereits lädierte Herz recht angreifenden Akten. Daß manche Mißbräuche, z. B. der gewohnheitsmäßige Coitus interruptus recht unangenehme, wenn auch funktionelle Herz- und Vasomotorenstörungen, nämlich die Angina pectoris vasomotoria besonders bei Frauen, hervorrufen können, haben meine Erfahrungen gelehrt; ebenfalls die Tatsache, daß diese „Herzneurose" durch Unterlassen dieses sexuellen Mißbrauchs oft rasch geheilt werden kann.

Herzklappenfehler.

Es sei vorausgeschickt, daß wir kein Mittel kennen, einen bereits bestehenden Klappenfehler zu beseitigen. Unsere Aufgabe ist vielmehr, die objektiven

Störungen der Kreislaufdynamik und die Dekompensation des Herzens, aber natürlich auch subjektive Beschwerden solcher Patienten zu behandeln.

Die *Therapie* der Kompensationsstörungen ist im allgemeinen bei den Herzklappenfehlern und den Erkrankungen des Myokards die *gleiche*, oben bereits ausgeführte mit Herzmitteln, Diureticis und sonstigen Heilmaßnahmen. Deshalb bedarf die spezielle Behandlung der einzelnen Klappenfehler nur kurzer Worte. Die *Mitralinsuffizienz*, das häufigste, oft sehr leichte und fast beschwerdelos ertragene Vitium, bedarf bei Dekompensationen der Digitalisbehandlung. Die *Mitralstenose*, oft mit Mitralinsuffizienz kombiniert, aber auch allein vorkommend, ist meist ein weit schwererer Herzschaden, aber bei Dekompensationen oft des Ausgleichs fähig; allerdings häufig nur einige wenige Male. Trotz theoretischer Bedenken verwende man auch bei Mitralstenosen Digitalis und Strophanthin, die auf das dilatierte und hypertrophische rechte Herz genau so gut wirken können, wie auf das linke. Auch die Dosierung kann die übliche, oben ausgeführte sein. Oft stehen wir bei der Eigenart der Kompensationsstörung der Mitralstenose vor der Aufgabe, eine schwerere Stauungsleber und einen portalen Ascites zu behandeln. Das geschieht — abgesehen von den erwähnten Cardiacis — durch Diuretica, besonders Salyrgan, bisweilen auch durch Punktion des Ascites. Die Stauungsleber, die nicht selten zu Ikterus, Schmerzen und Leberinsuffizienz führt, bedarf diätetischer Therapie (Fettemperenz!) und der Schmerzmittel. Der nach F. HOFF obligate Aderlaß scheint mir — abgesehen vom Lungenödem — nicht so notwendig, bzw. nicht selten überflüssig vor allem bei sehr anämischen und elenden Kranken. Dagegen ist die KUSSMAULsche Dauergabe von kleinsten Digitalisdosen oder Strophanthin jeden 2. —3. Tag oft sehr angebracht.

Aorteninsuffizienzen bedürfen, wie schon erwähnt, häufig jahrelang keiner Behandlung. Prophylaktisch sind bei ihr aber — außer Ruhe und Schonung — kleine Digitalisdosen oft nützlich. Auch bei Dekompensationen wirken Digitalis und Strophanthin trotz der viel geäußerten theoretischen Bedenken meist günstig, besonders das Digilanid und das Verodigen, das frei von Digitoxin ist. Auch das Strophanthin hat sich bewährt, zumal es nur relativ wenig pulsverlangsamend wirkt; dies ist für die Dynamik dieses Vitiums naturgemäß von Vorteil. Natürlich bedarf die luisch bedingte Aorteninsuffizienz nach der Digitalisierung der spezifischen Behandlung. Für die seltene reine Aortenstenose gilt das gleiche wie für die Aorteninsuffizienz. Auch sie bedarf, da ohne wesentliche subjektive Störungen verlaufend, anfangs nicht selten überhaupt keiner besonderen Herztherapie.

Die *akute Endokarditis* wurde bereits bei dem akuten Gelenkrheumatismus besprochen. Es sei wiederholt, daß bei ihr zunächst völlige Ruhe, nämlich Bettruhe, die wichtigste Vorschrift ist, verbunden mit einer knappen fleisch- und salzarmen Kost, aber ohne Hunger und Durst! Die Behandlung des akuten Zustandes erheischt zunächst Analeptica, wie Campher, Coffein, Ephetonin oder Sympatol (3mal 10—20 Tropfen des 10%igen Sympatol. liquid.). Daneben bedürfen der Gelenkrheumatismus (mit Salicylaten oder Pyramidon, die das Herz nicht schädigen, wie so oft von den Salicylaten behauptet wird) und der kausalen Fokalinfekte der Behandlung. Die letzteren, am Zahnsystem, den Gaumen- und Rachenmandeln und den Nebenhöhlen lokalisiert, sind natürlich meist Objekt einer chirurgischen Therapie, die häufig ganz prompt heilend auf das Herzleiden wirkt. Prontosil, Penicillin und ähnliche Mittel kommen daneben erst sekundär, oft gar nicht in Betracht. Das gleiche gilt von der Heilfiebertherapie, auch von den Eigenblutinjektionen.

Anders steht es mit der im Kapitel der Sepsis abgehandelten oft erfolglosen Therapie der *Endocarditis lenta bzw. Viridanssepsis.* Hier ist außer der leider erfolglosen Ausmerzung der Fokalinfekte eine Behandlung der Sepsis angezeigt und bisweilen von Erfolg. Ich habe von Prontosil und anderen Sulfonamiden gelegentliche Erfolge beobachtet. Neuerdings wurde besonders vom Penicillin das gleiche berichtet; es verdient jedenfalls stets angewandt zu werden. Natürlich bedarf der an Endocarditis lenta und an der als deren Folge meist auftretenden Aorteninsuffizienz Leidende auch oft der Herzmittel, unter denen die milde und langsam wirkende Digitalis dem brüsk wirkenden Strophanthin, das vielleicht Embolien und Infarkte provoziert, vorzuziehen ist.

Myokarditis.

Von der *Myokarditis* auf rheumatischer Grundlage, die oft mit Endo- und Perikarditis verbunden ist, gilt therapeutisch das gleiche wie für die rheumatische Endokarditis. Auch hier kommt die Digitalistherapie erst sekundär in Frage. Besondere Beachtung erfordert die Myokarditis bei akuten Infekten, bei Typhus, Fleckfieber, Grippe und am häufigsten bei Diphtherie. Die Herzerkrankung der letzteren bedarf als besonders gefährliche und nicht selten einen jähen „Sekundentod" herbeiführende Erkrankung, strengster Bettruhe des Kranken, außerdem einer vorsichtigen Digitalistherapie. Diesen äußerst labilen Kranken Strophanthin einzuspritzen, habe ich mich selten getraut. Ob die von F. Hoff empfohlenen Traubenzuckerinjektionen helfen, lasse ich dahingestellt. Vom C-Vitamin habe ich in ernsten Fällen keinen Erfolg gesehen. Bei luisch bedingten Fällen ist natürlich eine antisyphilitische Therapie, besonders Kalium jodatum (2—3 g pro die) durchzuführen. Für die Myokardschädigung der Sepsis lenta gilt das gleiche wie für die Endocarditis lenta.

Perikarditis.

Die *Perikarditis* kann als trockene und als vorwiegend exsudative Form meist akut, selten als chronische Form auftreten. Die bei akuter Polyarthritis entstehende Perikarditis bedarf zunächst der antirheumatischen Behandlung mit Bettruhe, Wärme, Salicylaten oder Pyramidon. Bei trockener Perikarditis lege man einen Eisbeutel aufs Herz oder pinsele mit Jodtinktur oder Ichthyol die Herzgegend ein; auch das Ansetzen von Blutegeln wird empfohlen. Eine Reizkörpertherapie, auch Eigenblutinjektionen möchte ich bei dem labilen Zustand vieler Kranker nicht anraten.

Größere *Exsudate des Herzbeutels* punktiere man ja rechtzeitig, da diese das Herz schwer bedrängen und sogar zur Herztamponade führen können. Man punktiere niemals rechts oder links neben dem Sternum oder im mittleren Bereich der Exsudatdämpfung, sondern stets am linken Rand derselben in einem möglichst tiefen Intercostalraum, eventuell also in der vorderen Axillarlinie (Heinr. Curschmann). Ich habe große Exsudate, die ja stets nach links hinten unten „absacken", mit gutem Erfolg auch im Rücken (links hinten unten) punktiert, wobei die Gefahr des Anstechens des Herzens besonders sicher ausgeschlossen ist. Man punktiere am liegenden Kranken ohne Bedenken soviel, als abläuft. Bei Exsudaten, die zum Rezidiv neigen, also bei subakuten und chronischen Formen der Perikarditis, empfehle ich mit Wenckebach die vorsichtige Nachfüllung von Luft, also ein therapeutisches Pneumoperikard. Dabei sind auch Wiederholungen der Perikardpunktion nötig und wirksam. Wir haben beispielsweise bei einer chronischen, hämorrhagischen Perikarditis das Pneumoperikard angelegt und in einigen Monaten 10 Herzbeutelpunktionen mit dem Erfolg völliger Heilung ausgeführt.

Eitrige Perikarditiden bedürfen stets der operativen Behandlung, traumatische oder posttraumatische blutige Ergüsse aber nur der Punktion.

Der praktische Arzt sollte unter allen Umständen genau so bereit und fähig sein, Punktionen des Perikards auszuführen, wie solche des Bauches oder der Brusthöhle; was leider bisher noch nicht der Fall ist. *Denn die Herzbeutelpunktion gehört bei großen Exsudaten zu den lebensrettenden Eingriffen!*

Auch die Verwachsungen des Herzbeutels nach Entzündung bedürfen ernstlich der Behandlung. Wir unterscheiden hier die *Accretio pericardii, die Mediastinoperikarditis* L. BRAUERs und die weit häufigere *Concretio pericardii.* Nur die erstere macht regelmäßig starke Beschwerden und ein typisches Krankheitsbild, besonders das der sog. perikarditischen Pseudolebercirrhose, der Zuckergußleber HEINR. CURSCHMANNs nebst grober Herzinsuffizienz, mit diastolischem Vorschleudern und systolischer Einziehung der Brustwand. Diese Fälle bedürfen der Behandlung mit Digitalis oder Strophanthin und angesichts ihres häufigen Ascites auch der Diuretica (Salyrgan!), der Diät (s. oben), eventuell der Bauchpunktion. Falls die Kranken sich trotz dieser Therapie dauernd verschlechtern, lasse man die Kardiolyseoperation nach L. BRAUER ausführen, mittels deren schon zahlreiche Kranke geheilt worden sind; bei sehr kleiner Operationssterblichkeit.

Die *Concretio pericardii*, die partielle oder (weit seltener) totale Verwachsung der beiden Herzbeutelblätter veranlaßt weniger charakteristische Symptome; die partielle kann sogar oft fast oder ganz symptomlos verlaufen. In Fällen ausgedehnter Verwachsung kommt es zur „Einflußstauung" des Herzens (VOLHARD), zur Herzinsuffizienz mit Cyanose, Stauungsleber und Ascites; dabei ist die Herzdämpfung klein, der Spitzenstoß fehlt.

In solchen schweren Fällen von „Umklammerung" des Herzens, meistens mit Myokarditis verbunden, haben DELORME und SCHMIEDEN die Ausschälung (Dekortikation) des Herzens ausgeführt; in manchen Fällen mit gutem Erfolg.

Die gleiche Operation kommt besonders bei dem sog. Panzerherzen in Betracht, bei denen die Perikardschwarte mit Kalk versetzt ist und sich auch im Perikardialraum kalkiger oder kreidiger Inhalt findet (SCHMIEDEN). J. C. LEHMANN hat einen meiner Fälle von Panzerherzen durch Perikardiotonie geheilt.

Natürlich trübt die Prognose aller dieser postperikarditischen Zustände der Umstand, daß sie fast alle mit Myokarditis und deren Folgen behaftet sind.

Angina pectoris, Coronarsklerose und Herzinfarkt.

Die Durchblutungsstörung des Herzens, die Folge der Arteriosklerose und (oder) von Spasmen der Coronargefäße bedingt ein Mißverhältnis zwischen Herzarbeit und Blutzufuhr zum Herzen mit dem Resultat einer degenerativen Schädigung des Herzmuskels. (Ich möchte dabei den neuerdings viel gebrauchten Ausdruck der „Coronarinsuffizienz" als schlecht gewählt nicht anwenden.)

Subjektiv äußern sich Sklerose und Spasmen der Kranzarterien unter dem Bilde der Angina pectoris, die entweder meist in großen, seltenen Anfällen in der Ruhe als *„Ruheangina"* oder als regelmäßige Folge des Gehens oder der Körperarbeit als *„Bewegungsangina"* auftritt. Neben den bekannten zum Teil konstitutionellen Faktoren spielt hier der Nicotinabusus, insbesondere für jüngere und mittelalterliche Personen die ätiologische Hauptrolle. Die wichtige Unterscheidung zwischen nervöser und wahrer Angina pectoris, sowie die Diagnose des Herzinfarkts wird durch das Elektrokardiogramm gesichert.

Die *Prophylaxe* und *Therapie* der Angina pectoris erfordert in erster Linie die Vermeidung der ursächlichen Schäden, also der Erregungen, Spannungen,

Überanstrengungen, der Ruhelosigkeit und Erholungsmängel, kurz der Abhetzung, die viele Berufe mit sich bringen, deren Inhaber vor allem Ärzte, Großkaufleute, Börsianer, Politiker, Anwälte und andere Kopfarbeiter sind. Oft wird die Verordnung der weitgehenden Schonung leider ein vergebliches Bemühen sein, wenn es nicht gelingt, den Patienten mehr oder minder zu inaktivieren. Ferner sind solche Kranke vor angreifender Obstipation, vor unnötigen körperlichen Anstrengungen (schwerem Heben und Tragen, Sportleistungen, raschem Laufen), vor sexuellen Aufregungen und Mehrleistungen, starker Abkühlung, Überladung des Magens besonders vor der Nacht und anderen Noxen zu warnen. Auch Alkohol, Bohnenkaffee und starker Tee sind zu meiden. Vor allem aber ist völliger Verzicht auf den Tabak in jeder Form notwendig, das Rauchen, insbesondere von vielen Zigaretten und schweren Zigarren ist ohne Zweifel die Hauptursache der Angina pectoris; aber auch das Tabakkauen ist keineswegs harmlos. Ohne die totale Nicotinabstinenz gibt es keine rationelle Behandlung der Angina pectoris. Von diesem Gebot lasse sich der Arzt niemals abbringen! Die Verminderung des Tabakgenusses nützt nichts; zumal die Temperenz erfahrungsgemäß viel schwerer durchzuführen ist, als die völlige Abstinenz. Einsichtigen Kranken sage man ruhig, daß das Nicotin eben das schwerste Gefäßgift ist, dem wir uns aussetzen, und daß es, wie kein anderes Genußgift, zu Spasmen der Kranzarterien führt. Demgegenüber stehen diätetische Verordnungen an Bedeutung zurück. Immerhin ist besonders bei fettleibigen und hypertonischen und vollblütigen Patienten eine erhebliche Einschränkung von Fleisch und Kochsalz zu empfehlen. Falls mit der Angina pectoris eine gröbere Herzinsuffizienz verknüpft ist, sind auch Fastenkuren, KARELL- oder TALQUIST-Tage am Platze; allerdings bedingen sie strikte Ruhe, am besten den Aufenthalt in einer Klinik und sind niemals mit dem Verbleiben im Beruf zu vereinigen, wie man das bisweilen leider erlebt.

Klinische Behandlung und Bettruhe sind überhaupt in Fällen mit besonders schweren und gehäuften Anfällen angebracht. Im ganzen wird man sie aber gerade bei der „gewöhnlichen" Angina pectoris relativ selten nötig haben und auch durchsetzen. Im Gegensatz zu den Fällen von Coronarinfarkt, die wir noch besprechen werden.

Medikamentös kann man der Angina pectoris am besten vorbeugen oder ihre Anfälle beeinflussen durch die Nitrite, die die Kranzgefäße erweitern und Spasmen zur Lösung bringen. Man verordne z. B.: Rp. Nitroglycerin 0,02, Spirit. vini ad 20,0, D. S. 10—20 Tropfen im Beginn des Anfalls mit wenig Tee oder Wasser im Munde zur Resorption zu bringen; oder Nitrolingual, in Form kleiner Geloduratkapseln, die zu zerbeißen sind, um den Nitritinhalt im Munde aufzulutschen. Gut wirkt auch im Anfall das Natr. nitrosum: Rp. Natr. nitros. 2,0, Aq. dest. ad 100,0 D. S. mehrmals einen Teelöffel. Früher verordnete man auch oft das zweifellos recht wirksame Amylnitrat, von dem wenige Tropfen aufs Taschentuch gebracht zu inhalieren sind. Das Mittel führt aber zu starker Gefäßerweiterung im Bereich des Kopfes, die von manchen Patienten so unangenehm empfunden wird, daß ich, wie viele Fachärzte, diese Verordnung fast ganz aufgegeben habe; zumal das Nitroglycerin in obengenannter Form auch mindestens so gut wirkt wie das Amylnitrit.

Zum Dauergebrauch, also auch zur Vorbeugung der Angina pectoris sind folgende Präparate zu empfehlen: Das Erythroltetranitrat in Kompretten zu 0,005 und 0,03, von denen 2—3mal täglich ein Stück einige Wochen lang zu nehmen sind; ferner die Nitrotabletten von Schering, von denen man gleichfalls mehrere Wochen lang 3—4mal täglich 2 Tabletten verordnet. Häufig habe ich auch guten Erfolg von den BRUNTONschen Pulvern gesehen. Rp. Kal. bicarbon.

1,8 Kal. nitr. 1,2 Natr. nitros. 0,03 tal. dos. Nr. 25 D.S. morgens nüchtern $\frac{1}{2}$ Pulver in einem Glas Wasser oder Tee nüchtern langsam (schluckweise) trinken.

Auch Euphyllin, Deriphyllin, Papaverin und Eupaverin werden von F. HOFF als Dauer- und Vorbeugungstherapie der Angina pectoris gerühmt. Euphyllin und Deriphyllin werden mit und ohne Traubenzucker intravenös gespritzt oder als Zäpfchen gegeben. Papaverin und Eupaverin können als Zäpfchen oder in Tabletten gegeben werden. Papaverin kann man auch in der Dosis von 0,04 intravenös im Anfall mit gutem Erfolg geben. Ferner eignen sich die unspezifischen Beruhigungsmittel, wie Prominaltabletten oder Luminaletten auch zur Dauertherapie in leichteren Fällen von Angina pectoris. F. HOFF empfiehlt auch das SCHARFsche kombinierte Pulver als Dauertherapie. Rp. Erythroltetranitrat 0,005 Acid. phenyläthylbarbitur 0,01, Papaverin 0,04, Atropin 0,0002, Chin. 0,1, Theobromin 0,15. D.S. 2—3mal täglich 1 Pulver.

Neuerdings hat man trotz theoretischer Bedenken, die sich auf die angeblich gefäßverengende Wirkung des Strophanthins auf die Kranzarterien bezogen, auch dies Mittel mehr und mehr zur mehrwöchentlichen Behandlung der Angina pectoris herangezogen; wie ich versichern kann, oft mit auffallend gutem Erfolg, der dafür spricht, daß das Strophanthin tatsächlich die Durchblutung des Herzmuskels bessert. Allerdings kombiniere ich das Strophanthin in der Regel mit Deriphyllin und beginne mit einer Dosierung des Strophanthins von $\frac{1}{8}$—$\frac{1}{4}$ mg und Traubenzuckerlösung.

Von sonstigen Verordnungen seien bei schweren Anfällen genannt: Heiße Kompressen aufs Herz, heiße Armbäder (oft genügt der linke Arm) und völlige Ruhe. Man gebe bei gewöhnlicher Angina pectoris aber kein Morphium, wie es leider nicht selten geschieht, da die Gefahr des Morphinismus bei rezidivierender Angina pectoris außerordentlich groß ist. Viele Ärzte mit Angina pectoris sind auf Grund dieser mißbräuchlichen Anwendung des Mittels zu Morphinisten geworden.

Bei besonders schweren und lang dauernden Anfällen von Angina pectoris, vor allem bei solchen, in denen das bis dahin erfahrungsgemäß stets wirksame Nitrit völlig wirkungslos bleibt, muß man an einen *Herzinfarkt* infolge embolischen oder thrombotischen Verschlusses eines Kranzarterienabschnittes denken; ein relativ häufiges Ereignis gerade bei Leuten, die bislang an rezidivierender Angina pectoris gelitten hatten. Die Diagnose des Herzinfarktes ist durch das Elektrokardiogramm meist zu sichern. Aber auch ohne dies ist es durch die Zeichen eines akuten Gewebszerfalls zu vermuten, also durch Ansteigen der Temperatur, der Leukocytenzahl mit Linksverschiebung, der Senkungsgeschwindigkeit der Erythrocyten und bisweilen auch des Blutzuckers. Das viel zitierte perikarditische Reiben ist im oder nach dem Infarktanfall aber nur sehr selten zu hören.

Therapeutisch ist vor allem strengste Bettruhe notwendig und, da Nitrite, Papaverin und Deriphyllin hier fast stets versagen, eine Morphiuminjektion, die tatsächlich das einzige Mittel ist, um den äußerst qualvollen Zustand des vernichtenden Schmerzes und der Todesangst zu beheben. Allerdings lasse ich oft zunächst nicht mehr als 0,01 (womöglich mit Atropin. sulfur. 0,00025) geben und wiederhole, falls die Wirkung nicht ausreicht, nach einer Stunde die gleiche Dosis. Verträgt der Kranke aber erfahrungsgemäß Morphium gut, so kann man ihm auch gleich 0,02 einspritzen, fast immer mit promptem Erfolg. Daneben ist auch Deriphyllin 1 ccm mit 5 ccm 20%iger Traubenzuckerlösung zu geben; auch in Zäpfchen ist die gleiche Dosis oder Papaverin 0,4 zu verwenden. Wenn der Kranke das akute Stadium des Infarktes überlebt, was leider nur in etwa 50% geschieht, sind die Aussichten auf eine leidliche Zukunft nicht so schlecht, wie man früher glaubte. Ich habe Infarktpatienten beobachtet, die in anstrengenden Berufen wieder voll arbeitsfähig wurden, unter anderem einen Opernsänger, der als Heldenbariton 3 Jahre nach dem Infarkt den Wotan und Holländer sang! Allerdings ist für die meisten Patienten selbstverständlich eine erhebliche Schonung angezeigt; enn viele geraten hinterher doch in ein mehr oder minder schweres Stadium des Herzsiechtums, dem sie später erliegen. Diese Kranken bedürfen dann natürlich der Kreislaufstütze durch Herzmittel, vor allem durch Digitalis oder Strophanthin. Auch die Diät, vor allem bei Fettleibigen, und die völlige Meidung der Genußgifte, besonders des Nicotins ist notwendig. Ob die Strumektomie, die F. HOFF rühmt, bei ihnen zu empfehlen ist, lasse ich dahingestellt. Dagegen wurde die chirurgische Therapie der Angina pectoris durch Exstirpation des linken Halssympathicus oder des Nervus depressor durch BRÜNING, bzw. WENCKEBACH als schmerzstillend und anfallvorbeugend sehr gerühmt. Aber auch hier sind die Erfolge keineswegs sicher; auch ist der Eingriff selbst für die immerhin Schwerkranken doch ein nicht geringes Risiko, insbesondere für senile und adipöse Patienten. Jedenfalls versuche man, wenn irgend möglich, ohne Operation auszukommen. Ich selbst habe mich bisher stets gescheut, sie bei meinen Kranken ausführen zu lassen.

Die rein nervöse, angioneurotische Angina pectoris bedarf natürlich einer vorwiegend psychotherapeutischen, beruhigenden Behandlung und von Medikamenten, Brom, Baldrian, Luminaletten oder Prominaletten. Bei den Angioneurosen hat sich nach H. HERZ auch das Chinin (in Pillen zu 0,1 3—4mal 1 Pille) in Kombination mit den eben genannten sedativen Mitteln gut bewährt. Auch hier ist natürlich strenges Rauchverbot notwendig. Daß die Sanierung des Geschlechtslebens bei diesen Patienten oft besonders wichtig ist, erwähnte ich bereits. Gleiches gilt bezüglich der die Angiospasmen leicht auslösenden Kälteschädlichkeiten; solche Patienten sollten kalte Bäder und auch kalte Waschungen vermeiden.

Überleitungs- und Rhythmusstörungen.

Das *Vorhofflimmern* und *-flattern* ist wohl die häufigste dieser Störungen und führt zur Arhythmia absoluta sc. perpetua. Da diese meist mit einer Insuffizienz des Herzens verbunden ist, empfehle ich in der Praxis zunächst die Behandlung mit Digitalis oder Strophanthin, besonders von Digilanid oder Pandigal in der üblichen Dosierung. Man kann mit der Besserung der Herzleistung entweder eine totale Beseitigung der Rhythmusstörung oder eine Wandlung der tachykardischen Arrhythmie in einen bradykardischen Typus erreichen. Manche Ärzte haben auch Scillaren (3mal 1 Tablette oder 1 Pulver zu 0,3) gerühmt, von dem ich allerdings keine besonderen Erfolge gesehen habe.

Wenn die Kompensationsstörung beseitigt ist, beginne man mit dem Chinidin; so lautet wenigstens die Regel. Ich bemerke vorgreifend, daß man aber auch die Chinidinkur gleich mit der Digitalisierung verbinden kann. Wenn man Chinidin allein geben will, so beginne man mit Chinidin. sulfur. 0,1 in Pillenform 3mal 1 Pille, 2 Tage lang; dann steigere man auf 3mal 2 Pillen, wiederum 2 Tage lang und dann auf 4mal 2 Pillen und 5mal 2 Pillen beides wieder 2 Tage lang. Nach dieser 10tägigen Kur mache man eine Pause. Die von FREY u. a. früher angegebene wesentlich höhere Dosierung des Chinidins kann ich nicht empfehlen, und halte sie für die Ursache der bisweilen mitgeteilten zum Teil sehr üblen Nebenerscheinungen. Nach Absolvierung dieser 8—10tägigen Kur mache man eine kurze Pause (von 4—5 Tagen) und gebe dann kleinste Dosen Chinidin (1—2mal 0,1) unter Umständen viele Wochen lang weiter.

Man kann das Chinidin, wie gesagt, aber auch mit der Digitalistherapie vereinigen; etwa so, daß man der typischen Digitalisdosierung in fallenden Dosen kleine Dosen (3—4mal 0,1) mehrere Wochen lang zusetzt. Ich habe gerade beim Vorhofflimmern von dieser Kombination gute Erfolge gesehen und kann die Erfolge von MORAWITZ u. a., die unter der Digitalis-Chinidinbehandlung eine wesentliche Verminderung der plötzlichen Todesfälle infolge von Vorhofflimmern und -flattern beobachteten, bestätigen. Jedenfalls ist die Prognose der Fälle von Vorhofflimmern und Arrhythmia absoluta keineswegs so schlecht, als man früher annahm. Wenn man sich dies vor Augen hält, wird man auch an der obigen Therapie dieser Kranken mit ganz anderer Aktivität herangehen, als zu einer Zeit, da man alle diese Patienten für Todeskandidaten hielt.

Das Kammerflimmern ist leider kein Objekt der Therapie, da es in der Regel zum Herzsekundentod führt, ehe ärztliche Hilfe möglich ist.

Die *Therapie de partiellen und totalen Herzblocks* bedarf zunächst der exakten Diagnose, die natürlich nur durch das Elektrokardiogramm möglich ist, die die typischen WENCKEBACHschen Perioden erkennen läßt. In diesen Fällen ist die Behandlung mit Digitalis und Strophanthin ein Kunstfehler, da diese durch eine weitere Erschwerung der Reizleitung zwischen Kammer und Vorhof den partiellen Herzblock in einen totalen umwandeln können; das hat bereits des öfteren zum Exitus subitus geführt. Auch das die Herzleistung dämpfende Chinidin und Chinin sind beim Herzblock kontraindiziert. Man wird den partiellen und auch den totalen Herzblock vielmehr mit Mitteln behandeln, die die Herzaktion beschleunigen und die Reizleitung bessern, also mit adrenalinähnlich wirkenden Mitteln, wie Ephedrin, Ephetonin oder Sympatol. Ich bevorzuge das Sympatol allerdings in kleineren Dosen, als man gelegentlich angegeben liest, nämlich 10—15, höchstens 20 Tropfen. Auch Coffein in Form von Bohnenkaffee oder Coffein. natr. benzoic. (0,25 1—3mal) wirkt oft ausgezeichnet. Auch kann man Euphyllin, Deriphyllin oder auch die Nitrite (z. B. das Nitrolingual oder Erythroltetranitrat) in der früher bereits mitgeteilten Form und Dosierung geben, da sie die Kranzarterien dilatieren und damit die Herzdurchblutung und -leistung bessern.

Falls Lues vorausgegangen ist, kann man versuchen durch eine spezifische Behandlung die Herzerkrankung und damit die Reizleitung zu bessern. Beim Herzblock infolge einer akut-infektiösen Herzmuskelschädigung tritt bisweilen nach Heilung der Infektionskrankheit und Abklingen der Myokarditis Heilung ein, wie man z. B. bei dem partiellen Herzblock nach Diphtherie beobachten kann. Dagegen ist dieser bei Fokalinfekten meines Erachtens enorm selten. Man wird also durch Ausmerzung von fokalen Infektionsherden nur äußerst selten therapeutische Erfolge erzielen.

Besteht nun ein totaler Herzblock längere Zeit, so wird seine Beseitigung kaum noch gelingen, wenn auch bei sehr ruhiger Lebensweise die Störungen durch einen solchen manchmal erstaunlich geringe sind. Falls die Reizleitung zwischen Ventrikel und Atrium lange Zeit unterbrochen ist, braucht man übrigens Medikamente, die sie stören könnten, wie Digitalispräparate und Chininderivate nicht mehr zu fürchten, sondern kann im besonderen Strophanthin und Lanatamittel, die eine geringere pulsverlangsamende Wirkung haben, als die Präparate aus der Digitalis purpurea, bei bestehender Herzinsuffizienz anwenden.

Von den verschiedenen Formen der *Tachykardie* ist die *paroxysmale Tachykardie* zwar die eindrucksvollste, aber oft harmloseste, wenn sie tatsächlich rein nervöser Natur ist, was besonders bei Jugendlichen und Mittelalterlichen von vegetativ nervöser Konstitution ohne irgendwelche Herzstörungen im freien Intervall vorkommt und anzunehmen ist. Solche Leute finden nach meiner Beobachtung bisweilen selbst „Kniffe", um den Anfall zu coupieren, wie ich dies

z. B. bei einer Kranken sah, die durch Niederkauern und Anstellung des Valsalva-
versuches (Pressen bei geschlossener Glottis) ihre Tachykardie prompt beseitigte.
Der Arzt wird in diesen Fällen Baldrian, Brom, Luminaletten u. dgl. sowie kalte
Umschläge aufs Herz und Bettruhe verordnen. Dauert der Anfall länger als
1—2 Stunden und ist er sehr quälend, rate ich aber doch durch eine Chinin-
injektion (Chinidin 0,15 oder Solvochin 1—2 ccm intravenös) der Anfall zu unterbinden. Auch kommt eine Vagusreizung durch Druck auf den Carotissinus an
der Innenseite des Musc. sternocleidomastoideus oder, falls dieser nicht zum
Ziel führt, durch Druck auf den Augapfel in Betracht, die aber beide meines
Erachtens weniger wirksam sind wie der oben genannte Valsalvaversuch. Auch
von der Anwendung von Brechmitteln (z. B. Apomorphin 0,01 subcutan), die
früher verordnet wurden, ist man wohl ziemlich abgekommen. Zu versuchen
ist diese alte Methode aber doch auf alle Fälle.

In Fällen organischer Herzerkrankung (Coronarsklerose, chronische Myokarditis u. a.), die auch nicht ganz selten paroxysmale Tachykardie hervorrufen, gebe ich Digitalispräparate intravenös oder intramuskulär (Digitalysat
Bürger zu 1,1, Digilanid Sandoz zu 2,0, Digalen-Roche zu 1,1 ccm, Digipuratum
zu 1 cm), aber lieber in vorsichtigen Dosen zu einer der genannten Ampullen
und nicht, wie auch geraten wurde, in sehr hoher Dosis (z. B. 2—4 ccm Digipuratum nach F. HOFF). Besonders ist vor dieser zu hohen Dosierung zu warnen
bei Patienten, die bereits vorher mit Digitalis oder Strophanthin behandelt
worden sind, was bei der Mehrzahl der chronisch Herzkranken der Fall sein wird.
Man kann, falls dringend erforderlich, dann nach 1 Stunde nochmals (z. B.
Digitalysat 1,1) spritzen. Auch die bereits erwähnte intravenöse Chinidinspritze
(0,2—0,4 g) ist bei diesen Kranken zu versuchen. Dagegen möchte ich vor
Opiumderivaten (Morphin, Pantopon), die auch empfohlen wurden, bei jeder
Form der Tachykardie warnen.

Es ist selbstverständlich, daß man bei allen tachykardischen Rhythmus-
störungen darauf achtet, ob sie nicht etwa *thyreotoxischer* Natur sind, durch
Untersuchung auf alle BASEDOW-Symptome, vor allem auf eine etwaige erheblichere Steigerung des Grundumsatzes; wobei zu beachten ist, daß bei Hyper-
tonien Erhöhung desselben auf 25—35% nicht selten ist. Thyreotoxische Tachy-
kardien bedürfen natürlich auch des Chinidins und der Digitalis, wenn sie, was
besonders bei der Struma basedowificata älterer Personen nicht selten ist, ausgesprochen herzinsuffizient sind. Aber in erster Linie ist bei ihnen doch die
Behandlung des Grundleidens durch Operation, Röntgenstrahlen, Diät und
Sedativa indiziert.

Die banalste Form der Arrhythmie ist wohl die *Extrasystolie*. Sie tritt schon
bei jugendlichen Vasoneurotikern ohne organische Schädigung und bei voller
Leistungsfähigkeit des Herzens und seiner Träger nicht selten auf. Diese rein
nervöse Extrasystolie bedarf an sich keiner besonderen Therapie, abgesehen von
der psychischen, diätetischen und sonstigen Behandlung der allgemeinen Nervosität. Es sei aber hier nochmals daran erinnert, daß es gerade bei solchen
jugendlichen Vasoneurotikern oft besser ist, das „Leiden" und auch die Extrasystolie mit Nichtachtung zu strafen, bzw. scheinbar zu vernachlässigen. Ist
die Extrasystolie das Symptom eines organischen Herzleidens (Myokarditis,
Coronarsklerose, Klappenfehler), so wird man sie am besten mit Digitalis oder
Strophanthin behandeln, denen man oft zweckmäßig Valeriana hinzufügt.

Auch die Kombination der Digitalis mit Chinidin (3mal 0,1—0,2) oder Theo-
minal oder Chineonal (Chinin und Luminal 3mal 1 Tablette) ist zu empfehlen.
WENCKEBACH verordnete folgende Pillen: Chinin. sulfur. 4,0 Strychnin. nitr.
0,08 M. p. q. s. a. f. Pil. Nr. 90 D.S. 3mal täglich 2—3 Pillen.

Bei *nervösen Herzstörungen* ist naturgemäß die psychische Behandlung das wichtigste. Auch hier heißt es: je weniger man von ihnen spricht, desto besser ist es für den Neurotiker. Man vermeide auch den Ausdruck „Herzneurose" tunlichst ganz, um nicht die Aufmerksamkeit über Gebühr auf das Herz und ein ausgesprochenes Herzleiden zu lenken. Wie oft wird von Ärzten gegen diese Regel verstoßen! Das Produkt ist dann, daß der Patient einem oft recht wichtig mitteilt, er habe schon früher an einem Herzleiden oder einem Herzfehler gelitten, nämlich nach Aussage des Arztes an einer „Herzneurose"! Alles, was die Nervosität, insbesondere die hypochondrische gefärbte Neurasthenie fördert, ist zu meiden und der Neurotiker entsprechend zu behandeln (vgl. das Kapitel der Therapie der Neurosen). Daß die Vita sexualis besonders zu beachten und gegebenenfalls zu sanieren ist, wurde schon wiederholt betont. Wichtig ist ferner Temperenz, bzw. besser Abstinenz bezüglich des Tabaks, Bohnenkaffees und Alkohols. Auch wiederhole ich, daß nervöse Herzstörungen besonders in den Wechseljahren auftreten und dann auch der Hormonpräparate bedürfen.

Bei „gewöhnlichen" nervösen Herzerscheinungen ändere man sonst an der Lebensweise, an der Arbeit, auch an der Körperarbeit und am Sport möglichst wenig, zumal die Patienten zu muskulärer Anstrengung **ja** auch meist durchaus fähig sind. Wenn die Herzneurose recht quälend ist, z. B. die Nachtruhe stört, so verordne man natürlich auch Brom, Baldrian (z. B. das Recvalysatum Bürger), Bromural oder Luminaletten oder Prominaletten.

Ich habe auch im Kapitel der Neurosen auf die nervösen Erscheinungen bei der insulinbedingten oder der spontanen *Hypoglykämie* hingewiesen. Bei der ersteren ist die Verminderung der Insulindosis, der Genuß von Zucker und eventuell Sympatol oder Ephetonin (mehrmals 10—20 Tropfen, bzw. 2—4mal 1 Tablette) angezeigt, bei der letzteren nur die Zufuhr von Zucker u. dgl. Das Wichtigste ist natürlich, daß man in Fällen mit suspekten Kreislaufsymptomen, die meist mit Ohnmachtsanfällen, Zittern und Schweißen einhergehen, an die Möglichkeit einer Hypoglykämie denkt und den nüchternen und Anfallsblutzucker untersucht. Vor allem vermeide man bei Diabetikern mit Hypoglykämie in solchen Anfällen natürlich das Insulin, weil es unter Umständen durch schwere Steigerung der Hypoglykämie das Leben der Kranken gefährdet; übrigens nicht nur bei älteren bereits herzgeschädigten, sondern auch bei kreislaufgesunden jugendlichen Zuckerkranken. Ich erwähne das ausdrücklich, weil ich leider Todesfälle bei Diabetikern erlebt habe, deren Hypoglykämie mit präkomatösen Symptomen verwechselt und mit Insulin behandelt worden war!

Arteriosklerose.

Bei der Arteriosklerose haben wir prophylaktisch und therapeutisch zu unterscheiden zwischen der allgemeinen und der speziell lokalisierten Arteriosklerose. Es sei zugleich bemerkt, daß die behandlungsbedürftigen Störungen dieser Erkrankung sich in den meisten Fällen auf örtliche, bestimmte Arteriengebiete befallende Erscheinungen beziehen. Denn von der allgemeinen Arteriosklerose, insbesondere auch den sog. Gänsegurgelarterien und selbst von der Arteriosklerose spürt der Patient oft gar nichts; wohl aber in erheblichem Maße von der Arteriosklerose des Hirns, der Kranzgefäße, der Nieren, des Bauches und der Beine.

Prophylaktisch kommen besonders bei Disponierten (z. B. mit familiärer Neigung zur Arteriosklerose) und älteren Leuten alle die Maßnahmen in Betracht, die wir gleich therapeutisch besprechen werden.

Therapeutisch sei an erster Stelle die zweckmäßige Gestaltung der gesamten Lebensweise genannt, also die Vermeidung der Abhetzung und Überanstrengung

in jeder Hinsicht, in der Arbeit und im Lebensgenuß, die Versetzung in ein Leben
möglichst ohne Sorgen, Kummer, Ärger und Erregungen aller Art. Also ein
pium desiderium, kaum erfüllbar für die meisten Menschen, aber doch — als
wichtige Quelle der Arteriosklerose — die wesentlichste Vorbedingung für die
Vorbeugung und Therapie der allgemeinen und damit auch der lokalisierten
Arteriosklerose!

Ferner ist die *Diätbehandlung* von Wichtigkeit, nämlich die Umschaltung
auf eine vorwiegend lactovegetarische Ernährung. Bei Leuten in gutem Er-
nährungs- und Kräftezustand und mit sonst hinreichenden Ernährungs-
bedingungen kann man das Fleisch ganz aus der Ernährung streichen. Ebenso
wird man Nicotin, Alkohol und auch Bohnenkaffee und Tee verbieten. Bezüglich
der salzfreien Kost verweise ich auf das bereits bei der Therapie der Herzinsuffizienz Gesagte, desgleichen bezüglich der Karell-, Talquist- oder Hungertage.
Eine *dauernde* erhebliche Hungerei vermeide man aber, da sie den Kreislauf und
Kräftezustand besonders alternder Menschen zu sehr angreift; zumal, wenn die
Patienten im Beruf bleiben und arbeiten müssen, um leben zu können! Zur Diät
gehört auch die Flüssigkeitsbeschränkung, die aber auch nicht zu rigoros verordnet werden sollte. Mit Romberg empfehle ich, den Patienten stets zwischen
1000 und 1500 ccm Flüssigkeit pro Tag zu konzedieren. Der Kranke soll nicht
dursten!

Man darf überhaupt den Bogen der Diät nicht überspannen. Es ist sinnlos
und grausam, einem senilen Menschen mit Symptomen der Arteriosklerose, die
man doch nicht mehr heilen kann, die letzten kleinen Freuden, die Flasche Bier,
das Glas Wein oder Schnaps und eine oder zwei Zigarren, zu rauben. Natürlich
sei man auch nicht zu betont gleichgültig oder liberal in diätetischer und sonstiger
therapeutischer Hinsicht, weil sonst der (vielleicht hypochondrisch veranlagte)
Kranke den Eindruck gewinnen könnte, der Arzt erlaube ihm alles, weil ihm
eben doch nicht mehr zu helfen sei.

Überhaupt ist die *psychische* Beeinflussung von Bedeutung bei allen diesen
Kranken, die in begreiflicher Sorge vor dem Schlaganfall, dem Herzschlag und
anderen Folgen der Arteriosklerose leben. Man vermeide deshalb beispielsweise
auch das ominöse Wort „Verkalkung" und spreche lieber von „an sich physiologischen Alterserscheinungen", an die sich der Mensch eben gewöhnen müsse,
und betone Gebildeten gegenüber unter anderem auch ruhig und sachlich, daß
große Geister der Vergangenheit, wie z. B. Cicero die guten Eigenschaften des
Seniums mit Recht gerühmt hätten, daß hervorragende Männer, wie Goethe
und Leonardo da Vinci noch im hohen Alter von größter Aktivität und Frucht-
barkeit gewesen seien, und daß es für gewisse Funktionen, insbesondere die
Sexualität, z. B. die Spermogenese des Mannes, überhaupt keine Altersgrenze
gäbe.

Die *medikamentöse* Therapie der Arteriosklerose will einerseits den Krankheitsprozeß selbst beeinflussen und andererseits Symptome heilen bzw. bessern. Der
ersteren Indikation soll die Jodtherapie gelten. Man darf sie nicht unterschätzen,
wie das neuerdings öfters geschehen ist. Denn wenn sie tatsächlich so wenig
taugen würde, so hätte sie sich wohl nicht so außerordentlich lang im Vertrauen
der Patienten und der Ärzte gehalten. Wie das Jod wirkt, ist gewiß noch umstritten. Ob es den Krankheitsprozeß in der Arterienwand selbst beeinflußt,
oder, ob es den Blutumlauf durch eine Viscositätsverminderung des Serums
fördert, ist noch unentschieden. Man verordnet das Jod, wie ich mit Romberg
rate, in recht kleinen Dosen. Kal. oder Natr. jodat. 2—3mal $^1/_4$ g in 5%iger Lösung
genügen. Auch Sajodin, Jodtropon, Jodfortan, Jodglidine und besonders das
ausgezeichnete Kombinationsmittel Jod-Calcium-Diuretin in kleinsten Dosen

(2—3mal $^1/_2$ Tablette) sind zu empfehlen. Die Jodkuren lasse ich nicht länger als 3 Wochen fortsetzen und dann eine Pause von 3—6 Wochen eintreten, ehe ich zu einer nochmaligen Jod-Dreiwochenkur rate. Diese niedrige Dosierung und kurze Dauer der Joddarreichung schützen erfahrungsgemäß am sichersten vor den oft besprochenen Jodschäden. Dabei ist es selbstverständlich, daß man das Jod bei Thyreotoxikosen und auch bei Kropfträgerinnen im klimakterischen Stadium strengstens meidet, weil es bei diesen zu erheblichen Steigerungen des Leidens, bzw. zur Basedowifizierung der alten Struma zu führen pflegt. Auch bedenke man zu Zeiten einer Noternährung, daß das Jod „zehrt“, und zur weiteren Abmagerung führen kann!

Sehr gerühmt wird neuerdings das Kreislaufhormon Padutin besonders bei angiospastischen Störungen, vor allem bei intermittierendem Hinken, aber auch bei Coronarsklerose mit anzunehmenden Spasmen der Kranzgefäße und cerebralen Störungen derselben Genese. Ich habe von der oralen Darreichung (3mal 1 Dragée oder 10—20 Tropfen) gute Erfolge gesehen. Falls diese nicht genügt, rate ich zu intramuskulären Injektionen von Padutinampullen 1—2mal pro die. Die Patienten haben mir jedenfalls überwiegend oft Vertrauen zu diesem Mittel ausgesprochen.

Auch Deriphyllin und Euphyllin bewähren sich bei angiospastischen Erscheinungen oft gut. Ich empfehle das Euphyllin in Tabletten (0,1) oder Dragées (0,15) 3mal täglich 1 Stück oder in Zäpfchen (0,36 g 1mal täglich z. B. vor der Naht) oder in Ampullen (0,24 oder 0,48 g 1—2mal 1 Spritze intravenös eventuell mit Strophanthin und Traubenzucker). Empfehlenswert sind auch die WAGEN-FELDschen Pillen: Rp. Eukodal 0,005 Scopolamin. hydrobrom. 0,0001, Luminal 0,05, Euphyllin 0,05—0,1, Papaverin 0,04 m. p. q. s. u. f. Pil. Nr. XXX D.S. 3mal täglich 1 Pille. Auch das Perichol, eine Kombination der Camphercholinsäure mit Papaverin, habe ich gegen angiospastische Störungen mit Erfolg gegeben (Tabletten zu 0,13 3mal täglich).

Von den symptomatischen Mitteln besonders bei arteriosklerotischer Dysbasie hat sich zur Schmerzstillung das Aspirin nach W. ERB besonders gut bewährt. Bei diesem Leiden sind außerdem Wechselbäder angezeigt, die ich etwa so verordne: Abends stelle der Patient die Füße zuerst 5, später 8—10 Min. in warmes (nicht zu heißes!) Wasser von etwa 36—38° C und dann ganz kurz in stubenwarmes Wasser, um dann wieder einige Minuten ins warme Wasser zurückzukehren. Auch warme Vierzellenbäder (faradisch oder galvanisch oder sinodiodaler Wechselstrom) werden von den Patienten gelobt; die oben genannten Wechselbäder genügen aber völlig.

Zu den symptomatischen Mitteln gehören auch die Sedativa und Hypnotica. Von ersteren empfehle ich Bromural (3mal 1 Tablette zu 0,3), Luminaletten oder Prominaletten. Sehr wichtig sind bei der so häufigen Schlafstörung der Arteriosklerotiker, die sich besonders in frühem Erwachen und Nichtwiedereinschlafenkönnen äußert, Schlafmittel, die in genügender Dosis zu geben sind: Abends 1—2 Tabletten Phanodorm und beim frühen Erwachen noch $^1/_2$ Tablette desselben Mittels. In derselben Weise sind Medinaltabletten zu 0,5 oder Luminal (0,3) oder Luminal-Natrium oder Luminal-Calcium (0,3), die letzteren auch in Ampullen zu 0,4 zu geben. Ich rate deshalb zu genügend, also nicht zu niedrig dosierten Schlafmitteln, weil die Sorge für hinreichenden Schlaf zumal bei den noch im Beruf stehenden Patienten doch von erheblicher Bedeutung ist.

Wichtig ist endlich die Regelung der Verdauung bei obstipierten Patienten mit nicht drastischen Mitteln. Auf die Frage des Aderlasses werde ich bei der Besprechung der Hypertonie nochmals eingehen.

Hypertonie.

Die *essentielle Hypertonie*, die nicht renalen Ursprungs, wie man früher glaubte, sondern konstitutionell und zentral bedingt ist, darf man nicht mit der Arteriosklerose identifizieren, wie das so oft geschieht; wenn sie auch sicher sehr häufig im Rückbildungsalter mit ihr zusammen vorkommt. Aber gerade schwerste Formen und Lokalisationen der Arteriosklerose, z. B. die der Kranzarterien, verlaufen häufig mit normalem oder niedrigem Blutdruck. Die Hypertonie beginnt nicht selten bereits in relativ jugendlichem, bzw. mittlerem Alter, also in den 30er und im Beginn der 40er Jahre. Ihre Prognose ist besser als ihr Ruf; z. B. beobachtete der schwedische Arzt BENNI, daß von 176 Hypertonikern (mit einem systolischen Druck von über 200 mm bei strengem Ausschluß der Nephrosklerosen) die meisten ein Lebensalter von 60—70 Jahren erreichten, also genau so alt wurden, wie „gewöhnliche" Menschen. Diese Tatsache muß den Arzt veranlassen, das Leiden, bzw. dessen Symptome mit mehr Optimismus und Aktivität zu behandeln, als dies nicht selten geschieht.

Der oben erörterte Umstand der relativ günstigen *Prognose* ist aber auch ein wichtiger Faktor für die seelische Behandlung der Hypnotiker. Ich pflege besonders den gebildeten Patienten diese prognostischen Zahlen zu nennen und ihnen auch einen populären Aufsatz über den Blutdruck zur Lektüre zu geben, den ich einmal für eine bekannte Monatsschrift verfaßt habe; meist mit dem Erfolg überzeugender Wirkung. „Denn was man schwarz auf weiß besitzt", daran glaubt man (auch der gebildete Patient!) fester, als an das gesprochene Wort des Arztes. Nicht unwichtig ist, daß man ihm ferner klarmacht, daß die Hypertonie keineswegs identisch mit der Arteriosklerose sei, wie er meist annimmt. Auch sonst ist die Psychotherapie der Hypertonie bei dem überaus häufigen neurasthenischen und hyperchondrischen Charakter dieser Patienten von Wichtigkeit. Sie gipfelt immer wieder in der Erklärung der Gutartigkeit der Hypertonie und ihrer Störungen.

Für die *Therapie* ist von Wichtigkeit, festzustellen, ob die Hypertonie eine wirklich essentielle und nicht etwa grob organisch, vor allem eine renal bedingte ist. Auch die endokrin verursachten Formen, wie die thyreotoxische, hypophysäre (bei Morbus Cushing), die suprarenale (bei gewissen Nebennierengeschwülsten) kommen für die Diagnose in Betracht. Am wichtigsten und häufigsten aber ist die klimakterische Hypertonie. Bei allen diesen endokrin und organisch bedingten Formen bedarf es natürlich therapeutisch stets der Behandlung des Grundleidens.

Erst wenn eine erkennbare organische Grundlage der Hypertonie nicht feststellbar ist, behandle man die Blutdrucksteigerung, falls der Patient wirklich Beschwerden von seiten seiner Hypertonie klagt. Denn ich wiederhole, daß gerade die Hypertonie zu jenen pathologischen Befunden gehört, die oft durch Zufall bei sonst subjektiv ganz Gesunden festgestellt werden und dann überhaupt keiner Behandlung bedürfen.

Bei der Therapie der Hypertonie stehen neben den psychischen Faktoren vor allem diejenigen Maßnahmen und Ratschläge im Vordergrund, die ich bereits bei der Arteriosklerose angeführt habe, also die tunliche Vermeidung der Erregungen, Sorgen und Spannungen, kurz der komplexen „Abhetzung" im Beruf und privaten Leben. In diätetischer Hinsicht ist ebenfalls ungefähr das gleiche zu beachten, was ich in jenem Kapitel erwähnte, vor allem die fleisch- und salzarme Kost, die Verminderung der Flüssigkeitsmenge und auch einer zu reichlichen Ernährung überhaupt. Hunger-, Fasten-, KARELL- und TALQUIST-Tage sind auch bei der Hypertonie bisweilen am Platze. Bezüglich der Aderlässe rate ich zur Zurückhaltung. Gewiß wirken sie vorübergehend auf die Symptome der Hypertonie ein, z. B. auf Wallungen, Kopfdruck und Schwindel. Aber der objektive Erfolg ist doch sehr bescheiden und vorübergehend. Nur in relativ seltenen Fällen besonders von ausgesprochener Plethora vera mit Hypertonie und natürlich bei Patienten, die notorisch besonders günstig auf Aderlässe reagieren, mache ich Aderlässe von 250—500 ccm. Ich warne aber davor, jeden beliebigen Fall von Hypertonie mit regelmäßigen Aderlässen zu behandeln und empfehle den Ärzten, die dies tun, die Lektüre des „Gil Blas" mit seinen Arztkarikaturen, vor allen denen, die in Konkurrenz mit den Badern ein Geschäft daraus machten, vollblütigen und wohlhabenden Patienten alle Vierteljahr Aderlässe zu applizieren.

Medikamentös kann ich die Cholinpräparate Pacyl und Doryl (2—3mal täglich 1 Tablette viele Wochen lang) empfehlen. Trotz einer gewissen Skepsis, die man ärztlicherseits oft diesen Mitteln entgegenbringt, kenne ich doch so manche Patienten, die auf diese beiden Mittel schwören. Auch Euphyllin und Deriphyllin sei in derselben Verordnung empfohlen, wie im vorigen Kapitel ausgeführt. Ferner hat man von dem Rhodan gelegentlich Gutes gesehen, z. B. von dem Rhodan-Calcium-Diuretin, auch vom Jod-Calcium-Diuretin (3mal täglich 1 Tablette); das Jodpräparat ist, wie oben angegeben, nur 3—4 Wochen lang hintereinander zu geben.

Gymnastik leichter Art und vor allem Atemgymnastik werden sehr empfohlen. Daß Atemkuren, wie behauptet wurde, die Hypertonie heilen, muß ich aber mit F. HOFF nur als eine unsinnige Übertreibung bezeichnen.

Bezüglich der Bäderprozeduren verweise ich nochmals auf gewisse elektrische Bäder, z. B. die Vierzellenbäder, die geradezu spezifisch blutdrucksenkend wirken; das gleiche haben wir von kurzen Seebädern beobachtet, die ich angelegentlich empfehle. Kohlensaure Solbäder haben wahrscheinlich etwas weniger Erfolg, werden aber auch von manchen Patienten gerühmt. Vor sehr heißen Bädern, auch vor Moorvollbädern sind Hypertoniker natürlich entschieden zu warnen.

Auch operiert hat man bereits die Hypertoniker. LORD und HINTON[1] berichten über die Erfolge der thorakolumbalen Sympathektomie an 30 Fällen. Der Erfolg war durchschnittlich eine Senkung des diastolischen Drucks um 15 mm in der Ruhe. Ein höchst bescheidenes Resultat dieses immerhin gefährlichen Eingriffs! Ich referiere und warne gleichzeitig vor dieser durchaus unnötigen Operation.

Die Hypotonie.

Die *Hypotonie* des Blutdrucks ist meist die Folge irgendeiner akuten oder chronischen zehrenden Krankheit, eines Herzleidens, einer Endokrinopathie oder der Unterernährung, ferner eine konstitutionell begründete Anomalie gewisser schwächlicher, asthenischer Menschen. In letzterem Falle ist sie relativ oft mit Bradykardie verbunden. Diese „bradykardische Hypotonie" ist übrigens nicht hypothyreogenen Ursprungs, wie ich im Gegensatz zu H. ZONDEK nachwies. Sehr häufig aber ist die Hypotonie eine völlig harmlose Eigenart des Kreislaufs, die, da sie das Individuum nicht stört, auch keiner Behandlung bedarf.

In allen Fällen, bei denen die Hypotonie eine sekundäre Erscheinung und Folge eines jener oben genannten Leiden oder Ernährungsmängel ist, bedarf sie der Behandlung des *Grundleidens*, also der Tuberkulose, der akuten Infektion, des Carcinoms, der Blutkrankheit, des Morbus Addison, der hypophysären Kachexie u. a. m. oder auch vor allem der Besserung der Ernährung. Bezüglich

---

[1] LORD u. HINTON: Ärztl. Wschr. **1946**, 66.

der letzteren ist auch an eine vermehrte Zuckerzufuhr zu denken, da auch Hypo-glykämische Hypotonie zu zeigen pflegen.

Therapeutisch ist mit physikalischer Behandlung (Bädern, Gymnastik, Waschungen usw.) nur wenig zu erreichen. Auch mechanische Hautreizungen nützen meines Erachtens kaum etwas, da sie nur ganz vorübergehende Wirkungen erzielen. Auch die von manchen empfohlenen „Bürstenbäder" sind wohl eine Mode von vorgestern und entbehrlich.

Medikamentös kommen bei einer tatsächlich störend empfundenen Hypotonie in erster Linie die adrenalinartig wirkenden Präparate in Betracht, beispiels-weise Sympatol, Ephedrin, Ephetonin in der mehrfach angegebenen, stets niedrig zu haltenden Dosierung. Besonders das synthetische Pervitin hat neuerdings große Beliebtheit bei solchen hypotonischen Schwächlingen gewonnen, da es freudige Erregung und gesteigerte Aktivität hervorruft. Aber gerade vor diesen Mitteln ist zu warnen, da es nach HEUBNER, ZUTT, SELBACH[1] u. a. zu einer aus-gesprochenen Sucht führen kann. Überhaupt sei nachdrücklich betont, daß alle diese Stimulantien nur unter strenger Aussonderung der Fälle und vorübergehend zur Beseitigung von wirklich unangenehmen und hemmenden Störungen von seiten des Kreislaufs zu verordnen sind. Besser und harmloser sind solche Hypo-toniker stets durch allgemein tonisierende Mittel, also Eisen-Arsenpräparate, Phosphor-, Lecithin- und ähnliche Mittel zu behandeln. Man verordne ihnen Arsenpillen (Pilul. aciaticae 3mal täglich 1 Pille), Elarson und Eisenelarson (3mal täglich 1 Tablette), Tinct. ferri arsenical. F.M.B. (3mal täglich 5—20 Trop-fen). Liq. Kal. arsen. (Solut. Fowleri 3mal täglich 2—15 Tropfen). Von Phos-phorpräparaten empfehle ich besonders das Recresal (0,5 Mononatriumphosphat 3mal 1 Tablette), Phosphyll (hochprozentiges Monophosphat 2—5 Tabletten vor-mittags). Phosvitanon 2—3mal 1 Teelöffel. Natürlich gebe man diese toni-sierenden Mittel vor allem Patienten, die körperlich elend sind, also der Kräftigung bedürfen.

Vasomotorische Neurosen.

Von dieser Krankheitsgruppe, die nach dem Vorgang des besten Mono-graphen, nämlich R. CASSIRERs die Akroparästhesien, den Morbus Raynaud, die Erythromelalgie und das angioneurotische Ödem umfaßt, tritt das erstere Syndrom nicht ganz selten zur Angina pectoris und ist bei einer gewissen Form derselben, der NOTHNAGELschen Angina pectoris vasomotoria konstant vorhanden.

Die Akroparästhesie im Sinne NOTHNAGELs ist stets eine klinisch mehr oder minder ausgeprägte vasokonstriktorische Neurose der Körperenden; die Akro-parästhesie als Symptom einer Neuritis (FR. SCHULTZE) gehört eben nicht zu den vasomotorischen Erkrankungen. Die NOTHNAGELsche Form ist meist Teil-erscheinung einer allgemein vegetativen Neurose; übrigens hat man gelegentlich eine hypophysäre Grundlage vermutet. Heute sehen wir sie sehr häufig als Symptom der Ernährungs- und sonstigen Schäden der Notzeit.

Demgemäß ist zur Zeit auch auf die *Ernährung* therapeutisch vor allem zu achten und dem Patienten mehr Fett und Eiweiß zuzuführen, als er bisher erhielt. Auch alle die Noxen, die seine Nerven erregen und abnutzen, muß man zu vermindern suchen. Endlich ist es wichtig, die stets kälteüberempfindlichen Patienten genügend warm zu halten. Ich habe solchen Leuten, die auch nachts an Vasokonstriktionen der Finger und Füße leiden, schon oft geraten, nicht nur mit einer Wärmflasche, sondern auch mit Handschuhen ins Bett zu gehen; mit promptem Erfolg bezüglich der Akroparästhesien. Auch am Tage ist natürlich

---

[1] HEUBNER, SELBACH u. a.: Med. Welt **1943**, 689.

auf genügende Warmhaltung zu achten. Daß zu den nervenschonenden Faktoren auch eine eventuelle Sanierung des Geschlechtslebens gehört, habe ich bereits wiederholt erwähnt.

Medikamentös empfehle ich mit H. HERZ Chininpräparate in Kombination mit Arsen und sedativen Mitteln (z. B. Rp. Chinin. muriat. 4,5, Acid. arsenicos. 0,18, Extract. et pulv. Rad. Valer. q. s. u. f. Pil. Nr. 90 D.S. 3mal täglich 1 Pille; oder Rp. Chinin. hydrochlor. 3,0, Strychnin. nitr. 0,02 m. p. q. s. u. f. Pil. Nr. 30 3mal täglich 1 Pille). Dazu verordne man 3mal $^1/_2$ Tablette Bromural 0,3 oder Mixtur. nervina 3mal 1 Kinderlöffel. Auch das alte China-Calisaya-Elixier von DUNG mit und ohne Eisen und Arsen (3mal ein Likörglas) ist zu empfehlen; desgleichen Chinin-Leciferrintabletten (3mal 1 Tablette).

Die RAYNAUDsche Gangrän ist gleichfalls eine besonders schwere, bisweilen zur symmetrischen Gangrän von Fingern und Zehen führende vasokonstriktorische Neurose und oft schwer beeinflußbar, da sie in der Konstitution wurzelt: RAYNAUD selbst hatte die elektrische Behandlung der betroffenen Teile empfohlen, die aber meist versagt. Besseres leisten galvanische und faradische Bäder, z. B. Vierzellenbäder mit Temperaturen von 35—37° C. Auch gewöhnliche warme Handbäder (WANDEL) und *Heiß*luftanwendung (bis 50° C) werden gelobt. Alle Heißprozeduren sind aber bei der Empfindlichkeit der Haut der Patienten mit großer Vorsicht anzuwenden.

Die allgemeine Tonisierung (mit Eisen-Arsen-Phosphorpräparaten) hat kaum einen Einfluß auf den Prozeß. SOHLIS-COHEN empfahl Nebennierenpräparate; ihre Erfolge sind aber zweifelhaft. Auch das bei den gutartigen Akroparästhesien wirksame Chinin versagt hier meist. Auch vom Nitroglycerin und Natrium nitrosum habe ich bei M. RAYNAUD der Finger und Zehen, bzw. den ihm vorausgehende Angiospasmen, keine überzeugenden Erfolge gesehen. Das gefäßerweiternde Kreislaufhormon Padutin (täglich eine Injektion zu 1 ccm oder 3—4mal 1 Dragée) sollte stets versucht werden, auch wenn es leider nicht selten versagt. Relativ am besten scheint sich das von GANTER empfohlene — eigentlich gefäßverengernde — Gynergen (Ergotamin, ein Mutterkornpräparat) bewährt zu haben; man gebe 2mal täglich 15—30 Tropfen oder 3—4mal 1 Tablette oder täglich 1 Ampulle subcutan. Auch hier ist Vorsicht am Platze. Man setze die Gynergenkur stets nur tastend und kurze Zeit 8—14 Tage fort.

Auch die BIERsche Stauung wurde gelobt (CASSIRER). In meinen Fällen versagte sie. Besser schien sich die H. NOESSKEsche Methode bewährt zu haben. Man entleert durch feine Incisionen, z. B. in die Fingerbeere das cyanotische Blut aus dem asphyktischen Glied und saugt dann mittels Saugglocke und eines Wasserstrahlgebläses von 10—15 cm Hg. Unter dieser mehrere Tage fortgesetzten Therapie sah NOESSKE die Asphyxie rasch schwinden. Neuerdings haben manche Autoren auch über gute Erfolge von der periarteriellen Sympathektomie berichtet, andere jedoch über Mißerfolge. In sehr quälenden, auf die obere Extremität beschränkten Fällen sei jedenfalls der (zunächst einseitige) Versuch dieser Operation empfohlen.

Bei Lues in der Vorgeschichte des Kranken ist natürlich spezifisch zu behandeln.

Die *Prophylaxe* hat genau wie bei der Akroparästhesie Kälte, Nässe, Nicotinabusus und gewisse Gifte, besonders Ergotin und Quecksilber, zu meiden. Auch sind Berufe, die stärkere, dauernde Irritationen der Fingerenden mit sich bringen (z. B. der des Feinmechanikers) für RAYNAUD-Disponierte sehr ungeeignet und zu meiden.

Die *vasodilatorische Neurose*, die sehr seltene Erythromelalgie, die sich in heftigen Schmerzparoxysmen verbunden mit starker Rötung oder in chronisch exacerbierenden und remittierenden gleichen Symptomen vorzugsweise an den distalen Gliederteilen äußert, ist ätiologisch meist unklar. Deshalb kann ihre *Therapie* meist nur eine symptomatische sein. Kühle Umschläge, Eisblase, Ruhigstellung und Hochlagerung der betroffenen Extremität sind selbstverständliche Verordnungen. Die üblichen antineuralgischen Mittel sind stets notwendig, Morphium ist natürlich zu meiden. Von der Resektion sensibler Nerven und der periarteriellen Sympathektomie hat man überwiegend unbefriedigende Erfolge gesehen. Die üblichen tonisierenden Medikamente (Eisen, Arsen, Chinin) habe ich stets ohne Nutzen nehmen lassen. In den sehr seltenen zuverlässig beobachteten Fällen luischer Ätiologie wird man mit Erfolg antisyphilitische Kuren machen lassen. In einem mit Myxödemsymptomen verlaufenden Fall beobachtete ich guten Erfolg von der Thyreoidinbehandlung. Man suche also auch bei diesem Leiden nach etwaigen endokrinen ätiologischen Faktoren und behandle alsdann mit den entsprechenden Hormonpräparaten; beispielsweise auch mit Ovarialmitteln, die ich in einem anderen Falle des Leidens gut wirken sah.

Zu den vasodilatorischen Störungen der Haut gehört auch die häufige, von mir als *Erythrocyanosis symmetrica* bezeichnete symmetrische rotblaue, flächenhafte Verfärbung an der Außenseite der Unterschenkel, der Unter- und Oberarme, der Brüste und Nates besonders bei pastösen, frostdisponierten jungen Mädchen und Frauen. Angesichts der völligen Harmlosigkeit und Beschwerdefreiheit dieser Anomalie bedarf sie auch weder einer Prophylaxe noch einer besonderen Therapie. In Fällen, in denen sie als unästhetisch empfunden wird, ist ein guter Körperpuder besser als irgendwelche Medikamente. Kälte ist auch hier zu meiden, die strumpflose Mode ebenso ungeeignet wie die ärmellose. Einigen ängstlichen jungen Frauen habe ich versichern müssen, daß diese Blauröte der Haut mit der Zeit, das ist im mittleren Alter fast immer spontan verschwindet, keinerlei bedenkliche Folgen haben kann, und auch niemals zu dem von ihnen befürchteten Ulcus cruris führt.

Wenn ein mehr oder minder bunter Wechsel von Gefäßkrämpfen und -erweiterungen und dazu noch andere vegetative Störungen treten (z. B. fieberlose Schüttelfröste, profuse Diarrhöen oder Erbrechen, Hautblutungen, Menorrhagien, vasoparalytischer Kopfschmerz, vestibuläre und intermittierende thyreotoxische Symptome und depressive psychische Erscheinungen), so spricht man von *vasomotorischer* (besser vegetativer) *Ataxie* (SOHLIS-COHEN). Die Fälle sind therapeutisch in der Regel sehr undankbar. Wo endokrine Symptome, z. B. thyreotoxische oder hypothyreogene, genitale, prähypohysäre oder nebennierenbedingte Faktoren nachweisbar sind, sind diese entsprechend zu behandeln (vgl. dieses Kapitel); besonders gilt dies von der Klimax. Bei vorherrschenden Zeichen einer hämorrhagischen Diathese sind Calciumpräparate angezeigt oder auch der Calcinosefaktor A.T. 10. Daneben sind allgemeine Sedativa (Baldrian, Brom, Barbitursäuremittel u. a.) indiziert. Niemals ist die Psychotherapie in diesen Fällen zu vernachlässigen. Auch ist die überwiegende Vago- oder Sympathicotonie therapeutisch zu berücksichtigen, und zwar durch die Verordnung von Atropin- oder adrenalinartig wirkenden Mitteln (Ephedrin, Sympatol, Pervitin in vorsichtigsten Dosen). Besonders schwer, oft tödlich endend, tritt dies Syndrom bei der vegetativen Neurose des Kleinkindes der FEERschen Krankheit in Erscheinung, die FEER als mesencephal bedingt ansprach. Therapeutisch wurden gegen sie Atropin. sulfur. ($1^0/_{00}$ige Lösung 4mal 2—10 Tropfen) und Leberextrakt empfohlen.

Die *Sklerodermie*, bei der eine *lokalisierte* (harmlosere) *Form* und eine *diffuse*, mit allgemeiner Verelendung und pluriglandulären Symptomen, von mir als *sklerodermische Dystrophie* bezeichnete *Form* zu unterscheiden ist, spottet meist jeder Behandlung; kein Wunder, da auch ihre Ätiologie meist völlig unklar ist. Eine *Prophylaxe* kennen wir demgemäß auch nicht.

Therapeutisch werden auch hier die allgemein tonisierenden Mittel (Chinin, Arsen, Strychnin, Phosphor) und beim dominierenden Bestehen endokriner Symptome Hormonpräparate (Thryeoidin, Keimdrüsenmittel, Praephyson oder Preloban sowie adrenalinartig wirkende Präparate) verordnet. Auch BIERsche Hyperämie, vorsichtige Massage, Fango-, Moor- und sonstige warme Packungen, Reizkörperinjektionen (z. B. Terpentin, Kaseosan u. a.) wurden empfohlen. Auch die periarterielle Sympathektomie wurde bei lokalisierten Formen des öfteren ausgeführt; meist mit unbefriedigendem Erfolg. Endlich haben andere und ich von Fibrolysineinspritzungen bisweilen ziemlich günstige symptomatische Erfolge beobachtet. In der großen Mehrzahl der Fälle versagt aber, wie schon erwähnt, jede der genannten therapeutischen Maßnahmen.

Auch die der Sklerodermie nahestehende *Hemiatrophia faciei* ist weder prophylaktisch noch therapeutisch zu beeinflussen. Symptomatisch werden meist Antineuralgie gegen die heftige Quintusneuralgie notwendig. Kosmetische Behandlung z. B. in Gestalt von Paraffininjektionen wurden mit Erfolg angewandt.

Die *neurotischen Ödeme* haben verschiedene Ursachen. Einerseits können sie endokrin bedingt und hypothyreoge er oder häufiger klimakterischer Natur sein. Dies sind in der Regel chronische Ödemformen. Paroxysmal tritt das Oedema circumscriptum cutis QUINCKES auf, befällt wahllos verschiedenste Teile der Körperhaut, auch die Schleimhaut des Mundes und Rachens, hier bisweilen durch Übergreifen auf den Kehlkopf Lebensgefahr verursachend. Diese Form ist meist nachweisbar allergisch bedingt, und zwar durch Allergene besonders in den Eiweißstoffen der Nahrung, aber auch der Einatmungsluft. Gleiches gilt vom intermittierenden Gelenkhydrops. *Therapeutisch* und *prophylaktisch* kommt bei den allergischen Fällen natürlich vor allem die Vermeidung der Allergene besonders in der Nahrung in Betracht und für die inhalatorischen Allergene der Aufenthalt in allergenfreiem Milieu, z. B. in der allergenfreien Kammer. In schweren Fällen wird man, wie beim allergischen Asthma, auch Kuren im Gebirge (über 800 m) oder auf Seeinseln verordnen. Außerdem sind im Anfall Calciuminjektionen (Afenil) oder auch Sympatol oder Ephetonin in den schon erwähnten Dosen indiziert. Auch die intravenöse Einspritzung einer Ampulle Ektobrom hat sich bewährt. Elektrische und Wasserprozeduren sowie Massage haben keinen Erfolg und können fortbleiben.

Beim Vorliegen endokriner Störungen, also bei jenen überwiegend chronischen Formen des Ödems, sind die betreffenden Hormone zu verordnen, also Thyreoidin oder Ovarpräparate. Pituglandol in Tabletten und Injektionen wurde ebenfalls empfohlen. Auch in diesen Fällen hat sich die Kombination des Hormonmittels mit Calciumpräparaten bewährt.

Die als *intermittierendes Hinken und* BILLROTH-BUERGER*sche Krankheit* bezeichneten Syndrome sind so bedeutsam, daß sie noch einiger besonderer Ausführungen bedürfen. Das intermittierende Hinken, die Dysbasia arteriosclerotica, ist meist arteriosklerotischen Ursprungs, kommt aber nicht nur bei der „gewöhnlichen" Arteriosklerose älterer Leute vor, sondern besonders häufig auch bei Leuten mittleren Alters, die exzessive Raucher, besonders von Zigaretten waren. Demgegenüber spielen Kälteschäden und Überanstrengungen eine etwas geringere Rolle. Lues und Alkohol sind ohne wesentliche ätiologische Bedeutung.

Die *Prophylaxe* hat das zu berücksichtigen, was bereits bei der Vorbeugung der Arteriosklerose im allgemeinen ausgeführt wurde. Vor allem hat sie im strikten Verbot des Rauchens zu bestehen, das natürlich auch therapeutisch die wichtigste Verordnung ist. Prophylaktisch und therapeutisch ist auch die Vermeidung von Kälteschäden nicht zu vergessen.

Für die *Therapie* ist ferner wichtig, daß man Leuten mit manifestem intermittierendem Hinken rät, unnötige, längere Wege nach Möglichkeit ganz zu unterlassen. Der Patient soll womöglich nur so lange und so langsam gehen, daß es überhaupt nicht zu dem ominösen Krampf- und Schmerzgefühl im Unterschenkel kommt. Ich habe bereits ausgeführt, daß außerdem Wechselbäder abends angezeigt sind: warme (nicht zu heiße) Fuß- und Beinbäder von 35—37°C 5—10 Min. lang, denen ganz kurzes Eintauchen des Beins in stubenwarmes Wasser zu folgen hat; dann folgt nochmaliges kurzes Warmbad des Fußes. Auch elektrische Zwei- und Vierzellenbäder sind zu empfehlen. ERB verordnete am meisten galvanische Fußbäder, der mit je einer Elektrode, stabiler Durchleitung des Stromes 12—20 mA in wechselnder Richtung je 3—6 Min. lang täglich oder seltener. Medikamentös sind, wie schon erwähnt, die Nitrite nach meiner Erfahrung nicht besonders wirksam. Ich bevorzuge das Jod- oder Rhodan-Calcium-Diuretin (3mal 1 Tablette). Auch das Padutin hat sich bewährt (s. o.). Bezüglich der operativen Behandlung ist zu wiederholen, daß die periarterielle Sympathektomie von manchen zwar gerühmt wurde. Andere Autoren warnen aber vor ihr, da gelegentlich rasche Gangrän nach dem Eingriff beobachtet wurde. Gegen die Schmerzen verordnete ERB stets Aspirin, das symptomatisch tatsächlich meist am besten wirkt.

Die BILLROTH-BUERGER*sche Krankheit* befällt besonders Männer jugendlichen und mittleren Alters nach länger dauernden starken Kälteeinwirkungen und führt nach den Prodromen eines intermittierenden Hinkens zu einseitiger, selten doppelseitiger Gangrän eines Unterschenkels oder Fußes. Die anatomische Ursache dieses Brandes ist eine örtliche produktive Endarteriitis mit Neigung zur Thrombosierung, seltener eine das ganze Arteriensystem befallende Erkrankung.

Prophylaktisch ist die Vermeidung von groben Kälteschäden wichtig, besonders bei Leuten, die bereits an peripheren Durchblutungsstörungen gelitten haben.

Die *Therapie* ist mit der des intermittierenden Hinkens identisch. Sie besteht also vor dem Auftreten des Brandes in Wechselbädern, elektrischen Zweizellenbädern und sonstigen Wärmeprozeduren. Auch hier sind Nitrite und besonders Padutin zu versuchen. Die operative Behandlung ist gleichfalls von sehr wechselnden Erfolgen, aber des Versuches wert; besonders die periarterielle Sympathektomie. Meist wird aber die Amputation des betroffenen Gliedes nicht zu vermeiden sein. Die *Prognose* dieser Kranken wird auch dadurch verschlechtert, daß bisweilen die Kranzarterien des Herzens, die Nierengefäße und die Hirn- und spinalen Arterien mit befallen sind. Man hat auch eine rein cerebrale Form dieses Leidens angenommen (SCHRECKENMAIR), die keiner Therapie zugänglich ist. Die Lues spielt auch hier ätiologisch keine Rolle, was für die Therapie immerhin bedeutsam ist.

Periphere Durchblutungsstörungen können ferner in Gestalt der senilen, diabetischen und embolischen Gangrän und ihrer Prodrome in Erscheinung treten. Im Gegensatz zur BILLROTHschen Krankheit und zum Morbus *Raynaud* befällt die arteriosklerotische Gangrän besonders ältere Leute, die bisweilen, aber keineswegs immer vorher an intermittierendem Hinken gelitten hatten. Bezüglich der *Prophylaxe* und *Therapie* dieser Fälle verweise ich auf das oben Ausgeführte. Auch die diabetische Gangrän finden wir fast immer bei älteren Kranken, besonders Männern; jugendliche Diabetiker sah ich niemals an Gangrän erkranken. Sie verdankt ihre Entstehung stets einer Kombination von örtlicher Arteriosklerose und diabetischer Stoffwechselstörung. Dabei ist auffallend, daß die

Symptome des intermittierenden Hinkens dieser Form des Brandes nicht vorauszugehen brauchen.

Die *Prophylaxe* vermag wenig. Bisweilen glaubt man durch eine Therapie, wie beim intermittierenden Hinken, und eine gründliche Diät- und Insulinbehandlung des Diabetes den Brand verhindert zu haben. Auch die rechtzeitige peinliche Behandlung aller suspekten Ulcera und Onychien scheint manchmal vorbeugend zu wirken. In den meisten Fällen kommt man aber zu dem schmerzlichen Ergebnis, daß auch die beste klinische Behandlung eines Diabetes die drohende Gangrän nicht zu verhindern vermag. Man kann dann nichts anderes tun, als den Kranken hinreichend diätetisch einzustellen und zu insulieren, so daß er wenigstens die Amputation des betreffenden Gliedes übersteht und eine leidliche Heilung der Operationswunde erfährt.

In sehr seltenen Fällen kann auch eine *luische* Gefäßerkrankung zur Ursache einer Gangrän werden. In diesen Fällen ist natürlich eine gründliche antisyphilitische Behandlung, besonders in Gestalt des Jodkali und der Quecksilberschmierkur, indiziert.

Endlich bedarf auch die *Embolie einer Beinarterie* als Quelle der Gangrän diagnostischer und therapeutischer Beachtung. Das urplötzliche Einsetzen der Embolie, der meist äußerst heftige örtliche Schmerz und die völlige periphere Blutleere unterhalb des Emboliegebietes kennzeichnen diese Fälle diagnostisch hinreichend. Trotzdem werden sie leider oft verkannt; so oft, daß die einzig wirksame, der Gangrän vorbeugende Therapie, nämlich die operative Entfernung des Embolus, die Embolektomie, nur sehr selten rechtzeitig gelingt. In den meisten Fällen muß man sich mit dem operativen Absetzen des ischämischen Gliedes begnügen. Das Leben dieser, in der Regel senilen Patienten ist damit aber leider meist nicht gerettet; die große Mehrzahl der Fälle stirbt bald nach diesem Eingriff. Daran ändern weder früheste Operation, noch beste operative Technik und Nachbehandlung kaum etwas. Bei jüngeren Patienten, z. B. solchen mit Mitralstenose (bei denen der Embolus dann aus dem linken Vorhof stammt), haben Stich und Bauer aber gelegentlich Heilungen nach Embolektomie beobachtet, wenn der Eingriff spätestens 10—12 Stunden nach dem embolischen Insult erfolgte.

Die *Embolie der Lungenarterie,* besonders durch größere Thromben, die (aus irgendeinem thrombotischen Venengebiet stammend) im Hauptast an der ersten Teilungsstelle steckenbleiben, rufen das bekannte, furchtbar ernste Krankheitsbild hervor, das leider fast immer mit dem jähen Tode des bis dahin scheinbar genesenen Kranken führt; z. B. bei Wöchnerinnen, nach Bauch- und anderen Operationen und nach Infektionskrankheiten, die zu der ursächlich so verhängnisvollen Thrombose und Thrombophlebitis im Gebiet der Beine oder des Beckens geführt hatten.

Die Friedr. Trendelenburgsche Operation, die Embolektomie der Art. pulmonalis, hat nur in wenigen Fällen das Leben eines solchen Kranken retten können. In der überwiegenden Mehrzahl der Fälle kommt der Eingriff zu spät oder wird nicht mehr überstanden. Kranke der Hauspraxis sind stets verloren. Die ganz seltenen durch Embolektomie geheilten Kranken befanden sich bereits in einer chirurgischen Klinik und konnten so gerettet werden. Übrigens raten manche Chirurgen, z. B. auch Stich und Bauer, nach diesen Insulten zum Abwarten, weil ein gewisser Bruchteil von Lungenembolien scheinbar schwerster Art doch noch spontan (unter Anwendung von Morphium) genesen soll. Das ist insofern auch berechtigt, als auch kleinere Embolien mit geringeren Lungeninfarkten gelegentlich sehr alarmierende akute Symptome auslösen. Trotzdem sind sie aber heilbar, und die Patienten können bei absoluter Ruhe und der Anwendung von Opiaten und sedativen Mitteln den Anfall überstehen.

Die *Thrombose und Thrombophlebitis* der Venen, am häufigsten in Krampfadern der Beine auftretend, sind, wie aus den eben besprochenen Fällen hervorgeht, also stets zumal im rezenten Stadium ernstlich zu beachtende und sorgfältig zu behandelnde Affektionen. Ich halte trotz des Widerspruchs einiger Kollegen in *allen* Fällen von Thrombose in einem Krampfadergebiet des Beines strenge Bettruhe für angezeigt. Gewiß gibt es Fälle von einfacher, nicht infizierter Thrombose, in denen man, wie STICH und BAUER dies empfehlen, den Patienten nach Anlegung eines Varicosanverbandes (von den Zehen bis ins obere Drittel des Oberschenkels) aufstehen lassen kann. Aber es ist in der Praxis und für den praktischen Arzt außerordentlich schwierig, meist unmöglich, diese „günstigen" Fälle zu erkennen und von den anderen bösartigeren zu unterscheiden. Wer alle Fälle von Thrombose und Thrombophlebitis für 3—4 Wochen ins Bett steckt, wird ihnen noch am ersten das Auftreten von Lungenembolien ersparen können.

Zur Ruhigstellung des Beines dient am besten die etwas erhöhte Lagerung desselben in einer Schiene. Örtlich angesetzte Blutegel werden neuerdings wieder mehr empfohlen. Jegliche Massage ist zu unterlassen. Deshalb bin ich auch kein Freund von Einreibungen des Beines mit grauer Salbe, Jod- oder Ichthyolvasogenen u. dgl. Besser, angenehmer und weniger gefährlich sind Umschläge mit essigsaurer Tonerde oder Bleiwasser. Wenn der Patient 3—4 Wochen das Bett gehütet hat, lasse man ihn nicht sofort aufstehen, sondern gewöhne seine Venen und Muskeln durch vorsichtige passive und aktive Gymnastik an die Bewegungsakte. Bevor der Patient aufsteht, versehe man sein Bein auch stets mit einer Varicosanbinde, die noch wochenlang, in manchen Fällen durch Monate weiter zu tragen sind. Falls diese Varicosanbinden nicht erhältlich sind, genügen übrigens auch gewöhnliche elastische Binden. Die letzteren müssen von sehr vielen Patienten, besonders von Frauen, noch lange Zeit hindurch getragen werden, um dem Auftreten der störenden, wenn auch harmlosen postthrombotischen Ödeme vorzubeugen. Das gleiche gilt von den Gummistrümpfen, die von manchen Patienten bevorzugt werden. Nur achte man darauf, daß dieselben porös und luftdurchlässig sind, da sonst das den Kranken so oft drohende thrombophlebitische Ekzem und das Ulcus cruris noch leichter und häufiger auftreten, wie bei guter Behandlung dieser Fälle.

IV. Erkrankungen der Luftwege und Lungen.

Schnupfen.

Der *akute Schnupfen* (Coryza) ist meist die harmlose erste Äußerung einer „Erkältung", also das Produkt irgendeiner banalen Infektion. Er bedürfte keiner Prophylaxe und Therapie, wenn er nicht bei manchen Menschen langwierige, unangenehme Bronchitiden im Gefolge hätte, auf Nebenhöhlen und die Ohren übergreifen würde und Debile, Säuglinge und Greise sogar ernstlich gefährden könnte.

Also müssen wir eine *Prophylaxe* doch versuchen. Sie geschieht einerseits dadurch, daß der Empfindliche die Infektionsmöglichkeit von seiten akut Schnupfenkranker vermeidet, andererseits, daß er sich vor Zug, nassen Füßen und sonstigen Erkältungsgelegenheiten hütet, sich im übrigen aber — zumal in der wärmeren Jahreszeit — nach Möglichkeit abhärtet. Nichts wirkt in dieser

Hinsicht auf manche Menschen (z. B. auch auf mich selbst) besser und sicherer, als Aufenthalt im Seebad und fleißiges Baden.

Ob die Prophylaxe in Gestalt des Tropfen Jodtinktur auf ein Glas Wasser Wert hat, ist nicht sicher. Man kann sie aber anwenden.

Bei den ersten Anzeichen des Schnupfens empfiehlt sich *therapeutisch* das Trinken von heißem Tee (gleichgültig welcher Art) und ein kräftiger Grog oder Glühwein. Auch heiße Fußbäder sind zu empfehlen; außerdem eine ordentliche Dosis Aspirin (3mal 1 Tablette) oder Pyramidon (3—4mal 0,3). Dann lege man sich in heiße Decken eingewickelt ins Bett. Der nun folgende Schweißausbruch ist, wie allgemein bekannt, das beste Mittel zur Coupierung des Schnupfens. Von Gurgelmitteln empfiehlt F. HOFF besonders die Mucidantinktur in Wasser. Die Schnupfenwatte, die Adrenalin, Anaesthesin, Menthol enthalten, die Risin- und Mucidansalbe für die Nasenlöcher sind manchen angenehm, aber meist entbehrlich.

Der *chronische Schnupfen* verläuft als hypertrophische und atrophische Form. Die erstere, der sog. Stockschnupfen, kann Produkt eines akuten Schnupfens sein, aber ist öfter in Gestalt von starker Schwellung der Muscheln, „Polypen-bildung" ein selbständiges Leiden, zwar harmlos, aber durch die Folgen (z. B. Bronchialasthma!) doch oft quälend.

Die *Prophylaxe* ist mit der des akuten Schnupfens identisch. *Therapeutisch* empfiehlt sich die Anwendung von Nasenduschen mit warmer 1%iger Kochsalz- oder Borsäurelösung; eventuell ist die galvanokaustische Behandlung der hyper-trophischen Muscheln indiziert. In ersteren Fällen, besonders bei Kindern und Jugendlichen, sind Badekuren an der Ost- oder Nordsee, in Solbädern in Reichen-hall, Bad Soden, angezeigt. Auch die Besserung des Allgemeinbefindens durch gute Ernährung und Eisen-Arsenkuren sind bei diesen skrofulösen, bzw. exsu-dativen Kindern von Nutzen.

Die *atrophische Rhinitis* ist wohl stets ein selbständiges Leiden, tritt oft als „Stinknase" *(Ozaena)* auf, besonders bei Jugendlichen weiblichen Geschlechts, und ist sehr hartnäckig, verschwindet allerdings im mittleren Alter oft von selbst. Sie ist wahrscheinlich durch den Bacillus Perez bedingt.

Eine *Prophylaxe* gibt es nicht. Die *Therapie* besteht in Spülungen mit lau-warmer Kochsalzlösung, 0,3%igem Kaliumpermanganat oder Einlegen von Wattetampons mit Jodglycerin (MADLsche Lösung: Jodi puri 0,1, Kal. jodat. 0,4, Glycerin 30,0), (v. DOMARUS). Auch diese Patienten bedürfen bisweilen der Badekuren an der See oder im Solbad und der roborierenden Medikamente und Ernährung.

Die seltenen Fälle, in denen die tertiäre Lues gleichzeitig mit gummöser Zerstörung des nasalen Knochengerüstes und einer Ozaena verläuft, bedürfen natürlich in erster Linie einer antiluischen Therapie (Jodkali, Neosalvarsan).

Das *habituelle Nasenbluten* ist einerseits durch örtliche Prozesse (Erosionen) bedingt, meist aber das Produkt irgendeines Allgemeinleidens, eine Blutkrank-heit, einer der hämorrhagischen Diathesen, einer Cholämie, besonders oft der Arteriosklerose und Nephrosklerose und einer Herzinsuffizienz; bisweilen tritt es auch bei akuten Infekten (Typhus, Fleckfieber, Pocken, Scharlach, Pertussis u. a.) auf.

Prophylaktisch läßt sich kaum etwas gegen das Nasenbluten tun. Nur in den selteneren Fällen, in denen Erosionen die Ursache sind, kann man diese durch Ätzungen behandeln.

Therapeutisch empfehlen sich vor allem Einlegen mit tiefliegendem Kopf, Ruhe und Vermeidung des Schneuzens. Bisweilen ist Tamponade mit Eisen-chloridwatte oder Gelatine (käufliche Gelatose in zugeschmolzenen Ampullen) oder Suprareninlösung angezeigt; bei Hämophilie empfiehlt v. Domarus Tampons mit frischem Blutserum. In ersteren Fällen ist die hintere Tamponade mittels des Bellocqschen Röhrchens notwendig, bisweilen auch die intravenöse Injektion von Gelatine oder 5 cm einer 10%igen NaCl-Lösung.

Das *familiäre Nasenbluten* (Osler), das übrigens nicht so harmlos ist, wie man immer liest (ich kenne eine Reihe von Todesfällen!), bedarf deshalb bei schwereren Anfällen stets der gleichen styptischen Maßnahmen. Auch hier habe ich von Gelatine (örtlich und parenteral) gute Erfolge gesehen. Außerdem empfehle ich eine längere Calciumtherapie (3mal 2 Tabletten Calcipot od. dgl.). Da es in der Regel dominant vererbbar ist und beide Geschlechter bedroht, kämen eugenetische Maßnahmen (eventuell Eheverbot) in Betracht.

Von den *Kehlkopfleiden* nenne ich zuerst die *Laryngitis*, den akuten und chronischen Kehlkopfkatarrh. Der erstere ist meist das Produkt eines Erkältungsinfekts, seltener der Inhalation von Rauch, Staub, Ammoniak oder die Folge großer Anstrengung der Stimme (oft bei ungeschulter Phonation!).

Die *Prophylaxe* ergibt sich ohne weiteres aus den eben genannten Ursachen, die eben zu meiden sind.

Therapeutisch ist Schonung der Stimme, am besten völliges Schweigegebot für einige Tage und die Vermeidung von Zug, Staub und Rauch angezeigt; außerdem heiße Milch mit Honig oder Emser Wasser oder Salz. Außerdem ist Gurgeln mit 1%iger Kochsalzlösung oder Emser Salz zu empfehlen. Den Hustenreiz bekämpfe man mit Kodein (Tabletten oder Kompretten zu 0,03—0,05) Dicodid oder Paracodin.

Die *chronische Laryngitis* verlangt zunächst eine präzise Diagnose, um die Verwechslung mit einer Tuberkulose, einem Carcinom, der Lues oder einer Lähmung zu vermeiden.

Von der *Prophylaxe* gilt in den Fällen, die aus einer akuten Laryngitis entstehen, das oben Gesagte. *Therapeutisch* sind gleichfalls Schonung der Stimme, Vermeidung von schädlichem Rauch, Staub u. dgl. und Inhalationen, sowie Kodein und eventuell Pinselung mit 10%igem Tanninglycerin angezeigt. Bei ausbleibendem Erfolg revidiere man stets laryngoskopisch den Kehlkopfbefund, da erfahrungsgemäß in solchen Fällen oft doch noch ein Neoplasma oder eine Tuberkulose herauskommt.

Im Falle eines *Carcinoms* sollte heute stets zunächst eine Röntgentherapie, von der ich vorzügliche Erfolge sah, versucht werden, ehe man zur Operation schreitet. Bei tuberkulösen Geschwüren hat sich neben der operativen Behandlung (Auskratzung) die Ätzung mit Milchsäure seit langem bewährt.

Die *Kehlkopflähmungen* erfordern meist die Behandlung des Grundleidens. Die Lähmung des *N. laryngeus superior* ist infolge der Anästhesie des Larynx durch die Gefahr des Verschluckens bedroht; meist ist sie eine Folge der Diphtherie. Die *Recurrenslähmung* ist oft das Produkt eines Aneurysmas oder eines Mediastinaltumors. Einseitige Lähmungen machen wenig Störungen. Doppelseitige Lähmung, besonders *Posticuslähmung* erzeugen oft hochgradige Atembehinderungen und indizieren die lebensrettende Tracheotomie. Im übrigen kann man durch die Röntgentherapie der mediastinalen Geschwulst auch die Stimmbandlähmung bessern.

Internus- (Spanner-) lähmungen und *Transversuslähmungen* sind meist durch Laryngitis bedingt und verlangen die gleiche Behandlung wie diese.

Hysterische Lähmungen zeigen laryngoskopische stets doppelseitige Paresen, meist vom Typus der Internuslähmungen und sind durch totale Aphonie bei klingendem (nicht heiserem oder aphonischem) Husten, sowie durch die psychophysische Persönlichkeit des Patienten gekennzeichnet.

Die *Prophylaxe* deckt sich mit derjenigen der hysterischen Reaktivität überhaupt (vgl. dies Kapitel).

Die *Therapie* besteht in einer energischen, überrumpelnden Suggestivbehandlung (z. B. mittels faradischer Pinselung) oder auch der milderen Hypnose- oder psychoanalytischen Therapie. Bei Kindern und Jugendlichen habe ich stets die brüske faradische Behandlung bevorzugt und erfolgreich gefunden. Bei hysterischen Aphonien und Dysphonien habe ich bei leidlich musikalischen Patienten auch von Gesangsübungen nach der HEYschen Lehrmethode gute Erfolge erzielt. Sie besteht unter anderem darin, daß man in Anschluß an gewisse Konsonanten (m, n, p, b) Vokale, wie a, e, o erst summend, dann immer lauter intonieren läßt; durch dies Summen wird der tönende Vokal „nach vorn" gebracht und erhält dadurch die beste Resonanz.

Der *Laryngospasmus* der Kleinkinder und Säuglinge ist meist das Produkt einer Spasmophilie und gleichzeitiger Rachitis. Demgemäß behandle man diätetisch und mit Phosphorlebertran oder Vigantol, Calciumpräparaten, im Anfall mit kühlen Güssen oder Besprengungen, Senfpackung des Brustkorbs, eventuell Inhalation von etwas Chloroform.

Die *Larynxkrisen* Erwachsener, entweder durch Tetanie, Epilepsie, Lyssa oder durch Tabes bedingt, verlangen die Behandlung des Grundleidens. Die seltenen Fälle von postgrippösem Laryngospasmus mit Schluckzwang werden nach meiner Erfahrung nur durch eine Morphium- oder Pantoponinjektion kuriert. Übrigens bedürfen auch die anderen organisch bedingten Stimmbandkrämpfe im Anfall meist des Morphiums, da sie überaus qualvoll sind. Man kann ihnen übrigens, wenn sie, wie die postgrippösen fast nur nachts auftreten, auch durch eine Dicodidtablette (0,01) am Abend vorbeugen. Bei Tetanie der Erwachsenen sei nochmals auf eine rationelle längere Calciumtherapie oder den Calcinosefaktor von HOLTZ hingewiesen (vgl. das Kapitel der Tetanie).

Die *Perichondritis laryngea*, oft zum *Glottisödem* führend, wird durch Tuberkulose, Lues oder bösartige Tumoren des Kehlkopfes, bisweilen auch durch akute Infekte, besonders Typhus und Pocken, hervorgerufen. Gelegentlich ist das Glottisödem auch Teilerscheinung eines QUINCKEschen Ödems, also ein allergisches Produkt, oder durch giftige Gase oder Fremdkörper erzeugt.

Die *Prophylaxe* hat nur in den allergisch oder durch Fremdkörper oder Gase bedingten Fällen wirksame Möglichkeiten.

Therapeutisch verlangen die meisten Fälle eine entsprechende Behandlung des Grundleidens der Lues, des Carcinoms oder der Tuberkulose. Das QUINCKEsche Ödem indiziert eine länger dauernde Calciumtherapie. Im Anfall wird der Arzt zunächst eine intravenöse Calciumspritze geben und, falls noch nötig, nach vorheriger Cocainisierung Incisionen der geschwollenen Schleimhaut vornehmen, Blutegel oder Senfpackungen am Hals applizieren und schließlich — ja nicht zu spät! — zur Tracheotomie schreiten.

Bezüglich der gutartigen Tumoren des Larynx, die ja im ganzen selten sind, verweise ich auf die spezialistischen Lehrbücher. Des Carcinoms, der Lues und der Tuberkulose des Larynx, über die auch in fachärztlichen Büchern nachzulesen ist, wurde bereits kurz gedacht.

Krankheiten der Bronchien.

Die akute *Tracheobronchitis*, meist die Folge eines Erkältungskatarrhs, einer Inhalation von Staub oder Rauch, einer Äthernarkose oder das Symptom einer akuten Infektionskrankheit (Masern, Typhus, Grippe u. a.) bedarf *prophylaktisch* der Vermeidung der genannten Schädlichkeiten oder Infekte. *Therapeutisch* sind die bereits angeführten Schwitzkuren, heiße Getränke (Milch mit Emser Salz), Brustwickel, Senfpackung oder -bäder, die Inhalation mit Emser Salz oder 1%iger NaCl-Lösung und bei erschwerter Expektoration Expectorantien (z. B. Mixtura solvens, Infus. Ipecac. 0,5:150, Sirup. simpl. 30 M.D.S. 3—5mal 1 Eßlöffel, Senegainfus, Apomorphinmixtur in gleicher Dosis zu verordnen); außerdem ist Kodein in Tabletten (0,03) oder in Tropfen zu geben. Morphium ist natürlich zu meiden.

Die *chronische Bronchitis*, besonders bei älteren Leuten mit Thoraxstarre und Emphysem, bei Herzleidenden, bei Staubarbeitern zum Teil als Gewerbekrankheit bei Stein-, Kohlen-, Wollarbeitern, Bäckern, Müllern und auch bei Kyphoskoliose auftretend, verläuft als trockener Katarrh oder mit mehr oder minder reichlichem Auswurf bis zur Bronchoblenorrhöe; oft auch als Teilerscheinung des Bronchialasthmas. Demgemäß ist die *Prognose* stets ernster als bei der akuten Bronchitis.

Die *Prophylaxe* kann die gewerblichen Schäden durch Berufswechsel ausschalten und bei Herzleidenden durch Kompensation der Herztätigkeit das Auftreten der Bronchitis zu verhindern suchen.

Therapeutisch kommt natürlich auch die Herausnahme aus den genannten Staubberufen und die Kompensierung eines Herzleidens vor allem in Betracht. Auch das Rauchen ist zu verbieten. An Medikamenten kommen bei erschwerter Expektoration und trockenen Katarrhen die schon genannten Expectorantien in Betracht, bei Blennorrhöe und überhaupt bei reichlichem Auswurf Calciumtabletten oder auch Ol. terebinthinae (3mal 15—20 Tropfen) oder Terpentinhydrat (3mal 2 Pillen zu 0,1). Angenehm empfinden die Patienten auch die Inhalation von Ol. Therebinth. und Eucalyptus (eventuell durch den Spiessschen Vernebler) oder auch von 1%iger NaCl-Lösung oder Emser Salz. Die Heinr. Curschmannsche Maske hat sich zur Dauerinhalation von Terpentin oder Eucalyptus-Menthol gleichfalls sehr bewährt. Auch Trockendiät hat man bei überstarker Sekretion empfohlen. Nützlich sind Kuren in Ems, Soden, Kösen, Salzbrunn oder der Aufenthalt in Oberitalien oder in einem nordafrikanischen Wüstenklima. Längere Bettruhe ist besonders bei älteren Leuten zu vermeiden, da sie leicht zu hypostatischer Pneumonie führt.

Die seltene *fibrinöse Bronchitis*, entweder akut oder chronisch rezidivierend auftretend und zum Aushusten von Bronchealabgüssen (aus Schleim) führend, bedarf der Inhalation von Kalkwasser, eventuell von Brechmitteln (z. B. Apomorphin. hydrochlor. 0,005—0,01 subcutan). Bei der chronischen Form empfiehlt v. Domarus eine energische Arsentherapie (z. B. Liq. arsen. Fowleris Aq. amygdal. amar. āā 3mal 5—10 Tropfen).

Bronchektasen kommen als zylindrische, beide Lungen befallende und als sackförmige, auf einen Lungenteil beschränkte, meist nach Pneumonien und bei pleuritischen Verwachsungen entstehende vor. Sie verlauten mit „maulvoller" Expektoration, oft mit Blennorrhöe eines häufig fötiden Auswurfs und führen oft zu rezidivierenden Pneumonien, Trommelschlegelfingern, Amyloidose, Herzinsuffizienz und bisweilen zu metastatischer Meningitis und Hirnabsceßbildung.

Eine *Prophylaxe* dürfte es kaum geben.

Therapeutisch kommen für die zylindrische Form die gleichen Medikamente und Maßnahmen in Betracht, wie zur Behandlung der chronischen Bronchitis. Auch die sackförmigen Bronchektasen bedürfen dieser Behandlung, sind aber noch einer weiteren, tatsächlich heilenden Therapie zugänglich, nämlich der Kompressions- und operativen Behandlung. In manchen Fällen genügt die Anlage des Pneumothorax oder, wie ich bei Lokalisation im Unterlappen oder rechten Mittellappen bisweilen beobachtet habe, auch der Phrenicusexhairese.

In schweren Fällen sind aber, wie die Erfolge von L. Brauer und F. Sauerbruch gezeigt haben, die Thorakoplastik, Lungenlappenexstirpation oder die schubweise Verödung von Lungenlappen notwendig, um das Leiden — wenn auch mit einer nicht ganz geringen Operationsletalität — zu heilen. Ich glaube mit L. Brauer, daß die *frühzeitige* Operation der sackförmigen Bronchektasien die beste Therapie dieser sonst prognostisch infausten Erkrankung sein wird.

Die seltene *fibrinöse Bronchitis*, die quälende Anfälle von Atemnot und das Aushusten von fibrinösen Ausgüssen der Bronchiolen produziert, ist durch keine *Prophylaxe* zu verhüten. *Therapeutisch* empfiehlt sich Ipecacuanhainfus oder Apomorphinmixtur (Rp. Apomorphin 0,05, Acid. muriat. 0,5, aq. ad 200,0 M.D.S. 3mal 1 Eßlöffel). Auch Emetin täglich eine Amphiole zu 0,05 etwa 1 Woche lang wird von F. Hoff empfohlen und beim Versagen dieser Therapie eine intravenöse Einspritzung von einer Ampulle Calcium-Sandoz oder Afenil oder von Papaverin 0,04 subcutan. In manchen Fällen soll auch Torantil (3mal täglich 2 Dragées oder eine Ampulle Torantil), das histaminzerstörend wirkt, von Erfolg sein.

In meinen Fällen hat sich die von jeher geübte Inhalation von Kalkwasser gut bewährt. Auch kann, wenn alle diese Maßnahmen ohne Erfolg bleiben, eine Arsenkur (mit Liquor arsen. Fowleri Aq. amygdal. amar. āā 15,0 3mal täglich 2—10 Tropfen) von Nutzen sein. In einem Falle habe ich bei einer Frau mit Morbus Basedow durch die Röntgentherapie der Struma sowohl das Grundleiden als auch die fibrinöse Bronchitis gut beeinflußt; bei einer Frau, bei der diese während der Gravidität auftrat, heilte die Unterbrechung der Schwangerschaft die Bronchitis. Jedenfalls versuche man alles, um das Leiden zu bekämpfen. Denn es ist sehr ernst zu nehmen. Beinahe die Hälfte der Fälle endet tödlich (Staehelin).

Der Keuchhusten (Pertussis), eine durch den Bordet-Gengouschen Bacillus hervorgerufene, Kinder und Erwachsene befallende Erkrankung der oberen Luftwege ist eine ernsthafte Gefahr für Rachitische, Exsudative und latent Tuberkulöse, sowie alle von einem sonstigen Infekt (Masern!) Befallene. Dies zeigt die besonders durch Bronchopneumonie bedingte Letalität: im 1. Lebensjahr 25,3%, vom 2.—5. 6,9%.

Die *Prophylaxe* und *Therapie* sollte in der frühzeitigen Injektion der Keuchhustenvaccine Petein bestehen. F. Hoff empfiehlt 4 intramuskuläre Einspritzungen von $\frac{1}{4}$, $\frac{1}{2}$, $\frac{3}{4}$ und 1 ccm in 2tägigen Abständen, bevor das konvulsierende Stadium eingetreten ist.

Therapeutisch haben sich besonders die Thymianpräparate bewährt, z. B. das Drosothym Bürger 3mal 5—10 Tropfen, das Pertussin Täschner 3mal 1 Teelöffel, Thymosatum Temmler 3mal 1 Tee- oder Eßlöffel, Thymipin-Zyma 3mal 1—5 Tropfen u. a. — Die Chininbehandlung kann ich wegen des schlechten Geschmacks bei Kindern weniger empfehlen, es sei denn in Form des nicht bitteren Euchinin 3mal soviel mal 0,1, als das Kind Jahre zählt. Zur Bekämpfung des Hustenreizes dienen Kodeinpräparate, z. B. das kombinierte Kodein-Thymodrosin (3—5mal 1 Tee- bis Eßlöffel) oder Kodeinphosphor 0,5 Aq. amygdal, amar. ad 20,0 M.D.S. 1—3mal täglich 10—15 Tropfen; eventuell kann man Bromkalilösung 10,0:150,0 2—3mal 1 Teelöffel oder Bromoform 3—4mal 1—10 Tropfen geben. Vom Chloralhydrat oder Luminal rate ich bei Kindern Abstand zu nehmen.

Auch die psychische Beeinflussung der Kinder ist wichtig: je ruhiger man sie hält und je mehr man sie von ihrer Husterei ablenkt, desto besser ist es für sie. Allzu ostentatives Mitleid ist ebenso schlecht wie Schimpfen und Zanken. Bisweilen ist Milieuwechsel gut. Man bedenke aber die Gefahren der Hospitalisierung in Gestalt der Superinfektion mit Masern und Diphtherie. Vorzüglich hat sich die Freiluftbehandlung bewährt. Pertussiskinder an die See zu schicken, ist aber — wegen der Gefahr der Infektion vieler weiterer Kinder — ein Unfug. Pertussiskinder sollte man 4—6 Wochen lang isolieren. Es besteht Anzeigepflicht. Wenn ein Kind nach Überstehen des Keuchhustens noch längere Zeit weiter hustet, untersuche man ja auf eine etwa aktivierte Tuberkulose.

Bronchialasthma.

Das Asthma bronchiale ist eine allergisch bedingte, vagotonische Krankheit, die oft bereits in früher Jugend beginnt und sich in den Asthmaanfällen und deren Begleitsymptomen (Bronchitis) und Folgen (Emphysem) äußert. Oft entsteht es auf dem Boden einer exsudativen Diathese und einer thymolymphatischen Konstitution.

Das ist für die *Prophylaxe* nicht unwichtig. Wenn derartige gefährdete Kinder durch See- oder Solbäder gesunden, kann man vielleicht dem Asthma vorbeugen; das gleiche wurde durch die Wirkung dieser Kuren bei Kindern mit beginnendem Asthma bronchiale auch von mir beobachtet. Den Anfällen von Asthma bronchiale beugt die nun zu besprechende Therapie vor.

Die *Therapie* hat zwei Aufgaben, erstens die *Dauerbehandlung* und zweitens die *symptomatische Bekämpfung des Anfalls.* Die erstere erfordert zunächst das Finden und Ausschalten des allergischen Faktors, der recht verschiedener Art sein kann. Die Allergene sind in der Regel Eiweißstoffe, die durch die Einatmung oder per os aufgenommen werden. Aber auch Infekte spielen ätiologisch zweifellos eine wichtige Rolle: als Folge einer grippalen oder sonstigen Infektion sehen wir nicht ganz selten sich ein Asthma entwickeln. Diese Tatsache zu negieren, wie dies von Allergiefanatikern geschehen ist, wäre verkehrt. Denn die Anamnese so mancher Asthmatiker versichert uns mit Bestimmtheit, daß der Patient bis zu jener Grippe oder Pneumonie völlig gesund gewesen sei und erst infolge der Grippefolgen, jener viel diskutierten chronischen Grippe im Sinne von NEERGARDs und FRANKEs, an Asthma bronchiale erkrankt sei. Auf der anderen Seite sind fokale Infekte seit langem als Ursache des Asthma bronchiale bekannt, besonders chronischer Schnupfen, polypöse Wucherungen in der Nase, chronische Entzündungen und Fokalinfekte der Rachen- und Gaumenmandeln, seltener Nebenhöhleninfektionen und paradentale Infekte. Mit VEIL nehmen wir heute an, daß diese fokalen Infekte nicht so sehr „Toxinstreuer" als Allergieproduzenten sind und so das Asthma bronchiale hervorrufen und unterhalten.

Vor dem Dominieren der allergischen Pathogenese und Therapie war demgemäß eine fachärztliche Behandlung der Nasenpolypen und der Tonsillen die üblichste therapeutische Maßnahme. Auch heute noch seien die lokalen und fokalen Faktoren ja nicht vernachlässigt. Ihre Sanierung ist tatsächlich in manchen (nicht allzu häufigen) Fällen von Erfolg. Die chronische Grippe als Ursache des Asthma bronchiale ist mit allgemein erholenden Maßnahmen (Roborantien, Klimakuren im Gebirge und an der See) zu behandeln.

Alsdann forsche man nach den ätiologisch etwa bedeutsamen *Allergenen.* Die oral aufgenommenen Allergene der Nahrung, bestimmte Sorten von Fisch, Fleisch, Muscheln, Krebsen, Milch und Milchprodukten sind schon anamnestisch als ursächliche Faktoren zu erfragen. Falls die Anamnese versagt, kann man durch Cutanimpfung die eventuelle spezifische Überempfindlichkeit feststellen. Im ganzen habe ich den Eindruck, daß die Allergene des Nahrungseiweiß für die Asthmaentstehung nur selten in Betracht kommen, daß also ihre diätetische Ausschaltung meist nicht notwendig ist. Um so wichtiger sind die durch die Atmung aufgenommenen Allergene. Am längsten bekannt sind die Gräser- und sonstigen Blütenpollen als Verursacher des Heuasthmas, auf das ich noch besonders eingehen werde; ferner die Einatmung bestimmter Chemikalien und Staubarten, wie Mehl- und Getreidestaub, das lang bekannte Ipecacuanha der Apotheker und mancher Riechstoffe und Drogen. Man erlebt recht sonderbare Allergien: eine meiner Pflegerinnen war ausschließlich gegen Hirse überempfindlich und verlor ihr schweres Asthma sofort, als sie nicht mehr mit Hirsespreukissen arbeitete. Aber auch nicht eiweißartige Stoffe können Asthma bronchiale hervorrufen, wie ich vom Ursol der Fellfärber (Chinondiimin) und vom Straßenteer und vom Holzstaub bei Holzarbeitern klinisch und experimentell gezeigt habe. Ätiologisch wichtig ist ferner das „Tierasthma", das besonders vom Einatmen der Schuppen und Haare der Pferde und Katzen, seltener der Hunde und Rinder hervorgerufen wird. Ferner kommen — und zwar in besonderem Maße — die Haus- oder Hausstauballergene in Frage. Man beobachtet nicht selten, daß ein Asthmatiker nur gegen den Staub seines Zimmers, seines Bettes, einzelner Möbelstücke, vor allem der Polstermöbel überempfindlich ist. Das ist therapeutisch von Wichtigkeit. Denn die Ausschaltung aller Staubfänger und die gründliche Beseitigung des Staubes überhaupt beseitigt die Asthmagefahr. Es kommt übrigens vor, daß die Allergene von außen her ins Haus dringen. So zeigte einer unserer Patienten eine unbesiegbare Idiosynkrasie gegen sein Haus trotz aller Staubbekämpfung. Da ergab sich, daß vor dem Haus Platanen standen. Und der Hauttest ergab eine außerordentliche Überempfindlichkeit gegen Platanenextrakt.

Am häufigsten kommen die „*Klimaallergene*" als Verursacher des Asthma bronchiale in Betracht (STORM VON LEEUWEN). Sie kommen überall in Innenräumen und im Freien vor, bestehen aus Eiweißstoffen der Milben, Schimmel- und anderer Pilze und werden mit dem Staub eingeatmet. Sie sind in schwerem Boden, vor allem moorigen Boden besonders häufig und im Sandboden seltener. Demgemäß kommen sie erfahrungsgemäß besonders häufig auch in Gegenden und Orten an Flußmündungen vor, also in Warnemünde, Travemünde und anderen „-mündes". Auf Meerinseln, im Strandgürtel selbst und auf Schiffen sind sie deshalb spärlich. Ebenso fehlen sie erfahrungsgemäß besonders im Hochgebirge fast ganz und sind auch im höheren Mittelgebirge (etwa ab 800 m über dem Meeresspiegel) selten. Alle diese genannten Orte sind demgemäß infolge ihrer Allergenarmut auch „asthmafrei", bzw. den Asthmatikern besonders bekömmlich. Man kann diese Allergien — abgesehen von der Anamnese — auch durch die schon erwähnten Hautimpfungen feststellen. Wir benützen dazu den kombinierten Impfstoff der sächsischen Serumwerke, der die Klimaallergie rasch festzustellen ermöglicht. Übrigens genügt für die Praxis meist die Anamnese des Patienten.

In allen Fällen von klimaallergischem Asthma ist für die *Prophylaxe* und *Therapie* die Versetzung des Patienten in ein *allergenfreies Klima* oder *Milieu* die Hauptsache. Wir haben festgestellt, daß bei Aufenthalt im Seebad und auch in der allergenfreien Kammer nicht nur die Asthmaanfälle, sondern auch die bis dahin positiven Hautteste gegen Klimaallergene schwinden. Ein längerer Aufenthalt auf Meerinseln, direkt am Strande der See, auf Schiffen und im Hochgebirge und hohen Mittelgebirge ist ohne Zweifel das wichtigste Therapeuticum gegen das Asthma bronchiale. Alle anderen Behandlungsmaßnahmen haben demgegenüber eigentlich nur symptomatische Bedeutung. Ich kenne Fälle von infantilem Asthma bronchiale, die durch mehrmonatlichen Aufenthalt auf Nordseeinseln tatsächlich dauernd geheilt sind. Wie allgemein anerkannt die Wirkung des Hochgebirges in dieser Hinsicht ist, ging seinerzeit aus dem (vor dem letzten Krieg) von Prof. KOLLARITS-Budapest gefaßten Plan hervor, in Arosa oder Davos

(1600—1800 m) eine internationale Universität für asthmatische Dozenten und Studenten zu gründen. Ich habe auch des öfteren Asthmatiker meiner Praxis in asthmawidrige Gegenden „verpflanzt"; Beamten, Handwerkern und anderen Berufstätigen habe ich verordnet, nach Oberbayern oder dem Allgäu zu übersiedeln. Mit Hilfe der Arbeitsämter und der Versicherungsämter war dies in der Regel zu ermöglichen, besonders, wenn diese Leute schon oft längere Zeiten arbeitsunfähig gewesen und den Ämtern viele Kosten verursacht hatten. Den Patienten ist dieser Klimawechsel vorzüglich bekommen, sie wurden asthmafrei und wieder arbeitsfähig. Falls ein solcher Ortswechsel nicht möglich war, hat sich auch der Aufenthalt in einer allergenfreien Kammer nach dem Muster von STORM VAN LEEUWEN, wie sie in Schwerin und an meiner Rostocker Klinik in Rostock eingerichtet waren, vorzüglich bewährt. DOMBROWSKI[1] hat über Fälle meiner Klinik berichtet, die nach einer 4—6 wöchentlichen Kur in dieser Kammer 1—3 Jahre lang völlig anfallsfrei wurden. Nachdem ich etwa 440 Patienten lange, zum Teil wiederholt in dieser Kammer behandelt habe, kann ich versichern, daß diese Kuren tatsächlich vorzüglich wirken und die Asthmatiker meist sofort und öfters auf längere Zeit von ihren Anfällen befreien. Natürlich gibt es auch Versager, wenn die Leute sehr alt oder mit erheblichen Komplikationen, wie Morbus Basedow, Myxödem, Herzinsuffizienz oder schweren Psychoneurosen, behaftet sind. Im ganzen sind aber solche Versager selten.

Medikamentös empfehle ich bei Asthmatikern mit reichlich Auswurf Calcium (Calcipot, Kalzan und andere Tabletten) 3mal täglich 2 Tabletten viele Wochen lang, in schweren Fällen auch Kalkspritzen, wie Afenil oder Calcium Sandoz. Patienten mit spärlichem, zähem Auswurf verordne ich gewöhnlich ein Expectorans mit Jodkali, z. B. Kal. jodat. 10,0, Mixtur. solvent. ad 200,0 M.D.S. 3mal täglich 1 Kinderlöffel 4 Wochen lang. Vor der Nacht gebe ich $^1/_2$—1 Tablette Ephedrin oder Ephetonin. Im Anfall hat sich Aludrin in Tabletten (lutschen lassen!) oder in Injektion sehr bewährt. Auch Räucherpulver sind vielen Patienten im Anfall nützlich, z. B. Fol. Stramon. Kal. nitr. ää 30,0 1 Eßlöffel auf einen Teller anzünden; auch die Asthmakräuter von TEMMLER und das Asthmapulver von NEUMANN wurden zu dem gleichen Zweck gerühmt. Manche Patienten ziehen mit Recht Inhalationen vor, die mit dem TUCKERschen Vernebler oder dem Wiesbadener Doppelinhalator eingeatmet werden. F. HOFF empfiehlt folgende Inhalationslösung: Rp. Atropin. sulf. 0,05, Papaverin hydr. 0,5, Tutacain 0,5, Glycerin 3,0, Sol. Suprarenin (1:1000) ad 20,0 M.D.S. 5—10 Tropfen zur Inhalationsflüssigkeit. An Stelle dieses Präparates kann auch Jerroian oder Bronchovydrin dienen.

Vor reinen Adrenalin- oder Suprarenininjektionen warne ich dringend, da diese bei längerem Gebrauch schwere Aortenschädigungen produzieren können. Das gilt auch von dem an sich im Anfall wirksamen Asthmolysin, einer Kombination von Adrenalin mit Hypophysenextrakt. Überhaupt sollte der Asthmatiker alle Injektionen nach Möglichkeit vermeiden, vor allem natürlich das Morphium. Denn die Gefahr des Morphinismus ist bei ihm groß, wie die zahlreichen Morphinisten unter den asthmatischen Ärzten beweisen.

Von manchen Ärzten werden systematische Atemübungen als Heilmittel gerühmt. Ich glaube, daß ihre zweifelsfreie Wirkung eine überwiegend psychotherapeutische ist. Überhaupt ist die seelische Beeinflussung der Patienten von nicht zu unterschätzender Wichtigkeit. Ich meine damit weniger psychoanalytische Verfahren, die nur in seltenen Fällen nötig sein dürften, als die verständige Belehrung und Beruhigung der ängstlichen Kranken. Man versuche

---

[1] DOMBROWSKI: Diss. Rostock 1936.

ihnen Zuversicht und Hoffnung zu erwecken, belehre sie vor allem, daß das Asthma bronchiale zwar sehr unangenehm, aber nie lebensgefährlich sei. Tatsächlich habe ich in einer über 45jährigen Praxis bei einem großen Asthmamaterial niemals einen Todesfall beobachtet, und STAEHELIN hat 1930 in der gesamten Weltliteratur (mit vielen Hunderttausenden von Fällen) nur 20 Todesfälle im Anfall gefunden.

Natürlich können die Folgen langjährigen Asthmas den Patienten gefährden, vor allem das Emphysem. Dabei sei aber gesagt, daß das sog. „Emphysemherz" bei Asthma bronchiale im ganzen relativ selten ist, weit seltener als beim gewöhnlichen und Altersemphysem.

Heuschnupfen und Heuasthma, eine durch die Pollenallergene der Gräser und Baumblüten hervorgerufene Allergie, bedarf der spezifischen *Prophylaxe* durch desensibilisierende Injektionen des Pollenextraktgemisches Helisen. Um dem Heuasthma, das bisweilen schon Ende März einsetzt, vorzubeugen, führe man die subcutanen Injektionen in steigenden Dosen des Helisens bereits im Februar durch. Für schwere Fälle hat K. HANSEN eine Helisenspritzkur vom 1. März bis 27. Juni eingeführt, beginnend mit 0,05 ccm Helisen 1:1000, jeden 4. Tag steigend bis zu einer schließlichen Konzentration von 1:2; hierzu sind etwa 24—26 Injektionen notwendig. In manchen Fällen wirkt die Helisenkur prophylaktisch und therapeutisch vorzüglich. In manchen anderen sah ich sie völlig versagen. Das gleiche gilt von dem Schnupfen oder Einsalben der Nasenlöcher mit Pollantin und Graminol.

Neuerdings hat sich das Pervitin *therapeutisch* vorzüglich bewährt (3—5mal 1 Tablette); es ist bei den allerersten Symptomen der Allergie zu geben. Von 25 Heufieberpatienten von C. TROPP reagierten 21 durch prompte Heilung. Calciumpräparate haben in meinen Fällen prophylaktisch und therapeutisch versagt. Ferner ist allen Patienten, die es ermöglichen können, zu raten, ihre Heufieberzeit auf einer Meeresinsel (Helgoland, Borkum, Sylt u. a.) oder im Hochgebirge oder hohen Mittelgebirge zu verbringen, die auch für diese Patienten allergenarm sind.

Im Anfall selbst wirkt eine Afenilspritze oder Ephetonin oder Ephedrin oder Aludrin (1—3mal 1 Tablette) oft günstig.

Wenn der Patient ins Freie zu gehen hat, so kann er in die Nasenlöcher Wattetampons mit 3%iger Ephetoninsalbe einführen. Auch soll er die Augen durch eine ganz fest aufsitzende Autobrille nach Möglichkeit schützen. Gegen die allergische Conjunctivitis empfiehlt F. HOFF folgende Augentropfen: Rp. Ephetonin 0,3, Novocain 0,1, Aq. dest. āā 10 mehrmals täglich, besonders morgens anzuwenden.

Lungenemphysem.

Das *Lungenemphysem* bedarf eigentlich keiner gesonderten Besprechung, da es kein Leiden für sich, sondern meist nur die Folge von Bronchialkatarrhen oder Asthma ist. Das gilt besonders von der akuten Lungenblähung nach Asthmaanfällen, aber auch von dem persistierenden Volumen auctum der Lunge bei chronischer Bronchitis besonders des Rückbildungsalters. Es erheischt deshalb auch in der Regel keine besondere *Therapie*, als die jener Erkrankungen. Auch wenn es Ursache einer Herzinsuffizienz wird, des sog. Emphysemherzens, bedarf nur dies, aber nicht das Emphysem der Behandlung. Nur in den seltenen Fällen, in denen sich bei Jugendlichen eine Thoraxstarre mit Emphysem kombiniert, hat man die letztere operativ mit der ALEX. FREUNDschen Operation behandelt und damit auch das Lungenemphysem zu beeinflussen gesucht.

Eine *Prophylaxe* ist eigentlich nur in den Fällen möglich, in denen die Lungenerweiterung Folge von Überanstrengungen der Atmung ist, also bei musikalischen Bläsern (sowohl Blech-, als auch Holzbläsern) und Glasbläsern. Bei den ersteren habe ich übrigens ein eigentlich krankhaftes Emphysem kaum gefunden; vielmehr schien mir auch bei älteren Musikern, z. B. bei Flötisten und Klarinettisten, die 2—3 Dezennien geblasen hatten, die Elastizität des Thorax und der Lungen meist unvermindert. Die geäußerten Beschwerden der Holzbläser schienen mir mehr die gerade für diese Kategorie merkwürdig typischen nervösen zu sein, wie sie ja besonders den Spielern der Oboe und des Fagotts nachgesagt werden.

Ob Atmungsübungen dem drohenden Emphysem vorbeugen oder die bestehende Lungenerweiterung nennenswert beeinflussen können, scheint mir zweifelhaft. Die Prophylaxe des Emphysems deckt sich im übrigen mit der des Asthma bronchiale und der chronischen Bronchitis.

Lungenentzündungen.

Die *croupöse Pneumonie*, die akute, zunächst fast immer einen Lappen befallende Lungenentzündung ist mit ihren oft zitierten Stadien meist das Produkt einer Pneumokokkeninfektion, viel seltener durch Streptokokken, FRIEDLÄNDER-Bacillen, Grippeerreger oder Mischinfekte von Streptokokken und Influenzabacillen bedingt.

Eine *Prophylaxe* gibt es nur in dem Sinne, als es gilt, anfällige Menschen vor Erkältungen zu bewahren. Denn eine spezielle Anfälligkeit müssen wir für die croupöse Pneumonie voraussetzen. Diese Disponierten erkranken ja einerseits erfahrungsgemäß öfter (3-, 4- und mehrmals) im Leben an croupöser Pneumonie. Und andererseits haben schwerste Erkältungsgefahren und tatsächliche Erkältungen überraschend selten Pneumonien zur Folge, wie die Erfahrungen des Krieges im Graben- und auch im Bewegungskrieg bei Kälte und Nässe gezeigt haben. Daß Erkältung, gesteigerte Anstrengungen und eine gewisse seelische Belastung besonders zur Pneumonie disponieren, haben die im Oktober und November regelmäßig gehäuften Rekrutenpneumonien im alten Vorkriegsheer bewiesen.

Die *Therapie* der croupösen Pneumonie ist heute einfach. Denn die Sulfonamide haben alle anderen Behandlungsmittel eigentlich überflüssig gemacht. Mit Eubasin, Cibazol und Eleudron (3—4mal 2 Tabletten oder 2—3mal eine Ampulle als Injektion einige Tage lang) ist es gelungen, die Letalität der Pneumonie, die früher trotz aller, auch modernen Therapeutica zwischen 20 und 30% lag, auf 4—8% zu senken. HEGLER hat sogar anfangs mit Eubasin eine Sterblichkeit von nur 1,07% erzielt. Je früher das Sulfonamid gegeben wird, um so sicherer ist seine Wirkung. Vom 6. Erkrankungstage an ist der heilende Einfluß des Mittels überhaupt fraglich. Übrigens wirkt das Eubasin auch auf die croupöse Pneumonie der Kinder spezifisch ein, während es diejenige der Greise nicht sicher beeinflußt. Unter 91 eigenen Fällen von eubasinbehandelter croupöser Pneumonie waren 6 über 60jährig und alle 6 sind gestorben.

In den günstig reagierenden Fällen verkürzen und mildern die Sulfonamide den Verlauf sehr deutlich. Sie können die Erkrankung nicht selten coupieren. Auch ich habe Fälle behandelt, die statt 7—11 Tage nur 3—4 Tage zur Absolvierung ihrer Krankheit brauchten. Auch der Kreislaufschwäche scheint das Sulfonamid vorzubeugen, bzw. sie günstig zu beeinflussen. Auch hatte ich den Eindruck, daß sekundäre Lungenabscesse und -gangräne bei also behandelten Kranken sehr selten waren. Dagegen scheinen die Sulfonamide den pleuritischen Folgen nicht vorzubeugen, sie auch kaum zu beeinflussen. Das gilt sowohl von den trockenen und serösen als auch von den eitrigen Pleuritiden.

Was die Dauer der Sulfonamidtherapie anbelangt, so ist noch nachzutragen, daß sie keineswegs mit dem Fieberabfall zu beenden ist. Man muß vielmehr die Tabletten oder Injektionen noch 2—3 Tage nach der Entfieberung weitergeben, um ihre Wirkung auf den Krankheitsprozeß zu sichern. Dabei bemerke ich, daß ich fast immer mit der oralen Darreichung ausgekommen bin und Injektionen nach Möglichkeit vermieden habe. In seltenen Fällen kommen unangenehme Nebenwirkungen vor. Außer Magenstörungen (Übelkeit und Erbrechen) beobachtet man Leberschädigungen mit Ikterus, Cyanose und Exanthemen.

Agranulocytose oder gar akute Leukämie, auch schwerere Anämie, wie sie F. Hoff beobachtete, habe ich auf Eubasin oder Cibazol niemals auftreten sehen. Die (meines Erachtens sehr geringe) Möglichkeit solcher Schädigungen darf uns niemals davon abhalten, ihre segensreiche Anwendung auszunützen. Natürlich soll man in der Indikation der Sulfonamide aber auch nicht gedankenlos und allzu freigiebig sein und sie nicht, wie das heute bisweilen geschieht, bei jedem banalen Erkältungskatarrh verordnen, sondern nur bei Pneumonien und Meningitiden.

Durch die Sulfonamide haben, wie schon bemerkt, alle älteren Mittel gegen die croupöse Pneumonie an Bedeutung eingebüßt. Pneumokokkensera, die man früher, dem Typus der Erreger gemäß, verordnete, aber auch das polyvalente Serum sind heute überflüssig geworden; zumal sie meines Erachtens nur selten überzeugende Heilerfolge erzielten. Auch die Chininbehandlung in Tabletten und Spritzen, von der ich bisweilen Gutes gesehen habe, kann die Konkurrenz mit den Sulfonamiden nicht aufnehmen. Eine Kombination des Chinins mit den letzteren halte ich für unnötig und nutzlos. Auch Calciumpräparate mit und ohne Chinin haben sich nach meiner Erfahrung nicht bewährt. Die Erfolglosigkeit der genannten Mittel geht ja auch aus der Statistik von Ingvar (Lund) hervor, der konstatierte, daß die Behandlung der croupösen Pneumonie mit Serum, Chinin, Calcium und Vasomotorenmitteln die Sterblichkeit nicht unter 20—30% vermindert hatte.

Was die Vasomotoren- und Herzmittel (Campher, Coffein, Strophanthin, Digitalis, Alkohol) anbelangt, so wird man sich ihrer aber doch als unterstützende Mittel neben der Sulfonamidbehandlung oft bedienen müssen, besonders bei Senilen oder Geschwächten. Auch Sedativa, Opiate und Schlafmittel sind bei erregten, besonders bei deliranten Kranken unentbehrlich. Vor allem gilt dies für die Behandlung der ausgeprägten ,,Perturbatio critica" und des Alkoholdelirs, die natürlich diese Mittel stets benötigen. Bei starken Erregungszuständen wird man in solchen Fällen auch Morphium-Scopolamininjektionen nicht vermeiden können. Außerdem ist bei derartigen Patienten der Kreislauf stets besonders zu unterstützen. Quälender Hustenreiz ist durch Kodein (Tabletten zu 0,03 oder 0,025) besonders nachts zu lindern, am besten in Kombinierung mit einer Tablette Phanodorm oder Veronal. Expectorantien sind auch im Stadium der Lösung des pneumonischen Infiltrates meist überflüssig; ich verzichte nach Möglichkeit auf sie.

Von heute obsoleten Mitteln erwähne ich nochmals das Pneumokokkenserum, dessen Anwendung sich tatsächlich völlig erübrigt. Ich habe übrigens auch vor der Sulfonamidzeit keine überzeugenden Erfolge vom Serum gesehen. Von einer Beeinflussung der croupösen Pneumonie durch Chininpräparate, insbesondere Solvochin in Tabletten oder intramuskulären Injektionen oder Chinin-Calcium-Sandoz (3—4 Tage lang eine 10 ccm Spritze pro die) bin ich aber überzeugt. Jedoch ist die Wirkung der Sulfonamide derjenigen des Chinins und Calciums derartig überlegen, daß man heute auf die Anwendung der beiden letzteren verzichten kann.

Aderlässe anzuwenden, habe ich mich auch fast niemals veranlaßt gesehen. Sauerstoffinhalationen bringen bei stärkerer Atemnot dem Kranken sicher Erleichterung. Aber ich habe auch sie nur äußerst selten angewandt. Ebenso halte ich eine Behandlung des Fiebers an sich für unnötig. Stubenwarme oder lauwarme feuchte Brustwickel sind dagegen als ableitendes Mittel gegen die pleuritischen Schmerzen und Stiche meist indiziert. Wenn sie dem Kranken angenehm sind, wende man sie an und wechsle sie am Tage 3—4stündlich. Nachts aber verschone man den Patienten ganz mit der Wickelei. Dies tue man auch, wenn er die Wickel als nicht angenehm empfindet, was in selteneren Fällen vorkommt. Statt der feuchten Wickel kann man auch Senfumschläge anwenden, die sich besonders bei Kleinkindern vorzüglich bewährt haben. In ganz vereinzelten Fällen habe ich früher auch einen kleinen Pneumothorax bei heftigerer Pleurareizung angelegt, kann aber heute nicht mehr dazu raten.

Wenn die Pneumonie sich nicht löst, oder als Wanderpneumonie über den 9. oder 11. Tag hinaus weitere Lungenlappen befällt, rate ich zu erneuten energischen Sulfonamidstößen (4mal täglich 2 Tabletten Eubasin oder 3mal eine Spritze 2—3 Tage lang).

Bronchopneumonien sind in ihrer großen Mehrzahl Folge und Fortsetzung von akuten Bronchitiden und treten bei Senilen und Kleinkindern besonders häufig auf. Menschen jeden Alters erkranken nach Narkosen und Operationen, alte Leute nach Schlaganfällen, Schenkelhalsbrüchen und sonstigen zur Bettruhe zwingenden Erkrankungen oft an Bronchopneumonie; natürlich werden vorzugsweise auch Patienten mit chronischer Bronchitis, Emphysem und Herzinsuffizienz betroffen. Daß viele akute Infekte (Typhus, Fleckfieber, Masern, Scharlach und besonders Grippe) zu Bronchopneumonien führen, wurde schon erwähnt.

Die *Prophylaxe* verlangt, daß bei Bronchitikern jeden Alters beispielsweise die Äthernarkose vermieden wird. Ferner ist vor allem dafür zu sorgen, daß alte Leute niemals unnötigerweise und längere Zeit wegen irgendwelcher Krankheiten ins Bett gesteckt werden. Denn die Bettruhe steigert die Neigung zu hypostatischen Bronchopneumonien bei ihnen erheblich.

Die *Therapie* wird natürlich stets versuchen, durch Sulfonamide die Bronchopneumonie zu coupieren oder zu heilen; und zwar durch dieselben Mittel und Dosen, wie bei croupöser Pneumonie. Allerdings wirken sie bei den ersteren nicht so spezifisch wie bei letzteren. Das gilt erst recht von Chininpräparaten und Calcium, die auch bei Bronchopneumonien keinen erheblichen Heilwert haben.

Bei den Bronchopneumonien älterer Leute, aber auch exsudativer Kinder mit chronischer Bronchitis empfehle ich Expectorantien zu geben, bei Kindern Mixtura solvens, Guakalin-Stada oder sonstige Hustensäfte, bei alten Leuten Ipecacuanha- oder Senegainfus oder Apomorphinmixtur. Besonders bei den letzteren ist auch durch Kodein oder Acedicon für hustenfreie Nächte zu sorgen. Morphium ist auch bei diesen Kranken nach Möglichkeit zu vermeiden. Auch ist der Kreislauf durch Cardiaca, Vasomotorenmittel und Alkohol zu bessern. Die Behandlung mit feuchten Wickeln, bei Kindern mit Senfumschlägen, ist die gleiche, wie bei croupöser Pneumonie. Bei Kindern sind auch warme Bäder mit kühleren Übergießungen angezeigt.

Wenn eine Bronchopneumonie, die ja nicht kritisch in kürzerer Zeit zu enden pflegt, eine Verzögerung der Lösung zeigt, so empfiehlt F. HOFF die schon erwähnten Eigenbluteinspritzungen, von der er in manchen Fällen prompte Entfieberung und Heilung beobachtete.

Die Komplikationen, insbesondere die Pleuritis und die (bei Bronchopneumonien weit selteneren) Empyeme, Gangrän und Abscesse sind wie bei croupöser Pneumonie zu behandeln.

Lungengangrän und -absceß sind meist Folge einer croupösen Pneumonie, seltener durch Fremdkörperaspiration oder metastatisch durch thrombophlebitische Pyämie bedingt. Vorbeugen kann man ihnen nur im letzteren Falle durch rechtzeitige Operation der Thrombophlebitis jugularis.

Therapeutisch rate ich, niemals gleich zu operieren, wie dies früher geschah. Stets versuche man zuerst eine *Neosalvarsankur*, von der ich vorzügliche Erfolge gesehen habe. Man beginne womöglich bei Beobachtung des ersten putriden, stinkenden Auswurfs mit 0,15, steige nach 3—4 Tagen auf 0,3 und 0,45 und gebe 5—8mal eine solche Spritze im gleichen Zeitabstand. Besonders bei Gangrän kann man so den Prozeß oft coupieren. Trypoflavininjektionen sind meines Erachtens weniger wirksam. Außerdem lasse man Terpentin, Eucalyptus oder Latschenöl inhalieren. Ob Kurzwellendiathermie den gleichen Erfolg hat, wie Neosalvarsan, bezweifle ich; man verlasse sich jedenfalls nicht allein auf sie.

Nur wenn das Neosalvarsan nicht gewirkt hat, ist die Operation der Gangrän oder des Abscesses (nach genauer Röntgendiagnose) indiziert. Salvarsanrefraktäre Fälle kommen besonders beim Lungenabsceß bisweilen vor. Man operiere dann aber ja nicht zu spät. Wenn während 10—14 Tagen das Salvarsan ohne Erfolg war, ist die Operation indiziert. Natürlich ist der Eingriff nicht ohne Gefahr und die Operationsmortalität nicht gering. Wenn der Absceß in einem Bronchus perforiert ist, ist die Operation selbstverständlich zu unterlassen; ich betone das, weil ich chirurgische Heißsporne erlebt habe, die auch dann noch operieren wollten. Multiple, womöglich beiderseitige Abscesse geben sehr ungünstige Operationsaussichten. Bei ihnen rate ich ausschließlich zum Versuch der Salvarsantherapie, die allerdings auch nur sehr selten erfolgreich sein wird, zumal die multiplen Abscesse häufig Metastasen einer Pyämie sind. Die Punktion ist bei Abscessen und Gangrän zu unterlassen; sie ist gefährlich und erfolglos.

Ob Penicillininjektionen bei Abscessen und Gangrän von Erfolg sind, wird die Zukunft lehren. Jedenfalls warne ich vor Experimenten mit ihnen und vor dem Unterlassen der Salvarsanbehandlung auf Grund eines Versuches mit Penicillin. Natürlich wird man bei diesen Kranken stets den Kreislauf durch Herz- und Vasomotorenmittel zu kräftigen suchen.

Die *Lungensyphilis*, die man bei abacillären, wassermannpositiven Fällen und auf Grund des Röntgenbildes diagnostizieren kann, ist durch eine Neosalvarsan- und Quecksilber- oder Wismutbehandlung und später mit Jodkali (3mal 1,0) oft zu heilen, und zwar in allen ihren Formen, sowohl den gummösen als auch den bronchopneumonischen. Die Erfolge der spezifischen Therapie sind bei Lungenlues nicht selten erstaunlich. Leider wird sie zu selten diagnostiziert. Ihre Frühdiagnose muß unbedingt erstrebt werden.

Lungentumoren, sowohl Bronchialcarcinome als auch Sarkome und mediastinale Lymphogranulome sind operativ kaum je zu heilen. In allen diesen Fällen ist die Röntgenbehandlung das einzige Mittel, das bei den ersten Bestrahlungsserien — bisweilen nur bei der ersten — Erfolg hat und die objektiven und subjektiven Symptome nicht selten völlig beseitigt. Diese Erkrankungen kommen aber meist sehr bald in das röntgenrefraktäre Stadium. Der Kranke geht dann stets an einem Tumorrezidiv zugrunde. Metastatische Carcinome oder Sarkome zu bestrahlen, hat natürlich keinen Sinn; man wird sie höchstens solaminis causa auch einmal mit Röntgenstrahlen behandeln.

Die *Aktinomykose* der Lunge und Pleura hat wenig Aussichten auf Heilung. Man versuche (nach genauer Diagnose!) aber stets Jodkali in großen Dosen (3—6mal 1,0) und Röntgenbestrahlungen. Ich habe allerdings von ihnen — in Spätfällen — niemals überzeugende Erfolge beobachtet. Diese blieben auch der Pneumothorax- und Thoraxplastiktherapie versagt. Die *Prognose* ist um so

schlechter, als sich die Strahlenpilzkrankheit der Lunge bisweilen mit Tuberkulose kombiniert. Bezüglich der *Streptothrixerkrankung* der Lunge und Pleura
gilt therapeutisch und prognostisch ganz dasselbe, was bei der Aktinomykose
ausgeführt wurde.

Die Lungentuberkulose.

Die *Lungentuberkulose*, wohl das häufigste aller chronischen Lungenleiden,
aber auch in akuter Form (z. B. als Miliartuberkulose) auftretend, kann hier
in ihrer Pathogenese und der Vielfältigkeit ihrer Symptomatologie nicht einmal
andeutungsweise dargestellt werden.

Eines sei als wichtigstes Erfordernis für die *Prophylaxe* und *Therapie* der
Lungentuberkulose betont: die Stellung der *Frühdiagnose!* Durch das Röntgenverfahren ist heute tatsächlich eine Frühdiagnose fast immer möglich. Sputumuntersuchung, Wägung des Patienten, Fiebermessung und Senkungsreaktion, vor allem
eine genaue Anamnese erleichtern die Diagnose in allen Stadien. Sie ist darum auch
heute besonders wichtig, weil ihre Morbidität und Sterblichkeit, wie in allen
Notzeiten, wieder einmal unheimlich zugenommen haben. Auch in prophylaktischer Beziehung — zum Schutz vor Infektion der Umgebenden — ist die frühe
Erkennung der Lungentuberkulose, besonders der Bacillen aushustenden
Kranken von größter Wichtigkeit. Durch Röntgen-Reihen- und Massenuntersuchungen besonders gewisser Kategorien, z. B. der Studenten, Schüler, Industriearbeiter u. a. läßt sich die Frühdiagnose auch bei Leuten, die sich noch nicht
krank fühlen, meist stellen.

Weiter hat die *Prophylaxe* in Gewerbe-, Familien- und Wohnungshygiene
zu bestehen. Aus bestimmten besonders gefährdeten Berufen (Stein- und Zigarrenarbeiter, Metallschleifer u. a.) sind Kranke auszuschalten, um der Ansteckung
anderer vorzubeugen und Suspekte und „Prophylaktiker" gleichfalls auszumerzen, damit sie nicht erkranken. Aus Nahrungsmittelbetrieben (Milchhandel,
Bäckerei, Metzgerei, dem Müllerberuf u. a.) sind die Kranken natürlich gleichfalls auszuschalten. Auch in Familien, in denen sich Mitglieder mit offener
Lungentuberkulose befinden, sind die Kranken entweder durch Einweisung in
ein Krankenhaus oder Sanatorium zu entfernen oder doch zu isolieren. Es ist
wünschenswert, daß der Kranke ein Zimmer und zum mindesten sein Bett für
sich habe; ebenso seine Teller, sein Besteck, sein Hand- und Mundtuch und seine
Waschutensilien. Für peinliche Sputumauffangung (in Spuckfläschchen) und
desinfektion ist Sorge zu tragen und der Kranke zu belehren, daß er andere
nicht anhustet und sein Sputum nicht auf den Boden der Wohnung oder die
Straße entleert. Besonders ist auf die Desinfektion der Fußböden, Wände und
Betten zu achten, wenn ein Kranker die Wohnung verläßt.

Die genaue hygienische Erziehung, Überwachung und Gesundheitskontrolle
wird heute ja allerorts durch die *Lungenkranken-Fürsorgestellen* ausgeübt, die auch
die noch gesunden Familienmitglieder erfassen und betreuen soll. Ich habe in
den von mir eingerichteten Fürsorgestellen stets besonders darauf geachtet, daß
die Ärzte und die den Kranken regelmäßig besuchenden Fürsorgeschwestern
eine genaue Kontrolle der Wohn-, Schlaf- und Ernährungsverhältnisse der
Patienten ausüben, und empfehle dringend, diese Institution nicht zu vernachlässigen. Denn allein mit der ambulanten Fürsorge für den Kranken ist es nach
meiner Erfahrung nicht getan.

Auch die aktive, *spezifische Prophylaxe* ist versucht worden. Die prophylaktische Einspritzung von lebenden Schildkrötentuberkulosebacillen nach Fr.
Friedmann hatte bekanntlich völlig versagt, wie „Das Deutsche Gesundheits-

wesen"[1] neuerdings wieder feststellte. Dagegen hat sich das B. C. G., ein besonderer Stamm des Rindertuberkelbacillus, gezüchtet auf Kartoffel mit Ochsengalle, nach CALMETTE und GUÉRIN als völlig avirulent und zur aktiven Immunisierung geeignet bewährt. NOWESSELSKIJ, GOLDFARB und SCHEJMAN[2] haben durch Vergleiche an rund 7000 geimpften und nicht geimpften Kindern festgestellt, daß im Alter von 2—11 Monaten die Todeswahrscheinlichkeit an Tuberkulose bei B. C. G.-Geimpften 4,25, bei Nichtgeimpften 20,29% betrug; bei Kindern von 12—23 Monaten betrugen diese Zahlen 9,98% und 25,98%. Die B. C. G.-Impfung erzielte also eine Verminderung der Sterblichkeit im 1. Lebensjahr um 34%, im 2. sogar um 41%; ein Resultat, das vielversprechend ist und zur ferneren Verwendung dieser aktiven Immunisierung dringend auffordert, zumal von Unglücksfällen, wie seinerzeit bei den berüchtigten Lübecker Impfungen, nichts bekannt geworden ist.

Nun zur *Therapie:* Der Einfachheit halber beziehe ich mich auf bestimmte Typen der Krankheit.

Nehmen wir einen ganz inzipierten Fall mit Spitzenherden (womöglich verkalkten oder vernarbten) und sonstigem Wohlbefinden an, mit wenig oder gar keinem Husten und geringem bacillenfreiem oder fehlendem Sputum. Da ist vor allem die Frage zu entscheiden: Braucht der Patient überhaupt eine antituberkulöse Therapie? Die Beantwortung dieser Frage steht und fällt mit der *Aktivitätsdiagnose:* durch genaue Temperaturmessung (3—4mal am Tage) sowohl bei Ruhe als auch nach Arbeit oder Spazierengehen ist festzustellen, ob der Patient Fieber hat, insbesondere, ob seine Temperaturtagesschwankungen etwa über 0,7—0,8° betragen, ob er Nachtschweiße, Husten und Auswurf hat, ob die Senkungsreaktion gesteigerte Werte gibt, ob der Patient an Gewicht abnimmt, und, wie sich bei Kontrollaufnahmen der Lungenbefund weiter verhält. Wenn tatsächlich alle jene Untersuchungen befriedigend ausgefallen sind und der Röntgenbefund auch völlig stationär bleibt, bedarf der Patient keiner speziellen Therapie, im besonderen keiner Heilstätten- oder Tuberkulinbehandlung. Es ist sicher, daß — besonders früher — zahllose Menschen mit völlig inaktiven, längst abgelaufenen Prozessen Heilanstalten überwiesen worden sind. Das ist unbedingt zu vermeiden. — Natürlich sollen derartige Fälle in Kontrolle bleiben und etwa alle halbe Jahr nachuntersucht werden.

Ein anderer Fall: Ein Patient mit geringen typischen Beschwerden und dem Röntgenbefund frischer, aktiver Spitzenherde oder eines subapikalen Frühinfiltrats. Auch hier ist durch die obengenannten Untersuchungen die Aktivität zu prüfen und bei positivem Ergebnis auch aktiv zu *behandeln.* Vor allem wird man dafür sorgen, daß der Patient in eine *Lungenheilstätte* oder ein *Sanatorium* kommt. Von der Notwendigkeit dieser Maßnahme ist der Patient, der oft, wie so viele Tuberkulosekranken, lebenshungrig, leichtsinnig und allzu optimistisch ist, durch unverblümte Mitteilung der Diagnose und etwaigen Prognose zu überzeugen. Die hypochondrischen Egoisten oder die von ihrer Krankheit besessenen und depravierten Patienten, wie sie in THOMAS MANNs Zauberberg wimmeln, sind in Kurorten und Sanatorien gewiß häufig, in der freien Praxis aber recht in der Minderzahl. Eine verständige und taktvolle Offenheit ist bei Tuberkulosekranken oder -kandidaten jedenfalls meist notwendig. Man begegne übrigens dem immer wiederholten Einwand des Kranken, in der Heilanstalt würde man ja erst „angesteckt" mit der Erklärung: erstens bist Du ja bereits mit Tuberkulose „angesteckt" und zweitens ist in Heilstätten die Hygiene

---

[1] Dtsch. Gesdh.wes. **1946**, 681.
[2] NOWESSELSKIJ, GOLDFARB u. SCHEJMAN: Dtsch. Gesdh.wes. **1946**, 709.

meist so gut, daß gerade in ihnen eine Ansteckung, bzw. eine Superinfektion viel eher vermieden wird, als irgendwo sonst, insbesondere beim engen Zusammenleben von Gesunden und Kranken in der Großstadt.

Bekanntlich waren schon von jeher die Erfolge der gewöhnlichen rein klimatischen Volksheilstättenkuren (auch ohne Kompressionstherapie u. dgl.) ausgezeichnet, wie folgende Zahlen zeigen: von 1073 Patienten HEINR. CURSCHMANNs, die zwischen 1893 und 1897 in einer Heilstätte waren, waren 1889 nur 17,9% gestorben, 1,1% lebend, aber erwerbsunfähig, aber noch 65% voll erwerbsfähig.

Diese guten Heilerfolge haben sich in allen Volksheilstätten seitdem sicher nicht verschlechtert. Was Klima und Höhenlage der Heilanstalten anbelangt, so ist gewiß zuzugeben, daß Höhenkurorte, wie Davos und Arosa (1500—1800 m über dem Meer) besonders günstig wirken, ebenso hohes Mittelgebirge zwischen 500 und 800 m Höhe; wenn auch gesagt werden muß, daß für manche Phthisiker das Hochgebirge ein nicht gerade vorteilhaftes „Reizklima" darstellt. Das gilt vor allem für Kranke, die zu Blutungen neigen. Aber auch die Heilstätten der Tiefebene Norddeutschlands haben, wenn sie in waldreicher und staubfreier Gegend liegen, vorzügliche Erfolge erzielt, wie die mecklenburgischen und vorpommerschen Lungensanatorien mir immer wieder gezeigt haben.

Nicht das Klima allein wirkt in diesen Anstalten auf den Kranken günstig ein, sondern auch die gesamten komplexen Heilfaktoren des Sanatoriums, die Ruhe, die Schonung, das „*procul negotiis et curis*", die Erziehung zur Hygiene und vor allem auch die meist gute *Ernährung*. Die letztere ist insbesondere für den unterernährten, abgemagerten Kranken der städtischen Bevölkerung ein wichtiger Heilfaktor. Gewiß ist die Besserung eines Phthisikers nicht identisch mit seiner mehr oder minder erheblichen Gewichtszunahme. Ausgesprochene Mastkuren mit dem Erfolg einer überflüssigen Adipositas haben keinen Heilwert. Das ändert aber nichts an der Tatsache, daß Gewichtszunahmen nun einmal wichtige Kriterien der Besserung sind. In der freien Praxis hat der Arzt natürlich in Notzeiten durch zusätzliche Verordnung von Milch, Butter und Nährmitteln für die bessere Ernährung der Lungenkranken zu sorgen. Der — früher hochgeschätzte — Alkoholkonsum, insbesondere schwere Biere und Kognak haben keinen Sinn und Erfolg. Die Zeiten, da Lungenkranke (auch junge weibliche!) stets ihre Kognakflasche bei sich hatten und ihr fleißig zusprachen — auf Verordnung autoritativer Fachärzte — sind längst vorüber. — Dabei braucht natürlich keine strenge Abstinenz geübt zu werden. Wenn ein Glas Wein oder Bier den Appetit anregen, soll man es dem Patienten ruhig gönnen.

Was die sonstige *Diätbehandlung* der Lungentuberkulose anbelangt, so ist die von GERSON, SAUERBRUCH und HERRMANNSDORFER seinerzeit propagierte strenge Diätform, die bei Knochen- und Drüsentuberkulose gut gewirkt hatte, bei Lungentuberkulose ohne Bedeutung und Heileffekt. Ich warne sogar vor dem letzten Rest dieser Kostverordnung, den manche Ärzte noch empfehlen, nämlich der weitgehenden Beschränkung des Kochsalzes. Wenn der Patient ein ausgesprochenes Salzbedürfnis (und keine Nierenkomplikation) hat, soll man ihm das Salz in mäßiger Menge ruhig gestatten. Streicht man es ihm, so wird er schlechter essen. Und daß er ordentlich ißt, ist sehr viel wichtiger als die Salztemperenz! Die Fettzufuhr ist, wie schon bemerkt, durch Milch, Butter, Sahne und, falls der Kranke ihn mag, durch Lebertran, insbesondere dessen wohlschmeckende Präparate (Ossein-Stroschein u. a.) zu steigern. Der Calciumgehalt der Nahrung scheint mir nicht wesentlich. Überhaupt hat die von manchen Ärzten über Gebühr propagierte Calciumtherapie der Lungentuberkulose wenig Erfolg gehabt und sollte namentlich ja nicht als „Hauskur" andere zweckmäßige Heilmaßnahmen ersetzen wollen, wie ich dies gesehen habe. Jedenfalls schadet es keinem Tuberkulosekranken, wenn man ihm das Calcium aus der medikamentösen Therapie streicht. Das gilt vor allem von den gänzlich unnötigen Injektionen des Mittels. Die naive Begründung der Calciumtherapie, daß sie die Verkalkung der Lungenherde fördere, ist als unzutreffend abzulehnen.

Doch nun zurück zu der Besprechung des Nutzens der Anstaltsbehandlung der Lungentuberkulösen. Natürlich wirkt bei den Erfolgen der Heilanstalten auch der Umstand wesentlich mit, daß der Kranke hier in guter fachärztlicher Behandlung ist, die ihm eine moderne, vielseitige Therapie garantiert. Heute werden ja in Heilanstalten alle Formen derselben ausgeübt, auch die der Kompressionsbehandlung operativer Art. Denn viele moderne Phthiseotherapeuten sind ja heute auch Chirurgen.

Die *Kompressionstherapie* ist tatsächlich zur Zeit eine der wichtigsten Formen der Lungenbehandlung überhaupt. Das galt bereits für den vor fast 50 Jahren von FORLANINI und L. BRAUER eingeführten Pneumothorax, dessen Anwendung weiteste Verbreitung und ausgezeichnete Erfolge erzielt hat. Er ist auch heute noch in erster Linie für *einseitige* Prozesse indiziert. Gerade das kavernierte Frühinfiltrat, aber auch andere einseitige Affektionen, besonders solche mit Höhlenbildung, eignen sich in erster Linie für den Pneumothorax. Man füllt bei der ersten Anlage nur wenig Luft ein: 100—200 ccm, um dann später die Luftmenge zu steigern. Anfangs fülle man alle 6—8 Tage, später alle 14 Tage bis 3—4 Wochen nach, um schließlich — in manchen Fällen — noch seltener nachzufüllen. Ich habe Patienten gehabt, bei denen dies nur alle 7—8 Wochen nötig war. Besonders wenn sich ein — meist ganz unschädliches — seröses Exsudat auf der Pneumothoraxseite entwickelt, geht nur wenig Luft herein. Da der Flüssigkeitserguß ja auch die Kompression mit besorgt, bedarf es auch nur seltener und geringer Nachfüllung in diesen Fällen. Bei der Anlegung und dem ersten Nachfüllen bedarf der Patient natürlich der Ruhe und Schonung. Spätere Nachfüllungen können dagegen ambulant und ohne Berufsunterbrechung ausgeführt werden. Ich habe Kopf- und Handarbeiter dabei voll arbeitsfähig bleiben, sogar Sport treiben sehen.

Später hat man auch *doppelseitige* Prozesse mittels Pneumothorax behandelt, indem man auf der einen Seite eine geringere, auf der anderen eine etwas ausgiebigere Luftbrust herstellte; übrigens in einer Sitzung. Das Verfahren, das natürlich größere Schonung des Patienten erfordert, hat sich auch mir bewährt.

Wenn strangförmige Verwachsungen den Lungenkollaps verhindern, hat man die endothorakale Strangdurchtrennung mittels Thermokauter nach JACOBAEUS ausgeführt; mit sehr guter Wirkung, wie ich oft feststellte. Flächenhafte Verwachsungen lassen sich nicht lösen und verhindern nicht selten den kompletten Pneumothorax. An Stelle der Luft hat man auch Paraffin oder Öl zur Kompression in den Brustraum eingeführt; ich habe mich von den Vorzügen des Oleothorax noch nicht recht überzeugen können; er wird aber von manchen Fachärzten sehr gerühmt als weniger angreifender (aber auch weniger wirksamer) Ersatz einer Plastikoperation.

Die von STÜRTZ eingeführte Phrenicusexhairese oder -durchschneidung kommt als Ergänzung des Pneumothorax in Betracht. Für sich allein leistet sie nur bei Herderkrankungen im Unterlappen oder rechten Mittellappen etwas. Die Einwirkung der Phrenicusausschaltung auf Erkrankungen der Spitzen und Oberfelder ist fragwürdig; wie ja schon aus der häufigen Phrenicusparese auf der kranken Seite eines Tuberkulosekranken hervorgeht (sog. WILLIAMSsches Symptom), die ja erfahrungsgemäß keinerlei bessernden Einfluß auf den Lungenprozeß hat. Ich verzichte übrigens schon seit Jahren auf die Phrenicusexhairese und halte sie meist für entbehrlich.

Neuerdings hat sich die *Kavernendrainage* gut bewährt; insbesondere bei einseitigen, großen, starrwandigen Höhlen, die sich auf Pneumothoraxtherapie nicht verkleinern wollen. Man punktiert die Kaverne und führt ein Drainrohr ein, durch das man das Sekret absaugt. Natürlich eignet sich das Verfahren nur für die klinische, nicht aber die ambulante Behandlung. Die Dauerresultate des Verfahrens werden verschieden beurteilt. Nicht ganz selten sah man nach Aufhören der Drainage die Kaverne sich wieder vergrößern.

Von größter Bedeutung ist für die vorzugsweise einseitigen Fälle der Lungentuberkulose die von L. BRAUER, L. FRIEDRICH und SAUERBRUCH eingeführte *Thorakoplastik* geworden, besonders in den Fällen, bei denen Pneumo- und Oleothorax mit Phrenicusexhairese versagt hatten. Auf die Technik im einzelnen kann ich hier leider nicht eingehen. Nur so viel sei bemerkt, daß man totale und partielle Plastiken ausführt; und daß man sehr häufig mit der letzteren auskommt. Es werden mehr oder minder viele Rippen paravertebral und extrapleural reseziert und der Thorax dadurch zum Einsinken und die Lunge zur Kompression gebracht. Bei partiellen Fällen geschieht dies übrigens oft ohne jede störende Entstellung, z. B. wenn die Plastik hinten über dem Oberlappen ausgeführt und die Scapula zur Deckung benutzt wurde. Bei fortschreitender Technik sind die Gefahren des Eingriffs auch relativ gering geworden, besonders wenn man Patienten über 45 Jahre und solche mit Komplikationen grundsätzlich nicht operiert. Die Dauerresultate der Plastikpatienten sind vorzüglich. Ich habe viele solche Leute als Studenten, Ärzte, Beamte, Lehrer und in anderen nicht gerade große körperliche Leistungen erfordernden Berufen arbeiten sehen, wie ganz Gesunde. Jedenfalls darf die heute relativ geringe Operationsmortalität uns nicht davon abhalten, dem Patienten diese segensreiche und oft lebensrettende Operation zu empfehlen, die, wie bereits bemerkt, heute auch in allen Heilanstalten neben der sonstigen dortigen Behandlung ausgeführt wird.

Unter den unblutigen Heilmethoden ist die *Sonnen-* und sonstige *Strahlentherapie* bei vorsichtiger Auswahl der Kranken und Indikation als erfolgreich zu nennen. Sie ist ja unter den klimatischen Wirkungen ein wichtiger Faktor. Allerdings ist, wie gesagt, gerade bei der Lungentuberkulose große Vorsicht bei den Freiluftliegekuren notwendig. Denn Lungenkranke sind in dieser Hinsicht viel empfindlicher als Patienten mit Knochen- und Drüsentuberkulosekranke; die zu Blutungen Neigenden erleiden diese besonders leicht nach unvorsichtiger Besonnung und damit bisweilen Aktivierungen eines bis dahin latenten Prozesses! Die künstliche Höhensonne kann gleiches bewirken; sie ist überhaupt in der Behandlung der Lungentuberkulose entbehrlich. Auch die von BACMEISTER und KÜPFERLE eingeführte Röntgentherapie der Lungen hat zwar bei sorgfältiger Dosierung und sehr vorsichtiger Auswahl der Kranken Erfolge gezeitigt; sie hat aber auch Gefahren in noch größerem Maße als die Heliotherapie.

Dasselbe gilt von der *Tuberkulinbehandlung,* die ja auch eine Reiztherapie darstellt. Man beginnt prinzipiell mit kleinsten Dosen, bei der Injektionsbehandlung mit 0,000 000 1 Alttuberkulin und steigert tastend und etwaige Reaktionen vermeidend die Dosis langsam alle 4—5 Tage steigernd. Ich habe jahrelang zuerst mit Alttuberkulin, später mit Neutuberkulin, mit dem Tuberkulin-Rosenbach, mit dem Tebeprotin-Tönnissen und der PONNDORFschen Hautimpfung zahlreiche Lungenkranke behandelt. Besonders mit dem ROSENBACHschen Tuberkulin glaubte ich gute Wirkungen (und sehr wenige Schädigungen) erzielt zu haben. Im ganzen bin ich aber allmählich zu dem Resultat gekommen, daß der Verlauf gerade der Lungentuberkulose nicht viel anders war, gleichviel ob man sie mit einem Tuberkulin behandelte, oder ob man auf diese immerhin nicht ungefährliche Therapie verzichtete. Ich bin deshalb schon seit Jahren von dieser spezifischen Behandlung abgekommen und verwende sie, wie übrigens meines Wissens die Mehrzahl der internen Kliniker, kaum noch. Vor allem vermeide ich sie bei ambulanten Patienten. Bei klinischer Behandlung mag man eine Tuberkulinkur aber immerhin versuchen; wobei man fiebernde, zu Blutungen neigende, mit Komplikationen des Darms behaftete Patienten natürlich grundsätzlich ausschließt. Auch die aktive Immunisierung mit dem FRIEDMANNschen und ähnlichen Mitteln kann ich als Therapie der Lungentuberkulose nicht empfehlen.

Von der *Chemotherapie* gilt ungefähr dasselbe. Man hat besonders die Kupfer- und Goldtherapie gerühmt, die letztere in Form des Sanokrysins und Solganol B. oleosum. Man beginnt mit $^1/_{10}$ mg und steigert die Dosis vorsichtig, wie beim Tuberkulin. Manche Ärzte haben über vorzügliche Erfolge der Goldtherapie berichtet, andere wiederum sich sehr skeptisch ausgesprochen. Im ganzen führen diese Kuren — im Vergleich zu der Kollapstherapie — nicht zu so überzeugenden Erfolgen, daß man darüber die unangenehmen Nebenwirkungen übersehen könnte. Jedenfalls ist auch die Goldtherapie meines Erachtens in erster Linie für klinische und nicht für ambulante Fälle geeignet

Sonstige *Medikamente* sind gleichfalls in vielen Fällen entbehrlich. Große Verbreitung hatte — besonders früher — die Kreosotbehandlung; ja man glaubte damals an eine spezifische Heilwirkung des Kreosots auf die Lungentuberkulose. Man verordnete Kreosot in Lösung und Pillen, Guajacol und Guajacolcarbonat, Siran, Sirolin, Thiocol, Beatin und ähnliche Präparate. Ich glaube, daß alle diese Mittel nur symptomatische Erfolge, z. B. auf die Expektoration erzielen und nicht mehr. Ich verzichte seit langer Zeit ganz auf ihre Verwendung oder verschreibe sie höchstens einmal solaminis causa. Ähnliches gilt von den Expectorantien. Ich hatte als Assistent lange Zeit eine Tuberkuloseabteilung zu betreuen, auf der jeder Patient seine Apomorphinmixtur oder seinen Senega- oder Ipecacuanhainfus erhielt. Später behandelte ich an einer anderen Klinik, in der grundsätzlich keine Expectorantien gegeben wurden, viele Lungenkranke ohne dieselben. Ich kann nicht sagen, daß die Kranken ohne diese Hustensäfte sich schlechter gefühlt hätten als die anderen. Auch auf die regelmäßige Verordnung dieser Mittel verzichte ich seit langer Zeit. Natürlich brauchen Phthisiker, die schwer expektorieren, sie doch gelegentlich.

Kranke, die unter heftigem Hustenreiz besonders nachts leiden, vor allem solche mit Kehlkopftuberkulose, bedürfen natürlich dringend Kodein (mehrmals 0,025 oder 0,03 in Tabletten), Acedicon, Paracodin (3—5mal 0,01) und ähnlicher Mittel. In schweren Fällen mit quälenden Symptomen, wiederum besonders bei Kehlkopftuberkulosen der Epiglottis und hinteren Wand, gönne man dem armen Kranken auch ruhig abends eine Morphiumspritze (zu 0,02).

Die sonstige Behandlung der *Kehlkopfphthise* ist Sache des Facharztes. Nur so viel sei erwähnt, daß man Auskratzungen und sonstige Eingriffe ausführen und mit Milchsäure ätzen kann. Wenn aber gleichzeitig eine ausgedehntere Lungentuberkulose besteht, verschone man den Kranken mit angreifenden örtlichen Prozeduren, die ja seine Prognose doch nicht bessern können.

Eine Behandlung des *Fiebers* wird man theoretisch für überflüssig halten. In praxi ist sie aber doch oft angezeigt, einerseits, um die tatsächlich oft sehr unangenehmen Symptome der hektischen Temperaturen und großen Intervalle zu lindern, andererseits aus psychischen Gründen, da die Höhe der Fieberspitzen ängstliche Patienten sehr besorgt macht. Man gibt Pyramidon in Lösung oder Tabletten, entweder 0,1 3—5mal am Tage oder nur 1—2mal, indem man die Tablette oder den Kaffeelöffel etwa 1 Stunde vor der zu erwartenden Temperaturspitze gibt und so das Fieber „abfängt". Falls die künstliche Antipyrese aber stärkere Schweiße erzeugt, wird man besser auf sie verzichten.

Die von den Patienten als sehr schwächend und lästig empfundenen *Nacht-schweiße* wird man oft noch besonders bekämpfen müssen. Das ist nicht leicht. Denn die harmlosen Mittel versagen in der Regel; das gilt sowohl von den Salbei-präparaten, z. B. dem Salvysatum-Bürger, als auch von der Camphersäure, die man als Acid. camphor. zu 1,0 abends gibt. Atropin. sulfor. kann ich als Dauer-therapie nicht empfehlen, da es zu toxisch ist. Relativ gute Erfolge sieht man von Agaracinpillen (Rp. acid. agaricin. 0,3 M. p. q. s. n. f. Pil. Nr. 30 D.S. abends 1—3 Pillen). Symptomatisch sind Abreibungen mit Essigwasser oder Franz-branntwein von Nutzen.

Die *Appetitlosigkeit* der Kranken wird natürlich am besten durch die Anti-pyrese und die Behandlung des Grundleidens gebessert. Häufigere kleine Mahl-zeiten werden besser vertragen, als 2—3 große. Vor allem vermeide man es, die verordnete Milch am Tage zu geben, um dem Patienten nicht den Appetit für Mahlzeiten dadurch zu nehmen. Ich lasse den Patienten die Milch in der Regel nur frühmorgens und abends trinken. Zur Appetitanregung verordne man Tct. chinae compos. oder Stomachysat Bürger 3mal täglich 30 Tropfen oder Vin. pepsini 3mal 1 Likörglas vor den Mahlzeiten. Auch die Verabfolgung von Traubenzucker (Dextropur oder Dextroenergen 1—2 Tabletten 1 Stunde vor dem Essen) wirkt appetitanregend.

Die profusen *Durchfälle* Schwerkranker, entweder durch Darmtuberkulose oder durch Amyloidose des Darms hervorgerufen, sind oft sehr schwer zu be-kämpfen. Tannigen, Tannalbin oder andere Tanninpräparate, Kohletabletten oder Uzara als Liquor (3mal 20—30 Tropfen) oder in Tabletten (3mal 1—2 Ta-bletten) wird man versuchen; oft ohne Erfolg. Meist bleibt nur Opiumtinktur (3mal 10—20 Tropfen) als Retter aus der Not übrig. Aber auch sie versagt nicht selten. Diät und Warmhalten des Leibes sind natürlich nötig.

Lungenblutungen sind gleichfalls besonders sorgfältig zu behandeln, zumal sie den Patienten oft sehr beängstigen. Deshalb, zur Beruhigung und auch zur Hustenstillung, gab man den Patienten früher stets eine Morphiumspritze als erstes Therapeuticum. Bei sehr ängstlichen und erregten Kranken rate ich auch heute noch zu ihr. Natürlich wirkt sie nicht styptisch. Dies tut die Gelatine-injektion (Gelatose) oder eine Calciumspritze (Afenil oder 10% Calcium chlo-ratum). Von der oralen Darreichung von Clauden, Strypnon oder Koagulen habe ich weniger Gutes gesehen. Nützlich und allgemein üblich ist 1 Eßlöffel Koch-salz auf $^{1}/_{2}$ Glas Wasser. Besonders wichtig ist natürlich, daß der Kranke ab-solute Ruhe, womöglich Bettruhe hält und vom Arzt auch seelisch beruhigt wird; mit der wahrheitsgemäßen Versicherung, daß die Hämoptoe an sich kein gefähr-liches Ereignis sei, und daß — laut Statistik — Fälle mit initialer Blutung sogar eine besonders günstige Prognose ergäben. Natürlich untersuche man Patienten mit frischer Hämoptoe nicht umständlich, da dies eine Nachblutung provozieren kann. Die Röntgenuntersuchung ist schonender, allerdings nur bei Aufenthalt in einer Klinik. Das Auflegen einer Eisblase auf die vermeintliche Stelle der Blutung ist an sich kaum wirksam, gibt aber wohl dem Patienten den beruhigen-den Eindruck einer therapeutischen Handlung und veranlaßt ihn außerdem tatsächlich zum Ruhigliegen. Deshalb mag sie auch der skeptische Arzt anwenden.

Bei schweren Lungenblutungen hat man auf der Seite der Erkrankung einen Pneumothorax angelegt, der sich auch in meinen eigenen Fällen gut bewährt hat. Ich empfehle die Pneumothoraxtherapie bei profusen und hartnäckigen Blutungen dringend.

Ein Wort noch über *Schwangerschaft und Lungentuberkulose*. Auch bei in-aktiver, bzw. latenter Lungentuberkulose bedarf die Gravide natürlich sorg-samer Beobachtung, Pflege und Schonung. Treten keinerlei Symptome einer

Aktivierung auf, so kann man die Frau meist austragen lassen. Verschlechtert sich aber das Befinden der Graviden, kommt es zu vermehrtem Husten und Auswurf oder gar zu Fieber, so ist in der Regel die Unterbrechung der Gravidität, falls es sich um den 2.—3. Monat einer solchen handelt, angezeigt. Denn die letzten Schwangerschaftsmonate, der Partus und das Puerperium, besonders auch die Lactation können unter Umständen ein gefährliches Fortschreiten der Lungentuberkulose zur Folge haben. Im übrigen warne man tuberkulöse, auch scheinbar latent tuberkulöse Frauen vor einer Gravidität und stelle ihnen die möglichen Gefahren einer solchen offen vor. Auch in der Frage der Eheschließung eines nicht zuverlässig geheilten Tuberkulösen rate ich zu offener und unter Umständen strenger Stellungnahme des Arztes, der nicht selten die einzige Instanz ist, das drohende Unheil einer solchen Ehe zu verhüten.

Pleuritis.

Die Entzündungen der Pleura verlaufen einerseits als *trockene*, andererseits als *exsudative Pleuritis*. Beide kommen sowohl als Krankheit für sich, als idiopathische Formen, als auch als Teilerscheinung und Folge einer Lungenerkrankung akuter und chronischer Art vor. Beispielsweise kann jede Form der akuten Pneumonie mit Pleuritis verlaufen, gleiches gilt aber auch von Tumoren, Syphilis, Aktinomykose, Streptothrix- und Echinokokkenerkrankung der Lungen. Aber auch von unten her, von der Leber (bei Abscessen, Echinokokken) und von subdiaphragmatischen Entzündungen und Eiterungen aus kann es zur gleichzeitigen „*Durchwanderungspleuritis*" kommen. Vor allem verläuft die Lungentuberkulose stets mit einer Entzündung der Pleura, besonders auch die mit spontanem oder therapeutischem Pneumothorax behafteten Fälle. Ungemein häufig tritt die trockene, aber auch die exsudative Pleuritis als Vorläufer einer Lungentuberkulose auf und ist in diesen Fällen als eine tuberkulöse oder zum mindesten — klinisch betrachtet — als *prätuberkulöse Erkrankung* aufzufassen. Denn ein hoher Prozentsatz der vorher an Pleuritiden erkrankten Patienten wird später manifest lungentuberkulös; wenn auch erst nach vielen Monaten oder sogar nach einigen Jahren.

Eine sichere *Prophylaxe* der Pleuritiden kennen wir nicht.

Therapeutisch wird die Pleuritis sicca, wenn sie Begleiterscheinung einer Pneumonie ist, keiner besonderen Behandlung bedürfen, sondern derselben, die gleichzeitig der Pneumonie gilt. Feuchte Wickel, Senfpackungen, Jodanstrich u. dgl. gelten ja in der Pneumonietherapie besonders auch den pleuritischen Symptomen, den Schmerzen und Stichen. Die Sulfonamide beeinflussen auch die begleitende Pleuritis sicca günstig.

Auch bei der Therapie der anderen oben genannten anderen Lungenerkrankungen, den Tumoren, der Lues, der Aktinomykose u. a. m. bedeutet die Behandlung der ursächlichen Lungenerkrankung gleichzeitig eine therapeutische Beeinflussung der sekundären Pleuritis sicca.

Wenn die Pleuritis sicca nun als idiopathische, meist akute Erkrankung auftritt, bedarf sie besonderer Behandlung. Sie wird zunächst bei fieberhaften Fällen in Bettruhe, feuchten Wickeln, Senfpackungen, einem Jod- oder Ichthyolanstrich zu bestehen haben. Außerdem gebe man gegen die Schmerzen, aber auch gegen den Entzündungsvorgang Salicylate (z. B. 3mal 1,0 Aspirin) oder 3—4mal 0,3 Pyramidon).

Gleichzeitig wickle man die Patienten in warme Decken ein, gebe ihm heißen Tee zu trinken und lasse ihn ordentlich schwitzen. Unter dieser Behandlung wird die Pleuritis sicca meist rasch abklingen.

Besonderer Berücksichtigung bedarf die *Pleuritis diaphragmatica*, die mit heftigen Stichen, oft auch mit starker Atmungserschwerung und sogar mit Schluckstörungen verknüpft ist. Diese Fälle, die durch die gewöhnliche Untersuchung oft nicht sicher festzustellen, aber röntgenologisch meist zu diagnostizieren sind, benötigen neben der oben ausgeführten Pleuritistherapie meist des Kodeins, in besonders schweren Fällen sogar einer Dilaudid- oder Pantoponspritze im Beginn und auf der Höhe der Erkrankung. Morphium vermeide man natürlich. Gefährlich ist dieser die Patienten erfahrungsgemäß stark alarmierende und sogar beängstigende Krankheitsprozeß zwar nicht. Aber er ist doch subjektiv derartig unangenehm, daß er den Arzt stets zu einer energischen schmerzstillenden und beruhigenden Behandlung veranlassen muß. Ganz besonders gilt das auch von der symptomatischen Zwerchfellpleuritis, die, wie oben erwähnt, meist von einem entzündlichen oder Eiterungsprozeß in der Leber oder einem sonstigen subdiaphragmatischen Entzündungsherd ausgeht. Die Durchwanderungspleuritis bedarf in der Regel keiner besonderen aktiven Behandlung. Das Grundleiden aber (s. o.) wird natürlich therapeutisch stets ernstlich zu berücksichtigen sein.

Übrigens wird gerade diese Durchwanderungspleuritis meist mit einer — nur geringen — Exsudatbildung einhergehen. Sie führt uns zu der *exsudativen Pleuritis*.

Pleuritis exsudativa.

Die *Pleuritis exsudativa* ist durch die gleichen Ursachen bedingt, wie die trockene Entzündung; nur daß hier die idiopathische (prätuberkulöse) Form zahlenmäßig wahrscheinlich noch stärker überwiegt. Es werden also noch mehr Kranke mit Pleuritis exsudativa später lungenkrank, als solche mit Pleuritis sicca. Auf die Häufigkeit (und Unvermeidbarkeit) der Exsudate beim therapeutischen Pneumothorax wies ich bereits hin.

Eine *Prophylaxe* der Pleuritis exsudativa gibt es ebensowenig, wie eine solche gegenüber der Pleuritis sicca. Die *Therapie* hat bei kleinen und mittelgroßen Exsudaten zunächst durch die gleiche Behandlung, wie bei der Pleuritis sicca, den Entzündungsprozeß zu bekämpfen. Besonders bei den keineswegs so seltenen rheumatischen Pleuritiden vermögen Salicylate (Aspirin 3—5mal 1,0) Entzündung und Exsudation ohne Zweifel wirksam zu beeinflussen. Eine Probepunktion und die subcutane Injektion von 5—10 ccm des gewonnenen (nicht eitrigen) Exsudats regt bisweilen die Resorption des Exsudats an. Auch die Kurzwellendiathermie soll in gleichem Sinne wirken.

Kodeinpräparate werden zur Bekämpfung des Hustenreizes und der Schmerzen nicht selten nötig sein.

Ein diagnostisch nicht unwichtiger Hinweis, der auch therapeutische Konsequenzen hat, sei hier gegeben: bei *linksseitigen* Exsudaten fahnde man stets nach einer gleichzeitigen exsudativen Perikarditis; sie wird bisweilen übersehen oder verkannt, was bei der vitalen Notwendigkeit der Punktion größerer Herzbeutelergüsse verhängnisvoll werden kann. Auch kommt es vor, daß größere linksseitige perikarditische Exsudate für eine Pleuritis gehalten und nicht rechtzeitig punktiert werden.

Bei *größeren* Pleuraexsudaten kommt natürlich stets die *Punktion* als wichtigstes Behandlungsmittel in Betracht. Die Schulregel hat folgende Postulate für die *Indikation zur Punktion* aufgestellt. 1. Die erhebliche Größe des Ergusses; d. h., wenn ein Exsudat eine ganze Brustseite ausfüllt oder (im Liegen) etwa bis zur 2. Rippe reicht. 2. Die fehlende Neigung, sich zu resorbieren; d. h. wenn ein größeres Exsudat innerhalb 14 Tagen bis 3 Wochen keinerlei Tendenz zur Verkleinerung zeigt. 3. Die subjektiv erheblichen Beschwerden, insbesondere die Dyspnoe des Pleuritikers, die besonders dadurch bedingt sein kann, daß außerdem andere Faktoren die Atmung erschweren; z. B. einerseits ein kleineres Exsudat oder eine erheblichere Lungenaffektion der anderen Seite, andererseits Bauchtumoren, ein größerer Ascites oder der hochschwangere Uterus, die das Zwerchfell hochdrängen und so die Atmung erschweren. 4. Die Qualität des Exsudates; d. h. eitrige, aber auch schon serös-eitrige Exsudate bedürfen stets sofort der Punktion oder, wie die Empyeme, der Operation oder der Heberdrainage.

Diese schulmäßigen Indikationen bestehen auch heute noch zu Recht. Vor allem punktiere man *nicht zu früh*, nämlich nicht schon in der 1. Woche der Pleuritis bei höheren Temperaturen des Patienten. Man mache das auch dem bisweilen ungeduldigen Kranken und dessen Umgebung klar, indem man ihm ganz offen sagt: „Wenn ich zu früh punktiere, bin ich sicher genötigt, Sie nach kurzer Zeit wieder anzustechen."

Stets, auch in klaren Fällen, muß der Punktion eine *Probepunktion* vorausgehen. Man probepunktiere immer an einer Stelle stärkster Dämpfung, d. h. größter Exsudatschicht. Bei der dann folgenden therapeutischen Punktion lasse man niemals zuviel Exsudat auf einmal ab. Mehr als 1000 bis höchstens 1500 ccm sollten bei einer Pleurapunktion nicht entleert werden. Es ist bekannt, daß sehr unangenehme Folgen nach solchen allzu massiven Punktionen eintreten können, vor allem die *Expectoratio serosa*, das Aushusten einer massenhaften schaumig-hämorrhagischen Flüssigkeit, die wahrscheinlich das Produkt eines Lungenödems ist. In (sehr seltenen) Fällen hat dies Ereignis bei Kindern, sehr Geschwächten oder Senilen sogar zum Tode geführt.

Methodik der Punktion. Man bedient sich am besten des bekannten POTAINschen Apparates, der die Ansaugung und schonende Entleerung des Exsudates gestattet. In Ermangelung dieses Apparates kann man auch mit einer großen Rekordspritze die Flüssigkeit absaugen oder sie mittels der gleich zu erwähnenden Heberdrainage entleeren.

Bisweilen empfiehlt es sich, bei und nach der Punktion etwas Luft in den Brustraum einzufüllen oder ansaugen zu lassen, also einen kleinen Pneumothorax zu erzeugen; ein Ereignis, das bekanntlich die alten Ärzte ängstlich perhorreszierten. Scheinbar wird dadurch die Neigung zur Wiederansammlung des Exsudates vermindert. Auch Calciuminjektionen (Afenil, Calcium-Sandoz) dienen dem gleichen Zweck.

Den bisweilen starken Hustenreiz während und nach der Punktion bekämpfe man mit Kodeinpräparaten. Wenn er während der Punktion sehr heftig auftritt und die Punktion stört, so muß man diese bisweilen auf einige Minuten unterbrechen. Nach der Punktion sind selbstverständlich große Ruhe (Bettruhe) und Schonung notwendig.

Natürlich ist es trotz sorgfältigster Indikationsstellung bisweilen notwendig, die Punktion des wieder angesammelten Exsudates zu wiederholen. Mehr als eine 1- oder 2malige erneute Punktion habe ich aber nur selten nötig gehabt.

Bezüglich der Punktion der Pneumothoraxexsudate wiederhole ich, daß man sie beim therapeutischen Pneumothorax so selten als möglich ausführen sollte; beim spontanen Pneumothorax wird man große Exsudate natürlich punktieren und die Punktion beim erneuten „Vollaufen" wiederholen müssen. Eitrige Exsudate sind natürlich vollständig zu entleeren, wie noch zu besprechen sein wird.

Das *Pleuraempyem* ist in der Mehrzahl der Fälle die Folge einer croupösen Pneumonie oder einer Grippe, nicht selten auch einer Durchwanderungspleuritis.

In anderen Fällen ist sie das Produkt einer Infektion der Pleura von Eiterungs-
prozessen in den Lungen, einer Gangrän, eines Abscesses, der Aktinomykose,
einer Streptotrix- und anderen Infekten. Vor allem tritt das Empyem auch bei
Tuberkulose auf. Auch kann es metastatisch bedingt sein. Es verlangt stets
eine *aktive Therapie*. Eine *Prophylaxe* des Empyems kann es leider nicht
geben.

Besonders wichtig ist es, die *Empyemdiagnose* in Verdachtsfällen *rechtzeitig*
zu stellen. Dazu bedarf es immer in erster Linie der *Probepunktion*. Sie ist
beim Pleuraempyem besonders sorgfältig auszuführen. Erstens bedarf es stets
einer genügend dicken und langen Punktionsnadel, durch die einerseits auch
dicker Eiter aspiriert werden kann, und die andererseits lang genug ist (mindestens 10 cm), um in der Tiefe versteckte Empyeme zu erreichen. Zweitens
muß man häufig genug probepunktieren. Ich beobachtete beispielsweise einen
dringenden Verdachtsfall, der von einem anderen Arzt bereits 8 ergebnislose
Probepunktionen erhalten hatte. Nach genauer Lokalisierung des tatsächlich
bestehenden Empyems durch die Röntgenuntersuchung gelang es, bei der
9. Probepunktion den Eiter zu „erwischen". Die Lokalisierung ist besonders
bei kleineren und länger bestehenden Empyemen oft recht schwierig und bisweilen eben nur durch eine genaue Röntgenuntersuchung möglich.

Die *Therapie* verlangt selbstverständlich die Bekämpfung des eitrigen Ent-
zündungsprozesses und die Entleerung des Eiters. Nicht ganz selten führen
schon mehrmalige Punktionen des Eiters zum Ziel, besonders bei metapneu-
monischen Empyemen und bei Kindern. Es empfiehlt sich, den Eiter völlig zu
entleeren und alsdann eine Spülung mit physiologischer Kochsalzlösung vorzunehmen.

Heilt die eitrige Pleuritis innerhalb 8—14 Tagen auf diese Weise nicht, so
muß entweder eine Bülausche Heberdrainage oder die Thorakotomie mit Rippenresektion vorgenommen werden.

Zum Zwecke der *Heberdrainage* wird durch den Metalltrokar ein halbstarrer
Katheter in den Pleuraraum eingeführt, der durch einen Gummischlauch unter
Ansaugung den Eiter in ein Glasgefäß entleert. Man kann diese Drainage
je nach Erfolg viele Tage lang bestehen lassen und natürlich durch den Drain
auch Spülungen der Empyemhöhle vornehmen. Die Heberdrainage verlangt in
der Regel klinische Behandlung.

Das gleiche gilt natürlich auch von der *Thorakotomie* und *Resektion* einer oder
mehrerer *Rippen*. Sie ist notwendig einerseits bei dickem Eiter und andererseits
zumeist bei älteren Personen, ebenso bei unruhigen und unverständigen Patienten,
die auf die Aspiration und Heberdrainage nicht genügende Rücksicht nehmen.

Einer besonderen Behandlung bedürfen die in Epidemiezeiten nicht seltenen
Grippeempyeme. Bei ihnen rate ich, ja nicht zu früh zu thorakotomieren. Denn
gerade sie, die sich oft durch Dünnflüssigkeit auszeichnen, heilen nach meiner
Erfahrung nicht selten nach mehreren ausgiebigen Punktionen und Spülungen
völlig aus. Auch bei doppelseitigen Empyemen rate ich zunächst zur Punktions-
behandlung und eventuell zur Heberdrainage, da doppelseitige Thorakotomien
schwere und gefährliche Eingriffe sind.

Ein besonderes Problem stellt die in manchen Fällen restierende *Empyemhöhle* dar, die für den Kranken einen schweren, dauernden Infektions- bzw.
Intoxikationsherd von großer Ausdehnung darstellt, der die perniziösen Folgen
eines solchen, also sekundäre Anämie, Nephritiden und Amyloidosis bedingt.
Die Beseitigung der Empyemhöhle ist also eine unbedingte Notwendigkeit. Sie
geschieht durch die intrapleurale Thorakoplastik, bezüglich deren Technik ich
auf die Lehrbücher der Chirurgie verweise.

Eine Sonderstellung nehmen nach STICH und BAUER die *tuberkulösen Empyeme* ein, die sowohl als Folge einer tuberkulösen Pleuritis, als auch bei Pneumothorax entstehen. Trotz des dünnflüssigen, kulturell meist sterilen Eiters werden diese Tuberkuloseempyeme durch Punktionen oder durch Öleinfüllungen an Stelle des Eiters meist nicht geheilt. Besonders ist vor der Anlegung einer länger dauernden Heberdrainage zu warnen, bei der diese Empyeme nicht selten rettungslos verjaucht sind; immer mit tödlichem Ausgang. In solchen Fällen hilft nur eine ausgiebige extrapleurale Thorakoplastik; natürlich ein schwerer Eingriff mit nicht geringer Letalität. Besonders ernst ist nach STICH und BAUER die Prognose der mischinfizierten tuberkulösen Empyeme, die früher eine Sterblichkeit von fast 100% hatten. Sie ist durch Rippenresektion und Drainage und durch später in 3—4 Sitzungen erfolgende Thorakoplastik etwas gebessert worden. Aber auch bei dieser chirurgischen Therapie beträgt die Sterblichkeit nach STICH und BAUER immer noch etwa 70%.

Die Behandlung der tuberkulösen Empyeme gehört also zu den schwierigsten und undankbarsten Aufgaben der Tuberkulosebehandlung. Daran haben auch leider die Versuche meines Mitarbeiters R. STAHL mittels ausgiebiger Spülungen der Empyemhöhle mit PREGLscher Lösung nur wenig geändert. Man versuche sie aber stets, da wir in einigen wenigen Fällen den Eindruck einer günstigen Beeinflussung des tuberkulösen Eiterungsprozesses durch diese Spülungen hatten.

V. Endokrine Krankheiten.

Schilddrüsenerkrankungen.

Diejenigen Erkrankungen bzw. Veränderungen der Schilddrüse, die erfahrungsgemäß nicht oder nur ausnahmsweise zu typischen, allgemeinen endokrinen Syndromen führen, sollen uns hier nicht beschäftigen. Das gilt beispielsweise vom gewöhnlichen Kropf, entweder einer Struma diffusa oder Struma nodosa. Nur ihre Beziehungen zur Hyper- und Dysthyreose sollen hier besprochen werden. Auch die malignen Geschwülste der Schilddrüse und die verschiedenen Formen der Strumitis bei oder nach akuten und chronischen Infektionskrankheiten möchte ich an dieser Stelle nicht besprechen. Die ersteren sind ausschließlich Sache des Chirurgen; bezüglich der letzteren verweise ich auf die einschlägigen Kapitel.

1. Basedowsche Krankheit.

Unter diesem Sammelbegriff fasse ich die verschiedenen Formen der Thyreotoxikose zusammen, also 1. den „Voll-Basedow, 2. die sekundäre Form in Gestalt der Struma basedowificata hauptsächlich der älteren Leute, besonders der Frauen, und 3. den „Thyreoidismus", einen inkompletten Basedow und andere formes frustes des Leidens.

Eine zuverlässige *Prophylaxe* kennen wir nur für die Struma basedowificata, insofern als wir glauben, daß sie in erster Linie durch die Jodtherapie, besonders bei älteren Kropfträgerinnen provoziert wird. Also würde das Fortlassen des Jods aus der Behandlung dieser Patienten der Erkrankung am besten vorbeugen. Ferner können diese und die anderen Formen des Morbus Basedow auch durch seelische und körperliche Überlastung, Sorgen, Erregungen, Schreck- und andere Traumen, akzidentielle Infekte und Intoxikationen ausgelöst werden. Im wesentlichen bedeutet der Ausbruch der Thyreotoxikose aber eine Vollendung des Schicksals des Kranken, dessen Leiden ja meist in der Konstitution, nicht selten in seiner Erbmasse wurzelt.

Die *Therapie* des Voll-Basedow und der Struma basedowificata hat die Verminderung der Schilddrüsenfunktion unbedingt in den Vordergrund zu stellen. In leichten und mittelschweren Fällen genügt ohne Zweifel hierzu die *Röntgentherapie*, die ich seit über 25 Jahren mit gutem Erfolg anwenden lasse; sie heilt bzw. bessert das Leiden „langsam, aber sicher". Ein gleiches gilt auch von der Radiumbehandlung (GUTZEIT). Die Dosierung beider Strahlentherapien ist Sache des Facharztes und soll uns hier nicht beschäftigen. Die Einwände gegen die Strahlenbehandlung (z. B. daß sie eine später vielleicht doch noch nötig werdende Operation durch die Erzeugung von Verwachsungen erschwere, daß sie schwere Reaktionen hervorriefe u. a. m.) kann ich als unrichtig und widerlegt nicht gelten lassen. Der Vorzug der Strahlenbehandlung vor der Operation liegt in ihrer Ungefährlichkeit, in dem Ausbleiben von Todesfällen als Folge der Strahlentherapie; nicht zum mindesten auch in dem Umstand, daß ihre Harmlosigkeit dem ängstlichen Gemüt des Basodowikers sehr entgegenkommt, so daß er sich leicht zur Bestrahlung, aber nur schwer zur Operation entschließt. Die Einwände gegen die Röntgentherapie der Basedowkröpfe, von denen man immer noch hört, stammen nach meiner Beobachtung stets von Kollegen ohne genügend eigene Erfahrung auf diesem Gebiet und sind demgemäß zu bewerten.

Natürlich bedarf auch die Röntgentherapie des Morbus Basedow der genauen Kontrolle des Patienten, insbesondere seines Gewichts und Grundumsatzes. Steigt das erstere auffallend rasch an und sinkt der Grundumsatz gleichfalls sehr schnell und ziemlich tief ab, z. B. auf $+ 25\%$, so ist das auf die Entstehung eines Röntgen-Myxödems verdächtig, wie ich es mehrfach beobachtet habe. Dann unterbreche man grundsätzlich die Bestrahlungen auf lange Zeit.

Falls die Röntgentherapie, was gelegentlich vorkommt, nicht wirkt, oder, wenn eine Heilung möglichst rasch erzielt werden soll und wenn der gesamte Zustand, vor allem die Beschaffenheit des Kreislaufs des Patienten es zuläßt, ist die *Operation*, die partielle Strumektomie nach TH. KOCHER, angezeigt. Sie soll in 70—75% der Fälle Heilung erzielen und eine Letalität von nur 5—8% bedingen. Beide Zahlen gelten aber nach meiner Erfahrung nur für sehr geübte Operateure, die, wie KOCHER, ihre Patienten sorgfältig vorher beobachteten und aussuchten (und nicht wenige ablehnten!). Wenn der Operateur weniger qualifiziert ist und die Auswahl der Kranken nicht so rigoros getroffen wird, kann die Zahl der Heilungen geringer und die der Todesfälle größer werden. Als Regel gilt natürlich, daß man nicht zu spät operieren lasse. Übrigens kommen sowohl nach der Strahlentherapie als auch nach der Operation Rückfälle vor, die eine Wiederholung der betreffenden Therapie verlangen. In solchen Rezidivfällen bei Strumektomierten ziehe ich besonders die Röntgenbehandlung vor, zu der sich die Kranken auch erfahrungsgemäß leichter entschließen, als zum nochmaligen operativen Eingriff.

Neben der Verminderung der Schilddrüsentätigkeit sind *Ruhe-* und *klimatische* Behandlung oft notwendig und nützlich. Schwerer Erkrankte bedürfen — insbesondere auch für die Zeit der Strahlen- oder operativen Behandlung — der Pflege in einer Klinik oder Heilanstalt, zumal sie zu Hause durch den Zwang oder den Willen zur Arbeit und womöglich zur Überanstrengung immer wieder geschädigt werden. Als besonders günstig sieht man Mittel- und Hochgebirgsklima an. Aber auch ein ruhiger Aufenthalt an der See ist nach meiner Erfahrung Basedowikern oft recht bekömmlich. Nur muß der Patient im Gebirge anstrengende Touren, insbesondere Kraxeleien, und an der See das Schwimmen und Baden meiden oder wenigstens auf ein ganz bescheidenes Maß reduzieren. Von Bädern wurden kohlensaure Solbäder gerühmt; von manchen so sehr, daß einige solche Bäder (z. B. Kudowa) als Spezialbad für Basedow firmierten.

Es ist sicher, daß sich manche Kranke in und nach dem Bade besonders wohl fühlen und von der Kur einen deutlichen Nutzen haben. Nur dürfen wir nicht in den Fehler verfallen — wozu eine Badekur den Patienten begreiflicherweise leicht verleitet —, in dieser Kur den wesentlichsten Anteil der Therapie zu erblicken, der die Strahlen-, die operative und sonstige Behandlung überflüssig mache. Das ist keineswegs der Fall.

Psychotherapie aller Art und Grade wurde oft angewandt, in schwereren Fällen nach meiner Erfahrung meist ohne entscheidende Wirkung. So sehr der an Morbus Basedow Leidende auch der seelenärztlichen Betreuung bedarf, so wenig genügt für einen schweren Voll-Basedow die Psychotherapie womöglich als einzige Form der Behandlung. Das muß gegenüber den Versuchen, den Morbus Basedow durch psychoanalytische Verfahren zu heilen, eindringlich betont werden.

Wichtig ist die *Diät* des Kranken. Meine Beobachtung der Verminderung der Morbidität und Schwere des Leidens während der Hungerjahre des ersten Weltkrieges bewies die Richtigkeit älterer Anschauungen, z. B. von FR. BLUM. Das Wesentliche scheint, die Nährmittel, die reich an Tryptophan, dem Grundstoff des Tyroxins, sind, stark zu vermindern oder auszuschalten. Das sind besonders Fleisch, Milch, Käse, Eier, Weizen u. a. Dagegen sind Mais, Roggen, Kartoffeln, Obst, grüne Gemüse und Salate sehr arm an Tryptophan. Man denke daran und verordne dem Kranken eine dementsprechende fleischfreie Kost. Vor allem bewahre man den Patienten auch vor der früher üblichen Überfütterung, vor dem Bestreben, seinen Gewichtsverlust durch überreichliches Essen wieder auszugleichen. Es ist wahrscheinlich, daß leichtere Fälle durch die Diät allein ohne sonstige Therapie zu heilen sind (BALINT).

Was nun die vielumstrittene *Jodtherapie* anbelangt, so rate ich trotz der NEISSERschen Empfehlung in der freien Praxis nicht zu ihr, da sie stets mit dem Risiko der Schädigung des Kranken verbunden ist. Besonders warne ich vor Jodpräparaten bei Kropfträgerinnen jenseits der Klimax, die, wie bereits erwähnt, durch Jod besonders leicht eine Basedowifizierung ihrer Struma erfahren. Nur als Vorbereitung vor der Operation hat die PLUMMERsche Behandlung mit LUGOLscher Lösung ausgesprochenen Nutzen und ist allgemein eingeführt. Man gibt 3mal täglich 3 Tropfen, je nach Toleranz mehr oder minder rasch ansteigend bis 3mal 16 Tropfen. Man glaubt, daß durch die Jod-Jodkalilösung, „das krankhafte Schilddrüsensekret der Basedowstruma in der Schilddrüse festgehalten, diese kolloid angeschoppt und Kreislauf und Stoffwechsel für eine geraume Zeit — und nur für diese — entlastet werden" (R. STICH und K. H. BAUER)[1]. Durch Jodvorbereitung gelingt es, wie gesagt, den Grundumsatz zu senken und die Herzaktion der Kranken zu beruhigen. Falls der erstere auf 30—35%, die letztere auf etwa 80 gesenkt worden sind, sehen STICH und BAUER den Termin für die Operation als gegeben an. Wenn dies in schweren Fällen nicht hinreichend gelingt, so muß nach STICH und BAUER „das Risiko des Eingriffs unterteilt und zunächst nur eine Unterbindung der Arterien der Schilddrüse vorgenommen werden; dann die doppelseitige subtotale Resektion der Basedowstruma, notfalls auch noch unterteilt".

Die Lugolbehandlung hat auch den Vorteil, daß gewisse notwendige Medikamente unter ihrer Anwendung besser wirken. Das gilt vor allem für das Chinidin. sulfur. (3—5mal täglich 0,1 in Pillen) und für die Digitalismittel. Von Sedativis haben sich besonders Prominal (2—3mal 0,2) oder Luminaletten (3—5mal 1 Tablette) bewährt. Neuerdings hat BARTELS[2] die Thiobarbitursäure

---

[1] STICH und BAUER: Lehrbuch der Chirurgie, 13. Aufl., S. 189. 1944.
[2] BARTELS: Ärztl. Wschr. **1946**, 62.

(0,1 pro die) zusammen mit dem Jod zur Vorbereitung der Operation als ganz besonders wirksam empfohlen.

Bezüglich der Struma basedowificata der älteren Leute gilt das eben Gesagte, besonders auch die strenge Vermeidung des Jods. Diese Kranken bedürfen, da sie oft ganz vorwiegend herzinsuffizient sind, sehr häufig der Digitalistherapie (z. B. Digilanid 3mal täglich 20 Tropfen, rasch sinkend auf 3mal 15—10—5 Tropfen, Valeriana-Digitalysat-BÜRGER, das länger in höheren Dosen gegeben werden kann). Die Operation wird für viele dieser Kranken ein zu großes Risiko darstellen. Ich empfehle für sie ganz besonders die Röntgentherapie.

Der *Thyreoidismus* und die sonstigen leichten und inkompletten Fälle des Morbus Basedow bedürfen auch nur sehr selten der operativen Behandlung, sondern genesen durch Strahlentherapie, Sedativa (s. o.), klinische, psychotherapeutische und Diätbehandlung.

Gewisse Formen und Symptome des Morbus Basedow, beispielsweise die, mit besonders heftigen Durchfällen oder ausgesprochenen Magenkrisen einhergehenden, bedürfen auch in erster Linie der Röntgentherapie; daneben wird man bei ihnen bisweilen Opiate oder (ganz ausnahmsweise) Morphium mit Atropin (nicht über 0,01) nicht entbehren können.

2. Myxödem.

Wir unterscheiden hier das *spontane Myxödem* der Erwachsenen, besonders häufig der älteren Frauen, das postoperative, *strumiprive* Myxödem, die *inkompletten Formen* des Myxödems, insbesondere den chronischen gutartigen Hypothyreoidismus, und die *Hypothyreosen des Kindesalters* (die Thyreoaplasia oder Thyreohypoplasie congenita, das erworbene kindliche Myxödem) und endlich den *Kretinismus*. Allen — bis auf den letzteren — ist eine mehr oder minder starke Verminderung der Schilddrüsenfunktion gemeinsam, deren dominantes Symptom neben dem harten Ödem, der körperlichen und psychischen Adynamie (bei Zunahme des Gewichtes!) und der Obstipation die Senkung des Grundumsatzes (bis minus 60% und mehr) ist.

Eine *Prophylaxe* gibt es nur für die strumipriven Formen; sie besteht in der Vermeidung zu ausgedehnter Strumektomien. Den anderen Formen der Hypothyreose kann man nicht vorbeugen.

Die *Therapie* heißt: Substitution des ausfallenden Schilddrüsenhormons durch Thyreoidin. Alles andere ist Nebensache. Da wir wissen (KOWITZ), daß in mittelschweren Fällen 2mal 0,1 Thyreoidin genügen, um einen um 35% verminderten Grundumsatz in 14 Tagen zur Norm zu steigern, so brauchen wir keine größeren Mengen. Man verordne Thyreoidin Merck, Hosko, Schering oder Elithyran oder Thyraden od. dgl. in Tabletten zu 0,1 2—3mal täglich, zuerst auf 14 Tage bis 3 Wochen. Das Hormon Thyroxin selbst einzunehmen oder zu spritzen bietet keinen Vorteil, ist aber natürlich auch möglich,(1—2mal 1 Tablette oder 1—2mal 15 Tropfen). Dabei erfolge regelmäßig eine genaue Kontrolle des Gewichts und Stoffwechsels. Späterhin kann man die Thyreoidindosis auf 1—2mal 0,1 Thyreoidin reduzieren, muß aber in den meisten Fällen viele Monate, ja jahrelang kleinste Dosen (jeden oder jeden 2.—3. Tag 0,1) weitergeben, um die Patienten im Kompensationszustand zu erhalten.

Derartige Thyreoidinkuren habe ich manche Patienten 20 Jahre und länger ohne Schaden und mit gutem Erfolg fortsetzen lassen. Beim Auftreten thyreotoxischer Zeichen (Tachykardie, Schweiße, Zittern) setze man das Mittel auf kurze Zeit aus. Sie kommen nicht so selten vor, da bei den Hypothyreosen die zur Kompensierung nötige Menge und die toxische Dosis des Hormonpräparates nicht selten dicht nebeneinander liegen.

Die Diät sei — wegen der eiweißzehrenden Wirkung des Thyreoidins — nicht eiweißarm, sondern enthalte nicht zu wenig tierisches Eiweiß. Rohkost wäre ein Unfug. Flüssigkeitsbeschränkung und Kochsalzentziehung sind völlig unnötig.

Große Ruhe und Schonung sind in dekompensierten Fällen zumal im Beginn der Kur absolut notwendig. Kurort- oder Bäderbehandlung, sowie irgendeine Form der physikalischen Therapie halte ich gleichfalls für unnötig und wirkungslos. Die Hauptsache ist das Thyreoidin. Mit dem kompensierenden Hormon können die Kranken am Nordkap oder in der Sahara genesen, ohne das Hormon überhaupt nicht.

Auch die inkompletten Hypothyreosen, insbesondere der gutartige, chronische Hypothyreoidismus, die vor der Behandlung stets Objekt sehr kritischer Diagnostik (Grundumsatz!) sein müssen, bedürfen zur Heilung des Thyreoidins meist nur kleiner Dosen (1—2mal 0,1).

Gleiches gilt von den Hypothyreosen der Kinder, wobei aber bemerkt sei, daß Kinder gewöhnlich eine besonders gute Toleranz gegen Thyreoidin haben. Ich rate etwa zu folgender Dosierung: bei Kindern von 1—3 Jahren 1—3mal $^1/_4$ Tablette (zu 0,1); bei Kindern von 3—6 Jahren 1—2mal $^1/_2$ Tablette; bei Kindern von 6—12 Jahren 2—3mal $^1/_2$ Tablette. Von der Pubertät an könne man die — ja auch bescheidenen — Dosen der Erwachsenen anwenden.

Der *endemische Kretinismus* gilt nicht als reine Hypothyreose, sondern als eine überwiegend durch das Klima, das Milieu und die Jodarmut des Wassers bedingte Dystrophie, die besonders in alpinen Ländern gehäuft auftritt; in Steiermark kommen auf 100000 Einwohner 10 Kretins!

Hier ist die *Prophylaxe* tatsächlich von entscheidender Bedeutung. Es steht heute fest, daß minimale Joddosen in Gestalt des „Vollsalzes" die Morbidität des Kretinismus erheblich herabsetzen, vielleicht ganz ausrotten können.

Dagegen vermag das Jod *therapeutisch* gegen den bereits manifesten Kretinismus nichts mehr auszurichten. Auch das Thyreoidin, bzw. Thyroxin, hilft nicht allen Kretinen, sondern nur denen mit ausgesprochen hypothyreotischen Symptomen und erniedrigtem Grundumsatz. In den seltenen Fällen mit thyreotoxischen Symptomen kann es sogar schaden. Immerhin rate ich, in der überwiegenden Mehrzahl der Fälle stets einen Versuch mit Thyreoidin zu machen, um den unglücklichen Wesen diese therapeutische Chance nicht vorzuenthalten.

Die *mongoloide Degeneration*, die ja kein thyreogenes Leiden, sondern eine schwere, cerebrogene Dystrophie ist, kann das Schilddrüsenhormon natürlich nicht beeinflussen. Trotzdem rate ich, auch in diesen Fällen, *in der Praxis* zu einem Versuch mit Thyreoidin, weil die Differentialdiagnose des echten Kretinismus und der mongoloiden Degeneration ja bisweilen sehr schwierig ist und sich unter den Fällen mit letzterer Diagnose sehr wohl auch Fälle der ersteren Art befinden können, denen man, wie gesagt, stets die Aussichten einer Thyreoidinkur geben sollte.

3. Die Tetanie der Erwachsenen.

Diese Krampfkrankheit, gekennzeichnet durch die Karpopedalkrämpfe, die mechanische und galvanische Übererregbarkeit der motorischen Nerven (Symptome von CHVOSTEK, TROUSSEAU und ERB) und auf einer Unterfunktion der Nebenschilddrüsen beruhend, tritt bei gewissen Handwerkern (Schneidern, Schustern u. a.), bei Pylorusstenose und Mageninsuffizienz als Magentetanie, bei beschleunigter Atmung und Hyperventilation als Hyperventilationstetanie, in der Gravidität als Maternitätstetanie, nach Schilddrüsenoperation als parathyreoprive Tetanie, bisweilen auch bei akuten Infektionen und Vergiftungen und als typisches Symptom der Sprue auf.

Die *Prophylaxe* der *Handwerkertetanie* würde in einem Wechsel des Berufes, insbesondere dem Vermeiden der Arbeitsstätte bestehen; zumal wir neuerdings durch HABELMANNs Beobachtung darüber belehrt sind, daß diese Tetanieform durch ein spezifisches Allergen der betreffenden Arbeitsart ausgelöst werden kann. Der Magentetanie beugt man am besten vor, indem man jede ernste Pylorusstenose rechtzeitig operiert, der rezidivierenden Maternitätstetanie, indem man weitere Graviditäten vermeiden läßt; auch das Stillen muß man leider in manchen Fällen verbieten. Der parathyreopriven Tetanie wird dadurch vorgebeugt, daß man bei Strumektomien nicht alle Nebenschilddrüsen mitentfernt.

Der *Therapie* der Tetanie würden im Prinzip das Original-COLLIPsche „Parathormon" oder Parathyreoidea HENNING (3mal tägl. 1 Tablette oder 1—3mal 1 Ampulle hiervon indiziert), am besten dienen. Nur sind diese schwer erhältlich und auch auf die Dauer zu teuer, kommen also für die Praxis und den (absolut notwendigen) langen Gebrauch kaum in Betracht. Ich habe vor über 30 Jahren die Calciumbehandlung der Tetanie in Deutschland eingeführt und seitdem vorzügliche Erfolge von ihr gesehen; zum Dauergebrauch gebe man 3mal 1 bis 2 Tabletten Calzipot, Kalzan, Calcimint od. dgl. In schweren, bedrohlichen Fällen spritze man Calcium gluconat. Sandoz oder Afenil intravenös ein- bis dreimal am Tag. Eine neue wirksame Therapie bedeutet der Calcinosefaktor von HOLTZ.

Unter dieser Bezeichnung hat HOLTZ ein Bestrahlungsprodukt des Ergosterins, das frei von Vitamin D ist, eingeführt. Das Mittel A.T. 10 wird peroral gegeben (8—10 ccm pro die) und führt zu rascher Steigerung des Blutkalks. HOLTZ und GISSEL haben bei parastrumipriven Menschen prompte Heilung der Krämpfe erzielt. Wegen der Gefahr der Hypercalcämie ist Vorsicht und am besten klinische Kontrolle des Patienten erforderlich. Auch diese Behandlung ist leider so teuer, daß sie für die Dauertherapie nur selten in Betracht kommt.

PORGES und ADLERSBERG haben gegen die Alkalose der Tetanie Ammonsulfat (30—50 g je Tag) gegeben mit dem Erfolg der Acidose und Heilung der Tetanie. Die Magentetanie bedarf angesichts ihrer Bösartigkeit raschester operativer Therapie; und zwar empfehle ich bei Pylorusstenosen und dem meist sehr ernsten Zustand der Kranken die kürzeste und am wenigsten eingreifende Operation, also zunächst die Gastroenterostomie. Die Tetanie der Graviden und Stillenden bedarf bisweilen der vorzeitigen Beendigung der Schwangerschaft, meist auch des Stillverbots. Die in der Regel harmlose Tetanie bei akuten Darmaffektionen, Infektionskrankheiten und Intoxikationen heilt stets durch Behandlung des Grundleidens. Die Tetanie bei Rachitis tarda und Osteomalacie muß mit D-Vitamin, bzw. Vigantol, Höhensonne und Phosphorlebertran behandelt werden; man vermeide aber das tetanische Anfälle provozierende Adrenalin! In schweren Fällen ist Bettruhe, gute Pflege und auch psychische Betreuung notwendig. Man vermeide warme Bäder und warme Umschläge, von denen ich des öfteren Provokation der Anfälle beobachtete. Kalte Wasseranwendungen wirken dagegen meist günstig. In ernsten Fällen wird man auch Schlafmittel, Sedativa und Scopolamin nicht ganz entbehren können. Morphium meide man aber streng, da bei der ausgesprochenen Chronizität der Tetanie die Gefahr der Sucht besteht.

Bezüglich der Diät gilt es, die Alkalose zu bekämpfen und alles das zu geben, was zur Anreicherung der sauren Valenzen dient: man gebe also reichlich Fleisch, pflanzliche Kost und Fruchtsäuren und schränke die Milch und Milchprodukte ein im Sinne der „Schutzkost" von F. BLUM. Lactovegetarische oder Rohkost wären völlig verfehlt und schädlich. Die Sprue mit Tetanie behandle man allerdings mit Obstdiät.

4. Die Spasmophilie.

Die *Spasmophilie* ist die Tetanie der Kleinkinder; in ihren Symptomen dominieren allerdings die Glottiskrämpfe, der Laryngospasmus und die allgemeinen epileptiformen Anfälle. Die Übererregbarkeitszeichen von TROUSSEAU, CHVOSTEK und ERB sind aber auch der Spasmophilie eigen.

Die *Prophylaxe* gipfelt bei Brustkindern natürlich in der Muttermilch. Auch die *Therapie* besteht, falls möglich, im Ersatz der Kuhmilch durch Frauenmilch. In manchen Fällen muß der Darm vorher gründlich entleert werden und eine kurze Teeschleimdiät vorausgehen. An Stelle der nicht zu ermöglichenden Brusternährung hat man — besonders früher — durch kurzfristige Mehlnahrung (Kufeke, Nestle, u. dgl.) auch recht befriedigende Erfolge erzielt. Bei etwas älteren Kindern (von $^3/_4$ Jahr an) wird man Vigantol und Bestrahlung mit natürlicher oder Höhensonne verordnen. Gegen die Alkalose hat man auch bei Kleinkindern die oben erwähnten Salmiakkuren mit Erfolg angewandt. Ebenso hat man bei Kindern vom Calcium (3—6 g Calc. chlorat., Kalzan-Calzipottabletten u. dgl.) Günstiges gesehen. Auch kann der Calcinosefaktor A.T. 10 bei ihnen mit Vorsicht und tastend steigenden Dosen verwandt werden. Bezüglich des COLLIPschen Parathormons gilt das gleiche, was bei der Tetanie der Erwachsenen gesagt wurde. Bei Häufung der eklamptischen Anfälle gebe man Chloralhydrat in Klysmen (bei Kleinkindern halbe Grammdosen) und Luminal (0,05—0,1) oder Prominal (0,1). Außerdem ist große Ruhe, gute Pflege und in ernstlichen Fällen klinische Behandlung angezeigt.

5. Hyperparathyreoidismus.

Von den Folgen eines Hyperparathyreoidismus kommen nur die *Ostitis fibrosa generalisata* und *localisata* in Betracht, recht seltene Erkrankungen, die zu allgemeiner oder partieller Deformierung und Brüchigkeit der Knochen führen und durch Adenome der Nebenschilddrüsen verursacht werden. Eine *Prophylaxe* gibt es bezüglich des Leidens selbst nicht, nur ist bei bestehender Krankheit die Vermeidung der Verkrümmungen der Knochen durch Ruhe, Pflege und Behandlung (s. u.) und besonders der Frakturen durch große Vorsicht und Schonung der Kranken angezeigt.

Die *Therapie* besteht — außer den eben genannten Pflegeverordnungen — in der Exstirpation der Adenome der Epithelkörperchen, die bei rechtzeitiger Ausführung heilend wirken und in späteren Stadien den Prozeß wenigstens aufhalten kann. Die nach der (natürlich möglichst zu vermeidenden) Totalausrottung der Nebenschilddrüsen eintretende parathyreoprive Tetanie ist gründlich zu behandeln (s. o).

Die lokalisierte Ostitis fibrosa bedarf der gleichen Maßnahmen. Sie heilt aber — auch nach meiner Erfahrung — bisweilen durch Fraktur des betroffenen Knochens von selbst.

Die der Ostitis fibrosa nahestehende KÖHLER*sche Krankheit* (fibröse Umwandlung am II. Metatarsalköpfchen und Os naviculare) und die PERTHES*sche Krankheit* (aseptische, epiphysäre Nekrose des Hüftkopfes) sind vielleicht auch hyperparathyreogenen Ursprungs, ebenso auch die gleichfalls sehr seltene „Marmorknochenkrankheit" von ALBERS-SCHÖNBERG, bei der eine kompakte Knochenmasse die Spongiosa und das Mark der Knochen zum Schwund bringt und eine schwere Anämie dazutritt. Man könnte versuchen, auch diese seltenen Osteopathien durch Exstirpation von Epithelkörperchen zu heilen. In den meisten Fällen werden sich aber keine Adenome finden. Die genannten Erkrankungen sind dann keiner rationellen Therapie zugänglich.

Hypophysenerkrankungen.

Die am längsten bekannte Krankheit hypophysären Ursprungs ist die *Akromegalie*, das Produkt von Tumoren oder einer Hyperaktivität der eosinophilen Zellen des Hypophysenvorderlappens. Sie verläuft mit den bekannten Vergrößerungen der Endteile des Gesichtes, des Schädels, der Glieder, des Sternums und anderer Acra. Etwa ein Drittel der Fälle, besonders der Jugendlichen, geht mit Diabetes einher.

Eine *Prophylaxe* gibt es nicht.

Die *Therapie* kann in den Fällen, in denen womöglich rascher wachsende, mit Stauungspapille und gröberen Hirndrucksymptomen einhergehende maligne Tumoren wahrscheinlich sind, nur in der Operation oder der (unsicheren, aber weniger gefährlichen) Röntgenbestrahlung der Hypophyse bestehen. Die operative Entfernung der Tumoren durch v. EISELSBERG, v. HOCHENEGG u. a. hat in manchen Fällen Heilungen erzielt; die Sterblichkeit dieser natürlich schwierigen Operationen soll nur 5—7% betragen (STICH und BAUER).

Allerdings wird die große Mehrzahl der Akromegalien keiner operativen Behandlung bedürfen, da sie meist völlig gutartig verläuft, 25—50 Jahre dauert, also die Lebensdauer und auch das Befinden der Betroffenen nicht wesentlich beeinträchtigt. Diese Fälle sollte man insbesondere bezüglich der Hypophyse am besten gar nicht behandeln.

1. Dystrophia adiposogenitalis.

Dieser durch einen Tumor oder eine Funktionsstörung des Hypophysenvorderlappens oder der mit ihm zusammenhängenden Zwischenhirnzentren bedingten Form der Fettsucht mit Genitalatrophie oder -aplasie ist durch keine *prophylaktische* Maßnahme vorzubeugen.

Therapeutisch kommen, wie bei der Akromegalie, die Operation oder Röntgenbestrahlungen für diejenigen Fälle in Betracht, die durch nachweisbare Tumoren bedingt sind. Die Aussichten sind etwa die gleichen wie bei der Akromegalie. Nicht nötig ist die Operation für jene gutartige Form, die in oder nach der Pubertät entsteht und nach einigen Jahren spontan heilt, also keinerlei Gefahren mit sich bringt und wahrscheinlich nur durch Funktionsänderungen des Vorderlappens bedingt ist. Die mesencephale Form des Leidens (BIEDL) ist natürlich keiner derartigen Therapie zugänglich. Sie verläuft übrigens oft gutartig, bedroht jedenfalls das Leben meist nicht.

Nur in den sehr seltenen Fällen, in denen eine Lues vorausgegangen und die Dystrophia wahrscheinlich luischen Ursprungs ist, hat man von spezifischen Kuren weitgehende Besserungen gesehen.

Ob die Transplantation von Kalbshypophyse heilend wirkt, ist noch ungewiß. Man sollte sie jedenfalls in ernsteren Fällen, die für eine schwere Hirnoperation nicht in Betracht kommen oder sie ablehnen, und auch für die Fälle der BIEDLschen Form versuchen. KYLIN hat über einige erfolgreich transplantierte Fälle von Dystrophia adiposogenitalis berichtet.

2. Cushingsche Krankheit.

Diese Erkrankung ist durch Tumoren der basophilen Zellen des Hypophysenvorderlappens bedingt und äußert sich in Fettsucht des Gesichtes und Rumpfes, Diabetes, Hypertonie, oft in Nephrosklerose, häufig auch in Polyglobulie, Osteoporose und Hypogenitalismus.

Eine *Prophylaxe* gibt es nicht.

Therapeutisch hat CUSHING in einigen Fällen durch Röntgenbestrahlungen Heilungen erzielt. In anderen Fällen, auch bei allen meinen Patienten, sind sie ohne jede Heilwirkung geblieben. Eine Operation ist angesichts der Kleinheit und Mehrzahl der Adenome ohne Aussichten. Auch sind mit Nephrosklerose, Diabetes und Fettsucht behafteten Patienten denkbar ungeeignete Objekte der operativen Therapie. Neuerdings hat DUNN mit dem weiblichen Sexualhormon Menformon-Follikulin günstige Erfolge erzielt; sie erklären sich aus der Tatsache, daß das Follikulin die Tätigkeit der basophilen Zellen des Vorderlappens hemmt. Ich habe von dem Verfahren von DUNN übrigens keine Erfolge gesehen. Die symptomatischen Störungen, also die Hypertonie und Nephrosklerose, der Diabetes und die Knochensymptome sind nach den diesem Leiden zukommenden diätetischen und medikamentösen Regeln zu behandeln; übrigens nach meiner Erfahrung meist ohne dauernde Erfolge.

3. Andere endokrine Formen der Fettsucht.

Hier soll uns nicht die gewöhnliche endogene und exogene Fettsucht beschäftigen. Über sie berichtet das Kapitel der Stoffwechselkrankheiten. Nur die eindeutig und grob endokrin bedingten Formen seien hier berücksichtigt.

Die *thyreogene* Fettsucht, eine Form des chronischen gutartigen Hypothyreoidismus, verlangt natürlich eine lang dauernde Darreichung von Thyreoidin (2—3mal 0,1). Eine besondere Diät, Flüssigkeits- und Salzbeschränkung sind nicht notwendig.

Die *hypogenitale* Adipositas, besonders häufig als klimakterisch bedingte Form, ebenso die Fettsucht bei Genitalhypoplasie oder nach Kastration bedürfen der weiblichen oder männlichen Keimdrüsenpräparate, die bereits genannt wurden. Man wird sie oft, um ihre Wirkung einigermaßen zu sichern, mit Thyreoidin kombinieren oder ein kombiniertes Hormonpräparat, wie Lipolysin (3—4mal 1 Tablette) geben.

Die *Lipodystrophie*, eine seltene, groteske partielle Fettsucht von Gesäß und Beinen bei Magerkeit der oberen Teile des Körpers, ist vielleicht pinealen Ursprungs (KLIEN). Sie bietet keinerlei *prophylaktische* Möglichkeiten. *Therapeutisch* wurde die KLIENsche Hypothese bisher nicht bestätigt. Zirbelpräparate (Epiglandolinjektionen) blieben wenigstens in einem meiner Fälle ohne jede Wirkung. Einer ernstlichen Behandlung wird dies seltene Leiden übrigens meist kaum bedürfen, da es gutartig verläuft und eigentlich nur unästhetisch, nicht aber gefährlich ist.

Die *Adipositas dolorosa* (DERCUM), eine durch die eigenartige Schmerzhaftigkeit des Fettpolsters besonders beim Kneifen an Armen und Beinen und eine depressive Neurose gekennzeichnete Form, ist zweifelhaften Ursprungs, man hat es als hypothyreogen, aber auch als hypophysär angesprochen.

Eine *Prophylaxe* dieses gleichfalls recht seltenen Leidens kennen wir nicht.

Therapeutisch empfehle ich Thyreoidin in vorsichtiger Dosierung (2mal 0,1 Thyreoidin) und habe in manchen Fällen ziemlich gute Erfolge gesehen; natürlich gibt es auch nicht wenige Versager. Man kombiniere in solchen Fällen das Thyreoidin mit Hypophysenvorderlappenpräparaten. In den meisten Fällen ist die gleichzeitige Verordnung von antineuralgischen und sedativen Mitteln notwendig und nicht zu umgehen. Klimatische und Badekuren haben in meinen Fällen wenig oder gar nicht geholfen. Übrigens ist die DERCUMsche Krankheit trotz der Hormonbehandlung meist recht quälend langwierig und produziert oft Rückfälle. Das Leben bedroht sie aber niemals.

4. Hypophysäre Magersucht.

Die am längsten bekannte Form ist die *hypophysäre Kachexie* SIMMONDS in Gestalt der Kachexie, vorzeitiger Senescenz, Atonie von Magen und Darm, Hypotension des Blutdrucks, Oligurie, Depression und Senkung des Stoffwechsels und der Temperatur; alle diese Symptome sind Folgen einer Erkrankung oder des Funktionsmangels der Prähypophyse; am häufigsten ist das Leiden bei älteren Leuten, besonders bei Frauen.

Eine *Prophylaxe* gibt es nicht; nur in luischen (seltenen) Fällen käme rechtzeitige spezifische Behandlung in Betracht.

Leichter und anscheinend mit Symptomen der Schilddrüseninsuffizienz kombiniert tritt die inkomplette Form (REYE) auf.

Relativ häufig ist die in der Postpubertät auftretende *Postpubertätsmagersucht* besonders jüngerer weiblicher Personen, bei der die hochgradige Anorexie und psychische, insbesondere charakterliche Veränderungen dominieren und die Präsenescenz fehlt.

Eine leichte Form ist ferner die von mir als *postpartuale Magersucht* junger Frauen häufig nordischen Typs bezeichnete, die besonders nach den ersten Graviditäten auftritt und sich nur in Abmagerung und Verelendung äußert. Sie verläuft gleichfalls ohne vorzeitiges Altern, ohne aufdringliche Stoffwechselstörung, ohne Oligurie und meist auch ohne grobe psychische Veränderungen.

Allen genannten Formen ist eine Minderung der Sexualfunktionen gemeinsam.

Therapeutisch kommen Hypophysenvorderlappenmittel (Präphyson, Preloban) in Betracht, die aber nur eingespritzt (1—2 Ampullen je Tag intravenös oder -muskulär) wirken. Neuerdings haben KYLIN, G. V. BERGMANN, STROEBE, ich u. a. durch *Transplantation von Kalbshypophysen* unter die Bauchmuskelfascie, einen ganz harmlosen Eingriff, völlige und jahrelange Kompensierung und Heilung erzielt; Rückfälle waren aber nach der Transplantation auch nicht selten. Jedenfalls ist dieser Eingriff heute die beste Therapie besonders der Postpubertätsmagersucht. Nach der Operation sind aber bei Rezidivneigung zeitweilig Präphysenspritzen notwendig. Auch eine zweite Transplantation habe ich beim Erlöschen der Wirkung der ersten Überpflanzung in einigen Fällen mit Erfolg veranlaßt.

Psychotherapeutische Einwirkungen sind besonders bei der Jugendform stets notwendig und oft wirksam. Insulinmast ist bisweilen nützlich, ebenso bei Empfindlichen eine sehr leichte, aber nahrhafte Diät. Klinische Behandlung ist bei allen, besonders den jugendlichen und operativen Fällen indiziert. Kurorte und Heilbäder sind unwirksam und überflüssig.

5. Diabetes insipidus (Harnruhr).

Dies durch enorme Steigerung des Durstes, der Wasseraufnahme und Harnausscheidung (10—30 Liter je Tag!) ohne Hyperglykämie und Glykosurie verlaufende Leiden ist auch durch eine Schädigung der Hypophyse oder ihrer Korrelation mit dem Zwischenhirn bedingt; relativ oft wird es durch Schädeltraumen verursacht, seltener durch Lues. Auch ererbt und als Familienkrankheit kann die Harnruhr auftreten. Konstant ist bei ihr die Konzentrationsstarre (z. B. zwischen 1001 und 1003) und die negative Reaktion auf NaCl-Gaben.

Eine *Prophylaxe* gibt es auch beim Diabetes insipidus nicht.

Therapeutisch hat die orale und subcutane Anwendung von Hypophysenmitteln meist versagt. Neuerdings hat aber die endonasale Anwendung von Physhormon (HENNING), das Pituitrinschnupfpulver (Sanabo-Wien) oder Tonephin vorzügliche Erfolge und völlige Normalisierung von Durst und

Harnausscheidung und auch der Harnchloride und Wasserstoffzahlen (FR. MAINZER) erzielt. Das Schnupfen dieser Präparate ist heute die weitaus beste Therapie.

Diätetische Maßnahmen, auch Na-Cl-Entziehung, haben keinen therapeutischen Wert. Opiate sind zu widerraten. Gewaltsame Flüssigkeitsentziehung bedeutet eine nutzlose Grausamkeit.

In luisch verursachten Fällen ist natürlich eine antisyphilitische Therapie angezeigt.

6. Funktionelle Oligurie.

Diese seltene Funktionsstörung, besonders bei älteren Frauen beobachtet, ist wahrscheinlich hypophysären Ursprungs. Ich habe demgemäß beobachtet, daß auch hier Präphysoninjektionen eine gewisse Wirkung hatten; daneben empfiehlt sich Psychotherapie, da die Patientinnen meist Neuropathen sind. Die Diät scheint mir wenig wirksam. Immerhin sind reichlicherer Gebrauch von Kochsalz, Pfeffer und Gewürzen angezeigt. Die bei diesen Fällen öfters vorhandene Pyelocystis ist nach den üblichen Regeln zu behandeln.

7. Hypophysärer Zwergwuchs.

Wenn der Hypophysenvorderlappen in früher Kindheit oder im Fetalleben geschädigt bzw. hypoplastisch ist, kommt es zum Zwergwuchs mit Hypo- bzw. Agenitalismus, aber psychischer Intaktheit und oft körperlicher Rüstigkeit, wie die häufige Eignung zu guten Artistenleistungen bei diesen Zwergen beweist. Eine *Prophylaxe* kennen wir nicht. *Therapeutisch* kommt bei Tumorverdacht auch hier die Exstirpation oder Röntgenbestrahlung der Hypophyse oder der Versuch mit Präphysoninjektionen in Betracht; meist übrigens vergeblich. Bei vorliegender Lues ist diese spezifisch zu behandeln. Häufig erübrigt sich aber jede Therapie, da der Zwergwuchs von den Betroffenen als lohnende Erwerbsquelle (in Liliputanergruppen!) angesehen wird.

8. Andere Formen des Zwergwuchses.

Die *Chondrodystrophie*, eine angeborene, nicht endokrin bedingte, mit normalem Genitalismus einhergehende Dysplasie des Knorpel-Knochensystems ist keiner Therapie oder Prophylaxe zugänglich.

Der *rachitische Zwergwuchs* verlangt *prophylaktisch* alles, was bezüglich der Ernährung, der Pflege und besonders der Besonnung vor der Rachitis schützt. *Therapeutisch* kommen Vigantol, Phosphor-Lebertran und Sonnen- oder Solluxbestrahlungen in Betracht.

Der *thyreogene* Zwerg bedarf, sowie seine Thyreohypoplasie entdeckt wird, prophylaktisch des Thyreoidins (2mal 0,05). Das gleiche ist *therapeutisch* auf viele Monate und Jahre zu geben; später in etwas höherer Dosis (1—2mal 0,1).

Die äußerst seltenen Thymus-, Pankreas- und Nebennierenzwerge kann ich hier übergehen. Bezüglich des Pankreaszwerges sei nur gesagt, daß sein Diabetes Hauptobjekt der Therapie ist (vgl. dies Kapitel).

Die „proportionierten" Formen des Zwergwuchses, die Nanosomia primordialis und infantilis sind angeborene Hypoplasien nicht endokriner Genese und keiner Prophylaxe oder Therapie zugänglich.

Addisonsche Krankheit.

Diese durch Unterfunktion der Nebennierenrinde entstehende, meist durch tuberkulöse Verkäsung, seltener durch Entzündung oder einfache Atrophie der Nebenniere bedingte Krankheit verläuft unter den Symptomen der Hyperpigmentation der Haut und Schleimhäute, hochgradiger Hypotension des

Blutdrucks, allgemeiner Adynamie und Hypoglykämie und endete früher stets tödlich.

Eine wirksame *Prophylaxe* gibt es nicht.

Therapie. Vereinzelt sah man die ADDISONsche Krankheit nach Exstirpation eines Echinococcus, bei einseitiger Tuberkulose durch Exstirpation der Nebenniere und bei ehemals Infizierten auch durch antiluische Behandlung heilen. Von Transplantationen menschlicher Nebennieren sah ich in keinem meiner Fälle Erfolge, bisweilen aber gefährliche Reaktionen und Nebenwirkungen.

Neuerdings beobachtete man leidliche Kompensationen durch die Anwendung von Nebennierenrindenpräparaten, Cortin (Degewop) und Cortidyn Promonta (1—2mal 1 intramuskuläre Injektion je Tag). Die perorale Anwendung von Tabletten dieser Art versagt dagegen fast immer. Besonders wirksam fand THADDEA die Applikation eines subcutanen Depots von synthetischem, krystallinem Hormon (Cortiron) unter die Bauchhaut.

Außerdem ist natrium-, chlor- und calciumreiche Kost zu geben, z. B. in Gestalt eines Liters Limonade mit 10 g Kochsalz und 5 g Natriumcitrat. Tee, Kaffee, grüne Gemüse und Schwarzbrot sind als besonders kaliumreich zu meiden; Weißbrot ist erlaubt. Während des ADDISON-Koma sind intravenöse oder rectale Infusionen von physiologischer Kochsalzlösung und Traubenzucker notwendig. Insulin (etwa zum Zwecke der Mast) ist wegen der Neigung der Kranken zu gefährlicher Hypoglykämie streng zu meiden. Nach THADDEA sollen auch Cysteininjektionen (Cystein-HENNING 1—2 ccm intramuskulär oder intravenös 1—2mal je Tag) hormonsparend und kompensierend wirken.

Überfunktion der Nebenniere.

Von den Überfunktionszuständen der Nebennieren können wir nur die durch Tumoren hervorgerufenen mit einiger Sicherheit diagnostizieren, insbesondere die sog. *Paraganglien,* die anfallsweise die Symptome stärkster Adrenalinausschüttung hervorrufen, wie Tachykardie, Hypertonie bis 250, ja 300 mm Hg. Polyurie, Tremor, Erhöhung des Rest-N bis 200 mg-%, auch Koma usw. Diese Fälle sind bereits mehrfach durch Operation geheilt worden. Die Röntgentherapie hatte versagt. Ohne Operation gehen diese Patienten nach 10—12jähriger Krankheit — meist an Hirnapoplexie — zugrunde. Die nicht adrenalinproduzierenden Sympathicoblastome und -goniome, bösartige Tumoren besonders des Kindesalters, erzeugen nur große Tumoren, die gleichfalls rechtzeitig der Operation bedürfen. Der Eingriff kommt aber meist zu spät wegen der starken Metastasierungstendenz dieser Tumoren (besonders in Schädel- und anderen Knochen).

Erkrankungen und Funktionsstörungen der Keimdrüsen.

Den Arzt interessieren auf diesem Gebiet einerseits besonders das weibliche Klimakterium und der Hypogenitalismus und andererseits die funktionellen Sexualstörungen beim Manne.

Des *Klimakteriums* wurde im Kapitel der Neurosen öfter gedacht. Ich wiederhole, daß gegen die bekannten Symptome des Klimakteriums (fliegende Hitze, Herzbeschwerden, nervöse und psychische Übererregbarkeit, Schlafstörungen, Adipositas, Rheumatismen u. a.) die Keimdrüsenpräparate oft gut wirken; z. B Progynon, Unden, Menformon-Follikulin, Klimasan u. a. m. in Tabletten und Injektionen. Daneben sind oft Sedativa (Brom, Baldrian, Prominaletten, Luminaletten), Schlafmittel (Phanodrom, Bromural, Adalin) und Antineuralgica angezeigt. Niemals ist die Psychotherapie zu vernachlässigen, die den Patientinnen eindringlich darlegt, daß der Wechsel ein harmloser, zeitlich stets begrenzter Zustand sei, den nun einmal fast alle Frauen durchmachen müßten.

Gleiches gilt therapeutisch von den — oft besonders stürmischen — Beschwerden des Klimakteriums nach Operationen und nach der Röntgenkastration. Auch die dys- und amenorrhoischen Störungen bei jüngeren Frauen (Chlorosen, Blutleiden anderer Art, überhaupt vielen chronischen zehrenden Leiden) bedürfen, wenn sie lästig werden, oft passagerer Verordnung von Keimdrüsenpräparaten (s. o.). Die Amenorrhöe infolge von Unterernährung (in den Notzeiten sehr häufig!) bedarf natürlich, falls möglich, einer Besserung der Kost und nicht der Hormonmittel.

Daß das (etwas fragwürdige) Klimakterium virile mit männlichen Keimdrüsenmitteln zu behandeln ist (Testofortan, Testoglandol usw.) wurde schon erwähnt.

Der männliche *Eunuchoidismus* tritt entweder angeboren oder nach irgendwelchen Infekten, Traumen usw., bisweilen auch völlig spontan auf und kann besonders bei Jugendlichen zum Hochwuchs (mit besonderer Langbeinigkeit), seltener zur Fettsucht führen. *Therapeutisch* ist es wichtig zwischen dem *primären* und *sekundären Hypogenitalismus* zu unterscheiden. Denn die ersteren bedürfen der Organotherapie mit den bekannten männlichen Hormonmitteln. Die sekundären Fälle hypophysären Ursprungs dagegen werden nur durch die Operation oder Röntgentherapie der Hypophyse beeinflußt. Die homoioplastische Transplantation wurde zwar gerühmt, ihre Dauererfolge sind aber zweifelhaft. Für den weiblichen Eunuchoidismus gilt Analoges, insbesondere, was die Therapie mit weiblichen Hormonpräparaten anbelangt.

Die männliche und weibliche *Intersexualität,* nämlich die meist konstitutionelle Neigung zu Beschäftigung, Wesen und Kleidung des anderen Geschlechtes (z. B. der Transvestizismus) ist eine sozial einschneidende, oft quälende Anomalie und bedarf deshalb der ärztlichen Berücksichtigung. Die Therapie vermag — bisweilen — durch psychische Behandlung und männliche oder weibliche Organpräparate etwas zu bessern. Die in manchen Fällen versuchte Transplantation der insuffizienten Keimdrüse hat meist wenig Erfolg gehabt.

Der grob organische *Hermaphroditismus* der Männer und Frauen bedarf in quälend ernsten Fällen der operativen Behandlung, die aber stets genauer Überlegung bedarf; bei der Exstirpation heterologer und Transplantation homologer Keimdrüsen ist nicht die Beschaffenheit des äußeren Genitals das Ausschlaggebende, sondern die Grundtendenz der psychophysischen Persönlichkeit (Fr. Prange)[1]. In leichten Fällen kommen die oben erwähnten Hormonpräparate und die Psychotherapie in Betracht.

Die *funktionellen Störungen der Potenz des Mannes* werden gleichfalls im Kapitel der Neurosen abgehandelt. Ich wiederhole, daß bei ihnen eine verständnis- und taktvolle Psychotherapie, bisweilen auch die Hypnose und Psychoanalyse im Verein mit männlichen Keimdrüsenpräparaten und aphrodisierenden Mitteln (Yohimbin) oft günstig wirken. Gleichfalls sei die Warnung vor der Erteilung der Eheerlaubnis bei psychisch Impotenten wiederholt, bevor nicht die Störung behoben ist. Man erinnere sich an die nicht ganz seltenen Fälle von Suicid aus Angst vor einem Fiasko in der Brautnacht! Meist wird es nötig sein, daß der praktische Arzt diese schwierigen Patienten einem ausgesprochenen Spezialisten dieses Faches überweist.

Das gleiche gilt besonders auch von den *Homosexuellen* beiderlei Geschlechts. Da im Gegensatz zu der früher üblichen psychopathologischen Deutung der

---

[1] Prange, Fr.: In „Endokrine Krankheiten" von Hans Curschmann, 3. Aufl., S. 109.

Homosexualität die Untersuchungen von HARMS, SAND, STEINACH u. a. diese Anomalie heute als das Produkt einer abwegigen Anlage, vielleicht einer zwittrigen Keimdrüse bzw. Pubertätsdrüse (FR. PRANGE) deuten konnten, ist es klar, daß die reine Psychotherapie hier niemals ausreicht. Aber auch die Exstirpation der Keimdrüsen und Implantation einer normalen Keimdrüse (STEINACH) blieben nach FR. PRANGE ohne Erfolg. Die vom N.S.-Gesetzgeber seinerzeit dekretierte „freiwillige Entmannung" der Sexuellen erwies sich ebenfalls in vielen Fällen als erfolglos. Denn die sexuelle Triebrichtung wurde dadurch nicht geändert.

Die *prognostischen Aussichten* des *endogen* Homosexuellen sind also recht schlecht. Trotzdem hat der Arzt sich dieser Bedauernswerten anzunehmen und durch Organpräparate und Psychotherapie auf sie einzuwirken versuchen.

Anders liegen Beurteilung der Prognose der *akzidentell* homosexuell sich Betätigenden, wie sie in Gefängnissen, Internaten, Konzentrationslagern, aber auch unter dem Einfluß der Mode und Nachahmung (z. B. in der Antike), durch Übersättigung des reizhungrigen Lebemannes, durch Morphium oder Cocain usw. vorkommen. Diese akzidentellen Fälle geben durch energische seelenärztliche Leitung, durch Organpräparate und — unvermeidlich — durch das Gesetz und den drohenden Strafrichter naturgemäß bessere Heilungsaussichten.

Eine *Pubertas praecox* kann bei kleinen Mädchen durch Granulosatumoren der Keimdrüsen, bei Knaben durch Hodentumoren, durch Tumoren der Nebennierenrinde (bei Mädchen), durch Tumoren der Zirbeldrüse (nur bei Knaben) hervorgerufen werden. Eine interne Therapie gibt es in keinem dieser Fälle. Hier kann nur das Messer des Chirurgen helfen. Allerdings neigen manche dieser Tumoren, besonders die des Hodens und die Granulosatumoren sehr zu frühzeitiger Metastasierung und machen dadurch den Erfolg der meisten Operationen zunichte. Auch Rezidive nach gelungener Operation sind häufig. Gleich ungünstig ist die Prognose dieser Fälle bei Röntgen- und Radiumbehandlung.

Etwas besser ist die Prognose mancher Fälle von *Virilismus („Hirsutismus")* erwachsener Frauen. Sie können auch durch Nebennierenrindentumoren, andere durch Ovarialtumoren (Androblastome) verursacht sein. Die ersteren Fälle bedürfen stets der Operation, ohne die sie sicher zugrunde gehen. Die letzteren verlaufen gutartiger (bis zu 7 Jahren Dauer!), bedürfen aber, wenn sie eine Heilung erstreben, auch der Operation. Gutartig dagegen verläuft das MORGAGNI*sche Syndrom*, das nach HENSCHEN [1] durch Hyperostosis frontalis, Fettsucht und Virilismus bei Frauen jenseits der 40. Lebensjahres gekennzeichnet und durch Zunahme der eosino- und basophilen Zellen der Prähypophyse hervorgerufen wird. Die Ätiologie dieses Syndroms ist unbekannt, Lues kommt nicht in Betracht. Eine *Therapie* ist scheinbar aussichtslos, bei der relativen Harmlosigkeit der Anomalie aber auch kaum nötig. Röntgenbestrahlungen der Hypophyse wären aber zu versuchen.

Der Infantilismus.

Der Infantilismus, nämlich die Hemmung oder Verzögerung der Entwicklung des Heranwachsenden und damit das Verharren in einem mehr oder minder ausgesprochenen Kindlichbleiben, ist in manchen Fällen als genuine, durch pluriglanduläre oder zentrale Einflüsse entstandene Anomalie zu deuten. Weit häufiger ist er durch akzidentelle Einflüsse bedingt, beispielsweise durch chronische Infekte, Intoxikationen, zehrende Krankheiten, Hunger, Avitaminosen u. a. m. Die *Prophylaxe* des Infantilismus hat allen diesen Schäden vorzubeugen und bei der Gruppe I durch Hormonpräparate, falls möglich, die endokrinen

---

[1] HENSCHEN: Monographie. Jena: Gustav Fischer 1937.

Funktionsmängel zu kompensieren. Die *Therapie* hat die gleiche Aufgabe, also in erster Linie den Grundschaden zu behandeln, zu bessern oder zu heilen, also die Nährschäden und die Unterernährung, die Lues, die Tuberkulose, den Alkoholismus, den Nicotinabusus, den Diabetes, das chronische Nieren-, Magen-, Darm- oder Herzleiden, die Blutkrankheit, den hämolytischen Ikterus, das Heer der Allergien und das der Avitaminosen. Stets suche man also den Infantilismus *ätiotrop* zu behandeln; in der Gruppe I natürlich auch wiederum durch Thyreoidin, Hypophysenmittel, bzw. direkte Behandlung der Schilddrüse oder Hypophyse oder Implantation einer letzteren.

Jede andere Therapie — außer der naturgemäßen Schonung des Infantilen — ist nutzlos. Bisweilen erzielt die obige Therapie Kompensation oder Besserung des Infantilismus. Nicht selten versagt sie aber bei unheilbarem Grundleiden (z. B. bei Nephrosklerose, bei angeborenen Herzfehlern, bei manchen Magen-Darmleiden, Sprue u. a. m.).

Der Status thymolymphaticus.

Diesen schwer faßbaren Zustand besonders der Kinder und Jugendlichen glaubt man durch abnorme Thymuspersistenz und „Hyperthymisation" und ihre Wirkung auf Wachstum, Genitalismus, Mineralstoffwechsel, Hautbeschaffenheit u. a. zu erklären. Abgesehen von diesen Auswirkungen (z. B. auf die Ödem- und Ekzembereitschaft der Haut) sind es jene plötzlichen Todesfälle Jugendlicher, z. B. in der Narkose, im kalten Bade oder auch ganz spontan, die man der Hyperthymisation zur Last gelegt hat.

Die *Prophylaxe* und die *Therapie* haben besonders beim Kleinkinde die Diät zu berücksichtigen und ähnlich, wie bei der exsudativen Diathese (deren enge Beziehungen zum Status thymicus anzunehmen sind), Milch, alle Fettarten und Eier auszuschalten, bzw. zu vermindern und magere Fleischkost, Obst, Gemüse, Kartoffeln, Hülsenfrüchte und Mehlerzeugnisse zu bevorzugen. Für hinreichende Zufuhr des Vitamin A (durch Vogan und D (Vigantol) ist zu sorgen. Medikamentös empfehle ich ferner Kalkpräparate. Abhärtung, natürliche und künstliche Sonne, Sol- und Seebäder wirken oft günstig. Außerdem sind alle kausalen Faktoren (Infekte, Nährschäden u. a.), genau wie beim Infantilismus zu berücksichtigen und zu behandeln. Die Geschwülste der Gl. thymi, Thymome (leukämische, lymphogranulomatöse, carcinomatöse u. a.) sind, falls sie nicht operativ zu beseitigen sind, mit Röntgenstrahlen zu behandeln; leider aber fast nie wirklich zu heilen. Von der Thymusvergrößerung bei Myasthenie gilt dasselbe.

Pluriglanduläre Insuffizienz.

Dies seltene Leiden, mit der multiplen Blutdrüsensklerose FALTAs identisch, äußert sich klinisch relativ am häufigsten als gemeinsame Insuffizienz der Keimdrüse, der Hypophyse, der Schilddrüse und der Nebennieren mit entsprechenden Symptomen. Die Ätiologie ist meist dunkel. In einigen Fällen hat man Lues, Tuberkulose oder Alkoholismus, in anderen akute Infekte (Typhus, Grippe u. a.) oder auch Unterernährung beschuldigt.

Eine *Prophylaxe* gibt es nicht. Die *Therapie* muß versuchen, durch Kombination von Hormonmitteln aus Keimdrüse, Hypophyse, Schilddrüse und Nebenniere eine Kompensation zu erzielen; übrigens auf die Dauer meist ohne Erfolg. In luischen Fällen ist natürlich eine antiluische Kur zu verordnen.

Auch die pluriglandulären Symptome mancher Nervenkrankheiten (myotonische Dystrophie, Myasthenie, progressive Muskeldystrophie, Paralysis agitans

u. a.) und der Sklerodermie sowie einiger Blutleiden (hämolytischer Ikterus, Polycythämie) sind einerseits durch die Therapie des Grundleidens und andererseits durch die dem Status entsprechenden hormonalen Präparate zu behandeln. Dasselbe gilt von der Therapie der endokrinen Symptome der Schizophrenie, der manisch-depressiven Syndrome, der Epilepsie und der Migräne, falls diese Symptome so dominieren, daß sie einer besonderen Behandlung im Interesse des Hauptleidens zu bedürfen scheinen.

VI. Die Behandlung der Stoffwechselkrankheiten.

1. Der Diabetes mellitus.

Das Ziel der Behandlung.

Das Ziel der Behandlung des Diabetes ist der Ausgleich des Stoffwechsels, die Kompensation, die darin zum Ausdruck kommt, daß keine Acetonkörper ausgeschieden werden und daß die Zuckerausscheidung auf geringe Werte zurückgeht. Bezüglich der Ausscheidung der Acetonkörper hat wohl nie ein Zweifel bestanden, daß ihr völliges Verschwinden unbedingt erstrebt werden muß. Bezüglich der Glykosurie haben wir insbesondere unter den Erfahrungen der heutigen Zeit umgelernt und dabei gesehen, daß ein gewisser Grad von Zuckerausscheidung, etwa 50—80 g täglich über viele Wochen bestehen kann, ohne nachteilige Folgen zu haben. Man macht sogar häufig die Beobachtung, daß die Patienten sich bei einer geringen Glykosurie subjektiv besser fühlen als bei völligem Verschwinden der Zuckerausscheidung.

Nun ist der Diabetiker aber nicht so sehr durch die Stoffwechselstörung als solche gefährdet, sondern durch die Komplikationen. Der Ausbruch eines Komas läßt sich bei ärztlicher Überwachung stets verhindern und ein zur Ausbildung gekommenes Koma bei rechtzeitiger Behandlung immer noch beheben. Es ist eine unbestreitbare Erfahrungstatsache, daß bei Auftreten der bekannten Komplikationen der erste Grundsatz in der Behandlung die möglichst völlige Normalisierung des Stoffwechsels ist. Keine diabetische Gangrän, kein Furunkel, keine Phlegmone, keine Lungentuberkulose kommen beim Diabetiker zur Ausheilung, wenn nicht die Stoffwechsellage so weit ausgeglichen wird, daß die Glykosurie praktisch verschwindet. Aus dieser allgemein anerkannten Erfahrung darf aber auch der Schluß gezogen werden, daß eine stärkere Glykosurie das Auftreten von Komplikationen begünstigt. Auch die altbekannte Tatsache, daß bei Normalisierung des Stoffwechsels die Toleranz besser wird, zeigt, daß die Kompensation das Ziel der therapeutischen Bemühungen bleiben muß. Während wir sonst immer die Beobachtung machen, daß ein Organ bei Belastungen hypertrophiert, zur verstärkten Tätigkeit angeregt wird, verhält sich der Inselapparat gerade entgegengesetzt. Vermehrter Reiz durch Hyperglykämie, Überbelastung führt zur Erschöpfung, Normoglykämie zur Erholung des Inselapparates. Immer wieder kann man in der Klinik beobachten, daß bei einem gut eingestellten Diabetiker nach einigen Wochen die Insulindosen herab- und die Kohlehydratdosen heraufgesetzt werden können. Das bedeutet aber, daß jede stärkere Hyperglykämie auf die Dauer Toleranzverschlechterung und Schädigung des Inselapparates zur Folge haben muß. Aus diesen Gründen kann es aber keinem Zweifel unterliegen, daß das Ziel einer jeden Diabetesbehandlung die völlige Normalisierung des Stoffwechsels sein muß. Wie dieses Ziel erreicht werden kann, soll im folgenden dargestellt werden. Jede Behandlung baut sich auf zwei

Maßnahmen auf: auf die Diät und auf das Insulin. Nur in leichteren Fällen kann auf die Insulinbehandlung verzichtet werden. Die Grundsätze beider Behandlungsmethoden sollen zunächst getrennt dargestellt werden.

Die Diätbehandlung.

Gerade die Diätbehandlung des Diabetes hat die mannigfachsten Variationen erfahren. Von streng gebundenen Kostformen, von einseitigen Ernährungsregimen, die nur jeweils einen Ernährungsfaktor berücksichtigen, hat sie alle möglichen Variationen durchlaufen bis zu der sog. freien Kost. Gerade die Aufstellung der freien Kost, erstmalig von STOLTE[1] für den kindlichen Diabetes durchgeführt, zwingt zunächst zu einer Stellungnahme zu der prinzipiellen Frage: gebundene Marschroute oder freie Kost, d. h. müssen wir unseren Zuckerkranken genaue Vorschriften machen bezüglich der einzelnen Nahrungsmittel oder können wir sie frei wählen lassen und haben es nur nötig, das Insulin entsprechend einzustellen. Die Stellungnahme ist nach den oben gegebenen Richtlinien nicht schwer, denn mit der freien Kost läßt sich das Ziel der vollständigen Kompensation des Zuckerstoffwechsels nicht erreichen. Zwar ist es zutreffend, daß es in manchen Fällen mit freier Kost und entsprechender Insulineinstellung gelingt, einen guten Allgemeinzustand aufrecht zu halten, doch sind der Grad der Restglykosurie und Hyperglykämie, der notwendig bestehen bleiben muß, und seiner Variationen so erheblich, daß die oben skizzierten Gefahren nicht mit hinreichender Sicherheit vermieden werden können. STOLTE propagierte die freie Kost, insbesondere für einen Teil seiner kindlichen Diabetiker, und führte neben den praktischen Erfolgen, die er aufweisen konnte, für sie ins Feld, daß die Kinder sich subjektiv wesentlich besser fühlten und vor allem von dem Gefühl, krank zu sein, frei kämen. Dem möchte ich entgegenhalten, daß gerade der kindliche Diabetes in bezug auf die Einhaltnug einer strengen Diät fast nie Schwierigkeiten macht und entgegen den Erwartungen kaum unter der Beschränkung der Kohlehydrate und dem Verbot an Süßigkeiten leidet. Das von uns aufgestellte Ziel der Behandlung kann mit freier Kost nicht erreicht werden. Wir müssen also unseren Zuckerkranken eine genau vorgeschriebene Kost verordnen. Wie diese Kost auszusehen hat, soll im folgenden behandelt werden.

Gesamtcaloriengehalt.

Der Gesamtcaloriengehalt der Diabetikerkost soll knapp sein. Hungertage sind ein alter Bestand der Diabetestherapie. Es sei nur an die Hungerkuren des amerikanischen Arztes ALLEN erinnert, der Hungern schlechthin zur Therapie des Diabetes gemacht hatte. Wir werden also unsere Diabetiker calorisch knapp ernähren, dafür sorgen, daß ein annähernd normales Körpergewicht vorhanden ist und im Falle eines Übergewichtes von Hungertagen Gebrauch machen. Als Durchschnittszahlen können folgende Werte je Kilogramm gelten: 20 bis 25 Calorien bei Bettruhe, 25—30 bei Aufsein und Aufenthalt im Zimmer, 30—35 bei mäßiger Muskeltätigkeit, 40—50 bei körperlicher Arbeit und 60—80 bei schwerer körperlicher Arbeit. Meist stellt sich wie beim Gesunden so auch beim kompensierten Diabetiker die Nahrungszufuhr nach dem tatsächlichen Bedarf ein, so daß eine genaue Berechnung des Caloriengehaltes überflüssig ist.

Die Kohlehydrate.

Kohlehydratzufuhr mit der Nahrung ist auch beim schwersten Diabetiker unerläßlich. 100—120 g Brot ist die Mindestmenge, die wir geben müssen. Im

---

[1] STOLTE: Erg. inn. Med. **56**, 154 (1939).

einzelnen Fall muß erprobt werden, wieweit sich diese Menge noch steigern läßt. Als obere Grenze, über die hinaus eine Steigerung nicht erforderlich ist, unter Umständen sogar schädlich wirkt, gelten 250 bis höchstens 300 g Brot. Meistens kommt man mit 200 g Brot aus. Dasjenige Brot, das am besten vertragen wird, ist das Schwarzbrot oder Vollkornbrot. Weitgehend hat sich bei Diabetikern und auch einigen Ärzten die Vorstellung festgesetzt, daß Grahambrot besser verträglich sei als Schwarzbrot. Das ist nicht zutreffend. Es steht mit dem Weißbrot auf derselben Stufe. Weißbrot enthält relativ mehr Kohlehydrate und ist daher zu widerraten. Sehr gut und sehr zu empfehlen ist auch das Knäckebrot, dessen Kohlehydrategehalt jedoch höher liegt infolge seines geringen Wassergehaltes. Es ist überhaupt wichtig zu beachten, daß Kohlehydrate und Kohlehydrate nicht dasselbe sind. Es gibt gut und schlecht verträgliche. Zu den gut für den Diabetiker verträglichen gehört das Schwarzbrot, zu den schlechter verträglichen das Weißbrot. Deswegen ist es ratsam, das Weißbrot ganz aus dem Kostplan mindestens aller schweren bis mittelschweren Fälle zu streichen. Ein besonders gut toleriertes, kohlehydrathaltiges Nahrungsmittel ist der Hafer, der besonders beliebt ist wegen seiner ausgesprochenen antiketonurischen Wirkung. In dem Kostplan zur Acidose neigender Diabetiker sollte ständig Hafer enthalten sein. Die Kartoffel enthält ein Kohlehydrat, das schon etwas schlechter toleriert wird, es kann nur in begrenzter Menge gegeben werden. Da meistens 2—3 Kartoffeln gestattet werden, die bekanntlich in ihrer Größe sehr variieren, wird dadurch eine Ungenauigkeit in den Kostplan des Diabetikers gebracht. Auf der anderen Seite ist die Kartoffel wichtig als Hauptträger des Vitamin C. Auch die übrigen kohlehydrathaltigen Nahrungsmittel können wir unseren Diabetikern geben mit Ausnahme des Zuckers, der zu rasch resorbiert wird und deswegen schon beim Gesunden eine Hyperglykämie hervorruft. Zucker wird durch Saccharin ersetzt.

Bei der Einstellung des Diabetikers wird die Kohlehydratmenge, die er toleriert, in Form von Schwarzbrot festgelegt. Alle kohlehydrathaltigen Nahrungsmittel können dann entsprechend der bekannten Äquivalenttabelle berechnet werden. Für die Zwecke der Umrechnung ist es vorteilhaft, die Kohlehydrate in Weißbrot oder, besser, Broteinheiten zu berechnen (1 BE = 20 g). Es ist aber ratsam, von dieser Äquivalenttabelle keinen zu ausgiebigen Gebrauch zu machen, da nochmals betont sei, daß die Kohlehydrate in den verschiedenen Nahrungsmitteln in bezug auf ihre Verträglichkeit nicht völlig miteinander verglichen werden können. Außerdem sind die Zahlen dieser Tabelle nur Durchschnittswerte und daher nicht zuverlässig. Man tut also gut, seinen Diabetikern zu raten, nur gelegentlichen Gebrauch von der Austauschmöglichkeit zu machen.

Eiweiß.

Für den Diabetiker gilt zunächst wie für jeden anderen Menschen auch, daß das Eiweißminimum, das wir heute mit 70—80 g annehmen, erfüllt sein muß. Von diesen 70—80 g soll etwa die Hälfte tierisches Eiweiß sein. Eiweiß kann nicht unbegrenzt gegeben werden, da ein Teil des Eiweißes, insbesondere bei Kohlehydratmangel, zu Zucker umgebaut wird. Die Neigung zur Glykoneogenie aus Eiweiß ist bei den verschiedenen Diabetikern verschieden. Wir sprechen von „eiweißempfindlichen" Diabetikern, wenn reichliche Eiweißgabe zur vermehrten Glykosurie führt.

In welcher Form das tierische Eiweiß, ob als Fleisch oder Fisch, gegeben wird, ist gleichgültig. Fisch ist für den Diabetiker besonders zuträglich und sollte in keiner Kost fehlen. Die Milch als wichtiger Eiweißträger galt früher wegen ihres

Gehaltes an Milchzucker als verboten; heute haben wir gelernt, daß die Toleranz der Milch sehr gut ist und daß Vollmilch auch wegen ihres Fettgehaltes in einer Menge bis zu $^1/_2$ Liter täglich gegeben werden kann. Der Kohlehydratgehalt muß aber selbstverständlich berücksichtigt werden (220 g entsprechen 1 BE). Auch andere Milchprodukte, insbesondere Käse, sind ein besonders gut verträgliches Nahrungsmittel. Pflanzliches Eiweiß wird besser vertragen als tierisches, doch ist es nicht „vollwertig". Eine Ausnahme macht das Soja-Eiweiß. Die Sojabohne wurde von SCHELLONG[1] in die Diabeteskost eingeführt. Wir kommen später noch darauf zurück. Die Gesamtmenge an eiweißhaltigen Nahrungsmitteln beschränken wir auf 80—120 g.

Fette.

Die Fette waren in der Diabetikerkost vor der Insulinbehandlung der Hauptcalorienträger und sind es eigentlich heute auch. Zwar sind wir in der Fettverordnung etwas zurückhaltend, weil wir wissen, daß die Fette die Hauptquelle der Acetonkörper darstellen. Fett muß, wie GRAFE[2] wohl mit Recht betont, bei Beschränkung der Kohlehydrate und des Eiweißes die fehlenden Calorien decken. So kommt man auch heute zu größeren Fettmengen, als sie in der gewöhnlichen Kost üblich sind, insbesondere bei Schwerarbeitern. Bei Neigung zu Acidose müssen Fette und Kohlehydrate miteinander im Einklang stehen. In welcher Form Fett gegeben wird, ist gleichgültig. Bezüglich der Toleranz besteht zwischen Butter und Speck kein Unterschied. Hauptüberträger des Fettes sind die Gemüse, die mit einem Fettgehalt von etwa 3% hergestellt werden. Bei nicht schwer körperlich arbeitenden Diabetikern kommt man im allgemeinen mit 80—120 g Fett aus, muß diese Menge jedoch bei Schwerarbeitern bis zu 300 g je Tag steigern.

Gemüse.

Das Gemüse spielt in der Ernährung des Diabetikers eine wichtige Rolle. Zwar ist der Nährstoffgehalt verhältnismäßig gering, doch ist es als Fettüberträger und zur Erzielung eines Sättigungsgefühls unersetzlich. Auch der Gehalt an Mineralsalzen wie an Vitaminen ist wichtig. Eine Beschränkung bezüglich der Gemüse kennen wir nicht, aber nicht alle Gemüse sind gestattet. Sehr bewährt hat sich die von JOSLIN stammende Einteilung der Gemüse in verschiedene Gruppen je nach ihrem Kohlehydratgehalt.

Gemüse bis zu einem Kohlehydratgehalt von 10% können praktisch unbeschränkt gegeben werden, bei einem höheren Kohlehydratgehalt müssen sie durch Beschränkung der Brotzufuhr berücksichtigt werden. BERTRAM[3] empfiehlt, bei diesen Gemüsen das Wasser nach dem Kochen wegzugießen, da dieses den Hauptkohlehydratgehalt übernimmt. Zu den Gemüsen, die so behandelt werden müssen, gehören: Grüne Erbsen, Brech-, Schnitt- und Wachsbohnen, rote Rüben, Karotten, Mohrrüben, Steckrüben, Kohlrabi, Teltower Rübchen, Schwarzwurzeln, Sellerie, Zwiebeln. Es sei auch an die alte Regel erinnert, daß alle Gemüse, die über der Erde wachsen, unbeschränkt gegeben werden können, nicht aber die, die unter der Erde wachsen. Aus der obigen Aufstellung ergibt sich, daß diese Regel etwa stimmt, wenn man als Ausnahme die Hülsenfrüchte hinzunimmt.

Obst ist in beschränktem Umfange gestattet und auch wegen des Vitamingehaltes erwünscht. Verboten sind wegen zu hohen Zuckergehaltes getrocknete Früchte und alle Südfrüchte mit Ausnahme der Pampelmuse und der Apfelsine,

---

[1] SCHELLONG: Klin. Wschr. 1935 I, 487.
[2] GRAFE: Handbuch der inneren Medizin, 3. Aufl., Bd. VI/II, S. 541 ff. Berlin: Springer.
[3] BERTRAM: ABC f. Zuckerkranke, 3. Aufl. Stuttgart: Thieme, 1947.

die bis zu einem Stück täglich gestattet werden können. Auch ein Apfel täglich ist zuträglich. 80—125 g Äpfel oder Birnen entsprechen 1 BE.

Von den Vitaminen sind Vitamin C und B_1 für den intermediären Kohlehydratstoffwechsel von besonderer Bedeutung. Für das Vitamin C wurde eine Herabsetzung des Insulinbedarfs von einigen Autoren (ROLLER, PFLEGER und SCHOLL) behauptet. Andere, wie z. B. GRAFE, konnten keinen wesentlichen Einfluß feststellen. Bei der im vorhergehenden geschilderten Kost dürfte die notwendige Vitamin-C- und B_1-Zufuhr stets gewährleistet sein.

Besondere Nahrungsmittel.

Für die Behandlung des Diabetikers sind eine Reihe von Diabetikerpräparaten auf den Markt gebracht worden, deren Wert nur sehr begrenzt ist. Im allgemeinen kommt man sicher ohne diese Präparate aus. Zu empfehlen ist höchstens das aus Cellulose bestehende Luftbrot, das als Fett- und Eiweißüberträger mit Butter und Belag dienen kann. Als Ersatz für Zucker wurden neben Saccharin eine Reihe anderer Präparate in den Handel gebracht, die sich auf die von GRAFE gemachte Beobachtung stützen, daß caramelisierter Zucker gut verträglich ist, keine Glykosurie macht und antiketonurisch wirkt. Als solches Präparat sei die Salabrose genannt. Gut verträglich ist auch der Zuckeralkohol Sorbit, der noch etwa $^1/_3$ der Süßkraft des gewöhnlichen Zuckers enthält und als Sionin in den Handel kam. Neu in die Therapie des Diabetes wurde durch v. NOORDEN und LAMPÉ[1] sowie SCHELLONG[2] die Sojabohne eingeführt. Sie stellt zweifellos eine wesentliche Bereicherung dar. Sie hat einen hohen Eiweiß- und Fettgehalt (40 bzw. 20%) und einen niedrigen Kohlehydratgehalt (28%). Ihre küchentechnische Verarbeitung muß jedoch gelernt werden, da die deutsche Hausfrau mit diesem Nahrungsmittel nichts anzufangen weiß und es eine besondere und andersartige Verarbeitung erfordert. Sie kommt als Sojamehl (Edel-Soja) oder als Sojaflocken in den Handel. Von SCHELLONG wurde zu diesem Zwecke ein besonderes Kochbuch herausgebracht, auf das hier hingewiesen sei. Die Sojabohne hat neben ihrer für den Diabetiker äußerst günstigen Zusammensetzung überdies den weiteren Vorteil, verhältnismäßig billig zu sein. Aus dem entfetteten Sojamehl wurde ein eiweißreiches Brot hergestellt, das nur 4,5% Stärke enthält; einer WBE entspricht die siebenfache Menge.

Besondere Diätregime.

Von jeher haben besondere Regime, besonders eingestellte Tage in der Diabetestherapie eine wesentliche Rolle gespielt. Aus der Fülle der empfohlenen Kostformen greifen wir nur drei heraus, den Hunger- bzw. Fasttag, den Gemüsetag und den Hafer- bzw. Mehlfrüchtetag. Wenn ein Diabetiker in die Dekompensation seines Stoffwechsels zu kommen droht und die Glykosurie ansteigt, können wir mit einem Hunger- oder Fasttag, auch in Form des sog. Obst- oder Saftfastens, wobei 800—1000 g Obstsaft gegeben werden, häufig den Stoffwechsel rasch wieder ins Gleichgewicht bringen. Der Hungertag wird am besten mittags begonnen und am nächsten Mittag beendet. Man kann ihn auch 2—3 Tage durchführen. In allen mit mittleren bis großen Insulindosen behandelten Fällen darf man während der Hungertage das Insulin nicht völlig fortlassen, weil auch bei völliger Nahrungskarenz solche Diabetiker Zucker ausscheiden. Man läßt die Insulinverteilung wie früher üblich und geht nur mit der Insulinmenge etwas zurück.

---

[1] LAMPÉ: Ther. Gegenw. **1910**, H. 4.
[2] SCHELLONG: l. c.

Der Gemüsetag stellt eine abgeschwächte Form des Hungertages dar. Er ist völlig oder praktisch völlig kohlehydratfrei. Wir geben 800—1000 g Gemüse, dem evtl. etwas Fett zugesetzt werden kann. Für das Insulin gilt das beim Hungertag Gesagte.

Der Hafertag wird nach der Vorschrift v. Noordens[1] mit 150—180 g Hafermehl bzw. -flocken und evtl. Zusatz von etwas Butter durchgeführt. Die Nahrungszufuhr wird auf die drei Mahlzeiten des Tages gleichmäßig verteilt. Auch er ist calorisch unzureichend. Sein Hauptwert liegt aber in seiner antiketonurischen Wirkung, die ganz ausgezeichnet ist. Der Hafertag wird von Gemüse- oder Hungertagen umrahmt. Auf jedes Coma diabeticum lassen wir 1—2 Hafertage folgen. Auch gibt man ihn gern als etwa 8tägigen Schalttag bei allen Diabetikern, die zur Acidose neigen. Beim Hafertag läßt man das Insulin am besten in derselben Dosis und Verteilung wie bei den normalen Tagen bestehen. Nur bei sehr labilen und zur Hypoglykämie neigenden Diabetikern ist eine Reduktion erforderlich.

Der Mehlfrüchtetag nach Falta[2] ist im Prinzip dasselbe wie der Hafertag nach v. Noorden. Falta unterscheidet vier verschiedene Formen:

1. Suppenkost mit 7 verschiedenen Suppen mit je einer Portion Mehlfrüchte zu 40 WBE mit etwas Butter.

2. Ein Teil der Suppen wird durch Pürees, Teig- und Backwaren ersetzt und die Butter auf 150—200 g erhöht.

3. Zwei Portionen der Mehlfrüchte werden durch Gemüse ersetzt.

4. Zusatz von $^1/_3$ Liter Rahm und 150 g saurem Obst.

Auch hier gilt für die Insulindosierung das beim Hafertag Gesagte.

Getränke.

Alle zucker- und kohlehydrathaltigen Getränke sind dem Diabetiker verboten. Deutscher Weißwein bis zu einem halben Liter täglich und ein Glas Dünnbier können gestattet werden. Alle übrigen alkoholischen Getränke werden verboten, mit Ausnahme des Kognaks. Kognak hat eine ausgesprochen antiketonurische Wirkung und auch sein Brennwert fällt mit ins Gewicht. Er spielt daher in der Behandlung des Coma diabeticum auch heute noch eine Rolle.

Die Insulinbehandlung.

Insulin kommt in internationalen Einheiten deklariert in den Handel in Gummikappen-Ampullen zu 5 ccm mit einem Gehalt von 100, 200, 300 i.E. Die übliche Stärke beträgt 200 i.E., d. h. 40 E. je Kubikzentimeter. Insulin wird nach internationalen Vorschriften am Kaninchen standardisiert und vom Insulinkomitee klinisch geprüft und überwacht. Beim Diabetes wird Insulin nicht in der nötigen Menge und nicht zur rechten Zeit gebildet und ausgeschüttet. Wir müssen uns also bemühen, das Defizit an endogenem Insulin durch exogene Zufuhr zu ersetzen. Zwei Dinge wollen also beachtet werden: die nötige Insulinmenge und die richtige Zeit der Verabfolgung. Die Menge des im einzelnen Falle erforderlichen Insulins läßt sich nicht sicher voraussagen, sie muß erprobt werden. Alle Versuche, ein sog. Insulinäquivalent aufzustellen, sind fehlgeschlagen. Wir können nicht sagen, daß zur Verarbeitung einer bestimmten Menge Kohlehydrate eine bestimmte Menge Insulin erforderlich ist. Schon bei einem und demselben Menschen ist dieses Glykoseäquivalent zu verschiedenen

---

[1] Noorden, v.: Verordnungsbuch und diätetischer Leitfaden für Zuckerkranke, 9. u 10. Aufl. Berlin 1932.

[2] Falta: Mehlfrüchtekuren bei Diabetes mellitus. Berlin u. Wien 1919.

Tageszeiten verschieden. Bei Steigerung der Kohlehydratzufuhr steigt die erforderliche Insulinmenge nicht proportional. Wenn ich z. B. zur Kompensation eines Diabetikers mit 120 g Brot bisher 40 E Insulin benötigte, dann benötige ich zur Kompensation von 240 g Brot bei demselben Diabetiker nicht etwa 80 E, sondern wahrscheinlich weniger Insulin. Die erforderliche Insulinmenge muß im einzelnen Falle erprobt werden. Nun ist ein Umstand noch von großer Bedeutung, der bisher zu wenig Berücksichtigung gefunden hat, das ist die zeitlich richtige Verabfolgung. Bisher war es meistens üblich, die Insulingabe an die Kohlehydratgabe zu binden und etwa $^1/_2$ Stunde vor den Mahlzeiten die Spritze zu verabfolgen. Diese Anordnung geht von der Annahme aus, daß der einzige Faktor, der Hyperglykämie und Glykosurie bestimmt, die exogene Kohlehydratzufuhr sei. Diese Annahme ist aber grundsätzlich falsch. Es gibt eine endogene Rhythmik im Kohlehydratstoffwechsel, die wieder Berücksichtigung in der Therapie des Diabetes verlangt. Diese endogene Rhythmik im Kohlehydratstoffwechsel ist beim Diabetiker stark ausgeprägt. Immer wieder kann man die Beobachtung machen, daß bei einer bestimmten Einstellung ein Patient auch bei Erhöhung der Insulindosis nicht zuckerfrei wird, daß sich das aber sofort erreichen läßt, wenn die Insulininjektion zeitlich verlagert wird. Meist ist es dann sogar möglich, die Gesamtdosis abzubauen. Wir müssen uns von der Bindung der Insulinspritze an die Kohlehydratzufuhr vollkommen frei machen. Die endogene Rhythmik im Kohlehydrathaushalt, die von der Zufuhr ganz unabhängig ist, ist für die richtige Insulintherapie viel wesentlicher (s. hierzu auch MÖLLERSTRÖM [1]).

Die einmalige Insulininjektion wirkt innerhalb kurzer Zeit und die Wirkung klingt rasch wieder ab, so daß in allen schwereren Fällen von Diabetes mehrere Injektionen notwendig werden. Außerdem zeigen uns die Beobachtungen am pankreaslosen Tier, daß die zur Aufrechterhaltung eines normalen Stoffwechsels notwendigen Insulinmengen dann am kleinsten sind, wenn das Insulin kontinuierlich am besten in Form einer Dauerinfusion gegeben wird, d. h. also je häufiger Insulin gegeben wird, desto kleinere Dosen und desto kleinere Gesamtmengen sind erforderlich. Die häufigen Insulininjektionen scheitern aber beim Menschen an den äußeren Umständen, da jede Injektion doch eine gewisse Belästigung darstellt. Insofern bedeutet die Einführung der Depotpräparate, die das Insulin während mehrerer Stunden langsam und kontinuierlich abgeben, einen wesentlichen Fortschritt, der in der ganzen Weltliteratur als solcher begrüßt und anerkannt wurde. Bei der Umstellung auf Depotpräparate macht man im allgemeinen die Erfahrung, daß die benötigte Insulinmenge um 10—20% reduziert werden kann. Die zeitlich richtige Einstellung ist mit Hilfe der Depotpräparate sehr schwierig geworden. Bei der Anwendung von Depotpräparaten begnügt man sich mit einer, höchstens zwei Injektionen je Tag. Die richtige zeitliche Eingruppierung der Injektionen muß erprobt werden. Man kann auch Depot- und Altinsulin miteinander kombinieren, obwohl dieses Vorgehen gewisse Anforderungen an das Verständnis von seiten des Patienten stellt.

Nebenwirkungen des Insulins.

Insulinüberdosierung führt zur Hypoglykämie. Die meisten Diabetiker kennen diesen Zustand bei sich selbst sehr genau. Das ist wichtig, damit sie zur rechten Zeit Vorsorge treffen können. Jeden Diabetiker, den man neu mit Insulin einstellt, muß man darauf aufmerksam machen, damit er darauf achtet und den Zustand kennenlernt. Die Hypoglykämie nach Altinsulin verläuft

---

[1] MÖLLERSTRÖM: Das Diabetesproblem. Leipzig: Georg Thieme 1943.

etwas anders als nach Depotinsulin. Nach Altinsulin dauert der Schockzustand kürzer und ist meist auch leichter durch Zucker zu beheben; Schweißausbruch und Bewußtlosigkeit kennzeichnen ihn in seiner schwersten Auswirkung. Nach Depotinsulin entwickelt sich der hypoglykämische Zustand protrahiert und nur sehr langsam. Die Hypoglykämie ist ein sehr bedrohlicher Zustand, der zum Tode führen kann und infolgedessen unserer vollen Beachtung bedarf. Durch intravenöse Injektion von Traubenzucker ist er rasch behoben.

Als weitere Insulinnebenwirkungen sehen wir zuweilen anaphylaktische Erscheinungen, die aber zumeist weniger mit dem Insulin als vielmehr mit Zusätzen zur Konservierung oder Besonderheiten der Darstellung zusammenhängen. Sie können umgangen werden, wenn wir das Präparat wechseln. Bei der steigenden Reinheit der Präparate sind diese Erscheinungen entsprechend seltener geworden. Es gibt auch Fälle, in denen Überempfindlichkeit direkt gegen Insulin angenommen werden muß. Diese liegen dann besonders schwierig, wenn der Diabetes so schwer ist, daß auf Insulin nicht verzichtet werden kann. Man muß dann eine Desensibilisierung mit kleinen langsam steigenden Dosen von Insulin versuchen.

Fast ausschließlich bei Frauen, und zwar häufiger bei Jugendlichen als bei Erwachsenen, kennen wir als Folge von Insulininjektionen einen eigenartigen lokalen Fettschwund. Diese Lipodystrophie ist kein Grund, die Behandlung mit Insulin nicht fortzusetzen.

Eigenartig und in ihrem Wesen noch nicht geklärt ist das Auftreten von Ödemen mit Beginn einer Insulinbehandlung. Dieses an sich seltene Ereignis beobachtet man heute bei der allgemeinen Ödembereitschaft sehr viel häufiger als früher. Die Ödeme sind meist vorübergehend und zwingen kaum zu irgendwelchen Änderungen in der Therapie. Besonders groß ist die Neigung zu Ödemen bei gleichzeitiger Herzinsuffizienz.

Die Einstellung des Diabetikers.

Die korrekte Einstellung eines Diabetikers läßt sich nur in der Klinik bzw. im Krankenhaus durchführen. Deswegen ist die Einweisung aller Neuerkrankungen sowie aller Diabetiker mit dekompensiertem Stoffwechsel erforderlich. Maßstab für die Verteilung des Insulins wie die richtige Verteilung der Kohlehydrate ist die Glykosurie. Da die zeitlich richtige Zuführung, wie ausgeführt wurde, von besonderer Bedeutung ist, ist es unumgänglich nötig, die Harnzuckerausscheidung in bestimmten, mindestens vierstündigen Intervallen zu verfolgen. Wegen der Neigung zur Glykosurie gerade in den frühen Morgenstunden sind gelegentliche Unterteilungen auch des Nachtharns erforderlich. Der Blutzucker ist für die Einstellung von untergeordneter Bedeutung. Er wird in seinem Wert für die Beurteilung eines Falles vom Arzt wie Patienten erheblich überschätzt. Die einmalige Bestimmung des Blutzuckers bringt keinerlei Nutzen. Es ist die Bestimmung des Punktes einer Kurve, deren weiteren Verlauf wir nicht kennen. Die Überschätzung der einmaligen Blutzuckerbestimmung insbesondere an den sog. „Blutzuckertagen", leitet sich immer wieder von der falschen Vorstellung ab, daß der Blutzucker ohne Nahrungszufuhr eine Konstante sei. Wie starken, auch spontanen Schwankungen gerade der Blutzucker beim Diabetiker unterworfen ist, darauf wurde bereits eindringlich hingewiesen. Der einmaligen Bestimmung des Blutzuckers kommt nur eine grob orientierende Bedeutung zu. Ich erfahre dadurch, in welcher Größenordnung sich der Blutzucker ungefähr bewegt und kann feststellen, wo etwa für den betreffenden Fall die Nierenschwelle gelegen ist. Das ist deswegen wichtig, weil in Fällen mit erhöhter Nierenschwelle die Harnzuckerbestimmung für die Einstellung nicht ganz ausreicht.

In diesen Fällen ist auch bei der Einstellung eine häufigere Blutzuckerkontrolle erforderlich. Von Wert für die Beurteilung der Stoffwechsellage ist nur die Blutzuckertageskurve, bei der wir unter den Bedingungen der Einstellung, d. h. bei der auch sonst üblichen Insulin- und Kohlehydratzufuhr, den Blutzucker zweistündlich bestimmen. Für die tägliche Kontrolle ist diese Methode zu umständlich. Wenn wir jedoch glauben, einen Diabetiker richtig eingestellt zu haben, ist die Blutzuckertageskurve als Kontrolle zweifellos wertvoll. Auch in Fällen, in denen die Einstellung an Hand der Harnzuckerausscheidung auf Schwierigkeiten stößt, führt die Blutzuckertageskurve häufig weiter.

Für die Einstellung eines Diabetikers gibt es zwei Methoden, entweder wir bauen die Kost mit kohlehydratfreien Tagen beginnend und calorisch zunächst unzureichend von unten her langsam auf oder wir beginnen von vornherein mit einer sogenannten Standardkost, die 120 g Kohlehydrate, 60 g Fett und 60 g Eiweiß enthält, geben, wenn möglich, dem Diabetiker für die Tolerierung dieser Kost das erforderliche Insulin und bauen nunmehr, den Verhältnissen des Falles angepaßt, diese Kost zu der endgültigen Kost, mit der wir den Patienten wieder entlassen, um. Kommen unbehandelte Fälle ohne Acidose zu uns in das Krankenhaus, so lassen wir die Patienten zunächst einen oder zwei Tage auf gewöhnlicher Kost, um einen Überblick über die Höhe der Glykosurie zu gewinnen; dann schaltet man zunächst einen oder zwei Hunger- oder Hafertage ein. Tritt sofort Entzuckerung auf, so dürfen wir den Fall zu den leichteren rechnen, bei denen wir voraussichtlich mit rein diätetischen Maßnahmen oder mit kleinen Insulingaben auskommen. Bei der dann folgenden Standardkost und deren weiterem Umbau gilt nach den Erfahrungen der endogenen Rhythmik als allgemeine Regel, morgens nur kleine Kohlehydrat- und große Insulinmengen zu geben und abends umgekehrt. In leichteren Fällen kommt man dann gewöhnlich mit einer morgendlichen Insulingabe aus. Diese morgendliche Insulingabe soll man nicht nach dem Zeitpunkt der ersten Mahlzeit richten, sondern nach dem Zeitpunkt der Glykosurie. Bei sehr starker frühmorgendlicher Glykosurie empfiehlt sich eine nächtliche Injektion gegen 1 Uhr oder 2 Uhr morgens von etwa 10 E. In anderen Fällen genügt es, die erste Injektion um 6—7 Uhr zu geben. Besteht eine Neigung zur Acidose, verzichten wir evtl. ganz auf den Hungertag und geben gleich einen oder zwei Hafertage, bei denen je nach Schwere des Falles evtl. sofort Insulin verabfolgt werden muß. Bekommen wir einen früher bereits eingestellten Diabetiker in Behandlung, dann richten wir uns zunächst nach der letzten Einstellung und gehen dann von dieser Einstellung aus und bauen je nach Lage des Falles Kohlehydratgaben und Insulin um. Für jeden Diabetiker besteht ein Optimum in dem Verhältnis Insulin zu Kohlehydrat. Überschreitung dieses Optimums nach oben oder nach unten führt zu erhöhter Glykosurie und zu Störungen des Allgemeinbefindens. Die Kunst der richtigen Einstellung des Diabetikers beruht darin, dieses Optimum zu finden. Man kann z. B. beobachten, daß man einen Diabetiker auf 150 g Kohlehydrate eingestellt hat und daß die Steigerung dieser Menge auf 200 g zu einer Glykosurie führt, die zu einer unverhältnismäßig starken Steigerung der Insulinzufuhr zwingt, ohne jedoch zu einem befriedigenden Gesamtergebnis zu führen. Das würde heißen, daß das Optimum für diesen betreffenden Patienten bei 150 g Kohlehydrat gelegen ist, das nicht ungestraft überschritten werden kann. 100 g Kohlehydrat würden in diesem Falle zur verminderten Leistungsfähigkeit und zu schlechtem subjektivem Befinden führen und können, wie KATSCH gezeigt hat, unter Umständen sogar aus Gründen der Gegenregulation eine vermehrte Glykosurie zur Folge haben.

Ist auf diese Weise eine Einstellung mit einem befriedigenden Ergebnis, d. h. mit einer Glykosurie nicht über 30—40 g pro die erreicht, so kann nunmehr

Umbau auf Depot-Insulin erfolgen, wobei wir die Gesamtmenge zunächst um 10—20 E reduzieren und nun den für den einzelnen Fall günstigsten Zeitpunkt zur Injektion möglichst in den frühen Morgen- oder Abendstunden wählen. Aber auch wenn diese Umstellung erreicht ist, ist damit noch nicht gesagt, daß der Patient nunmehr entlassen werden kann. Die Lebensführung im Krankenhaus ist von der Lebensführung des Patienten in seinem Beruf häufig so grundlegend verschieden, daß wir große Überraschungen erleben können, wenn unsere im Krankenhaus korrekt eingestellten Patienten nunmehr wieder in das Leben hinausgehen. Bei körperlicher Arbeit ist die Kohlehydratverwertung besser. Es ist daher notwendig, Diabetiker, die den körperlich arbeitenden Berufen angehören, bei der Einstellung nicht im Bett zu halten, sondern ihnen im Rahmen des Möglichen auch im Krankenhaus körperliche Arbeit, z. B. in Form von Gymnastik, zuzumuten. Der besondere Vorteil des Diabetikerheims, wie es von KATSCH in Alt-Garz geschaffen wurde, liegt eben gerade darin, daß hier die Einstellung der Diabetiker nicht im Krankenhaus, sondern bei körperlicher Arbeit erfolgt. Bei Diabetikern mit sehr labilem Stoffwechsel hat es sich mir immer sehr bewährt, sie noch während des Krankenhausaufenthaltes zur Arbeit zu schicken, um so für die erste Zeit ihres Berufslebens eine Überwachung durchzuführen und evtl. noch eine Korrektur der Einstellung vorzunehmen.

Die Kontrolle des eingestellten Diabetikers.

Der eingestellte Diabetiker wird mit einer festen Richtlinie über Kost, Kohlehydratverbrauch und Insulininjektionen aus der Klinik entlassen. Die weitere Überwachung ist nun Sache des praktischen Arztes sowie der Diabetikerambulanz der Krankenhäuser. Als wichtigste Richtschnur für die weitere Überwachung dient zunächst das subjektive Befinden. Die meisten Diabetiker fühlen sehr genau, wenn sich ihre Einstellung verschlechtert. Wichtig ist aber selbstverständlich auch die objektive Kontrolle der Glykosurie. Hier hat sich bei Patienten wie Ärzten die Unsitte eingebürgert, die Glykosurie nach dem Zuckergehalt in Prozenten zu beurteilen, wobei meistens irgendeine beliebige Harnprobe zur Untersuchung gebracht wird. Ein wenig Nachdenken sollte doch jeden davon überzeugen, daß man mit diesem Vorgehen praktisch wenig anfangen kann. Die Glykosurie ist über den Tag nicht gleichmäßig verteilt und der Prozentgehalt weitgehend von der Harnmenge abhängig. In den Haushalt eines jeden Diabetikers gehört eine Mensur. Es muß der 24-Stundenharn gesammelt und gemessen werden und von diesem Harn wird eine Probe zur Untersuchung gebracht; so läßt sich die Größe, die wirklich für die Beurteilung von Bedeutung ist, nämlich die Gesamtmenge des ausgeschiedenen Zuckers, genau feststellen. In vielen Fällen wird das zur Kontrolle ausreichend sein. Wenn sich aber Unregelmäßigkeiten oder eine besonders starke Glykosurie zeigen, so muß auch hier die Untersuchung des vierstündig gewonnenen Harnes gefordert werden. An einem Sonntag läßt sich das für Diabetiker meistens leicht durchführen. Die Patienten bringen selbst ihrer Erkrankung so viel Verständnis entgegen, daß diese Kontrolle kaum auf Schwierigkeiten stoßen wird. An Hand dieser vierstündigen Proben kann man dann notwendige Umstellungen in bezug auf Kohlehydratzufuhr und Insulinverteilung und -menge vornehmen. Auch in der Überwachung des Diabetikers wird die Bestimmung des Blutzuckers in ihrer Bedeutung erheblich überschätzt. Es hat sich zumal eingebürgert, daß dieser Blutzucker dann morgens früh nüchtern bestimmt wird, ohne daß vorher Insulin gegeben wurde, d. h. aber unter Lebensbedingungen, die dem normalen Lebensablauf des Diabetikers in keiner Hinsicht entsprechen. Wenn z. B. ein Patient gewohnt ist, um 7 Uhr Insulin zu spritzen, um 7.30 Uhr 100 g Brot zu essen, um etwa gegen 8 Uhr seine Arbeit zu beginnen, so bleibt er am Blutzuckertag nüchtern und spritzt kein Insulin. Welche Bedeutung hat dann dieser Blutzuckerwert ? Ich glaube gar keine. Wenn man überhaupt eine Blutzuckerkontrolle macht, dann soll man sie unter den Lebensbedingungen, unter denen der betreffende Diabetiker tatsächlich existiert, vornehmen. Die eben geschilderte Methode hat sich so weitgehend eingebürgert, daß einen Patienten, Schwestern und Laborantinnen mit erstaunten Augen ansehen, wenn man bei einem Diabetiker in nicht nüchternem Zustand eine Blutzuckerbestimmung vornehmen läßt. Das einzige, was wirklich interessiert, ist das Verhalten des Blutzuckers meines Patienten unter den Bedingungen, unter denen er tatsächlich lebt.

In der Kontrolle eines Diabetikers ist dessen aktive Mitarbeit von besonderer Bedeutung. Wenn wir es als Ärzte im allgemeinen auch ungern sehen, wenn unsere Patienten allzuviel von medizinischen Fragen wissen, da dieses Wissen doch immer oberflächlich bleibt und allzu leicht zu falschen Vorstellungen führt, so liegen die Verhältnisse beim Diabetiker durchaus anders. Es ist gut, wenn der Diabetiker selbst von seiner Krankheit etwas· versteht, die Überwachung zum Teil selbst durchführt und sich von seinem Arzt beraten läßt. Man macht auch immer die Beobachtung, daß weniger intelligente Diabetiker in höherem Maße gefährdet sind als intelligentere. Hier trifft es sich glücklich, daß gerade die schweren Diabetiker — und das trifft besonders auf die jugendlichen Fälle zu — fast ohne Ausnahme intelligente und kluge Menschen sind, die sehr bald begriffen haben, worauf es ankommt und ihre Behandlung zum Teil selbst durchführen. Es ist durchaus ratsam, dem Diabetiker die eigens für diese Zwecke verfaßten Bücher, z. B. von MELLINGHOFF [1] u. a. in die Hand zu geben.

Das Verhalten bei Komplikationen.

Das Leben des Diabetikers ist in erster Linie durch die zahlreichen Krankheiten bedroht, für deren Ausbildung die diabetische Stoffwechselstörung einen besonders günstigen Boden schafft. Kommt es zu der Ausbildung einer derartigen Krankheit, z. B. zu einer akuten Infektion, zu einem Furunkel oder ähnlichem, so machen wir fast immer die Beobachtung, daß sich die Stoffwechsellage verschlechtert. Das gilt besonders für alle fieberhaften Erkrankungen. Als Grundregel gilt, daß beide Krankheiten, d. h. der Diabetes und die hinzugetretene Komplikation, so behandelt werden müssen, wie wir auch sonst diese Krankheiten behandeln würden. Der Diabetes bedarf jetzt aber einer besonderen Überwachung und einer besonders sorgfältigen Einstellung, die dadurch erschwert wird, daß durch die hinzugetretene Erkrankung die Stoffwechsellage fast immer verschlechtert wird. Bestehen Fieber und allgemeines Krankheitsempfinden, so geht die Nahrungsaufnahme zurück. Es ist dann nötig, evtl. durch Gabe von Zucker für eine hinreichende Kohlehydratzufuhr von etwa 100—180 g je Tag zu sorgen. Durch die verminderte Nahrungsaufnahme werden weniger erfahrene Ärzte häufig veranlaßt, die Insulindosen abzubauen. Das kann, wie ich wiederholt erlebt habe, verhängnisvolle Folgen nach sich ziehen. Der durch eine ernstere sekundäre Erkrankung betroffene Diabetiker gehört in das Krankenhaus mit seinen viel besseren Möglichkeiten ständiger Überwachung des Stoffwechsels. Im Krankenhaus müssen wir uns bemühen, den Stoffwechsel besonders sorgfältig zum Ausgleich zu bringen, da ein Verschwinden der Glykosurie und eine Normoglykämie die Grundvoraussetzung für das Abheilen der hinzugetretenen Erkrankung sind. Der Insulinbedarf kann im Fieber sehr hoch sein. Man soll

---

[1] MELLINGHOFF: Wegweiser für Zuckerkranke. München u. Berlin: J. F. Lehmann 1944.

sich nicht vor der Insulinspritze scheuen, auch wenn die Nahrungsaufnahme verhältnismäßig gering ist. Bei den chronischen Infektionen, besonders bei der Komplikation mit Tuberkulose, ist eine sorgfältige Einstellung und Überwachung besonders wichtig.

Andere Behandlungsverfahren.

Andere wirklich wirksame Behandlungsverfahren außer den beiden genannten, Insulin und Diät, gibt es nicht. Das Synthalin ist infolge seiner nicht unerheblichen Nebenwirkungen bald wieder aus der Behandlung ausgeschieden. Es gibt eine Reihe von Pflanzenextrakten, denen eine gewisse blutzuckersenkende Wirkung zukommt. Am bekanntesten sind Extrakte aus Bohnenschoten, die auch in Form von Tees gegeben werden, doch sind diese Wirkungen nicht so, daß sie besondere Bedeutung haben. Auch dem Vitamin B_1, wie dem gesamten B-Komplex, werden solche Wirkungen zugesprochen. Wir kennen die Beziehung des Vitamin B_1 zu dem Kohlehydratstoffwechsel, doch ist auch da zu sagen, daß vom praktischen Gesichtspunkt aus die Wirkung nicht so ist, daß ihr eine therapeutische Bedeutung zukäme. Auf Grund der neueren Erkenntnisse könnte man in geeigneten Fällen an eine Röntgenbestrahlung der Hypophyse denken, die auch von FALTA, GRAFE u. a. versucht worden ist, doch auch hier sind die Erfolge negativ.

Die Behandlung des Diabetikers unter den heutigen Bedingungen.

Die Behandlung des Diabetikers ist unter den heutigen Bedingungen ein schier unlösbares Problem. Die im vorhergehenden angeführten Richtlinien sind nicht durchführbar. Trotzdem müssen wir versuchen, die Einstellung den Richtlinien so weit wie möglich anzupassen. Wir können unseren Diabetikern Zulagen von Fleisch und Nährmitteln verordnen. Doch sind die Mengen verhältnismäßig gering. Wir dürfen nicht vergessen, daß der Diabetiker namentlich unter den heutigen Bedingungen, unter denen seine Einstellung nur unvollkommen möglich ist, nicht unerhebliche Calorienmengen mit dem Zucker im Harn verliert. Unsere Patienten müssen an Nahrungsmitteln zu sich nehmen, was der Tisch gerade bietet. Diese Situation wäre allenfalls noch tragbar, sie wäre ein Massenversuch zur Erprobung der freien Kost, wenn nicht die weitere Verknappung mit Insulin hinzukäme. Diese Verknappung hat bereits dazu geführt, daß Diabetikern über 50 Jahre nur noch in Ausnahmefällen Insulin gegeben werden kann. Diese durch die Not erzwungene Maßnahme ist dadurch gerechtfertigt, daß der Altersdiabetes meistens harmlos ist und wenig zur Acidose und zum Koma neigt. Wieweit aber durch die fehlende Insulingabe bei diesen Patienten die Entwicklung der Arteriosklerose gefördert wird, ist eine durchaus offene Frage. Aber unter den gegebenen Bedingungen wird man die Maßnahmen als gerechtfertigt hinnehmen müssen. Die Gesamtsituation kann nur als katastrophal bezeichnet werden. Es kann keinem Zweifel unterliegen, daß sie für viele Diabetiker das Todesurteil bedeutet hat und noch bedeuten wird. Statistische Zahlen fehlen einstweilen noch darüber. Aus der Erfahrung des Klinikers habe ich den Eindruck, daß es nicht so sehr das Koma ist als vielmehr schwerste Komplikationen, die das Leben des Diabetikers unter den gegenwärtigen Umständen bedrohen. Das vorhandene Insulin muß so zweckmäßig und wirksam wie nur möglich zur Anwendung kommen. Dieses kann, wie oben ausgeführt, durch Aufteilung des Insulins in häufigere und kleinere Dosen erreicht werden, wobei auch die nächtliche Injektion von etwa 10 E sehr gute Dienste leistet. Schwierigkeiten treten noch weiter dadurch auf, daß die Insulinarten je nach den in den Apothekerkammern vorhandenen Beständen wechseln, wobei namentlich der Übergang vom Depot- zum Altinsulin wie umgekehrt weitere Komplikationen mit sich bringt. So bedürfen unsere Diabetiker in einem weit höheren Maße denn je der ärztlichen Überwachung und Führung.

Der Diabetes als soziales Problem.

Wenn die derzeitige Ernährungskrise behoben sein wird und die Nahrungsmittel wieder auf dem Markte frei zu haben sind, werden eine große Geldknappheit und weitgehende Armut unseres Volkes erkennbar. Auch das muß sich auf unsere Diabetiker auswirken und verlangt von uns Ärzten Berücksichtigung. Die Kosten der Lebenshaltung sind für einen Diabetiker höher als für einen Gesunden, da für ihn die billigen Lebensmittel, wie Brot und Kartoffeln, nur beschränkt zugänglich sind, während der verstärkte Konsum von Fett und Fleisch ausgesprochen teuer ist. So wird es in Zukunft sicher in vermehrtem Maße Diabetiker geben, die nicht in der Lage sind, sich größere Mengen Fleisch und Fett zu kaufen. Darauf müssen wir in unserer Einstellung Rücksicht nehmen und in solchen Fällen den Kohlehydratkonsum mit Hilfe erhöhter Insulinmengen heraufsetzen. Sehr wichtig ist weiter, daß es gelingt, jeden Diabetiker in den Arbeitsprozeß einzureihen. Um dieses Ziel zu erreichen, ist es einmal notwendig, daß der Zuckerkranke begreift, daß er nicht eigentlich krank, sondern, wie KATSCH es ausdrückt, „bedingt gesund" ist. KATSCH hat es durch sein vorbildlich eingerichtetes Diabetikerheim erreicht, daß nur noch 3—5% der dort betreuten Diabetiker als invalide anzusehen waren, alle übrigen konnten wieder in den Arbeitsprozeß eingegliedert werden.

Die Therapie des Coma diabeticum.

Die Therapie des Coma diabeticum bedarf einer gesonderten Darstellung. Sie ist in der Praxis nicht möglich, da eine ständige Überwachung des Patienten erforderlich ist und die Behandlung nur unter steter Kontrolle des Harn- und Blutzuckers durchgeführt werden kann. Im Mittelpunkt der Komatherapie steht die Insulinbehandlung. Für sie gelten dieselben Grundsätze, wie sie bereits in dem Vorhergehenden ausgeführt wurden. Häufige und kleine Dosen sind zweckmäßiger als seltene und große. Depotinsulin kommt für die Behandlung nicht in Frage, da wir ja gerade in der Komabehandlung die momentane kräftige Insulinwirkung wünschen und die Gefahr der schwer steuerbaren Hypoglykämie viel zu groß wäre. Man leitet die Behandlung mit einer Dosis von 50 E subcutan und von 50 E Insulin intravenös ein und gibt dann zunächst $^{1}/_{2}$stündlich etwa 20 E. Die weitere Dosierung richtet sich nach dem Erfolg, der am sichersten an dem Verhalten des Blutzuckers abgelesen werden kann. Zur Blutzuckerbestimmung kann man sich in der Komabehandlung auch der Methode nach CRECELIUS-SEYFERT bedienen, die einfacher und schneller durchführbar ist als die Methode nach HAGEDORN-JENSEN und gerade bei erhöhten Werten zuverlässige Resultate ergibt. Auch die laufende Kontrolle des Harnzuckers, wobei der Harn evtl. durch Katheter gewonnen werden muß, ist wichtig. So wertvoll diese objektiven Unterlagen für den Erfolg dieser Therapie sind, so muß doch betont werden, daß die klinische Beobachtung unter Beachtung all der Zeichen, die einen Maßstab für den Zustand darstellen, wie das Verhalten von Kreislauf und Blutdruck, das Verhalten der Hautbeschaffenheit, der Zunge und die Reaktionsfähigkeit sowie Ansprechbarkeit für die Erfolgsbeurteilung und weitere Dosierung des Insulins ebenso wichtig sind. In schweren Fällen macht man die Erfahrung, daß die Insulinbehandlung in den ersten Stunden keinen sehr eklatanten Erfolg hat. Viele Komatöse verhalten sich zunächst anscheinend insulinrefraktär, bis dann ein Punkt kommt, bei dem der Blutzucker plötzlich manchmal rapide absinkt. Jetzt heißt es, sofort sehr viel vorsichtiger dosieren, denn jetzt droht die Gefahr der Hypoglykämie, wenn wir in der Insulindosierung fortfahren. Die Gesamtmenge Insulin, die benötigt wird, spielt keine Rolle. Es ist ohne Wert, die jeweilige Einzeldosis über 50 E zu steigern.

Viele Kliniker kombinieren die Insulintherapie mit Traubenzucker. Man geht dabei von der Vorstellung aus, daß der Traubenzucker antiketonurisch wirkt, die stoßartige Wirkung des Insulins abgefangen wird und außerdem das Material zum Glykogenanbau zur Verfügung gestellt werden muß. Wenn wir die Frage zunächst einmal losgelöst von allen umstrittenen theoretischen Vorstellungen vom rein praktischen Gesichtspunkt aus betrachten, so kann ich aus eigener ausgedehnter Erfahrung sagen, nötig ist diese Traubenzuckertherapie nicht. Die theoretischen Überlegungen, aus denen heraus die Traubenzuckertherapie empfohlen wird, sind anfechtbar. Gewiß ist richtig, daß Zucker antiketonurisch wirkt, das tut aber das Insulin als solches auch schon. Die Insulinwirkung ist nicht nur blutzuckersenkend, sondern auch hemmend auf die Neoglykogenie, als deren Ausdruck wir heute die Ketonurie ansehen. Außerdem spricht der hohe Blutzuckergehalt eindeutig dafür, daß hinreichend Zucker zum Glykogenanbau zur Verfügung steht. Es ist auch ein weit verbreiteter Irrtum anzunehmen, daß die Leber im Koma immer völlig an Glykogen verarmt sei. Der pathologische Anatom belehrt uns hier eines besseren, wenn er uns zeigt, daß gerade in der Leber im Koma Verstorbener sich eine besonders schöne Glykogenfärbung nachweisen läßt. Es steht also sicher Zucker genügend zur Verfügung, so daß ich glaube, daß der zusätzlich zugeführte Zucker nur zu einer erhöhten unnötigen Belastung des Organismus wird. Gerechtfertigt ist die Zuckerinjektion nur zu Beginn der Behandlung, wenn es nicht ganz sicher ist, ob nicht etwa ein hypoglykämischer Zustand vorliegt.

Eine Bekämpfung der Acidose, wie sie früher mit Alkaliinfusionen durchgeführt wurde, haben wir heute nicht mehr nötig, da das Insulin wirksam in den ganzen gestörten Stoffwechsel eingreift und auch die Acidose bekämpft. Bei Verfolgung der Alkalireserve kann man immer wieder feststellen, daß diese auch bei reiner Insulinbehandlung ansteigt und sich der Norm nähert.

Sehr wichtig ist die Überwachung des Kreislaufs. Jeder schon längere Zeit im Koma befindliche Kranke zeigt eine Kreislaufschädigung, die sich in einem weichen kleinen Puls mit evtl. Unregelmäßigkeiten und mannigfachen EKG-Veränderungen dokumentiert. Alle diese Veränderungen sind völlig rückbildungsfähig. Die Dringlichkeit der Kreislauftherapie wird durch die Tatsache unterstrichen, daß der Tod im Koma letzten Endes immer ein Kreislauftod ist. Das Mittel der Wahl ist Strophanthin, das wir in Dosen von 2—3mal $\frac{1}{4}$—$\frac{1}{2}$ mg injizieren. Auch hier ist die gleichzeitige Gabe von Traubenzucker überflüssig und wegen der möglichen schädigenden Wirkung auf die Coronardurchblutung zu widerraten. Auch von den mehr peripher angreifenden Mitteln, wie Sympatol oder den zentralen Analeptica, wie Coramin und Kardiazol, machen wir gern Gebrauch.

Ein weiterer wichtiger Punkt in der Komabehandlung ist die Therapie der Exsikkose. Wir bekämpfen die Exsikkose durch große Kochsalzinfusionen. Sehr zweckmäßig ist die langsame intravenöse Infusion von Kochsalzlösung, der man dann gleichzeitig Strophanthin und Insulin zusetzen kann. Gerade mit einer langsamen Kochsalz-Insulininfusion ist das Ideal der Insulintherapie, nämlich die ständige Zufuhr kleiner Mengen, erreicht. Die Überwachung solcher Fälle ist allerdings besonders wichtig, da der Umschlag in die Hypoglykämie sehr plötzlich erfolgen kann. Bessert sich unter diesen Maßnahmen der Zustand des

Patienten, was im allgemeinen in 3—4 Stunden zu erreichen sein muß, so wird
das Insulin langsam abgebaut und nunmehr dazu übergegangen, sowohl die
Flüssigkeitszufuhr in Form von großen Mengen ungesüßten Tees, als auch die
Kohlehydratzufuhr in Form von Hafer oral zu geben. Auch die Gabe von
schwarzem Kaffee und Kognak ist eine alt erprobte und zu empfehlende Therapie
des Komas, sobald der Pat. in der Lage ist, wieder Nahrung zu sich zu nehmen.
Auf das Koma läßt man am besten 1—2 Hafertage und anschließend noch 1 bis
2 Gemüsetage in der üblichen Weise folgen.

Insulinresistenz.

Die Empfindlichkeit gegenüber Insulin ist variabel nicht nur beim Diabetiker,
sondern schon in der Norm, wie die Erfahrungen bei der Insulinschockbehandlung
lehren. Auch bei einem und demselben Patienten beobachten wir, daß die Insulin-
empfindlichkeit Schwankungen unterworfen ist. Fälle völliger Insulinresistenz
sind sehr selten, kommen aber vor. Eine relative Insulinresistenz ist besonders
bekannt bei Akromegalen mit Diabetes. Aber auch hier gelang es meistens,
mit sehr hohen Insulindosen (2000—3000 E pro die) die Insulinresistenz zu
durchbrechen und ein Koma zu beseitigen. Unter der Einwirkung von akuten
Infektionen sehen wir häufig eine erhebliche Verschlechterung der Ansprechbarkeit auf Insulin, die zur Erhöhung der Dosen zwingt. Diese vermehrte Resistenz
ist besonders bei Sepsis, Pneumonie und Erysipel beobachtet worden.

2. Die Gicht.

Die Behandlung des akuten Gichtanfalls.

Der akute Gichtanfall ist ein äußerst schmerzhafter Zustand. Die Schmerzen
sind häufig so heftig, daß wir nicht ohne Gaben von Alkaloiden auskommen.
Antineuralgica, auch Natrium salicylicum sind mitunter zur Bekämpfung des
Schmerzes ausreichend. Eine lokale Therapie des befallenen Gelenkes ist erforderlich. Der Patient muß Bettruhe einhalten. Die erkrankten Gelenke werden
ruhig gestellt und durch Bügel der Druck der Bettdecke vermieden. Feuchte
Wärme in Form von heißen Tüchern und Umschlägen wird immer als angenehm
empfunden und ist zu empfehlen. Das Spezificum gegen den Gichtanfall ist das
Colchicin, das am besten in Form eines Colchicinstoßes verabfolgt wird, bei dem
man $6 \times \frac{1}{2}$ mg ($\frac{1}{2}$ Komprette) im Abstand von 1—2 Stunden gibt. Dann
fährt man mit einer Dosierung von 3—4mal täglich 1 mg fort. Die Gesamtdosis
je Tag soll 6—7 mg nicht übersteigen. Die Colchicintherapie wird so lange
durchgeführt, bis Intoxikationserscheinungen in Form von Durchfällen auftreten, die, wenn sie sehr häufig sind, evtl. etwas Tinct. opii simplex erforderlich
machen. Wenn Durchfälle auftreten, wird das Medikament abgesetzt, kann aber
nach Abklingen der Durchfälle in verminderter Dosis noch für einige Tage wieder
gegeben werden. Dem Colchicin ist auch gegenüber dem Atophan der Vorzug
zu geben. Atophan wirkt im besonderen Maße harnsäuretreibend. Es ist besonders dann indiziert, wenn der Harnsäurespiegel des Blutes sehr hoch ist und der
Patient auf Colchicin nicht anspricht. Es kann auch zusätzlich zu dem Colchicin
verabfolgt werden. Vermehrte Flüssigkeitszufuhr, um das Ausfallen der Harn-
säure im Nierenbecken und die Bildung von Uratsteinen zu vermeiden, evtl.
unter gleichzeitiger Gabe von etwas Na. bic. empfiehlt sich. Die Ernährung
wird im akuten Anfall knapp gehalten, am besten ist die Durchführung von
einigen Fasttagen bzw. Safttagen. Im übrigen gelten die gleich zu besprechenden
Kostvorschriften in verschärftem Umfange.

Die Behandlung der Gicht im Intervall.

Die Therapie des Intervalls ist besonders wichtig, da es durchaus möglich ist, das Leiden günstig zu beeinflussen und das Auftreten weiterer Anfälle zu verhindern. Allerdings stößt diese Behandlung häufig auf Schwierigkeiten, da der Patient im Intervall völlig beschwerdefrei ist und von der Notwendigkeit weiterer Maßnahmen nicht immer überzeugt werden kann. Die aktive Mitarbeit des Patienten, eine entsprechende Beratung und Aufklärung ist daher unbedingt erforderlich. Es ist notwendig, in der Kost Harnsäurebildner zu vermeiden, bzw. wesentlich einzuschränken. Daher sind alle besonders purinreichen Nahrungsmittel, dazu gehören sämtliche inneren Organe und Drüsen und Sardinen, ganz zu streichen, Fleisch, Geflügel und Fisch ist wesentlich einzuschränken. Nur mäßigen Puringehalt weisen auf Schinken, Hammelfleisch, Aal und Hering, die daher in beschränktem Umfange gegeben werden können. Die notwendige Eiweißzufuhr muß sich im übrigen auf Milch, Eier und Käse stützen. Von den Gemüsen sind Erbsen, weiße Bohnen, Spinat, Spargel und Blumenkohl relativ purinreich, doch nicht so, daß sie ganz gestrichen werden müssen. Alle Mehlprodukte und sonstigen Kohlehydrate sind unbedenklich. Der Grad der Einschränkung der purinhaltigen Nahrungsmittel richtet sich nach der Schwere des Zustandes. Lactovegetabile Kost unter Betonung der Kohlehydrate ist dem Gichtiker am besten bekömmlich. Besonders empfiehlt es sich, Fasttage bzw. längere Perioden mit reiner Rohkost oder Obst-, Gemüsekost einzuschalten. Fett wirkt in größeren Mengen herabsetzend auf die Harnsäureausscheidung. Knappe Ernährung ist für den Gichtiker ebenso wichtig wie für den Diabetiker. Alkoholische Getränke sind verboten, insbesondere dann, wenn beobachtet wird, daß der Genuß von Wein, wobei der Rotwein eine besondere Rolle spielt, anfallsauslösend wirkt. Kaffee und Tee sind gestattet. Sie enthalten die Purine nur in methylierter Form und sind daher keine Harnsäurebildner.

Nach neueren Erkenntnissen spielt in der Entstehung des Anfalles auch eine Überempfindlichkeit eine wesentliche Rolle. Daher müssen wir bemüht sein, Nahrungsallergene zu erkennen und aus der Kost auszuschalten. Auch auf die Herdsanierung sei besonders hingewiesen.

Sehr wichtig ist die Regelung der allgemeinen Lebensweise. Die Kostbeschränkung wollen wir nur soweit treiben, wie sie nach den Gegebenheiten des Falles tatsächlich nötig ist. Wir müssen für eine Regelung des Stuhlganges, evtl. unter Zuhilfenahme salinischer Abführmittel, sorgen. Bewegung, Sport (Reiten!) und Gymnastik sind von alters her als besonders wirksam erkannt worden. Bestehen bereits dauernde Gelenkveränderungen, die die Bewegungsfähigkeit beeinträchtigen, so können diese Maßnahmen durch eine regelmäßige Massagebehandlung in etwa ersetzt werden. Auch Bäderkuren können durchaus empfohlen werden, nur nicht zur Zeit eines bestehenden oder drohenden Anfalls. Eine Bäderbehandlung mit lokaler Applikation von Packungen usw. ist besonders bei den chronischen Formen mit Gelenkveränderungen angezeigt. Ob der Radiumemanation in Form von Trinkkuren oder durch Aufsuchen radiumhaltiger Quellen ein besonderer Einfluß zukommt, ist noch nicht erwiesen. Die Patienten selbst empfinden diese Kuren häufig als angenehm und lindernd.

Je nach Lage des Falles empfiehlt es sich, auf die medikamentöse Therapie, auch im beschwerdefreien Intervall, nicht ganz zu verzichten. In Frage kommt eine intermittierende Colchicinbehandlung mit etwa 3 mg an 3 aufeinanderfolgenden Tagen, dann 8 Tage Pause. Ist trotz entsprechender Diätetik der Harnsäurespiegel ständig hoch, so versuche man eine Atophanbehandlung. Die schädigenden Wirkungen des Atophans sind so relativ selten, daß das Atophan bei entsprechender Überwachung der Patienten ohne weiteres gegeben werden kann. Auch das Atophan geben wir gern in Form einzelner Stöße, z. B. an 3 aufeinanderfolgenden Tagen 3 × 0,5 g, dann 8 Tage Pause. Die Dosierung erfolgt am besten unter Kontrolle des Harnsäurespiegels.

Bestehende Gelenkveränderungen werden am besten nach den Richtlinien chronischer Gelenkerkrankungen überhaupt behandelt. Die Tophi sind manchmal so gelagert, daß operative Beseitigung erforderlich wird. Mit dieser Operation sei man zurückhaltend, da die Erfahrung lehrt, daß Tophi auch von selbst verschwinden und offene Tophi sich von selbst wieder schließen können. Führen sie jedoch zu einer starken subjektiven Belästigung, so ist die operative Beseitigung angezeigt. Die Wunde schließt sich gewöhnlich rasch und gut.

3. Die Fettsucht.

Die Grundlage der Behandlung der Fettsucht jeder Form ist und bleibt die Diätetik. Da die Fettsucht immer die Folge eines Mißverhältnisses zwischen Einfuhr und Verbrauch ist, können wir sie angehen, indem wir entweder die Einfuhr beschränken oder den Verbrauch steigern, bzw. beide Maßnahmen in sinnvoller Weise miteinander kombinieren. Die Einfuhrbeschränkung stellt an die Energie und die verständnisvolle Mitarbeit von seiten des Patienten besondere Anforderungen. Eine Fettsuchtbehandlung ist immer eine Behandlung auf lange Sicht, eine sich über Jahre hin erstreckende Beratung von seiten des Arztes, die, wenn sie zum Erfolg führen soll, ein wirkliches Vertrauensverhältnis zwischen Arzt und Patienten voraussetzt. Wie so häufig ist die Prophylaxe leichter als die Therapie des voll entwickelten Zustandes. So ist es Aufgabe des Hausarztes bei besonderer familiärer Belastung schon in der Kindheit, mindestens aber in der kritischen Pubertätszeit die Entwicklung der Fettsucht durch die entsprechenden Maßnahmen zu verhindern. Dasselbe gilt für die Menschen im Gastwirts- und Ernährungsgewerbe. Das Körpergewicht ist der Maßstab und der Indicator für den Erfolg unserer Behandlung. In das Haus eines jeden zur Fettsucht neigenden Patienten gehört eine Waage. Das Gewicht wird am besten morgens früh nüchtern und unbekleidet ermittelt. Es ist bemerkenswert, wie sehr der Fettsüchtige diese objektive Methode scheut. Doch müssen wir ihn zu einer regelmäßigen Gewichtskontrolle erziehen. In der Literatur finden sich zahlreiche Entfettungsdiäten. Von der Wiedergabe solcher Diätschemata soll hier Abstand genommen werden, da es zweckmäßiger ist, in jedem einzelnen Falle individuell zu verfahren. Bei der Gestaltung der Diät müssen folgende Richtlinien beobachtet werden: Die Gesamtcalorienzufuhr muß knapp gehalten werden; aber auf der anderen Seite nicht so, daß der Patient mit einem ständigen Hungergefühl zu kämpfen hat, weil das auf die Dauer doch nicht durchführbar ist und an die Energie des Pat. zu hohe Anforderungen stellt. Als Richtlinien für die Gestaltung der Diät gelten folgende Grundsätze: Das Fett ist aus der Kost völlig, bzw. fast völlig zu streichen und darf nur, soweit es aus geschmacklichen und küchentechnischen Gründen notwendig ist, in bescheidensten Ausmaßen Verwendung finden. Zu beschränken sind die Kohlehydrate; insbesondere von allen Süßspeisen, von Breien, Puddings usw. ist Abstand zu nehmen. Mageres Fleisch ist erlaubt; gerade Eiweiß geben wir gern und reichlich, da es die spezifisch-dynamische Wirkung steigert und damit also den Verbrauch erhöht. Ausgiebigen Gebrauch machen wir von Obst und Gemüsen, das bei gutem Sättigungswert geringe Calorienmengen enthält. Wegen des Fettgehaltes müssen alle gebratenen Speisen gestrichen werden. Schellong hat auf die Verwendung der Soja, insbesondere des Sojabrotes, hingewiesen, das wegen seines hohen Eiweißgehaltes bei niedrigem Kohlehydratgehalt besonders vorteilhaft ist. Nach diesen Richtlinien wird also je nach Lage des Falles die Diätkost des Fettsuchtkranken aufgebaut. Es ist im allgemeinen ratsam, einen dem einzelnen Fall angepaßten genauen Kostplan aufzustellen mit Festlegung der Zahl und Art der Mahlzeiten.

Mit der Regelung der Kost erschöpft sich die Behandlung der Fettsucht keineswegs. Wir müssen die ganze Lebensweise unserer Patienten überwachen. Sehr wichtig ist die Sorge für einen geregelten Stuhlgang, durch Diätetik, Bauchmassage, Gabe salinischer Abführmittel usw.

Die Steigerung der Ausgabenseite wird erreicht durch körperliche Bewegung, Gymnastik und Sport. Wie häufig hört man, daß der Beginn der Fettsucht zusammenfiel mit der Anschaffung eines Wagens. Dies zeigt klar, welchen Einfluß die körperliche Bewegung auf den Calorienverbrauch hat. Wir werden also dafür sorgen, daß unser Patient jeden Tag ein gewisses Maß an körperlicher Bewegung hat, und wenn es nur der Weg von der Wohnung zur Arbeitsstätte ist. Massage wirkt nicht fettmindernd. Die Vorstellung, daß infolge einer stärkeren Durchblutung durch die Massage das Fett eingeschmolzen würde, ist falsch. Sie hat auf die Fettsucht keinen unmittelbaren Einfluß. Günstig wirken und sehr beliebt sind Schwitzprozeduren, bei denen im wesentlichen Wasser zu Verlust gerät.

Die Beachtung des Wasserhaushaltes ist bei dem Fettsüchtigen sehr wichtig. Das Gewebe des Fettsüchtigen ist besonders wasserreich. Wir müssen daher dafür sorgen, daß die Flüssigkeitszufuhr beschränkt wird, insbesondere dann, wenn die Ernährung sich auf Obst und Gemüse, also sehr wasserreiche Nahrungsmittel, stützt. Verboten wird Alkohol in jeder Form, da er außer der großen Flüssigkeitsmenge, z. B. beim Bier, auch verhältnismäßig große Brennwertmengen enthält. Abführkuren, besonders unter Verwendung der salinischen Abführmittel, sind von jeher sehr beliebt und wirken im wesentlichen durch den Wasserverlust. Die Schwitzprozeduren als Förderung der Wasserabgabe wurden bereits erwähnt. Wir können weiter insbesondere bei Entfettungskuren von der Gabe von Diureticis, vom Euphyllin, Salyrgan, Novurit, wenn nötig mit gleichzeitiger Ansäuerung Gebrauch machen.

In medikamentöser Hinsicht kommen in erster Linie Schilddrüsenpräparate in Frage. Ob die Kombination dieser Schilddrüsenpräparate mit Hypophysenvorderlappen wie im Inkretan oder mit Ergotamin zur Beseitigung störender Nebenwirkungen der Schilddrüse wie im Apondon oder die Kombination mit Sexualhormonen einen Vorteil bietet, ist nicht erwiesen. Der wesentlichste Faktor ist und bleibt sicher in allen derartigen Präparaten die Schilddrüsensubstanz. Wir geben sie auch dann, wenn der Grundumsatz unserer Patienten normal ist. Die Dosierung richtet sich nach dem einzelnen Fall. Ich empfehle Präparate, die die ganze Schilddrüse enthalten und beginne mit $2 \times 0,2$. Die weitere Dosis richtet sich nach der Reaktion. Das Auftreten von Herzklopfen, Schweißausbruch und schlechtem Allgemeinbefinden als Folge der Schilddrüsenwirkung soll dazu veranlassen, nach einer kurzen Pause die Dosis herabzusetzen, macht aber die völlige Streichung des Medikaments meistens nicht notwendig. Irgendwelche dauernden Schädigungen sind durch das Auftreten derartiger Erscheinungen nicht zu befürchten. Durch die Schilddrüsenmedikation lassen sich Abmagerungskuren wesentlich beschleunigen und auch für die Dauertherapie sind kleine Gaben von Schilddrüsenhormon über längere Zeit, z. B. 2-, höchstens 3mal 0,1 Thyreoidin sehr zweckmäßig. Wie bei der Schilddrüsentherapie überhaupt ist es nur notwendig, gelegentliche Schalttage einzuführen, an denen das Medikament für 1—3 Tage nicht genommen wird, um Kumulationen zu vermeiden.

Nun ist es zweckmäßig, eine Fettsuchtbehandlung mit einer besonderen Kur im Krankenhaus oder Sanatorium einzuleiten, bzw. diese Kuren 1—2mal jährlich je nach Lage des Falles einzuschalten. Es ist aber durchaus unzweckmäßig, wenn die Kuren die einzige Therapie der Fettsucht bleiben, weil das mühsam während einer Kur verlorene Körpergewicht in der unkontrollierten Nachperiode gewöhnlich sehr rasch wieder erworben wird. Als solche Kuren kommen in erster Linie reine Hungerkuren in Frage, die aber leichter ertragen werden in Form des Saftfastens. Diese Kuren führen wir für 14 Tage bis 3 Wochen durch. Sie stellen an die Energie des Patienten gewisse Anforderungen und lassen sich daher besser in einem Krankenhaus oder am besten in einem Sanatorium durchführen, in dem der Patient sich in einer Umgebung befindet, die sich derselben Kur unterzieht. Die für Hungerkuren bekannten Maßnahmen sind zu beachten. Wir müssen für gute Mundpflege, für Regulierung des Stuhlganges sorgen. Völlige Bettruhe ist nicht erforderlich. Leichte Arbeit kann durchaus auch während einer Hungerkur geleistet werden. Bei den Fettsüchtigen haben diese Kuren fast immer einen prompten und guten Erfolg. Die Gewichtsabnahmen sind besonders in den ersten Tagen häufig überraschend und beruhen wohl mehr auf Wasserverlust als auf Verlust von Körpersubstanz. Daher sehen wir auch, daß nach dem Fastenbrechen das Körpergewicht zunächst wieder um einige Kilo zunimmt. Es muß aber erstrebt werden, daß es sich nunmehr auf ein niedrigeres Niveau als vorher einspielt. Neben den reinen Hungerkuren kommen auch Kuren mit Rohkost bzw. einer Entfettungskost in Frage, die wir so einrichten, daß sie calorisch etwa um 50% unter dem eigentlichen Bedarf liegen.

Die gesamten hier besprochenen Maßnahmen sollen bei der Entfettungskur so eingestellt werden, daß im allgemeinen 1 kg Gewicht je Woche verlorengeht. Nur bei den Hungerkuren sind die Gewichtsabnahmen stärker. Es läßt sich hier allerdings auch schwer eine Regel aufstellen, es gibt Fettsüchtige, die die Entfettungskuren schwer vertragen. Bei allen Maßnahmen kommt sehr viel auf die aktive Mitarbeit der Patienten an.

Entfettungskuren werden schwierig, wenn Komplikationen von seiten des Herzens bestehen. Trotzdem sind sie gerade in diesen Fällen besonders wichtig, da die Erfahrung lehrt, daß der fette Herzkranke wesentlich ungünstiger daran ist als der magere. Wir müssen in diesen Fällen mit den oben geschilderten Maßnahmen besonders vorsichtig zu Werke gehen und eine Kur gleichzeitig mit einer Herztherapie kombinieren. Mit Schilddrüsenpräparaten sei man in diesen Fällen zurückhaltend.

Sehr beliebt sind bei allen Fettsüchtigen Badekuren in Mergentheim, Kissingen, Karlsbad und anderen Bädern, in denen die Abmagerungskur nach den geschilderten Maßnahmen noch zusätzlich unterstützt wird durch die Gabe eines salinischen Abführmittels, das eine mindere Ausnutzung der Ernährung und eine zusätzliche Entwässerung bewirkt. Sicher sind solche Kuren zweckmäßig und gut, wenn der Patient nach Kurbeendigung nun auch weiterhin nach den erforderlichen Richtlinien lebt, was aber vielfach nicht der Fall ist.

4. Die Unterernährung.

Die Behandlung der Unterernährung ist in den Fällen, in denen eine voraufgehende schwere Erkrankung in Genesung übergeht, nicht schwierig, da sich der Appetit rasch wieder einstellt und damit bei ausreichender Calorienzufuhr die Gewichtszunahme gute Fortschritte macht. Schwierig sind die Verhältnisse nur dann, wenn bei chronischen Erkrankungen (Tuberkulose, Ulcus, Tumoren usw.) der Appetit völlig darniederliegt. Dann bewirkt auch die beste Diätkost keine Gewichtszunahme. Es ist in solchen Fällen durchaus unzweckmäßig und hat meist den gegenteiligen Erfolg, die Patienten zur Nahrungsaufnahme zu zwingen. Es ist überflüssig, besondere Diätschemata für Mastkuren zu geben. Das Wesentlichste und Wichtigste zur Erzielung einer möglichst großen Calorienzufuhr auch bei schlechtem Appetit ist die Zubereitung der Kost und die Art, wie sie dargereicht wird, in appetitanregender äußerer Aufmachung, in nicht zu großen Portionen und unter Berücksichtigung derjenigen Nahrungsmittel, für die spontan ein gewisses Verlangen besteht. Selbstverständlich werden wir uns bemühen, fettreiche Nahrungsmittel, soweit wie möglich zu geben, doch muß man auch hier mit gutem Fingerspitzengefühl das rechte Maß kennen. Ein Zuviel hat häufig das Gegenteil zur Folge. Es kommt alles auf die rechte Auswahl der Nahrungsmittel an und die rechte Form der Darreichung. Die Diätköchin und insbesondere die Stationsschwester, die sich dieser Aufgabe mit wirklicher Liebe und Hingebung unterziehen müssen, sind hier wichtiger als der Arzt.

Wir können versuchen, die Diätetik medikamentös zu unterstützen. Zur Unterstützung solcher Mastkuren hat sich das Insulin allgemein eingebürgert. Es werden im allgemeinen kleine Dosen Insulin 2—3mal täglich 5—10 E $^1/_2$ Stunde vor den Mahlzeiten verabfolgt. Wirklich durchschlagende Erfolge gehören leider zu den Seltenheiten. Meist erlebt man einen Mißerfolg. Bock hat jetzt sehr gute Gewichtszunahmen durch Sexualhormon, und zwar im wesentlichen durch Testoviron auch bei Frauen erzielt. Es handelte sich in seinen Fällen um Tuberkulose, Tumorkranke und schwere Ulcera des Magens. Die Dosis betrug 20—25 mg Testoviron jeden bis jeden 2. Tag, bis zu einer Gesamtdosis von 400 mg. Auch von den bekannten Stomachica der alten Medizin kann man gern Gebrauch machen, doch ist auch ihr Wert im Falle eines darniederliegenden Appetits verhältnismäßig gering. Etwas anders liegen die Verhältnisse bei den nervös bedingten Formen der Appetitlosigkeit, bei der Anorexia nervosa der jungen Mädchen. Hier muß das Schwergewicht der Behandlung in psychotherapeutischen Maßnahmen gesehen werden. Man erlebt immer wieder, daß, wenn durch eine solche Behandlung der Umschwung erzielt und die seelische Gesundung eingetreten ist, mit dem Wiedereintreten des Appetits auch das Körpergewicht sofort zunimmt. Für Gewichtszunahme und -abnahme spielen eben auch die seelischen Faktoren, der Lebens- und Gesundungswille eine ausschlaggebende Rolle.

VII. Die Behandlung der Krankheiten der Verdauungsorgane.

1. Die Krankheiten der Mundhöhle.

Die *Stomatitis* ist beim Erwachsenen selten eine Erkrankung sui generis, sie hat meist irgendwelche Ursachen in anderen Erkrankungen, gegen die die Therapie sich daher vorzugsweise zu richten hat. Infolge der Schmerzhaftigkeit ist die Nahrungsaufnahme behindert. Wir geben nur Schleimsuppen, Milchbrei usw. in lauwarmem Zustand, eventuell bestäubt man die Mundhöhle vor der Nahrungsaufnahme mit Anästhesinpuder. Zur lokalen Therapie verwende man Tinct. Myrrhae und Tinct. Ratanhiae āā. Mit Wattebäuschchen kann man auch Geschwüre mit dieser Lösung pinseln. Mundspülungen mit Salbei, Kamillentee, 1% Wasserstoffsuperoxydlösung in lauwarmem Zustand wird meistens als sehr angenehm empfunden. Pinselungen mit 5—10% Kollargollösung oder mit 3—5% Arg. nitr. oder auch Ätzungen der Geschwüre mit dem Höllensteinstift kommt als weitere Behandlungsmaßnahme in Betracht, insbesondere bei der ulcerösen

Form. Gegen Aphthen empfiehlt v. Müller Betupfen für ¹/₂—1 Min. mit einem Wattebausch, der mit folgender Lösung getränkt ist:

Phenol	12,0
Menthol	1,5
Thymol	2,0

Sehr viel verwandt wird heute bei allen Formen der Stomatitis Vitamin C, das in Mengen von 200—500 mg pro die intravenös gegeben wird. Handelt es sich um eine *Stomatitis Plaut Vincenti*, dann ist die Therapie der Wahl die lokale Anwendung von Neosalvarsan. Der Inhalt einer 0,3 g-Ampulle wird in 2—3 ccm Wasser gelöst und mit dem Wattebausch auf die Geschwüre aufgetragen. Der Erfolg ist meistens rasch und prompt. Die *Stomatitis mercurialis* im Verlauf einer Quecksilberkur läßt sich am besten durch rechtzeitige gute Mundpflege und Gebißsanierung überhaupt verhüten. Bei bestehender Stomatitis wird Injektion von 10% Chlorzinklösung in das Gewebe um den Zahnhals empfohlen. Bei einer durch *Soor* verursachten Stomatitis kommt in erster Linie Borglycerin (5,0:30) zur Behandlung in Frage. Die *luischen* Geschwüre bedürfen einer spezifischen, die *tuberkulösen* einer rein symptomatischen Therapie. Bei letzterer sind die subjektiven Beschwerden häufig so groß, daß vor der Nahrungsaufnahme Pinselungen mit 2% Pantocainlösung erforderlich sind.

Die entzündlichen *Erkrankungen der Speicheldrüse* sowie die Tumoren mit Ausnahme der Parotitis epidemica sind meist Gegenstand chirurgischer Therapie. Der Internist steht nur häufiger vor der Frage, eine übermäßig starke oder zu geringe Speichelbildung zu bekämpfen. Der Ptyalismus wird bekämpft mit Atropin oder auch mit Opium. Die Dosen dürfen nicht zu klein sein. Beim Atropin beginnen wir mit 3mal täglich 0,25 mg und steigen langsam bis zur Wirkung an, beim Opium geben wir 3mal täglich 0,02 g. Auch diese Dosis muß evtl. gesteigert werden. In sehr hartnäckigen Fällen, insbesondere bei Encephalitis lethargica ist eine Röntgenbestrahlung empfohlen worden. Bei dem Aptyalismus versuche man es erst mit Mundspülungen mit Spiritus camphoratus 5—10 g auf 250 g Wasser. An Medikamenten bleiben nur das Pilocarpin, das wir in einer Dosis von 3mal täglich 0,003 innerlich oder subcutan geben, oder das Cesol bzw. Neucesol in einer Dosis von 0,1—0,5 g 2—3mal täglich per os oder 0,2 g subcutan. Gerade die mangelnde Speichelbildung ist ein sehr quälender und lästiger, mitunter auch sehr schwer zu bekämpfender Zustand.

Die Behandlung der *Angina* beginnt am besten mit einer Schwitzpackung. Ein feuchter Wickel um den Hals, den wir 2 Stunden liegen lassen und des öfteren am Tage wiederholen und bei drohender Abscedierung durch ein Kataplasma ersetzen, wird immer als subjektiv sehr angenehm empfunden. Gurgeln mit Salbeiblättertee, so heiß wie es eben von dem Kranken vertragen wird, ist als weitere therapeutische Maßnahme sehr zu empfehlen. Wieweit den Sulfonamiden — als Prontosil oder Eleudron — gegeben oder auch den empfohlenen Casbis- injektionen ein wirklicher Einfluß auf den Krankheitsablauf zukommt, wage ich nicht recht zu entscheiden. Dasselbe gilt für die vielfach geübte Vitamin-C- Therapie. Bei einer Absceßbildung kann man durch intensives „Einheizen" sicher den Einschmelzungsprozeß beschleunigen. Wenn das Gewebe etwas weich geworden ist, erfolgt die Incision mit nachfolgender Spreizung mittels Korn- zange. Bei der *Angina Plaut Vincenti* ist die Therapie der Wahl wie bei der entsprechenden Stomatitis (s. dort) die lokale Behandlung mit Neosalvarsan. Es ist mir zweifelhaft, ob die intravenöse Neosalvarsanbehandlung wirklichen Erfolg hat, nachdem ich einmal eine Salvarsanschädigung nach einer solchen Behandlung wegen Angina Plaut Vincenti gesehen habe, möchte ich doch widerraten. Man kommt mit der lokalen Therapie gut zum Ziele. Bei einer *Sepsis nach Angina* warte man nicht zu lange mit der Venenunterbindung. Die Frage der Tonsillektomie bei chronischen Erkrankungen der Tonsillen und rezidivierenden Anginen entscheide man in Zusammenarbeit mit dem Facharzt.

2. Die Krankheiten der Speiseröhre.

Der *Kardiospasmus* ist ein wohl fast immer psychogen bedingtes Leiden, dessen kausale Therapie daher zweckmäßig von einem Psychotherapeuten durchgeführt wird. Es ist nicht immer nötig, eine „große" Analyse durchzuführen; häufig kommt man mit Entspannungstherapie, autogenem Training, Massage und gymnastischen Übungen auch zum Erfolg. Bevor der Patient den Arzt aufsucht, ist das Leiden jedoch häufig so fortgeschritten, daß man auf eine gleichzeitige lokale Therapie nicht verzichten kann. Die Gabe von Atropin oder anderen Spasmolytica enttäuscht gewöhnlich, doch müssen wir in allen Fällen einen Versuch durchführen. Atropin ist in Kombination mit etwas Morphium oder Kodein wirksamer als alleine verordnet. Auch von dem Adrenalin hat man Wirkungen bei dem Leiden gesehen. Allgemein roborierende Maßnahmen, wie Gabe von Eisen und Arsen und Sedativa, wie Brom und Prominaletten kommen als unterstützende Maßnahme weiter in Betracht. Sind die medikamentösen Maßnahmen erschöpft und besteht bereits eine erhebliche Dilatation des Ösophagus, so kommt Einlegen einer Duodenalsonde und Sondenernährung in Frage. Versagen auch diese Maßnahmen in bezug auf den Dauererfolg, dann muß man die Dilatation bzw die Operation durchführen lassen. Es sei aber nochmals betont, daß man alle diese Maßnahmen mit einer psychischen Behandlung kombinieren muß. Die Schluckstörung bei *Lähmungen der Speiseröhre*, wie sie bei zahlreichen Krankheiten des Nervensystems auftreten können (Diphtherie, Tabes, Hirntumoren, Botulismus), lassen sich nur durch Einführen eines Magenschlauches überwinden. Eine spezifische Therapie gibt es naturgemäß nicht. Es hängt alles von der Grundkrankheit ab. Die *Divertikel* des Ösophagus sind einer internen Therapie nicht zugängig. Die im Pharynxteil gelegenen können operativ abgetragen werden. Das *Ösophaguscarcinom* bedarf einer symptomatischen Behandlung. Die Behinderung des Schluckens ist häufig durch spastische Zustände verstärkt, so daß sich durch Atropin auch in der Kombination mit Morphium häufig eine Besserung des Schluckaktes erreichen läßt. Die Überwachung der Ernährung und die Führung und Leitung des Patienten sind weitere wichtige ärztliche Maßnahmen. Bei starker Schluckbehinderung veranlassen wir die Anlegung einer WITZEL-Fistel.

3. Die Krankheiten des Magens.
Die Ulcuskrankheit.

Zur Behandlung des *frischen Ulcus* bzw. des *Ulcusrezidivs* ist eine sogenannte „Kur" notwendig, die im wesentlichen aus Bettruhe und einer besonderen Diät besteht. Bei den mannigfachen psychischen Faktoren, die bei dem Ulcus eine außerordentlich große Rolle spielen, ist es im allgemeinen ratsam, diese sogenannte Ulcuskur in einer Klinik bzw. in einem Krankenhaus durchzuführen. Die Erfolge sind ungleich besser als die Versuche zur häuslichen Behandlung. Dies liegt nicht nur darin, daß im Krankenhaus die einzelnen Maßnahmen sorgfältiger und korrekter durchgeführt werden, sondern vor allem daran, daß der Patient dem häuslichen Milieu entzogen, eher zu einer geistigen und seelischen Entspannung und Ruhe kommt, die für die Behandlung des Ulcusleidens eine sehr wesentliche

und wichtige Voraussetzung sind. Die Bettruhe führen wir für mindestens
14 Tage streng durch. Für die Diät sind die strengen Richtlinien, wie sie früher
in den verschiedensten Ulcusschemata nach LEUBE, KALK u. a. gegeben wurden,
wie uns gerade die Erfahrungen der letzten Zeit gelehrt haben, überflüssig. Die
Erfolge in der heutigen Zeit, in der sich keines dieser Schemata praktisch mehr
durchführen läßt, sind keineswegs schlechter als früher. In der Diät müssen
folgende Richtlinien beachtet werden: alle groben Speisen, insbesondere Hülsenfrüchte und Kohlarten werden von dem Ulcuskranken besonders schlecht vertragen. Das Brot braucht nicht unbedingt in Form von Weißbrot gegeben zu
werden. Dies ist nur in wirklich schweren Fällen nötig. Wichtig ist nur, daß
das Brot nicht frisch ist, sondern altbacken und überhaupt ein gutes Brot, das
gut durchgebacken ist. Unter dieser Voraussetzung kann auch Graubrot und
Grahambrot gegeben werden. Milch und Eier sind dem Ulcuskranken zweifellos
sehr zuträglich, aber nicht so unerläßlich, wie wir es früher geglaubt haben. Mit
Fleisch sei man zurückhaltend, ebenso mit Fleischextrakten. Die ersten 14 Tage
bis 3 Wochen werden am besten fleischfrei gestaltet. Fisch ist im allgemeinen
besser verträglich als Fleisch. Wenn Fleisch zugelegt wird, so bevorzuge man
rohen, feingewiegten Schinken und weißes Fleisch. Auch alle scharfen Gewürze,
wie Senf, Meerrettich, Pfeffer und Paprika sind nichts für einen Ulcuskranken.
Mit Fett braucht man nicht zu sparen, insbesondere Butterfett ist gut verträglich.
Die Ulcuskost stützt sich also im wesentlichen auf Kohlehydrate und Fett.
Schlecht verträglich ist „grobe Kost" in jeder Form, d. h., daß wir Breie, Pud-
dinge usw. bevorzugen, z. B. Kartoffeln in der ersten Zeit, am besten als Kartoffelbrei geben, und alle gebackenen und gerösteten Speisen vermeiden. Es ist
durchaus empfehlenswert, sich in der Kostgestaltung im einzelnen auch nach
den Wünschen der Patienten zu richten. Es gibt Ulcuskranke, die besonders
empfindlich sind gegenüber gewissen Speisen, z. B. gegenüber süßen Speisen;
gelegentlich besteht auch eine Überempfindlichkeit gegenüber Milch. Allergische
Komponenten spielen hier sicher eine Rolle. Im einzelnen gestalten wir jetzt die
Ulcuskost so, daß von vornherein eine calorische wie auch in bezug auf den
Vitamingehalt vollwertige Kost gegeben wird. Letzteres ist wohl immer zu
erreichen. Als Vitaminträger kommen außer zarten Gemüsen vor allem Tomaten
und Citronen in Frage. Fehlen diese, so müssen Vitamin C in Tabletten,
besser Injektionsform, zusätzlich gegeben werden. Die „Strenge" der durch-
zuführenden Kost richtet sich nach Grad, Dauer und Hartnäckigkeit der Beschwerden.

Die heutige Zeit hat uns gelehrt, daß Kohl und Steckrüben dann sogar vertragen werden, wenn sie püriert sind. Das muß im einzelnen Fall erprobt werden.
Diese Kost wird dann langsam aufgebaut, indem man mit Breien und Milchsuppen
beginnt und langsam gröbere Speisen (pürierte Gemüse usw.) zulegt. Nach etwa
14 Tagen können wir zuerst Fleisch geben und gehen dann langsam zu einer
mehr den normalen Bedürfnissen entsprechenden Kost über. Treten während
des Aufbaues der Kost wieder Beschwerden auf, so helfen gewöhnlich 1 oder
2 „strenge" Tage mit knapper flüssig-breiiger Kost. Die ganze Kur dauert so
4—6 Wochen. Es empfiehlt sich, besonders zu Beginn einer Kur häufige kleine
Mahlzeiten zu verabfolgen, auch an die Tasse Milch und den Zwieback auf dem
Nachttisch des Patienten zur Bekämpfung des nächtlichen Schmerzes sei erinnert. An Getränken ist Alkohol und Kaffee zu meiden, da sie als Reiz auf die
meist entzündete Magenschleimhaut einwirken. Tee, Fruchtsäfte und Mineralwässer können in nicht zu großen Mengen gegeben werden. Nicotin wird erfahrungsgemäß von allen Magenkranken schlecht vertragen, deswegen ist das
Rauchen zu verbieten, doch sei man in dieser Hinsicht nicht zu doktrinär. Es gibt

immer wieder Ulcuskranke, denen eine Zigarette nicht schadet. Der Patient hat selbst das beste Gefühl dafür, ob ihm das Rauchen zuträglich ist oder nicht.

Diese Maßnahmen werden unterstützt durch lokale Wärmetherapie, am besten in Form feuchtwarmer Kompressen, die durch ein Heizkissen für 1 bis 2 Stunden auf solcher Temperatur gehalten werden, daß sie der Patient noch eben aushalten kann. Die Bauchhaut soll nach der Applikation der heißen Kompressen eine intensive Rötung und leichte Marmorierung aufweisen. Leinsamen, Fango- oder Moorpackungen erweisen dieselben Dienste. Im Anfang der Ulcuskur können wir nicht ganz auf Medikamente verzichten, unter denen das Atropin den Vorzug verdient, in Dosen von $1/_4$—$1/_2$ mg 3mal täglich verteilt, besonders auch in den Abendstunden zur Vermeidung der nächtlichen Schmerzen. In dem Maße, wie sich die Beschwerden bessern, kann man mit der Atropindosis zurückgehen. Auch die Kombinationspräparate Bellergal und Neurobellal sind wegen ihres gleichzeitig sedativen Einflusses auf das sympathische Nervensystem gut wirksam. Das Atropin muß individuell dosiert werden. Gerade unter den Ulcuskranken finden sich häufig Menschen mit einer Überempfindlichkeit gegenüber Atropin. Die Atropinkur führen wir für 3—4 Wochen durch. Die Gabe von Alkalien ist im allgemeinen überflüssig und nur bei wirklich starker Superacidität indiziert (s. S. 141). Von der ausgiebigen Verwendung der Alkalien, wie sie z. B. die SIPPY-Kur vorsieht, ist man heute wohl abgekommen. Bei sehr hartnäckigen Fällen wirkt eine Alkalisierung mitunter schmerzlindernd. Sehr wichtig ist es, durch Gabe der salinischen Abführmittel — Mergentheimer oder Karlsbader Wasser—für Regelung des Stuhlganges zu sorgen. Die medikamentöse Behandlung der das Ulcus fast immer begleitenden Gastritis ist häufig notwendig. Sie erfolgt nach den oben gegebenen Richtlinien. Der Herdinfekt spielt in der Ätiologie des Ulcusleidens auf dem Wege über die chronische Gastritis eine gewisse Rolle. Die Sanierung des Gebisses hat daher den wichtigen Nebeneffekt, daß gute Kauflächen geschaffen werden, die eine Grundvoraussetzung für die Durchführung einer jeden Diätkost sind.

Sehr wichtig ist die psychische Beeinflussung der Patienten. Es wurde oben schon gesagt, daß die psychischen Faktoren in der Ulcusgenese zweifellos eine große Rolle spielen. Wie besonders GLATZEL gezeigt hat, finden wir häufig Schwierigkeiten in der beruflichen Stellung und im beruflichen Fortkommen. Eine eingehende Psychotherapie ist meistens nicht angezeigt, aber die Gelegenheit zu einer persönlichen Aussprache mit dem Patienten sollte im Rahmen der Ulcusbehandlung nie versäumt werden. Gerade deswegen sind sicher die Erfolge der Klinikbehandlung unvergleichlich besser als im Hause durchgeführte Kuren. Von derartigen häuslichen Kuren rate ich meinen Patienten im allgemeinen daher ab. Sie dauern länger und sind im Erfolg unsicherer. Selbstverständlich zwingen die äußeren Umstände häufig zu ihrer Durchführung. Die Prinzipien der Behandlung — Bettruhe, Diät, Kataplasmen, Atropin — bleiben dieselben. Ambulante Kuren, so daß der Patient seinen Beruf weiter ausüben kann, sind nur in wirklich leichten Fällen möglich. Auch die Bettruhe ist ein wichtiger Faktor in der Therapie!

Die überwiegende Mehrzahl der frischen Ulcera wie der Ulcusrezidive lassen sich mit den geschilderten Maßnahmen heilen. Subjektive Beschwerdefreiheit wird nach 3, längstens 8 Tagen erreicht. Bestehen noch nach 8 Tagen Beschwerden, so hat man allen Grund, Änderungen der Therapie vorzunehmen. Es gibt aber hartnäckige Fälle, in denen die Heilung ausbleibt, in denen die Röntgenkontrolle auch nach Durchführung einer wie oben geschilderten Kur ein unbefriedigendes Ergebnis zeigt und keine Beschwerdefreiheit eintritt. In solchen Fällen empfehle ich einen Versuch mit der Jejunalsonde, insbesondere, wenn es sich um Ulcera des Magens handelt. Die Sonde wird zu diesem Zweck am besten

in der üblichen Weise durch die Nase eingeführt und zur Ernährung eine Mischung
etwa folgender Zusammensetzung gegeben:

500 g Wasser	—	Calorien
500 g Vollmilch	325	„
300 g Magermilch	120	„
125 g Zucker	512	„
2 Eier	140	„
40 g Butter	296	„
10 g Kochbutter	74	„
50 g Mehl	165	„
30 g Plasmon	97,5	„
	1729,5	Calorien

Das Ernährungsgemisch wird leicht angewärmt mittels Glasspritze in kleinen
Portionen 2—3stündlich gegeben. Im Anfang hört man häufig Klagen über
Völlegefühl und Übelkeit nach Verabfolgung der Mahlzeit. Diese Erscheinungen
werden aber meist nach wenigen Tagen überwunden, und die Sondenkur läßt sich
fast immer mit gutem Erfolg für 3 Wochen durchführen. Die generelle Behandlung des Ulcus mit der Jejunalsonde empfiehlt sich nicht, da die Erfolge nicht
besser sind als mit der gewöhnlichen Diätkur, und die Rezidivneigung auch nach
Durchführung einer Sondenkur nicht geringer ist als bei anderen Maßnahmen.
Ist die Ulcuskur mit Erfolg durchgeführt, so ergibt sich die Frage der weiteren
Betreuung des Patienten. Eine gewisse Vorsicht in der Kostgestaltung ist auch
nach Abschluß der Kur und bei völliger Beschwerdefreiheit angezeigt. Auch
hier rate ich dazu, weitgehend auf die persönliche Erfahrung des Patienten
Rücksicht zu nehmen und in der Kost diejenigen Dinge einzuschränken, die
während des Bestehens des Ulcus Beschwerden ausgelöst haben. Auch die
weitere Gestaltung der Lebensweise und der Lebensführung muß mit dem
Patienten besprochen werden. Nach Möglichkeit bleiben Rauch- und Alkohol-
verbot bestehen. Auch bei Beschwerdefreiheit empfiehlt sich die periodische
Gabe von antispastischen Mitteln, am besten in Form des Bellargals oder Neuro-
bellals zur Dämpfung der vegetativen Erregbarkeit. Durch rechtzeitiges Eingreifen lassen sich Rezidive besonders in den kritischen Jahreszeiten Frühjahr
und Herbst sicherlich vermeiden.

Die *Ulcusblutung* ist ein sehr alarmierendes Ereignis, das immer sehr ernst
genommen werden muß. Solche Patienten gehören sofort ins Bett, auch hier
ist die Klinik- bzw. Krankenhauseinweisung immer der Hausbehandlung vorzuziehen. Gewöhnlich ist die Ulcusblutung ein einmaliges Ereignis. Hämostyptica sind erforderlich, wenn Zeichen dafür vorliegen, daß die Blutung nicht
sistiert. Die wirksamste Methode ist dann zweifellos die Bluttransfusion, die
insbesondere dann, wenn ein hochgradiger Blutverlust eingetreten ist, notwendig
wird. Eine tödliche Blutung ist ein sehr seltenes Ereignis, und ein operatives
Eingreifen aus der Indikation der Ulcusblutung heraus wird heute fast allgemein
abgelehnt, nachdem sich gezeigt hat, daß der Erfolg dieser Operation keineswegs
besser ist als die konservative Behandlung. In dem ausgebluteten Zustand
bedeutet die Operation eine ernste Gefährdung des Patienten. Bei Neigung zu
wiederholten Blutungen muß die Operation im beschwerdefreien Intervall in
Erwägung gezogen werden. MEULENGRACHT hat uns gezeigt, daß die strenge
Kost, die im Anfang Eisstückchen und dann nur kleine Mengen Milch als Nahrung
gestattet, in der Behandlung der Ulcusblutung nicht erforderlich ist. Die Vorstellung, daß der Magen durch Ernährungsentzug „ruhig" gestellt wird, ist
falsch. Die peristaltischen Wellen laufen auch am leeren Magen ständig ab.
Wenn die Blutung und der häufig mit ihr gleichzeitig auftretende Schockzustand
überwunden sind, behandle ich die Patienten nach den oben für die Behandlung

des frischen Ulcus gegebenen Richtlinien und halte einige Hungertage für überflüssig. Nach der MEULENGRACHTschen Vorschrift erhalten diese Patienten eine normale Kost, die nur püriert ist und so grobmechanische Dinge vermeidet. Die Erfolge sind sicher dieselben wie bei der strengen Kost und bedeuten für den Patienten eine wesentlich geringere Belastung.

Auch die *Pylorusstenose* als Folge einer Narbenschrumpfung, insbesondere bei chronischem Ulcus duodeni ist einer internen Therapie zugängig, besonders dann, wenn sie noch nicht solange besteht, und die Ektasie des Magens keinen zu großen Umfang angenommen hat. Die morgens und eventuell auch abends durchgeführte Magenspülung ist die Therapie der Wahl. Immer wieder kann man erleben, daß unter dieser Behandlung die Stenoseerscheinungen wesentlich zurückgehen, und ist häufig überrascht, nach 14 Tagen bis 3 Wochen im Röntgenbild eine normale und gute Passage festzustellen. Ich halte daher einen Versuch der Behandlung solcher Patienten mit Magenspülungen immer für gerechtfertigt. Zum mindesten bedeutet es vielfach eine Besserung des Zustandes und schafft für die Operation bessere Bedingungen.

Die *Indikationen zur Operation* sind gegeben in der Perforation, in der Pylorusstenose und bei lang dauerndem Ulcusleiden, das gegenüber interner Therapie nach vergeblichen Versuchen resistent geblieben ist. Die beiden ersten Indikationen bedürfen keiner Erörterung, schwierig ist die 3. Indikation. Für diese lassen sich keine Regeln aufstellen. Jeder Fall muß individuell behandelt werden. Sehr wichtig ist der anatomische Befund (Sitz, Größe, penetrierendes Ulcus usw.). Ohne eingehende Röntgenuntersuchung läßt sich daher keine Indikation stellen. Auch die Möglichkeit der malignen Entartung stellt mitunter eine Indikation zum operativen Eingriff dar. Eine mehrjährige Krankheitsdauer mit häufigen Rezidiven und Kuren wird immer die Voraussetzung zu einem eventuellen Eingriff sein. Wir sind in der Indikation zur Operation so zurückhaltend geworden, nachdem sich gezeigt hat, daß die Operation nur ein Symptom beseitigt, und wir dem Patienten nach der Operation nicht völlige Beschwerdefreiheit zusichern können.

Abgesehen von den oben geschilderten Maßnahmen sind in den letzten 20 Jahren immer wieder erneut medikamentöse Therapien der Ulcuskrankheit propagiert worden, die beanspruchten, das Ulcusleiden ohne jegliche diätetischen Maßnahmen heilen zu können. Unter diesen Präparaten sei zunächst das Novotropin erwähnt (Aolan, Pyrifer), das eine unspezifische Reizkörpertherapie darstellt. Als alleinige therapeutische Maßnahme ist es nicht ausreichend, es kann aber, im Sinne der Umstimmung wirkend, mit Erfolg als weitere unterstützende Maßnahme empfohlen werden.

Vielleicht, daß im Sinne der unspezifischen Reizkörpertherapie auch die Röntgenbestrahlung zu werten ist. Auch sie kann in besonders hartnäckigen Fällen, in denen es nicht gelingt, durch die geschilderten Maßnahmen völlige Beschwerdefreiheit zu erzielen, mit herangezogen werden. Sie empfiehlt sich nach meinen Erfahrungen besonders zur Behandlung hartnäckiger Schmerzen.

Mit viel Begeisterung wurde das Histidin in Form des Larostidins in die Therapie eingeführt, doch zeigten sehr bald kritische Nachuntersuchungen, daß dem Larostidin kein spezifischer Einfluß auf das Ulcus zukommt. Die Erfolgsbeurteilung der Ulcustherapie ist deswegen schwierig, weil eben mannigfache psychische Momente in diesem Leiden eine große Rolle spielen, deren Ausschaltung schon allein genügt, eine Heilung herbeizuführen. Ähnlich wie dem Larostidin ging es auch mit der Hormontherapie, die zunächst mit männlichen, später mit weiblichen Sexualhormonen und schließlich mit Nebennierenrindenhormon durchgeführt wurde. Auch hier wurde über durchschlagende Erfolge berichtet (KORBACH, PARADE[1], KÖHLER und FLECKENSTEIN[2], RATSCHOW[3]), die bei ambulanter Behandlung ohne gleichzeitige Diät erzielt wurden. Die sehr kritischen und sorgfältigen Nachuntersuchungen von MARTINI[4] haben klar erwiesen, daß dieser Therapie kein spezifischer Einfluß auf das Ulcus zukommt. Es ist nicht gerechtfertigt, das Ulcusleiden mit dieser verhältnismäßig kostspieligen und mit den unter den gegenwärtigen Zeitumständen besonders schwer zu beschaffenden Heilmitteln zu behandeln.

Die Gastritis.

Die *akute Gastritis*, meistens hervorgerufen durch Diätfehler, Genuß verdorbener Nahrungsmittel oder irgendwelche Gifte (Alkohol) behandelt man am besten mit völligem Nahrungsentzug und nur der Gewähr von etwas Flüssigkeit in Form von ungesüßtem Tee. Falls der Verdacht besteht, daß noch verdorbene Nahrungsmittel im Magen vorhanden sind, muß eine Magenspülung bzw. die Gabe von etwas Apomorphin zur Anwendung kommen. In schwereren Fällen ist Bettruhe und lokale Wärme notwendig. Eine energische „Ableitung auf den Darm" ist unerläßlich. Am besten verwendet man Ricinusöl oder Kalomel 2mal in einer Stunde Abstand 0,4. Bestehen Durchfälle, so gebe man zunächst keine Stopfmittel, höchstens Tierkohle ist indiziert.

Gewöhnlich sind die Erscheinungen nach einigen Tagen abgeklungen, und man kann die Kost langsam wieder zu einer normalen Ernährung aufbauen. Auf Medikamente kann man fast immer verzichten.

Die *chronische Gastritis* ist selten eine Erkrankung sui generis. Es ist infolgedessen in jedem Falle einer chronischen Gastritis zu überprüfen, welche Ursachen (chronische Infektionen, Erkrankungen der Leber und der Gallenwege, Herdinfektionen usw.) vorhanden sind, da der therapeutische Hebel natürlich bei der Grundkrankheit einzusetzen hat. Die Behandlung der chronischen Gastritis erfolgt am besten nach denselben Richtlinien wie die Behandlung des Magenulcus. Die Diät hat dieselben Grundsätze zu befolgen und häufig kommt man in schweren und hartnäckigen Fällen am besten zum Ziel, wenn man eine regelrechte Ulcuskur durchführt. Auch die lokale Anwendung von Wärme geschieht, wie bei der Ulcustherapie geschildert. Bei subjektiven Beschwerden wie bei Supersekretionen empfiehlt sich auch die Gabe von Atropin: Zusätzlich zu der Ulcuskur empfiehlt sich besonders die von KONJETZNY angegebene Behandlung mit Targesin. Der Patient trinkt morgens nüchtern 100 ccm einer $\frac{1}{4}$%igen Targesinlösung und sorgt durch Lageveränderung in Form der sogenannten „Rollkur", daß diese alle Abschnitte der Magenschleimhaut benetzt. „Targesinrollkur" wird an drei aufeinander folgenden Tagen, dann mit je einem Tag Abstand 3 Wochen lang durchgeführt. KATSCH und MELLINGHOFF[5] empfehlen in Fällen, die mit Superacidität einhergehen, die Magensaftentziehung. Auch Magenspülungen abends einige Stunden nach der letzten Mahlzeit haben bei hartnäckigen Beschwerden guten Erfolg. Es ist selbstverständlich, daß wir in der Kost alle Schädlichkeiten meiden müssen, daß ähnlich wie für das Ulcus Verbot von Alkohol und Nicotin erfolgen muß.

Die Gastritis geht ebenso wie das Ulcus sehr häufig einher mit Anomalien der Salzsäurebildung, und zwar sowohl mit *Anacidität* als mit einer *Superacidität*.

---

[1] KORBACH u. PARADE: Fortschr. Ther. **20**, 81 (1944).

[2] KÖHLER u. FLECKENSTEIN: Z. klin. Med. **144**, 62 (1944).

[3] RATSCHOW: Die Sexualhormone als Heilmittel innerer Krankheiten, 2 Aufl. Stuttgart 1944.

[4] MARTINI: Dtsch. Z. klin. Med. **192**, 137 (1942).

[5] KATSCH u. MELLINGHOFF: Z. klin. Med. **123**, 390 (1933).

Den Ersatz der Salzsäure kann man in der einfachen Form des Ac. hydrocl. dil., vor den Mahlzeiten einige Tropfen auf ein Glas Wasser zu nehmen, verordnen. Am meisten zu empfehlen ist das bekannte Rezept:

Acid. muriat.	20,0
Pepsini sicc.	20,0
Aqu. dest. ad	100,0

während des Essens mit Glasröhrchen zu nehmen. Doch ist es sehr wahrscheinlich, daß diese Salzsäure verhältnismäßig schnell gebunden wird und sehr rasch in ihrer Wirkung nachläßt. Da sich in Fällen von Anacidität meist auch noch ein Mangel an Pepsin findet, wurden eine Reihe von brauchbaren Kombinationspräparaten eingeführt, so das Acidolpepsin, das Encynorm und das Citropepsin. Unter diesen nimmt das Citropepsin insofern eine Sonderstellung ein, als die Citronensäure ein ausgezeichneter Säurewecker ist und die darniederliegende Salzsäureproduktion angeregt wird. In Fällen von histaminrefraktärer Achylie kommt es daher weniger in Frage. Auch die Bindung überschüssig gebildeter Säure durch einfache Gaben von Alkali ist nur sehr unvollkommen und nur von ganz vorübergehender Wirkung. In dieser Hinsicht gebe man den Präparaten, die wie z. B. das Gastrosil oder das Acinormal die überschüssige Säure kontinuierlich binden, und zwar nicht bis zum Neutralpunkt, den Vorzug.

Das Magencarcinom.

Der Internist wird nur inoperable Fälle von Magencarcinom in die Behandlung bekommen. Die Therapie kann natürlich nur rein symptomatisch sein. Im finalen Stadium kommt man meistens ohne Morphium nicht aus und sei dann in der Anwendung dieses Mittels durchaus großzügig. Das wesentliche der Therapie beruht aber in der rechten Führung des Patienten, eine Aufgabe, die den ganzen Einsatz der Persönlichkeit des Arztes bedarf.

4. Die Krankheiten des Darmes.

Die Enteritis.

Bei der *akuten Enteritis* ist eine energische Abführkur das Mittel der Wahl, am besten in Form des immer wieder bewährten Ricinusöls. Im Anschluß an die Abführkur gebe man Adsorbentien, z. B. Tierkohle, Kaffee-Kohle oder Adsorgan. Gewöhnlich kommt man mit diesen Maßnahmen zum Erfolg, wenn gleichzeitig keine Nahrung und nur ungesüßter Tee gegeben wird. Erweist sich die Enteritis als hartnäckiger, so muß man eventuell zum Tannalbin greifen. Die so bewährte Apfeldiät wirkt häufig ausgezeichnet. Auch ein Glas herber Rotwein erweist häufig dieselben Dienste wie das Tannalbin (Diät s. unten).

Bei der *chronischen Enteritis* gilt ebenso wie bei der chronischen Gastritis, daß es unbedingt notwendig ist, eingehend nach den Ursachen zu forschen (Infektionen, Herdinfektionen, Tumoren, Erkrankungen der Gallenwege, Gastritis, Allergie, Anacidität, Fermentstörungen). Eine sorgfältige diagnostische Klärung ist also in jedem Falle erforderlich.

Die Behandlung der chronischen Enteritis wird am besten mit einigen Hungertagen mit ungesüßtem Tee eingeleitet. Die weitere Kost soll den Darm mechanisch und chemisch möglichst schonen. Über eine flüssige Kost, die aus Reis-, Hafer-, Sagoschleimsuppen besteht, wird unter Zulage von Zwieback, Toast, altem Weißbrot, Ei, Kartoffelbrei und weißem Fleisch mit der Besserung der Symptome langsam eine normale Kost wieder aufgebaut. Die Kohlehydrate in Formen von Breien und Weißbrot sind die Hauptträger der Ernährung. Eiweiß geben wir in

Form von Fisch und bindegewebsarmen Fleisch sowie weich gekochten Eiern. Von Fetten sind Butter und Olivenöl am besten verträglich. Gemüse und Obst sollen nur in pürierter bzw. gekochter Form gegeben werden. Eine besondere Bedeutung kommt der Apfeldiät zu. Wir geben die Äpfel roh in geriebener Form 2—3 kg je Tag, eventuell untermischt mit geriebenem Zwieback. Mit der Gabe von Milch sei man etwas zurückhaltend, sie wirkt nicht selten abführend. An Getränken kommen Tee und Wasserkakao sowie Rotwein in Frage. Parenterale Vitamin-C-Zufuhr wegen der möglichen Resorptionsstörungen ist in allen Fällen chronischer Enteritis notwendig. Unter den Medikamenten, die als Stopfmittel wirken, unterscheiden wir die Adsorbentien und Adstringentien. Als Adsorbentien seien genannt Tierkohle und Bolus alba. Unter den Adstringentien kommt dem Tannalbin die Hauptbedeutung zu, ferner seien erwähnt das Bism. subgallicum wie überhaupt Wismutpräparate und Aluminiumpräparate. Besonders zu empfehlen ist das Adsorgan, eine Chlorsilber-Kieselsäureverbindung. Das Mittel zur Herabsetzung der Peristaltik des Darmes ist die Tinct. opii simpl., das in schweren Fällen kaum zu entbehren ist, aber rein symptomatisch wirkt und deswegen in der Therapie chronischer Durchfallskrankheiten mit Ausnahme der Tuberkulose mit Recht als kontraindiziert gilt. Auch von den Spasmolytica machen wir bei starken, auf Spasmen beruhenden Beschwerden häufig Gebrauch.

Von weiteren Medikamenten sei noch das aus der Apfeldiät entwickelte Aplona und das Yatren erwähnt. Letzteres gilt zwar als Spezificum bei der Amöbenruhr, ist aber auch bei chronischen Enteritiden anderer Ätiologie häufig sehr wirksam.

Die Behandlung der *Gärungsdyspepsie* bemüht sich, die Gärungserreger, das sind in erster Linie die Kohlehydrate, aus der Kost fortzulassen. Sogenannte aufgeschlossene Kohlehydrate, wie Traubenzucker, Kindermehle, Weißbrot usw. können, nachdem zunächst völlig kohlehydratfreie Tage durchgeführt wurden, langsam zugelegt werden. Auch grobe Gemüse müssen zunächst völlig aus der Kost gestrichen werden. Eiweiß und Fett können wir geben. Eine Diätkur wird am besten mit 2—3 Hungertagen eingeleitet. Dasselbe gilt für die Behandlung der *Fäulnisdyspepsie*. Die weitere Kost stützt sich auf leicht verdauliche Kohlehydrate und vermeidet Fleisch sowie alle groben cellulosehaltigen Nahrungsmittel. Nach Besserung der Symptome beginnen wir mit der Zulage von Eiern, Milch, Fisch und weißem Fleisch.

Bei beiden Formen der Dyspepsie unterstützen wir die Behandlung durch Gabe von Vitaminen und Pankreontabletten. Die Erfolge der Therapie müssen durch Stuhlkontrollen überwacht werden. Nicht selten erlebt man den Umschlag der einen Form in die andere, die dann zu entsprechender Kostumstellung zwingt.

Eine besondere Form der Enteritis stellt die *einheimische Sprue* dar, die durch besonders voluminöse Stühle gekennzeichnet ist. In der Therapie der Sprue spielt die Vitaminbehandlung eine besondere Rolle. Insbesondere ist in der letzten Zeit die Behandlung mit Nicotinsäureamid sehr empfohlen worden. Auch die anderen Vitamine, wie Vitamin-C- und der Vitamin-B-Komplex wurden mit Erfolg angewandt. In der Diätetik ist es wichtig, daß die Kost reichlich Eiweiß bei Einschränkung von Kohlehydraten und Fett sowie Gemüse und Obst enthält. Hingewiesen sei auf die Kuren mit frischen Früchten. Beachtung verdient bei der Sprue auch die Tatsache des Kalkmangels, der man durch Gaben von Calcium in Injektionsform, da es oral in zu geringen Mengen absorbiert wird, begegnen muß. Auch Parathormon wurde empfohlen. Im ganzen ist die Therapie der Sprue ein noch sehr umstrittenes Gebiet. Es gibt viele Fälle, die auch spontan ausheilen.

Die Colitis ulcerosa.

Die Therapie der Colitis ulcerosa ist ebenso wie die Auffassung von dem Wesen und der Art der Erkrankung noch sehr umstritten. Die verschiedensten Maßnahmen, wie Dysenterieserum, Vaccinebehandlung, Bluttransfusionen, unspezifische Reizkörpertherapie, Pyrifer, Serumschock u. a. wurden empfohlen. Die meisten Autoren rühmen häufige Bluttransfusionen. Von den in Frage kommenden Medikamenten empfehle ich das Yatren. Auch eine lokale Therapie in Form von Tannin oder Yatreneinläufen kommt in Frage. STEPP rühmt in akuten und schweren Fällen besonders Reisschleimklysmen und gibt darüber folgende Vorschrift:

„Ein Eßlöffel feinster Reisstärke wird mit etwas kaltem Wasser angerührt, nach weiterer Verdünnung mit etwas Wasser erhitzt bis zur Quellung (nicht bis zum Kochen!), dann nach Abkühlung das Ganze mit heißem Wasser auf ein Volumen von 750—1000 g gebracht. Davon wird je nach Lage des Falles $^{1}/_{2}$ Liter oder mehr als Klysma gegeben, das, wenn möglich, mehrere Stunden gehalten werden soll."

Aus allen diesen verschiedenen Vorschlägen erhellt die Schwierigkeit der Behandlung. Ganz Überraschendes sah ich kürzlich in einem schweren und hartnäckigen Falle durch die orale Gabe eines aus Blut durch saure Hydrolyse hergestellten Aminosäuregemisches. Auch von amerikanischer Seite wird diese Behandlung empfohlen.

Wenn alle internen Maßnahmen versagen, muß die chirurgische Behandlung sehr ernsthaft in Erwägung gezogen werden. Sie zielt auf die vorübergehende Anlegung eines Anus praeter ab mit anschließender Colonspülung mit physiologischer Kochsalzlösung oder körperwarmen Kamillentee.

Ob eine Appendikostomie oder Cöcostomie erfolgt, bleibe dem Chirurgen überlassen. Am wirksamsten ist ein Anus praeter naturalis, durch den der Dickdarm völlig ruhig gestellt wird und die Geschwüre gut ausheilen können. Die Behandlung muß häufig über mehrere Monate durchgeführt werden, bis die entzündlichen Erscheinungen abgeklungen sind, der Patient sich gut erholt und an Gewicht zugenommen hat und kein Blut oder Eiter mehr bei den Spülungen herauskommt.

Die Ernährung ist meistens auf das Leiden ohne wesentlichen Einfluß. Ich empfehle, sie völlig individuell zu gestalten nach den Erfahrungen, die der Patient selbst bezüglich Verträglichkeit und Unverträglichkeit gewisser Nahrungsmittel gemacht hat. Es ist nur wichtig, eine „leicht verdauliche Kost" zu geben, die aus Nahrungsmitteln besteht, die bereits im oberen Dünndarm resorbiert werden. Man sorge dafür, daß infolge einseitiger Kost kein Vitaminmangel auftritt. Man kann sogar die Colitis häufig mit gutem Erfolg mit Rohkost behandeln. In medikamentöser Hinsicht empfiehlt es sich, durch Prominal, Luminal oder Bellergal das vegetative Nervensystem in seiner Erregbarkeit zu dämpfen. Von dem Thorantil habe ich nie Überzeugendes gesehen. Bei der Colitis ulcerosa werden Fieberbehandlung und häufige Bluttransfusionen am meisten empfohlen und führen auch nach meinen Erfahrungen am ehesten zum Erfolg. In jüngster Zeit sah ich Gutes durch die Gabe von Aminosäuren. HOFF weist darauf hin, daß er nach homöopathischem Vorschlag von dem Goletiphylin D 4 gelegentlich Erfolge gesehen hat. Die Colitis ulcerosa ist zweifellos eine sehr ernste Krankheit, die therapeutisch sehr schwer zu beeinflussen ist.

Die Obstipation.

Die akute Form der Obstipation im Verlaufe von längeren Krankheiten, bei Bettruhe, Diätfehlern usw. stellt kein wesentliches Problem dar, da sie sich mit

Hilfe der zahlreichen Abführmittel leicht beheben läßt. Es muß nur darauf geachtet werden, daß keine Gewöhnung an die Abführmittel eintritt. Anders liegen die Dinge bei der chronischen Form. Wenn für die chronische Obstipation keine mechanischen Ursachen vorliegen, wie z. B. weiche Bauchdecken, ein großer Bauchnarbenbruch usw., so ist die letzte und tiefste Ursache wohl immer in einer besonderen Konstitution und in psychischen Momenten gelegen.

Alle Autoren sind sich darüber einig, daß die Behandlung der chronischen Obstipation nicht in der Verordnung von Abführmitteln bestehen darf, sondern in der Verordnung einer zweckentsprechenden Diät, in der Regelung der Lebensweise, in der Verabfolgung von Massage, in psychischer Beeinflussung und höchstens als unterstützende Maßnahme im Anfang der Behandlung in der Verordnung von Abführmitteln. Die Diät bei Obstipation bevorzugt alle Schlackenbildner, d. h. also cellulosehaltige Nahrung, wie Gemüse, Obst und grobes Brot. Die Durchführung von Rohkosttagen bzw. richtigen Rohkostkuren bei gleichzeitigem Konsum von Schwarzbrot oder Knäckebrot ist eine sehr zweckmäßige Maßnahme. Diese Kost wird kombiniert mit einer genauen Regelung der Lebensweise und Erziehung zum täglichen Gang zum Stuhlgang am besten morgens früh nach dem Frühstück, auch dann, wenn spontan kein Stuhldrang besteht. Die Frühstückszigarre oder Zigarette wirkt auch in förderndem Sinne. Weiter rate ich dringend zu der Durchführung einer Leibmassage, die allerdings von sachkundiger Hand ausgeführt werden muß und dann sehr häufig zu guten Erfolgen führt. Insbesondere der chronischen Obstipation jüngerer Menschen liegen mannigfache psychische Konflikte häufig zugrunde. In solchen Fällen tut man gut, die Leibmassage mindestens mit einer Entspannungstherapie — z. B. dem autogenen Training von I. H. SCHULZ — eventuell mit einer richtigen Psychotherapie zu kombinieren.

Die nur für kurz dauernden Gebrauch geeigneten Drastica, wie Ricinus, Kalomel, Phenolphthalein u. a. kommen für die Behandlung der chronischen Obstipation weniger in Frage. Hier bevorzugt man Mittel, die entweder durch die Quellung, wie Normacol oder durch Gleitwirkung, wie sie auf der Paraffinbasis hergestellt werden, die Obstipation wirksam bekämpfen. Besteht eine stark spastische Komponente, so muß man Atropin zusätzlich geben, und zwar über längere Zeit. Sehr bewährt haben sich mir immer die TROUSSEAUxschen Pillen, die nach folgendem Rezept eine Kombination von Morphium und Atropin darstellen:

Extr. Opii 0,2
Extr. Bellaol 0,6

Bei Aszendensobstipation kommt man meist nicht ganz ohne Abführmittel aus. Bei atonischer Obstipation, besonders nach Operationen, sind in erster Linie Peristaltik anregende Pharmaca indiziert. Als solche seien genannt: Hypophysenhinterlappenpräparate bis zu 3 V.E langsam i.v. injiziert oder Prostigmin $^1/_2$—1 ccm i.m. oder langsam i.v. Auch an das sehr wirksame Neohormonal sei erinnert.

Die Durchführung von Einläufen ist als einmalige Maßnahme häufig nicht zu umgehen, hingegen als Dauertherapie durchaus zu widerraten, da sie schädigend auf den Darm wirkt. Dasselbe gilt auch für das subaquale Darmbad, das ich zu Beginn einer Obstipationsbehandlung einmalig oder höchstens zweimalig gerne anwende. Aber auch das ist keine Dauertherapie. Nur bei der *Dyschezie* sind Paraffinzäpfchen, eine Glycerinspritze, eventuell auch die manuelle Ausräumung, häufig auch als Dauertherapie nicht zu umgehen. Das hängt natürlich etwas von der Ursache der Dyschezie ab.

Die Colica mucosa.

Die Colica mucosa ist nach neuerer Auffassung eine allergische Krankheit. In der Therapie muß daher unser Hauptaugenmerk auf die Erkennung des Allergens, das meist ein Nahrungsallergen ist, gerichtet sein. Wie bei allen allergischen Erkrankungen, so spielen auch bei dieser Krankheit psychische Faktoren eine große Rolle. Auch hier können wir durch Entspannungsbehandlung, autogenes Training oder Psychotherapie den therapeutischen Hebel ansetzen. Von lokalen Maßnahmen wie Spülungen usw. sehe man lieber ab, sie haben selten Erfolg, vermehren jedoch häufig die Beschwerden. Die Kost soll möglichst schlackenfrei sein, doch muß sie von Fall zu Fall erprobt werden. Die Schmerzen können so heftig sein, daß wir gezwungen sind, Morphium zu geben, dem man nach dem Vorschlag v. NORDENs dann am besten etwas Atropin folgen läßt, wonach die Stuhlentleerung erfolgt. Auch an die TROUSSEAUxschen Pillen, die oben erwähnt wurden, sei erinnert.

Der Ileus.

Von den verschiedenen Formen des Ileus hat nur der paralytische Ileus für den Internisten Bedeutung. Den paralytischen Ileus behandeln wir zunächst mit lokaler Wärme in Form eines Heizbügels oder feuchtwarmer Umschläge. An Medikamenten, die die Peristaltik anregen, seien genannt (Hypophysenhinterlappenpräparate — bis zu 3 V.E. langsam intravenös injiziert — Physostigmin $^1/_2$—1 mg subcutan oder auch intravenös, Doryl und Neohormonal. Besteht starkes Erbrechen infolge einer paralytischen Magendilatation, so sind Magenspülungen eventuell mittels ständig liegender Duodenalsonde, das kontinuierliche Absaugen des Mageninhaltes dringend anzuraten.

Die Peritonitis tuberculosa.

Von allen Formen der Peritonitis ist nur die tuberkulöse Gegenstand interner Therapie. Es gelten hier dieselben Grundsätze wie in der Behandlung der Tuberkulose überhaupt — Sorge für gute Ernährung und Pflege bei Bettruhe, solange noch die Körpertemperatur erhöht und die Senkung beschleunigt ist. Bestrahlungen des Bauches mit natürlicher oder Höhensonne, Einreiben mit Schmierseife sind alte, bewährte therapeutische Maßnahmen. Auch die Tatsache, daß eine Laparotomie häufig einen Umschwung des Krankheitsbildes zur Folge hat, wird immer wieder bestätigt.

5. Die Darmparasiten.

Bandwürmer. Die Bandwurmkur wird wie folgt durchgeführt:

Am Vortage Gabe eines Abführmittels. Ob dem Salzhering am Abend vor der Kur ein wirklicher Einfluß zukommt, bleibe dahingestellt. Am Kurtage morgens früh nüchtern 8—10 g Extr. Felicis maris und nach 1—2 Stunden Ricinusöl. Das HELFENBERGER-Bandwurmmittel enthält Extr. Filicis und Ricinus getrennt in Kapseln. Besonders wirksam soll es sein, zugleich mit dem Ricinus 4 ccm Chloroform zu geben. Die Verabfolgung des Farnkrautextraktes und des Ricinusöles durch die im Duodenum liegende Sonde hat bessere Ergebnisse als die orale Gabe. Wichtig scheint auch bei dem Eintritt der Durchfälle Entspannung zu sein. Daher erklärt sich wohl der alte Brauch des angewärmten Nachtstuhles. Die Entspannung ist durch Verbringen in ein warmes Bad besonders gewährleistet. Die Erfolge sollen mit dieser Maßnahme noch besser sein.

Ascariden. Ascariden werden mit Santonin bei Erwachsenen 3mal 0,05 an drei aufeinanderfolgenden Tagen, bei Kindern 0,025 bei gleichzeitiger Gabe eines Abführmittels behandelt. Das Helminal hat bei gleicher Wirksamkeit keine toxischen Eigenschaften. Es ist mit einem Abführmittel kombiniert und wird an 3 Tagen 3mal täglich 3 Tabletten bei Erwachsenen gegeben, bei Kindern etwas kleinere Dosen. Das an sich auch wirksame Ol. chenopodii ist wegen seiner toxischen Nebenwirkungen wohl nicht mehr indiziert. Erwähnt sei auch noch das Bedermin.

Oxyuren. Ein wirklich wirksames Mittel gegen Oxyuren gibt es nicht. Viele Fälle heilen von selbst bzw. nach Beseitigung der Infektionsmöglichkeit durch Händewaschen nach dem Stuhlgang, Tragen von Handschuhen in der Nacht, Einreiben der Aftergegend mit grauer Salbe, 1%ige Benzoleinläufe oder der Gabe von Abführmitteln. Von den Handelspräparaten seien genannt die Gelonida Aluminii subacetici Oxymors und Butolan. Neuartig, aber auch nicht immer wirksam ist das Campiol, das Pyrethrum enthält, bei dem die gleichzeitige Gabe von Abführmitteln sogar kontraindiziert ist. Der Inhalt einer Flasche wird ohne Abführmittel in 3 Tagen gegeben.

Ankylostomum duodenale. Empfohlen wird Durchführung einer Bandwurmkur alle 2—3 Wochen, bis der Stuhl frei ist von Eiern, oder Thymol. Thymol wird in einer Dosis von 2,0 g 2mal in Abständen von 2 Stunden gegeben, dann Abführmittel. Wiederholung alle 3—4 Tage.

VIII. Die Behandlung der Erkrankungen des Pankreas.

Bei den sogenannten „leichten Pankreasschäden" (KATSCH und BRINK[1]) handelt es sich fast immer um Sekundärkrankheiten, die im Verlauf von Infektionen, von Erkrankungen der Leber- und Gallenwege, des Magens und des Darmes auftreten. Die Therapie ist daher immer in erster Linie gegen die Grundkrankheit gerichtet. Treten jedoch insbesondere in Form von heftigen Schmerzen ernstere Symptome, die auf die Beteiligung des Pankreas hinweisen, hinzu, so ist in der Diätetik darauf Rücksicht zu nehmen. In schweren Fällen ist völliger Nahrungsentzug für einige Tage die beste Behandlung. Dann wird eine Kost gegeben, die vorzugsweise aus leicht aufschließbaren Kohlehydraten besteht. Die früher von WOHLGEMUTH angegebene Pankreaskost, die aus Fett und Fleisch bestand, wird heute auf Grund der praktischen Erfahrung weitgehend, insbesondere auch von KATSCH abgelehnt. Im weiteren Aufbau wird der Kohlehydratkost etwas Fleisch und erst ganz zuletzt Fett zugelegt. Die vom Pankreas ausgehenden Schmerzen lassen sich am besten durch Atropin und Dolanthin bekämpfen. Bestehen Anhaltspunkte für Störungen in der Fermentbildung, so muß man eines der Pankreasfermentpräparate, wie Pankreon, Pankreas Dispert oder Encypan verordnen in nicht zu kleiner Menge zusammen mit den Mahlzeiten. Sehr schwierig ist die Therapie in Fällen von ausgesprochener *Pankreasinsuffizienz*, die mitunter über viele Monate bestehen bleiben kann. Hier muß man sich bemühen, im Rahmen des Möglichen noch verdaubare Diät zu geben. Auch hier kommen in erster Linie leicht aufschließbare Kohlehydrate in Frage und die Verordnung der eben genannten Präparate in großer Dosis. Bei der *akuten Pankreasnekrose* sind wir mit der Operation sehr zurückhaltend geworden,

---

[1] KATSCH u. BRINK: Handbuch der Inneren Medizin, 3. Aufl., Bd. 3/II, S. 1019. Berlin: Springer 1938.

nachdem wir gelernt haben, daß die Erfolge interner expektativer Therapie keineswegs schlechter sind als die Ergebnisse chirurgischen Vorgehens, die auch mit einer sehr hohen Mortalität belastet sind. Zunächst gilt auch bei der akuten Pankreasinsuffizienz völliger Nahrungsentzug. KATSCH und MELLINGHOF [1] empfehlen das Einführen einer Magensonde und das Ableiten des Magensaftes als Salzentziehungsbehandlung, um auf diese Weise das Ödem des Pankreas zu bekämpfen. Andernfalls kommen Brechmittel in Frage. Wir sorgen durch einen Einlauf für Stuhlentleerung und geben, wenn der akuteste Zustand überwunden ist, Traubenzucker und gesüßte Fruchtsäfte. In dem Maße, in dem der Zustand sich bessert, wird die Kost nach den obigen Richtlinien wieder aufgebaut. Im akuten Zustand muß man zur Schmerzbekämpfung Morphium geben.

Die Meinungen über die Notwendigkeit des operativen Vorgehens sind noch geteilt. Nach eigener Erfahrung rate ich zur konservativen Behandlung. Mit BERNHARD [2] können wir 3 Stadien unterscheiden, das Stadium des Schmerzes, das Stadium der ileusartigen Erscheinungen und das der peritonitischen Erscheinungen. BERNHARD fordert die Operation nur, wenn das 3. Stadium vorliegt.

Die seltene Erkrankung der Pankreascyste wird mit Aussicht auf guten Erfolg operativ angegangen. Die Schwierigkeit liegt hier mehr auf diagnostischem Gebiet.

IX. Die Behandlung der Erkrankungen der Leber und der Gallenblase.

Allgemeine Vorbemerkungen.

Die Grundprinzipien der Behandlung der Krankheiten der Leber wie der Gallenwege stimmen in vielen Punkten überein und sollen deswegen zunächst zusammenfassend dargestellt werden.

1. Diät.

Die Kost bei Erkrankungen der Leber und auch der Gallenwege soll sich in erster Linie auf Kohlehydrate stützen. Das lehren die klinischen Beobachtungen wie auch zahlreiche Experimente, die zeigen, daß eine mit Glykogen gut versorgte Leber resistenter und widerstandsfähiger gegenüber Giften und anderen Belastungen ist als eine schlecht versorgte. Wir geben daher derartigen Kranken eine Kost, deren Caloriengehalt sich etwa zu 70% aus Kohlehydraten zusammensetzt, d. h. eine Ernährung, die Weißbrot, Grieß, Haferflocken, Reis, Kartoffeln usw. bevorzugt und können diese Kost noch unterstützen durch die tägliche Gabe von Traubenzucker in Fruchtsaft. Der Eiweißgehalt der Ernährung soll niedrig gehalten werden, insbesondere wird Zurückhaltung mit tierischem Eiweiß empfohlen. Leicht verdauliches tierisches Eiweiß in Form von weißem Fleisch, Geflügel und Fisch, Milch und Eier kann gegeben werden. Vorsicht und Zurückhaltung ist geboten mit Fett. In schweren Fällen einer Leberparenchymschädigung, bzw. einem schweren Verschlußikterus muß das Fett aus der Nahrung völlig gestrichen werden. Am besten verträglich ist Milch- und Butterfett, das bei eintretender Besserung als erstes Fett der Kost wieder zugelegt werden kann. Schlecht verträglich und verboten sind alle in Fett gebackenen Speisen, während

---

¹ KATSCH u. MELLINGHOFF: Z. klin. Med. **123**, 390 (1933).
² BERNHARD: Zbl. ges. Chir. **1935**, 71.

Butter als Brotaufstrich im allgemeinen gut vertragen wird und daher am ehesten gewährt werden kann. Als besonders schädlich hat sich von jeher die Mayonnaise erwiesen. Gemüse und Obst sind den Gallen- und Leberkranken durchaus bekömmlich, wobei wir allerdings auf schwer verdauliches Gemüse, wie Kohlarten, verzichten. Auch die gelegentliche Einschaltung von Obst- und Gemüsetagen oder die Durchführung einer Rohkostkur sind vielen Kranken besonders zuträglich. An Getränken ist Alkohol wegen seiner schädigenden Wirkung für das Leberparenchym streng zu verbieten. Bezüglich des Nicotins kann man großzügiger sein. Die Regelung der allgemeinen Lebensweise, die Sorge für einen regelmäßigen Stuhlgang sind weitere wichtige Faktoren, die zusammen mit der Kost die Basis darstellen, auf der sich die weitere Therapie aufbaut.

2. Medikamentöse Therapie.

Die letzten Jahre haben uns eine ganze Reihe von Maßnahmen kennen gelehrt, die vorzugsweise das Leberparenchym beeinflussen, man spricht von „Leberschutztherapie". Ein großer Teil von ihnen läuft auf die Förderung zur Anlagerung von Glykogen heraus. Das ist am ehesten zu erreichen durch reichliche Gabe von Traubenzucker evtl. in Form einer intravenösen Infusion. Von der gleichzeitigen Gabe kleiner Insulindosen halte ich nichts mehr, nachdem ich diese Therapie jahrelang durchgeführt habe, ohne einen wirklich überzeugenden Erfolg zu sehen. Auch andere Autoren, so BRENTTANO[1], sind gegenüber dieser Insulintherapie skeptisch geworden. Es ist anzunehmen, daß die üblichen kleinen Insulinmengen von 5—10 E von der Regulation des Organismus einfach abgefangen werden. In hartnäckigen Fällen eines Parenchymikterus, insbesondere der Hepatitis epidemica, wurde auch eine Behandlung mit Leberextrakten, wie sie in der Perniciosatherapie üblich ist, empfohlen. SCHIFFERER[2] gibt an, die Krankheitsdauer durch diese Therapie wesentlich verkürzt zu haben und empfiehlt die Leberextraktbehandlung auch bei anderen Leberparenchymerkrankungen, bei denen der Erfolg allerdings nicht so offensichtlich gewesen ist. Von EPPINGER[3] wurden Nebennierenrindenextrakte bzw. Corticosteron in die Therapie eingeführt. v. ÜXKÜLL[4], KÖHLER[5] u. a. haben diese guten Erfolge bestätigt. In ihren Fällen handelt es sich um Leberparenchymschädigungen bei chronischen Entzündungen der Gallenwege. KÖHLER implantierte 100—400 mg Percorten.

Schließlich sei noch erwähnt, daß es auch durch Eingriffe am sympathischen Nervensystem gelingt, einen hartnäckigen Parenchymikterus zu beseitigen. v. HABERER hat darauf aufmerksam gemacht, daß mancher mit falscher Indikationsstellung operierte Ikterus, bei dem kein Stein, sondern nur eine Leberparenchymschädigung vorlag, nach der Operation abblaßte und gesund wurde. Durch paravertebrale Novocain-Kochsalz-Infiltrationen (30—40 ccm $^1/_2$%ige Novocainlösung) in Höhe von D 11—12 läßt sich derselbe Effekt erzielen wie durch einen operativen Eingriff (Näheres s. bei WICK[6] und ERB[7]). Ich habe selbst in hartnäckigen Fällen, die jeder Therapie zu trotzen schienen, von diesem Vorgehen Günstiges gesehen.

---

[1] BRENTTANO: Klin. Wschr. **1939 I**, 42.
[2] SCHIFFERER: Wien. med. Wschr. **1942**, 1137.
[3] EPPINGER: Dtsch. Ges. inn. Med. **50**, 264 (1938).
[4] ÜXKÜLL, v.: Dtsch. med. Wschr. **1939**, 415, 509.
[5] KÖHLER: Dtsch. med. Wschr. **1944**, 446.
[6] WICK: Dtsch. med. Wschr. **1942**, 1137.
[7] ERB: Dtsch. med. Wschr. **1932 II**, 1760.

Die weiteren in der Behandlung der Krankheiten der Leber und Gallenwege
in Betracht kommenden Medikamente werden in der folgenden Tabelle nach
v. Bergmann und Stroebe zusammengefaßt:

Choleretica	Cholekinetica (Cholagoga)	Antispasmodica	Antineuralgica	Antiphlogistica und Desinficientia
Mineralwässer (Bittersalz, Glaubersalz) entsprechende Brunnen		Atropin Eumydrin Bellafolin Papaverin Scopolamin (Derivate der Barbitursäure [Veronal, Somnifen] setzen die zentrale Erregbarkeit herab, also auch gegen Erbrechen verwendbar) Belladena (Bellafolin + Barbitursäure)	Opiate (Morphin, Pantopon, Dilaudid) Codein Paracodin	Chinin (Solvochin) Choleval (gallensaur. Silber) 1% und 2% Solganal 0,01 per os 1—3mal tgl. Urotropin (40% intravenös) Hexal Salicylsäure Cylotropin (Salicyl + Urotropin) Saliformin Rivanoletten
Fel tauri Gallensäuren Decholin (gallensaures Salz od. 20%ige Gallensäurelösung) Bilival (Gallensäure + Silber) Felamin (gallensaures Urotropin) Temoebilin (Curcuma) „Nigraphen" (Rettichsaft) Cholotonon (Leberpräparat)	Öle Fette Pepton Pituitrin (Hypophysin) Podophyllin Phenolphthalein Chologen (Podophyllin + Ol. Ment. pip. + Kalomel) Menthol Cholaktol (Ol. Menth. pip.) Cucumen Temoebilin			

Es ist selbstverständlich, daß die Einteilung in die 5 Gruppen der Cholekinetica, der Choleretica, der Antispasmodica, der Antineuralgica und der Antiphlogistica nur schematisch ist und daß sich die Wirkungen zum Teil überschneiden.

Unter diesen Medikamenten spielt das Karlsbader Wasser von jeher eine besondere Rolle sowohl bei den Leberparenchymerkrankungen als auch bei den Krankheiten der Gallenwege. Der Kranke trinkt morgens nüchtern 150—200 ccm des angewärmten Wassers in kleinen Schlucken entweder in rechter Seitenlage oder beim Herumgehen. Ob das natürliche Karlsbader hier mehr leistet als das künstliche, bleibe dahingestellt. Wirksamer ist das Karlsbader Wasser, bzw. das Magnesiumsulfat, wenn wir es mittels der Duodenalsonde geben in Form der sog. Duodenalspülung. Die Duodenalsonde wird in rechter Seitenlage eingeführt. Wenn die gelbe Färbung des abfließenden Saftes mit alkalischer Reaktion anzeigt, daß die Sonde richtig im Duodenum liegt, gibt man mittels einer Glasspritze oder eines Trichters 100—200 ccm Karlsbader Wasser oder 50—100 ccm 30—40%ige Magnesiumsulfatlösung durch die Sonde hindurch. Die Dosis ist so zu wählen, daß im Laufe des Vormittags 1—2 breiige Stuhlentleerungen auftreten. Die Sonde wird dann wieder entfernt. Diese Spülung wird jeden bis jeden zweiten Tag wiederholt. Von Chiray[1] und anderen wurde empfohlen, die Duodenalsonde etwa 4 Stunden liegen zu lassen, so daß der Duodenalsaft abfließt. Es entleeren sich so bis zu 1000 ccm. Dieser Eingriff soll 2—3mal wöchentlich wiederholt werden. Den betreffenden Autoren schwebt dabei vor, daß durch die Entfernung des Duodenalsaftes schädliche Produkte beseitigt werden.

Welche weiteren Präparate der Cholekinetica und Choloretica bzw. Cholagoga Anwendung finden, bleibt der persönlichen Erfahrung des Arztes überlassen.

---

[1] Chiray: Presse méd. 1934 II, 1457.

Aus eigener Erfahrung bevorzuge ich das Decholin, das Cholotonon und das Chologen. Decholin wirkt besonders stark galletreibend. Ob die von LUETKENS an das Cholotonon geknüpfte Theorie richtig ist, bleibe dahingestellt; gut wirksam habe ich das Präparat oft gefunden, es eignet sich besonders für alle chronischen Fälle und eine Therapie auf lange Sicht. Eine sichere und prompte Entleerung der Gallenblase erreicht man mit allen Fetten und Ölen und mit Hypophysen-hinterlappenextrakten. So spielt die Ölkur mit dem Harlemer Öl oder mit reinem Olivenöl bei Gallensteinen von jeher eine große Rolle. Das Chologen wird nach einem besonderen Kurschema, das der Packung beigefügt ist, angewandt. Unter den Antispasmodica kommt dem Atropin wohl die erste Bedeutung zu. In der Behandlung akuter Schmerzzustände bevorzuge ich heute das Dolantin, das die antispasmodische mit der antineuralgischen Komponente wirksam verbindet. Mit der Anwendung der Opiate sei man zurückhaltend, da mancher chronisch Gallenkranke zum Morphinisten wurde, doch lassen sie sich bei wirklich schweren Schmerzattacken kaum vermeiden.

3. Physikalische Therapie.

Die Verabfolgung von Wärme in der Leber- bzw. Gallenblasengegend ist bei allen in Frage kommenden Erkrankungen dringend anzuraten. Wir geben die Wärme entweder in Form von feuchten, heißen Tüchern, auf die zur längeren Erhaltung der Wärme nach Auflage eines BILLROTH-Batistes noch ein Heizkissen oder eine Wärmeflasche gelegt wird, oder in Form von Kataplasmen, mit Leinsamen, bzw. Heilerde. Die Temperatur der Umschläge soll so heiß gewählt werden, wie die Patienten es eben aushalten können. Wir lassen diese Umschläge 1—2mal täglich etwa 1—2 Stunden liegen. Die Haut soll nachher eine rote Marmorierung und später eine braune Pigmentierung aufweisen. Wenn die akuten Beschwerden abgeklungen sind, gelegentlich aber auch bei chronischer Leberinsuffizienz, ist die Wärmetherapie in Form einer Diathermie oder Kurzwellenbehandlung besonders zu empfehlen.

4. Die Badekur.

In der Behandlung, insbesondere chronischer Erkrankungen der Leber und der Gallenwege, haben von alters her die Badekuren eine große und bedeutende Rolle gespielt. Wenn es auch vom theoretischen Gesichtspunkt aus betrachtet immer noch unklar ist, worin der besondere Wert einer Bäderbehandlung beruht und warum eine solche Behandlung nicht ebensogut mit dem entsprechenden Wasser zu Hause durchgeführt werden kann, so kann es vom praktischen Gesichtspunkt keinem Zweifel unterliegen, daß eine Badekur in vielen Fällen äußerst erfolgreich ist. Als Badeorte speziell für Erkrankungen der Leber und der Gallenwege kommen in Frage: Karlsbad, Kissingen, Mergentheim und Neuenahr.

5. Die Therapie des Ikterus.
(Hepatitis epidemica und Icterus simplex.)

Im Initialstadium der Hepatitis epidemica mit den dyspeptischen Beschwerden läßt sich wahrscheinlich durch Abführmittel — (EPPINGER[1] empfiehlt in erster Linie Kalomel 0,2—0,5 g) —, Bettruhe und Kataplasmen die Entwicklung eines Ikterus noch verhindern. Diese Therapie scheitert aber meistens daran, daß die Diagnose erst gestellt wird, wenn der Ikterus bereits vorhanden ist. Ein jeder Fall von Ikterus, gleichgültig welcher Ätiologie, muß ernst genommen werden

---

[1] EPPINGER: Die Leberkrankheiten. Wien 1937.

und gehört ins Bett, selbst dann, wenn das subjektive Befinden des Kranken gut ist, wie es bei der Hepatitis epidemica die Regel ist. Es ist im einzelnen Fall nicht vorauszusagen, wie lange die Erkrankung sich hinziehen wird und ob nicht noch ernstliche Komplikationen drohen. Wir geben die Duodenalsonde, wie oben beschrieben, und zweimal täglich 1—2stündlich feuchtwarme Umschläge auf den Leib. Die Duodenalspülung wird jeden, bzw. jeden zweiten Tag verabfolgt. Sie ist wirksamer als eine orale Gabe von Karlsbader Salz. Im allgemeinen blaßt der Ikterus in 14 Tagen bis 3 Wochen ab. Wenn der Stuhl wieder anfängt sich zu färben, Urobilin bzw. Urobilinogen im Harn wieder auftreten und der Bilirubingehalt des Serums zurückgeht, kann man die therapeutischen Maßnahmen langsam abbauen, und in der Kost Fett zulegen. In allen leichten bis mittelschweren Fällen ist es von vornherein nicht notwendig, die Butter ganz aus der Diät zu streichen. Die schweren Fälle, die nach 3—4 Wochen noch keine Tendenz zum Abheilen zeigen, sind schwieriger zu behandeln. Hier muß eine strenge Kost durchgeführt werden und neben der kohlehydratreichen Diät empfiehlt sich auch Traubenzucker, oral oder intravenös, zu verabfolgen. GUT-ZEIT hat während des Krieges mit gutem Erfolg die duodenalen Tropfinfusionen von Traubenzuckerlösungen in solchen hartnäckigen Fällen von Hepatitis epidemica durchgeführt. Er gibt eine 40%ige Lösung von Traubenzucker während mehrerer Stunden mit einer Tropfbürette in das Duodenum. Droht der Übergang in eine akute gelbe Leberatrophie, so versuche man Nebennierenrindenhormon, Leberextrakte oder eine paravertebrale Anästhesie. Von letzterer Maßnahme habe ich des öfteren schlagartige Erfolge gesehen.

Nach länger dauerndem Ikterus entwickelt sich von Fall zu Fall in verschiedener Stärke ein sehr lästiges und unangenehmes **Hautjucken,** das unsere Patienten erheblich quält. Die Behandlung dieses Hautjuckens ist sehr schwierig. Im Anfang kommt man mit einfachen Maßnahmen wie Puder unter Verwendung von Anästhesinzusatz, mit Abwaschen von Essigsäure und Franzbranntwein oder 5%iger Menthollösung weiter. LAUDA[1] empfiehlt besonders 1%ige Epikarinmixtur. Mitigal hat sich mir auch gut, wenn auch nur vorübergehend, bewährt. Auch von Bellergal sah ich Erfolge. Ein häufiger Wechsel der Maßnahmen ist sehr anzuraten. In hartnäckigen und schweren Fällen kommt man schließlich nicht ohne Narkotica aus.

Vielfach beobachtet man, daß Patienten, die einmal eine Hepatitis epidemica durchgemacht haben, noch jahrelang über Druck in der Lebergegend und gelegentliche Rezidive ihrer Gelbsucht klagen. In solchen Fällen muß über Jahre hindurch eine Leberschonkost nach den oben gegebenen Richtlinien gegeben werden. Diathermiebehandlung oder auch eine Bäderkur ist besonders zu empfehlen.

Der Icterus infectiosus Weil verlangt keine besondere Behandlung. ZIMMERMANN und A. J. JONA[2] haben Rekonvaleszentenserum empfohlen. Doch wird es schwierig sein, außerhalb von Epidemienzeiten solches Serum zu bekommen.

Die akute gelbe Leberatrophie ist trotz des schweren Zustandes therapeutisch nicht völlig hoffnungslos. Auch Fälle, die schon nahezu im Leberkoma sind, können wieder genesen. Es sind im Prinzip dieselben Maßnahmen erforderlich, wie oben angeführt, intravenöse Traubenzuckertherapie mit Injektion von 100 bis 300 ccm einer 20—40%igen Lösung von Dextrose oder auch Lävulose, Kochsalzinfusionen und eine Kreislauftherapie. Von schlagartiger Wirkung fand ich in einem Falle das wasserlösliche Percorton, das intravenös in einer Dosis von 100 mg gegeben wurde.

---

[1] LAUDA: Med. Klin. **1934 II**, 1286.
[2] JONA, A. J.: Immun.forsch. **84** (1934).

Die luischen Lebererkrankungen erfordern neben den allgemeinen Maßnahmen eine spezielle Behandlung der Lues. Nach OTTO[1] kann eine vorsichtige Neosalvarsantherapie mit Bismogenol erfolgreich durchgeführt werden. Die erste Dosis soll klein sein, nicht über 0,05 g und die Steigerung langsam erfolgen bis zu einer Gesamtmenge von 3—4 g auf etwa 8 Wochen verteilt. Die Behandlung muß in Krankenhauskontrolle unter steter Überwachung des Serum-Bilirubins durchgeführt werden. Ein Ansteigen des Bilirubins zwingt zur Unterbrechung. STRÖBE[2] empfiehlt hingegen, vom Neo-Salvarsan abzusehen und Wismut (1 bis 2 Injektionen je Woche, Gesamtdosis 15—30 ccm) mit Jodkali 1—3 g täglich zu kombinieren. Während einer Salvarsanbehandlung auftretende Leberschädigung zwingt, das Medikament sofort abzusetzen und verlangt die Durchführung einer Therapie nach den oben gegebenen Richtlinien.

Die Therapie der Lebercirrhose ist im Frühstadium sehr erfolgreich. Sie beruht im wesentlichen auf der Durchführung einer richtigen Diät und auf der Regelung der allgemeinen Lebensweise der Patienten. Wir gehen dabei von der Vorstellung aus, daß die Ursachen verhältnismäßig selten im Alkohol gelegen sind, viel häufiger in intestinalen Intoxikationen. Deswegen verlangt eine bestehende chronische Gastroenteritis spezielle Behandlung. Auch Fokalherde sind als Ursachen einer Lebercirrhose angeschuldigt worden. Selbstverständlich müssen Alkohol und Nicotin verboten werden. Die Diät richtet sich nach den oben gegebenen Richtlinien. Kohlehydrate sind zu bevorzugen, Eiweiß muß eingeschränkt werden. Besonders gut wirken Rohkostkuren. Auch auf die notwendige Vitaminversorgung sei man bedacht.

Die spezifische Therapie richtet sich soweit möglich gegen die Ursachen der Cirrhose. Das gilt insbesondere für die Fälle von biliärer Cirrhose. Gegen intestinale Intoxikation wurde Torantil empfohlen, von dem ich aber nie etwas Überzeugendes gesehen habe. Die bei der Behandlung des parenchymatösen Ikterus bereits besprochene Behandlung mit Traubenzucker, mit Leberextrakten und mit Nebennierenrindenhormon verdient gerade in der Behandlung der Lebercirrhose besondere Beachtung. Insbesondere bei biliärer Cirrhose hat v. BERGMANN das Solganal B 1—3mal täglich 0,01 g empfohlen. Das Präparat soll über lange Zeit hindurch gegeben werden. Choloretica wie auch das Karlsbader Salz sind weniger indiziert. Man vermeide Abführmittel, wenn sich bereits ein Ascites gebildet hat, wegen des zusätzlichen Flüssigkeitsverlustes. Mit Nebennierenrindenhormonen werden gute Erfolge gesehen. Hat sich ein Ascites gebildet, so kommen wir nicht ganz ohne gelegentliche Punktionen aus. Die Punktion wird nach vorheriger Anästhesie der Haut und eventuell kleiner Schnittincision der oberen Cutis mit einem Troikar am linken Unterbauch ausgeführt. Die Flüssigkeit kann ziemlich vollständig abgelassen werden. Bei großem Ascites muß man vorsichtig verfahren, da die plötzliche Entlastung unter Umständen zu Kreislaufstörungen führt. Nach der Punktion erhalten die Patienten einen festen Leibwickel, um auf diese Weise die durch die Entlastung bedingte Druckänderung etwas auszugleichen. Zwischen den Punktionen, die so selten wie möglich vorgenommen werden, versuche man, durch Diuretica die Bildung des Ascites zu verhindern bzw. hintanzuhalten. An Diuretica kommen einmal diuretisch wirkende Tees in Frage, zum anderen Urea in Mengen von 20—40 g je Tag in 250 g Wasser gelöst. Geschmacklich besser und auch bekömmlicher ist das Ituran, von dem man 20—40 g gibt. Diese Therapie wird unterstützt durch 1—2wöchentliche Gaben von Salyrgan oder Esidron. Man muß erproben, welches dieser beiden Diuretica bei dem Patienten die stärkere

---

[1] OTTO: Dtsch. Mil.arzt **2**, 44 (1937).
[2] STRÖBE: Handbuch der inneren Medizin, 3. Aufl., Bd. III/2. Berlin: Springer 1938.

Wirkung hat; das ist nach meinen Erfahrungen individuell sehr verschieden. Die Salyrganwirkung läßt sich durch Ansäuern verstärken. Zum Ansäuern benutzt man entweder Mixtura solvens oder Gelamontabletten 5—10 g täglich für 3 Tage. Auch die gleichzeitige Gabe von Decholin wirkt verstärkend auf die Salyrgandiurese. Man kann die Quecksilberdiuretica intramuskulär oder intravenös geben, oder, was sich bei der Lebercirrhose immer besonders bewährt, unmittelbar in den Ascites hineinspritzen. Auch die Verabfolgung in Zäpfchenform sei hier erwähnt.

Ist es zu einer Blutung aus Ösophagusvaricen gekommen, so muß man versuchen, durch Hämostyptica die Blutung zum Stehen zu bringen. Ist dies gelungen, so ist es nicht notwendig, ähnlich wie bei Magenblutungen, über längere Zeit mit der Ernährung vorsichtig zu sein. Die THALMAsche Operation wird heute kaum noch ausgeführt.

NONNENBRUCH[1] hat unter gewissen Indikationen die Milzexstirpation empfohlen, und zwar dann, wenn ein Milztumor vorhanden ist, wenn Ösophagusvaricen bestehen und eine Anämie vorliegt. Der Leberprozeß selbst bleibt unbeeinflußt, die Anämie bessert sich und auch die Durchblutungsverhältnisse sollen sich nach dieser Operation bessern.

Die Therapie der Cholecystopathie verlangt in ihrer Behandlung dieselbe Kostform, die bereits oben besprochen wurde. Besonders sind alle Fette mit Ausnahme des Butterfettes zu streichen. Als sehr schädlich erweisen sich alle gebratenen und gebackenen Speisen (Bratkartoffeln!) sowie die Mayonnaise. Auch gröbere Gemüsearten werden meist schlecht vertragen, da die Cholecystopathie häufig von einer Gastritis begleitet ist. Sehr wichtig ist es, für Regelung des Stuhlganges durch Karlsbader Salz oder ein anderes salinisches Abführmittel zu sorgen. Duodenalspülungen müssen mit Vorsicht angewandt werden. Es gibt Fälle, in denen sie anfallsauslösend wirken. Lokale Wärmeapplikation in Form von Kataplasmen und Diathermie hat meist subjektiv und objektiv guten Erfolg. Auf die im allgemeinen Teil aufgeführten Cholekinetica und Choloretica eventuell in Kombination mit Antispasmodica sei hingewiesen. Die Cholecystopathien sind das Hauptanwendungsgebiet dieser Mittel. Auch ein Kuraufenthalt in Mergentheim oder Karlsbad ist in solchen Fällen erfolgreich.

Besonders wichtig ist noch die Beachtung der psychischen Komponente des Leidens. Zwischen dem Auftreten einer Kolik und seelischen Erregungen, wobei der Ärger eine besondere Rolle spielt, bestehen zweifellos Beziehungen. So ist eine psychische Therapie häufig wirksamer als eine operative Behandlung. Es ist notwendig, die Patienten auf diese Zusammenhänge hinzuweisen und dafür Sorge zu tragen, daß insbesondere der Affekt des Ärgers, der besonders schädigend wirkt, nach Möglichkeit vermieden wird. Auch schwere körperliche Arbeit, insbesondere Bücken und Heben, wirkt nicht selten anfallsauslösend oder führt zu Beschwerden.

Die Gallenkolik verlangt eine unmittelbare Behandlung. Das wirksamste Mittel ist nach meinen Erfahrungen das Dolantin, das wir entweder als Injektion oder als Zäpfchen verabfolgen. Es ist dem Papaverin und dem Atropin meist überlegen. Der erfahrene Gallenkolikpatient weiß selbst am besten, was ihm hilft. Danach richte man sich. Nur mit Morphium sei man wegen der Gefahr des Morphinismus zurückhaltend. Bei schweren Koliken läßt es sich allerdings nicht umgehen. Die Dosis soll man dann nicht zu klein wählen; 0,03 Morphium in Kombination mit Atropin oder 0,2 Laudanon oder Eukodal sind als Mindestdosis zu empfehlen.

---

[1] NONNENBRUCH: Med. Welt **1939**, 691.

Das Abtreiben eines Steines durch interne Maßnahmen ist meistens nicht möglich. Ein Versuch ist nur bei Choledochussteinen indiziert in dem Zeitraum vor der notwendig werdenden Operation. Duodenalspülungen mit Magn. sulf. oder Ölkuren bei gleichzeitiger Injektion eines Hypophysenhinterlappenpräparates können einen Steinabgang zur Folge haben. Diese Prozeduren kombiniere man mit $^1/_2$ mg Scopolamin zur Schmerzlinderung.

Sehr schwierig kann die *Indikationsstellung zur Operation* sein. Man muß sich immer bewußt sein, daß es unendlich viele Menschen gibt, die Gallensteine haben ohne Beschwerden, und daß andererseits viele Gallensteinträger während einiger Jahre Beschwerden gehabt haben, um später völlig beschwerdefrei zu werden. Im Prinzip ist man daher mit der Operation äußerst zurückhaltend, da man nie weiß, wann der Zeitpunkt der spontanen Beschwerdefreiheit kommt. Jeder Arzt kennt auch die Fälle, die nach einer Operation nur ein beschwerdefreies Intervall erleben, um dann dieselben oder sehr ähnliche Beschwerden erneut zu bekommen. Es gibt natürlich Indikationen, über die nicht viel gesagt zu werden braucht, so im Falle einer akuten Cholecystitis, eines Gallenblasenempyens oder einer schweren Cholangitis, insbesondere dann, wenn noch Anhaltspunkte vorliegen, daß dieses Leiden durch ein Steinleiden kompliziert ist. Auch dann lassen wir nach Möglichkeit die akuten Erscheinungen abklingen, bevor wir unsere Patienten dem Chirurgen in die Hände geben, und sorgen in dieser Zeit für eine möglichst gute Operationsvorbereitung durch eine Leberschutztherapie sowie — falls erforderlich — durch Kreislaufmittel. Besteht aber keine akute Indikation, so sind es ein Verschlußikterus oder über längere Zeit immer wieder erneut auftretende Koliken, die zum operativen Eingriff zwingen. Für den Verschlußikterus gilt als Regel, daß wir nicht länger als 14 Tage bis 3 Wochen mit der Operation warten. Die Indikationsstellung zur Operation infolge gehäufter Koliken ist sehr schwierig. Eine Regel läßt sich nicht aufstellen. Alter und Zustand des Patienten, seine soziale Lage, Intensität der Beschwerden, das sind alles Faktoren, die berücksichtigt werden müssen. Besonders wichtig ist es, daß die Diagnose eines Steines gesichert ist. Da der Stein nur in seltenen Fällen röntgenologisch nachzuweisen ist, würde man mindestens verlangen, daß Zeichen für eine Funktionsuntüchtigkeit der Gallenblase vorliegen. Die Funktionstüchtigkeit der Gallenblase läßt sich durch die Duodenalsonde und die Cholecystographie heute gut prüfen. KALK[1] weist mit Recht besonders darauf hin, daß keine funktionstüchtige Gallenblase entfernt werden soll, da dann besonders mit Rezidiven gerechnet werden muß.

Bei länger dauerndem Verschlußikterus kommt es zu *cholämischen Blutungen*, die durch einen Mangel an Vitamin K bedingt sind. Diese Blutungsbereitschaft läßt sich heute sehr erfolgreich durch Synkavit beheben. Man gibt 20 mg am Tage der Operation und 1—2 Tage nach der Operation (1 Tablette bzw. Ampulle Synkavit = 10 mg). Handelt es sich um einen reinen Verschlußikterus ohne Leberparenchymschädigung, so ist diese Therapie immer erfolgreich. Liegt aber gleichzeitig eine Leberparenchymschädigung vor, so ist die Wirkung der Therapie parallel mit der Schwere der Erkrankung unwirksam. In diesem Falle kann man, wenn überhaupt, nur mit einer höheren Dosierung noch einen Erfolg erwarten.

In der Therapie der akuten fieberhaften *Infektionen der Gallenwege* sind die früher üblichen Medikamente, wie das Chinin, Hexal und Urotropin durch die Sulfonamide verdrängt worden. Die Verabfolgung erfolgt wie üblich in Form einer Stoßbehandlung mit 8—10 g während 24 Stunden über 3—4 Tage. Die schlechte Verträglichkeit der Sulfonamide zwingt allerdings häufig gerade in

---

[1] KALK: Dtsch. med. Wschr. **1938 II**, 1570.

diesen Fällen zu niederer Dosierung bzw. zu parenteraler Verabfolgung. Wenn der Zustand des Patienten es zuläßt, führe man Duodenalspülungen durch, besonders in der Form, daß man den Schlauch über 2 Stunden liegen läßt und den ausfließenden Saft ableitet. Lokale Wärmetherapie ist nicht angebracht und wird besser durch einen Eisbeutel ersetzt. Die Diät muß sehr sorgfältig gewählt werden, wieder unter Bevorzugung von Kohlehydraten, Obstsäften und Traubenzucker.

In den mehr chronisch bzw. subakut verlaufenden Fällen gelten bezüglich der Kost die allgemeinen Richtlinien. Man muß sich darüber klar sein, daß alle chronischen Entzündungsprozesse der Gallenwege auf die Dauer zu einer Leberparenchymschädigung führen. Es sei daher auch hier noch einmal auf die bereits erwähnte Therapie mit Implantation von Corticosteronkrystallen hingewiesen. KÖHLER hat gerade bei Fällen von chronischer Cholangitis über gute Erfolge berichtet. v. BERGMANN empfiehlt hier besonders die Therapie mit Cholival, einem gallensauren Silberpräparat, und mit Solganal B.

Der Befall der Gallenblase mit *Lamblien* macht gelegentlich klinische Erscheinungen und subjektive Beschwerden. Die Behandlung dieser Fälle ist sehr einfach und sehr erfolgreich und wird mit Atebrin durchgeführt, das wir während 3 Tagen in einer Dosis von 0,1 g oral geben.

X. Die Behandlung der Erkrankungen der Niere und ableitenden Harnwege.

1. Akute Glomerulonephritis.

Das Schicksal der Kranken mit akuter Nephritis hängt, wie VOLHARD zeigte und später immer wieder bestätigt wurde, von dem möglichst frühzeitigen Einsetzen der Behandlung ab. Bis zu einem Zeitraum von 3—4 Wochen kann durch die Behandlung noch eine völlige Wiederherstellung erreicht werden, später nicht mehr. Die Behandlung der akuten Nephritis besteht in Bettruhe und in völligem Entzug von Nahrungs- und Flüssigkeitszufuhr. Das evtl. vorhandene sehr starke Durstgefühl muß durch Eisstückchen, durch einen Apfel und Apfelsinenschnitz oder ähnliches gestillt werden. Wenn man die Patienten mit der nötigen Klarheit über den Ernst der Situation und die Notwendigkeit des Hungerns und Durstens aufgeklärt hat, stößt diese Behandlung nach meinen Erfahrungen auf keine Schwierigkeiten, obwohl gerade der Flüssigkeitsentzug von den Patienten Selbstdisziplin verlangt. Diese Behandlung wird für mindestens 3 Tage durchgeführt. Falls innerhalb dieser 3 Tage kein Absinken des Blutdruckes und keine Besserung des Harnbefundes wie des Allgemeinbefindens erfolgt, so muß die Hunger- und Durstkur bis zu 8 Tagen verlängert werden. Nach neueren Erfahrungen, insbesondere bei der Feldnephritis (s. ARNOLD [1]) kann die Hunger- und Durstkur auch durch Obstkuren (1 kg Obst) zusammen mit etwas Zucker ersetzt werden. Während der Hunger- und Durstkur bzw. des Obstfastens ist für regelmäßigen Stuhlgang und für Mundpflege Sorge zu tragen.

In dem Maße, in dem sich das Krankheitsbild bessert, insbesondere der Blutdruck absinkt, kann die Hunger- und Durstkur aufgelockert werden, indem wir zunächst Flüssigkeit zuführen, am besten in Form von Obstsäften und Kompotten, mit etwas Zucker gesüßt. Es empfiehlt sich, dieselben Mengen zu geben, die der Patient an Wasser mit den Nieren ausscheidet. Unter Zulagen von Kohlehydraten in Form von Reis oder unter den heutigen Bedingungen in Form

---

[1] ARNOLD: Dtsch. Arch. klin. Med. **192**, 182 (1944)

von Haferflocken, von Puddings und Süßspeisen, unter völliger Vermeidung von Kochsalz wird die Kost langsam bei weiterer Beschränkung der Flüssigkeitszufuhr auf nicht mehr als 800 ccm zu der später zu besprechenden Dauerkost aufgebaut.

In den ersten Krankheitstagen ist das Bild der akuten Nephritis, insbesondere auch dasjenige der Feldnephritis meistens beherrscht von einem akuten *Versagen des Herzens*. Bettruhe und die eingeleitete Hunger- und Durstbehandlung sind nicht immer in der Lage, die Erscheinungen der Herzinsuffizienz zu beheben. Dann wirken einige wenige Strophanthininjektionen in Mengen von $^1/_4$—$^1/_2$ mg meist außerordentlich rasch sehr günstig und beheben die als Zeichen der Herzinsuffizienz vorhandene Atemnot. Stärkere Ödeme, insbesondere der oberen Körperpartien in Kombination mit Herzinsuffizienz, Stauungslunge und Dyspnoe werden sehr gut bekämpft durch einen kräftigen Aderlaß von mindestens 200 bis 300 ccm, der insbesondere dann indiziert ist, wenn die Harnmengen gering sind.

In den ersten Tagen der akuten Nephritis kann eine *Oligurie* bzw. *Anurie* bestehen, die bekämpft werden muß, da sie die Entwicklung einer Urämie bzw. einer Pseudourämie im Gefolge haben kann. In erster Linie wende man eine Diathermiebehandlung der Nierengegend an, die sich überhaupt in allen mittelschweren bis schweren Fällen von akuter Nephritis dringend empfiehlt. Oft gelingt es allein durch Diathermie, die Nierensperre zu beheben. Dies ist weiter möglich durch einen Wasserstoß von 1500 ccm, morgens früh innerhalb einer halben Stunde zu trinken, der aber mit Vorsicht angewandt werden muß, da er auch gelegentlich Intoxikationserscheinungen und eine eklamptische Urämie zur Folge haben kann. Man sei mit der Anwendung des Wasserstoßes zurückhaltend, wenn eine vollständige bzw. nahezu vollständige Anurie vorliegt und erhebliche Ödeme bestehen. Man kann auch einen Versuch mit Diuretica machen, Theocin und Euphyllin kommen in Frage. Mehr Erfolg verspricht eine paravertebrale Anästhesie in Höhe von D 11—L 2, eine Splanchnicusanästhesie oder eine Röntgenbestrahlung. Man gibt $^1/_6$—$^1/_7$ HED. Einen Erfolg verspricht auch die OSMANsche Alkalibehandlung mit einem Gemisch von Natriumbicarbonat und Kaliumcitrat oral, intravenös oder rectal. Haben alle diese Maßnahmen nach 2 Tagen nicht zum Erfolg geführt, so bleibt nur noch die Dekapsulation der Nieren übrig. Nur bei der Anurie der Sublimatniere ist die Dekapsulation meist erfolglos.

In neuerer Zeit wurde von BICKEL und Mitarbeitern [1] eine Sulfonamidbehandlung der akuten Glomerulonephritis in den Fällen empfohlen, in denen keine Oligurie besteht und in denen Zeichen einer gleichzeitig vorhandenen Infektion das Bild beherrschen. Man wird mit dieser Behandlung aber sicher zurückhaltend sein, da eine ganze Reihe von Fällen, in denen Sulfonamide zur Anurie geführt haben, bekannt wurden.

Sind die akuten Erscheinungen überwunden, so kann die Kost langsam weiter aufgelockert werden. Maßstab für den Grad der Auflockerung sind das Allgemeinbefinden, das Verhalten des Blutdruckes und das Verhalten der Nierenfunktion. Sind der Blutdruck — vor allem der diastolische — zur Norm abgesunken, was meistens in 8—14 Tagen der Fall ist, und die spezifischen Gewichte des Harns hoch, d. h. also besteht keine Nierenfunktionsstörung, so ist eine kochsalzfreie Kost nicht erforderlich, wir können 5 g Kochsalz je Tag ohne Bedenken geben, und auch eine völlige Vermeidung von Eiweiß ist überflüssig. Es kann Eiweiß als pflanzliches wie als tierisches Eiweiß in Mengen bis zu 70 g ohne Schaden gegeben werden. Besteht noch eine Blutdruckerhöhung, die innerhalb von 4—6 Wochen nicht auf Kochsalzentzug angesprochen hat, so ist die weitere Fortsetzung der kochsalzfreien Kost überflüssig. Hämaturie und

---

[1] BICKEL u. Mitarb.: Rev. méd. Suisse rom. **63**, 86 (1943).

Albuminurie sind diejenigen Symptome, die sich am langsamsten zurückbilden. Hat die Hämaturie stärkere Ausmaße, so kann man durch unspezifische Reizkörpertherapie oder Hämostyptika eine Beeinflussung versuchen. Doch ist es überflüssig, die Patienten wegen dieser Symptome länger als 4 Wochen im Bett zu halten. Resthämaturie und -albuminurie werden in ihrer Bedeutung erheblich überschätzt und sprechen nach einer Behandlungsdauer von 4—6 Wochen auf diätetische Maßnahmen und Bettruhe nicht mehr an. Diese Symptome können über Jahre bestehen bleiben und haben, wenn sie entdeckt werden, leider immer noch die Verordnung von eiweiß- und kochsalzarmer Kost zur Folge. ARNOLD empfiehlt in solchen Fällen, insbesondere bei der Feldnephritis, Liegekuren im Freien, Übungstherapie und Gymnastik sowie Bäderbehandlung.

In jedem Falle von Nephritis, insbesondere aber dann, wenn keine rechte Heilungstendenz vorhanden ist, ist die Herdsanierung von besonderer Bedeutung. Wir warten mit ihr bis die Erscheinungen im wesentlichen abgeklungen sind. Besonders die eben erwähnten Fälle mit Resthämaturie und Albuminurie machen eine Suche nach einem fokalen Herd dringend notwendig.

Die *Herdnephritis* ist nicht Gegenstand einer Therapie, da sie die Nierenfunktion in keiner Weise beeinträchtigt und auf eine diätetische Behandlung nicht anspricht. Sie fordert nur zur Beseitigung des Herdes auf.

Dasselbe gilt für die orthostatische *Albuminurie*, die ebenfalls in ihrer Bedeutung erheblich überschätzt wird und die auf keine Maßnahmen anspricht.

2. Chronische Nephritis.

Ist eine akute Nephritis nicht völlig ausgeheilt und geht in das chronische Stadium über, so muß sie mit Bettruhe und diätetischen Maßnahmen behandelt werden. Es läßt sich hier sehr schwer eine Regel aufstellen. Die Durchführung dieser beiden Maßnahmen ist von Fall zu Fall verschieden und richtet sich ausschließlich nach dem jeweiligen Befund, d. h. nach der Höhe des Blutdrucks und dem Zustand der Nierenfunktion, über den wir uns an Hand einer Nierenfunktionsprobe informieren. Der Kochsalzentzug der Kost ist eine Maßnahme, die in erster Linie, wenn nicht ausschließlich auf den Blutdruck einwirkt. Es hat also keinen Sinn, Nierenkranken das Kochsalz völlig zu entziehen, wenn der Blutdruck nicht oder nur unwesentlich erhöht ist. Auch ein Eiweißentzug ist nur dann indiziert, wenn eine Nierenfunktionsstörung besteht und stickstoffhaltige Substanzen retiniert werden. Es gibt, wie VOLHARD gezeigt hat, weder eine Reizung noch eine Schonung der Nieren durch eine besondere Kost. Bei guter Nierenfunktion geben wir eine normale Kost. Eine Flüssigkeitsbeschränkung werden wir auch nur dann durchführen, wenn eine Neigung zur Wasserretention vorhanden ist. Liegt jedoch eine Nierenfunktionsschädigung vor, ist also bereits der Zustand der Niereninsuffizienz, das sogenannte 3. Stadium nach VOLHARD, erreicht, so müssen Kochsalz und Eiweiß in der Kost entzogen werden. Dann ist es notwendig, den Kochsalzentzug sehr rigoros durchzuführen. Wir müssen ihn unter Umständen so weit einschränken, daß nur noch 0,5 g NaCl pro die ausgeschieden werden. Der Kochsalzgehalt der natürlichen Nahrungsmittel ist so gering, daß er nicht berücksichtigt zu werden braucht. Die Butter muß durch Auskneten mit Wasser entsalzt werden, das Brot ist besonders kochsalzarm herzustellen. Fleisch- und Fischkonserven können nicht, bzw. nur nach ausgiebigem Wässern Verwendung finden. Auch die Milch muß aus der Kost gestrichen werden. Es ist dem Geschick der Küche überlassen, mit Hilfe von anderen Gewürzen, Senf, Essig, Petersilie und Pfeffer wie den zahlreichen Gewürzkräutern das Kochsalz zu ersetzen. Auch Maggi's Suppenwürze kann Verwendung finden. Von den Kochsalzersatzmitteln, die leider alle den Nachteil haben, daß sie verhältnismäßig teuer sind, wie das Hosal, Curtasal und Eugusal kann man Gebrauch machen. Titrosalz ist kein Kochsalzersatzmittel; es enthält noch 60% Kochsalz. Titrosalz-Spezial ist chloridfrei, aber nicht kochbeständig. Für die Durchführung einer solchen Diät sei auf das Kochbuch von VOLHARD und BORKELOH hingewiesen. Die Flüssigkeitszufuhr wird nur dann beschränkt, wenn eine Neigung zur Wasserretention besteht. Meistens sehen wir, daß die insuffizienten Nieren mit Hilfe von großen Flüssigkeitsmengen noch in der Lage sind, den an sie gestellten Anforderungen nachzukommen. Es wäre falsch, in solchen Fällen die Flüssigkeitszufuhr allzu sehr zu beschränken; bestehen jedoch Ödeme, so müssen wir versuchen, diese zu beseitigen, was durch Kochsalzentzug und Bettruhe meistens gelingt. Zur Entwässerung empfiehlt sich Chlorkalium 10—20 g pro die und unter Umständen, aber mit Vorsicht, auch Salyrgan.

Das Nierensiechtum geht immer mit einer Hypertonie einher. Eine kausale Therapie der Hypertonie gibt es nicht. Es gibt auch kein Medikament, das in der Lage ist, den Blutdruck wirklich dauernd und nachhaltig zu senken. Über die jetzt von IZAR[1] empfohlene Magnesiumsulfattherapie mit täglichen Injektionen von 10 ccm einer 50%igen Lösung i.v. fehlen noch ausgedehnte Erfahrungen. Die einzige Maßnahme, die den Blutdruck beeinflussen kann, ist eine Regelung der allgemeinen Lebensweise und der Kochsalzentzug der Nahrung.

Eine länger dauernde Hypertonie führt fast immer zur Herzinsuffizienz. Die Herzinsuffizienz des Hypertonikers spricht besonders gut auf Strophanthin an, das meist auch in Dosen von $1/_2$ mg gut vertragen wird. Wahrscheinlich durch Förderung der Durchblutung hat eine Strophanthintherapie auch häufig eine Besserung der Nierenfunktion zur Folge.

Bei der chronischen Nephritis handelt es sich um ein Leiden, das sich über Jahre hin erstreckt. Es ist deshalb unbedingt notwendig, daß wir die gesamte Lebensführung unserer Patienten richtig gestalten und sie in ihrer Krankheit richtig führen. Immer wieder erlebt man die Hypochonder, die durch falsche Beratung des Arztes um jede Lebensfreude und jeden Lebensgenuß gebracht wurden. Es sei daher noch einmal ausdrücklich betont, daß die Strenge der notwendigen Maßnahme sich ausschließlich nach der Nierenfunktion richtet. Meistens wird hier erheblich übertrieben. Es ist nicht möglich, den Zustand einer Niere durch eine Schonung zu bessern. Die Nierenschonkost bedeutet daher nur eine unnötige Belästigung für den Patienten. Man soll daher, wie VOLHARD betont, „nicht so viel, sondern so wenig wie möglich verbieten". Das gilt auch für die Genußgifte, für Alkohol, Nicotin und Kaffee, die je nach Lage des Falles keineswegs immer völlig untersagt zu werden brauchen.

3. Nephrosklerose.

Die Behandlung der Nephrosklerose im Stadium der Niereninsuffizienz gleicht der Behandlung der chronischen Nephritis. In diesem Stadium ist unser therapeutisches Bemühen allerdings meistens nur noch in der Lage, das Ende zeitlich etwas hinauszuschieben. Es ist daher notwendig, jeden Fall von Nephrosklerose möglichst in den ersten Anfängen zu erkennen und zu behandeln. Hier ist eine richtige Führung des Patienten und eine richtige Beratung von ausschlaggebender Bedeutung. Psychische Reize und nervöse Alterationen wirken verschlechternd, wie überhaupt jede übermäßige körperliche und seelische Belastung für diese Kranken eine Verschlechterung ihres Leidens zur Folge hat. Wir müssen uns bemühen, ohne unsere Patienten damit zu Neurasthenikern zu machen, ihre Lebensführung entsprechend zu gestalten. Salzarme Trockenkost,

---

[1] IZAR: Kongr.Zbl. 97, 629.

am besten in Form von Rohkost, wenn auch nur zeitweise und in Form von gelegentlichen Saftfasten, sind die Maßnahmen, die die Hypertonie günstig beeinflussen. ALLEN hat für diese Fälle strenge Kochsalzentziehung empfohlen, so daß am Tage nicht mehr als $^1/_2$ g Kochsalz im Harn ausgeschieden werden. Das ist nur bei strengster Durchführung der bereits oben besprochenen kochsalzarmen Kost zu erreichen. Klimatische Kuren oder ein Höhenkuraufenthalt, Anwendung von KNEIPPschen Kaltwasserkuren sind weitere Maßnahmen, die empfohlen werden müssen. Alkohol und Nicotin, ebenso wie Coffein werden wegen ihrer allgemein exaltierenden Wirkung am besten ganz untersagt. Bohnenkaffee hat allerdings häufig einen günstigen Einfluß auf die subjektiven Beschwerden des Hypertonikers. Auch hier sei noch einmal betont, daß es kein Medikament gibt, das den Blutdruck herabsetzt. Durch eine richtige Führung unserer Patienten gelingt es durchaus, den Fortgang des Leidens aufzuhalten bzw. wesentlich zu verzögern.

4. Die Urämie.

Beginnende Insuffizienzerscheinungen der Nieren in Form von Retention harnpflichtiger Substanzen im Blut, verbunden mit den entsprechenden subjektiven Beschwerden lassen sich, wenn vorher keine richtige diätetische Behandlung bestand, durch eine sofort einsetzende Therapie am besten mit völligem Nahrungsentzug, aber nicht mit völligem Flüssigkeitsentzug, da die Flüssigkeit zur Ausscheidung der retinierten Substanzen benötigt wird, häufig noch wieder rückgängig machen. So wird das Verhängnis der Urämie noch einmal wieder abgewendet. Hat sich aber einmal eine Urämie trotz richtiger Durchführung einer diätetischen Behandlung entwickelt, so läßt sich das Ende nicht mehr abwenden. Die Möglichkeiten einer therapeutischen Beeinflussung einer einmal vorhandenen Urämie mit Bewußtlosigkeit sind nur gering. Die Versuche, eine Dialyse des Blutes durchzuführen, sind theoretisch interessant, haben aber nech zu keinen praktisch brauchbaren Erfclgen geführt. Mit Aussicht auf etwas Erfolg kann man versuchen die vikariierende Ausscheidung der retinierten Substanzen durch Haut, Magen und Darm zu fördern. Schwitzprozeduren bei gleichzeitiger Gabe von Wasser sowie Magenspülungen, die meist bei der gleichzeitig bestehenden Übelkeit mit Brechneigung subjektiv als angenehm empfunden werden, kommen in Frage. Ein Aderlaß fördert nach BECHER [1] die Ausscheidung der retinierten Substanzen nur wenig, da diese im Gewebe abgelagert sind und ist überdies wegen der Anämie meist kontraindiziert. Er ist nur indiziert bei gleichzeitig bestehender Kreislaufinsuffizienz. Im übrigen muß die Therapie rein symptomatisch bleiben und versuchen die Beschwerden des Patienten, so lange noch keine Bewußtlo igkeit besteht, durch Luminal und Opiate zu lindern. Auf Mundpflege, Sorge für Stuhlgang und Magenspülungen sei besonders hingewiesen.

Bei der akuten Nephritis beobachten wir gelegentlich die sogenannte *Pseudourämie*, die mit eklamptischen Anfällen einhergeht. Diese Form der Urämie läßt sich therapeutisch gut angehen. Aderlaß und bei Neigung zu Krämpfen häufige Lumbalpunktionen mit Entleerung von 10—20 ccm Liquor bis zu normalem Druck sind die Therapie der Wahl, die in der Mehrzahl der Fälle zum Erfolg führt. Die Krampfbereitschaft muß bekämpft werden durch Sedativa, wie Chloralhydrat, Paraldehyd oder Luminal. Magnesiumsulfat wurde von BLACKFAN und HAMILTON erfolgreich bei Pseudourämie angewandt. Die Autoren gaben 10—20 ccm je Kilogramm einer 1%igen Lösung des wasserfreien Präparates langsam intravenös 2 ccm je Minute. Auch auf die bisher

---

[1] BECHER: Nierenkrankheiten I. Jena: Gustav Fischer 1944.

nur in der Behandlung der Schwangereneklampsie angewandte Behandlung mit Blutegeln von BACH[1] sei hingewiesen. BLACH ersetzte die Blutegel erfolgreich durch Hirudin.

5. Nephrosen.

Die Nephrose ist eine Nierenerkrankung, die mit schweren Störungen im Eiweißstoffwechsel und mit Schädigung der Konzentrationsfähigkeit der Nieren für Kochsalz einhergeht, während die stickstoffhaltigen Substanzen gut und in hinreichender Menge ausgeschieden werden. Auf diese Tatsache baut sich die diätetische Behandlung auf, die reichlich Eiweiß in Form von Milch, Quark, Fleisch und Fisch gibt, die Fette und Kohlehydrate nicht beschränkt, das Kochsalz aber völlig vermeidet. Die Neigung zu Ödemen muß bekämpft werden durch erhebliche Einschränkung der Flüssigkeitszufuhr, die sich am besten nach den ausgeschiedenen Harnmengen richtet. Diese Maßnahmen sind neben der notwendigen Bettruhe allerdings zur Ödemausschwemmung meistens nicht ausreichend. Das Mittel der Wahl, die Wasserausscheidung zu fördern, ist seit jeher der Harnstoff, der in Mengen von mindestens 20 g täglich gegeben werden muß. Der schlechte Geschmack behindert diese Therapie erheblich, besonders wenn sie, was erforderlich ist, über längere Zeit durchgeführt wird. Das Harnstoffpräparat Ituran mit 5 g Harnstoff je Tablette hat sich hier infolge seines besseren Geschmacks und seiner besseren Verträglichkeit gut bewährt. Die Diuretica der Purinreihe verlieren ihre Wirksamkeit rasch und sind für eine Dauerbehandlung wenig geeignet. Diuretische Tees, wie Species diuretica, Liquor kalii acetici und ähnliche sind mitunter sehr wirksam. Dasselbe gilt von Schwitzprozeduren, die aber auch als Dauerbehandlung nicht angewandt werden können. Weiter wurde empfohlen Calciumchlorid 20:200 oder Ammoniumchlorid 10:200 im Laufe eines Tages die ganze Menge einnehmen. Vor der Anwendung der Quecksilberdiuretica wird gewöhnlich gewarnt, da Quecksilbersalze eine Nierenschädigung auslösen können. Die Praxis hat gezeigt, daß diese Warnung unangebracht ist. Ich habe des öfteren von Salyrgan erfolgreichen Gebrauch gemacht. KJAERGAARD[2] berichtet jetzt über einen $1^1/_2$ Jahre vergeblich behandelten Fall, der dann mit gutem Erfolg mit Kaliumnitrat 9 g täglich behandelt wurde. Auch an die OSMANsche Alkalitherapie sei erinnert. OSMAN empfiehlt $KaCO_3$ und $NaHCO_3$ zu geben, und zwar am 1. Tag 30,0, am 2. Tag 40,0, dann weiter um 10 g steigend bis 100,0 und dann wieder fallend. Von EPPINGER wurde die Schilddrüsentherapie empfohlen, die in langsam steigenden Dosen bis zu $3 \times 0,3$ Thyreoidin verabfolgt werden soll; wenn nach 10—12 Tagen kein Erfolg eintritt, hat die weitere Durchführung dieser Behandlung keinen Sinn. ALBRICH[3] berichtet über ebenfalls gute Erfolge mit Implantation von Basedowstrumen in 2 einschlägigen Fällen. Ich selbst habe von der Schilddrüsenbehandlung nie einen Erfolg gesehen. Die Ödeme der Nephrotiker sind leider häufig so hartnäckig, daß es uns mit allen aufgeführten Maßnahmen nicht gelingt, sie zu beseitigen. Dann bleibt nur die CURSCHMANNsche Drainage oder die Stichelmethode nach MUNCK. Bei letzterer wird nach Reinigung der Haut am Unterschenkel an 5—6 Stellen mit einer nicht zu dünnen Nadel eine Stichverletzung der Haut gesetzt. Mit Hilfe dieser Maßnahme ist es möglich, die Ödeme weitgehend zu beseitigen. Es besteht nur die Gefahr der Hautinfektion. Das Wiederansammeln der Flüssigkeit wird selbstverständlich auch nicht verhindert. In

---

[1] BACH: Zit. nach BECHER.
[2] KJAERGAARD: Zit. nach Kongr.zbl. 111, 77 (1942).
[3] ALBRICH: Dtsch. med. Wschr. 1942 II, 939.

jedem Fall von Nephrose muß man sich bemühen, die Ätiologie zu klären, um dann mit einer wirklich kausalen Therapie einsetzen zu können. Herdinfektionen, Lues und chronische Eiterungen sind diejenigen Ursachen, die am ehesten einer Therapie zugänglich sind. Die Lues wird mit Wismut und Neosalvarsan in der üblichen Weise, aber mit vorsichtiger Dosierung behandelt.

6. Nieren- und Uretersteine.

Die Nierenkolik bedarf in den allermeisten Fällen einer unmittelbar gegen den heftigen Schmerz gerichteten Therapie. In erster Linie versuche man die Anwendung von Spasmolytica, also Papaverin, Eupaco, Eupaverin, Atropin und die Anwendung von Dolantin, das auch eine stärkere spasmolytische Komponente hat und sich bei schweren Koliken ausgezeichnet bewährt. Erzielt man mit diesen Mitteln keinen Erfolg, so muß man zu Morphin und seinen Derivaten, am besten auch in der Kombination mit Atropin greifen. Lokale Wärmetherapie wirkt ebenfalls schmerzlindernd. Bei sehr heftigen immer wieder rezidivierenden Schmerzanfällen wie auch zur Einleitung einer Steinabtreibung hat eine paravertebrale Anästhesie meist schlagartigen Erfolg. Kleinere Steine gehen gewöhnlich mit einer Kolik ab und damit erübrigt sich zunächst eine weitere Behandlung.

Bei sich wiederholenden Steinkoliken ist es notwendig, den verursachenden Stein abzutreiben; Voraussetzung ist eine genaue Diagnostik mit exakter Feststellung von Lage und Größe des Steins. Im Kelchsystem der Niere liegende Steine lassen sich nicht abtreiben und verursachen auch meistens keine Beschwerden. Im Nierenbecken liegende Steine können durch vorübergehenden Verschluß des Ureters Kolikanfälle auslösen. Ob sie spontan abgehen, hängt von ihrer Größe ab. Am häufigsten finden wir die Steine im Ureter selbst. Sie setzen sich gern im unteren Drittel und vor der Mündung des Ureters in die Harnblase fest. Die Steinabtreibung leite man durch einen Wasserstoß von mindestens 1000—1500 ccm dünnen Tees ein und gebe $^1/_2$ Stunde später Hypophysin bzw. ein anderes Hypophysenhinterlappenpräparat in einer Stärke von 3 VÖGTLIN-Einheiten. Gleichzeitig soll der Patient aufstehen und herumgehen. Treppenhüpfen, Radfahren, d. h. also Bewegungen, die zu einer Erschütterung führen, sind als kolikauslösend und steinabtreibend bekannt. Auch das subaquale Darmbad hat sich in dieser Hinsicht vielfach bewährt. Als weitere Unterstützung wird die Gabe von Glycerin empfohlen. Ob es wirklich etwas nützt, davon habe ich mich nie recht überzeugen können. WILDBOLZ[1] sah von Syntropan, einem Derivat des Atropins mit besonders stark den Muskeltonus herabsetzender Wirkung in der Behandlung der Uretersteine sehr gute Ergebnisse. Durch die eingeleiteten Maßnahmen kommt es meistens zum Kolikanfall, der, wenn er besondere Heftigkeit erreicht, durch Spasmolytica bekämpft werden muß. Ist der Stein in die Blase eingetreten, so hören die Kolikschmerzen schlagartig auf. Es dauert dann einige Tage, bis er spontan mit dem Harn abgeht.

Die eingeklemmten Uretersteine lassen sich auch auf mechanischem Wege beseitigen. Man versucht eine gewöhnliche Uretersonde an dem Stein vorbei zu führen und injiziert dann etwas Glycerin. Weitere Maßnahmen, die aber mehr in die Hand des Urologen als des Internisten gehören, sind die Dehnungen des Ostiums und die Extraktion des Steins aus dem Ureter mittels Schlinge.

---

[1] WILDBOLZ: Schw. med. Wschr. 1940 I, 599.

Erfolgt kein spontaner Abgang eines Nieren- bzw. Uretersteins, oder ist der Stein so groß, daß er den Harnleiter nicht mehr passieren kann, so ist die Indikationsstellung zur Operation gegeben. Das chronische Steinleiden beeinträchtigt nicht nur durch heftige Anfälle das Wohlbefinden und die Arbeitsfähigkeit des Patienten, sondern birgt auch die Gefahr der Infektion der ableitenden Harnwege mit nachfolgender Infektion des Nierenparenchyms und völliger Zerstörung der Nierenfunktion in sich. Aus diesem Grunde muß jeder Stein, der nicht spontan abgeht, operativ beseitigt werden. Von dieser Regel gibt es nur wenige Ausnahmen. Dazu gehören die großen Nierenbeckenausgußsteine, die meistens subjektiv keine Beschwerden machen, als Zufallsbefund entdeckt werden, wenn die Nierenfunktion bereits völlig zerstört ist. Soweit keine Infektion vorliegt, besteht in diesem Falle keine Indikation zur Operation. Auch im Kelchsystem des Nierenbeckens kann man ruhende Steine finden, die keine subjektiven Beschwerden machen und ebenfalls nur operativ angegangen werden müssen, wenn sie zu einer Infektion geführt haben. Schwierig ist die Indikationsstellung bei doppelseitigen Steinen. Eindeutige Regeln lassen sich hier nicht aufstellen. Jeder Fall verlangt besondere Entscheidung, wobei die Nierenfunktion von ausschlaggebender Bedeutung ist. Auch der festgeklemmte Ureterstein, der durch die oben geschilderten Maßnahmen nicht beseitigt werden kann, muß operativ angegangen werden.

Das Steinleiden ist ausgesprochen chronisch und neigt zu Rezidiven. Es tritt infolgedessen die Frage an uns heran, ob wir die Steinbildungen durch diätetische und andere Maßnahmen verhindern können. Die Möglichkeiten dazu sind, wie vorweg bemerkt werden muß, gering, auch dann, wenn ein einmal abgegangener Stein analysiert wurde und seine Zusammensetzung bekannt ist. Selbstverständlich werden wir dann z. B. bei Oxalatsteinen diejenigen Substanzen, die reichlich Oxalsäure enthalten, wie Tomaten, Spinat, Tee, Kakao, Sauerampfer u. a. aus der Kost streichen, oder uns bei Neigung zu Phosphatsteinen bemühen, eine saure Harnreaktion zu erzielen: doch sind die Erfolge dieser Maßnahmen begrenzt. Wichtig ist die tägliche Zufuhr großer Flüssigkeitsmengen, um auf diese Weise die Konzentration der Steinbildner in den ableitenden Harnwegen herabzusetzen. Ob den alkalischen Wässern, wie dem Wildunger, dem Neuenahrer und anderen über diese Wirkung hinaus noch eine spezifische Wirkung gegen Steinbildung und Entzündung zukommt, ist eine Frage, die wohl kaum entschieden werden kann. Die Reaktion des Harns, die bei Neigung zu Phosphatsteinen fast immer alkalisch ist, ständig umzustellen, ist außerordentlich schwierig. Die zeitweise Umstellung mit Hilfe von säuernder Kost, d. h. Streichung bzw. Einschränkung von Brot, Gemüse, Obst und Bevorzugung von Fleisch bei gleichzeitiger Gabe von Ammon. chlorid., Mixt. solvens, Gelamon oder phosphorsaurer Limonade ist möglich, doch macht man die Erfahrung, daß, sobald diese Medikamente fortgelassen werden, der Harn wieder neutral bzw. alkalisch wird. Auch umgekehrt ist die Umstellung eines normalerweise sauren Harns in einen ständig alkalischen Harn durch alkalische Kost, d. h. Brot, Gemüse und Obst bei Vermeidung von Fleisch und gleichzeitiger Gabe von Bicarbonat ebenfalls schwierig und als Dauertherapie kaum durchführbar.

Auch das Vitamin A hat sich in der Therapie nicht bewährt. Es wurde eingeführt, als man fand, daß A-frei ernährte Ratten Steinbildungen in ihren Nieren aufwiesen. Analoge Verhältnisse scheinen beim Menschen nicht vorzuliegen. Die Steinerkrankung geht fast immer mit einer Infektion der ableitenden Harnwege einher, die einer Behandlung bedarf nach den Richtlinien, die im nächsten Abschnitt besprochen werden.

7. Die Infektionen der ableitenden Harnwege.

Bei allen Infektionen der ableitenden Harnwege, insbesondere beim Mann, muß vor Einleitung der Behandlung die Ätiologie geklärt werden. Immer wieder erlebt man es, daß z. B. Patienten mit Nierensteinen, bei denen keine oder nur geringe Koliken vorhanden sind, über lange Zeiträume wegen einer Cystopyelitis erfolglos behandelt werden oder die Möglichkeit einer Tuberkulose nicht in Betracht gezogen wurde. Bei der Frau erleben wir ascendierende Coliinfektionen häufiger ohne erkennbare Ursache, beim Mann liegt fast jeder Cystitis bzw. Pyelitis irgendeine andere Ursache zugrunde.

Die akute Cystitis mit ihren starken sujektiven Beschwerden erfordert Bettruhe, lokale Wärmeapplikation und reichliche Flüssigkeitszufuhr. Ob dem so beliebten Bärentraubenblättertee eine spezifische Wirkung zukommt, möchte ich bezweifeln. Ich glaube, das Wesentliche ist nur die reichliche Flüssigkeitszufuhr, die auch mit Tees anderer Art erzielt werden kann. In schweren Fällen kann man, insbesondere für die Nacht, nicht ganz auf Opiate verzichten. Unter diesen Maßnahmen klingen die akuten Erscheinungen meist in wenigen Tagen ab. Die chronischen Infektionen der Harnwege verlangen eine bakteriologische Diagnose. Urotropin und Salol, von denen ersteres bekanntermaßen nur im sauren Harn zur Wirkung kommt, dürften heute wohl durch wirksamere Präparate als überholt gelten. Von diesen Präparaten sei das Neotropin genannt, das in einer Dosis von 3—6 Tabletten gegeben wird. Der Harn färbt sich leicht rötlich, die Wirkung ist meistens gut und prompt. Auch die Sulfonamide sind bei allen Infektionen der ableitenden Harnwege ein wichtiges Therapeutikum geworden. Die Dosierung kann etwas niedriger sein als bei den übrigen internistischen Indikationen. 4—6 g über 4—6 Tage gegeben, sind ausreichend. Als besonders wirksam für die Harnwege ist das Euvernil in die Therapie eingeführt worden. Die Anwendung der Sulfonamide ist besonders dann gegeben, wenn Kokkeninfektionen vorliegen. Gegen die Coliinfektion wirkt bei gleichzeitiger saurer Reaktion besonders gut die Mandelsäure. Sie wird als Magnesium- oder Ammoniumsalz gegeben und ist nur wirksam, wenn die H-Ionenkonzentration des Harns unter p_H 5,5 liegt. Die Mandelsäure ist als Granulat im Handel unter dem Namen Manzitrop. Wir geben täglich 3 Eßlöffel; die Verträglichkeit ist nicht immer gut. In den letzten Jahren wurde sie auch zur intravenösen Therapie eingeführt als Mandelat (GENTSCH[1], GOLDECK[2] u. a.). Wir geben während 4—5 Tagen 2mal täglich 5 g in 40%iger Lösung. Bei Coliinfektionen, die durch Steinleiden, Prostatahypertrophie oder bei neurologischen Erkrankungen durch häufigen Katheterismus hervorgerufen werden, ist die Wirkung der Mandelsäure weniger gut. Die Umstellung der Harnreaktion von der sauren zur alkalischen Seite und umgekehrt schafft ungünstigere Bedingungen für das Bakterienwachstum und ist daher eine wirksame unterstützende Maßnahme für die medikamentöse Therapie. Sie wird gern angewandt in Form der sog. „Schaukelkost", bei der alle 3 Tage eine Umstellung des Harns durch die oben bereits geschilderte Kost und Medikamente bewirkt wird.

Führen diese Maßnahmen nicht zum Erfolg, so muß man lokale Therapie in Form von Spülungen anwenden. Das Mittel der Wahl ist Argentum nitricum, das in Konzentrationen von $^1/_4$—1‰ nach SCHOTTMÜLLER in sehr viel höheren Dosen (bis 1%) Anwendung findet. Spülungen mit den höheren Konzentrationen sind sehr schmerzhaft. Die Spülflüssigkeit darf nicht in der Blase belassen werden. Auch das Nierenbecken können wir nach Einlegung von Sonden, die

[1] GENTSCH: Klin. Wschr. 1941 I, 276.
[2] GOLDECK: Dtsch. Arch. klin. Med. 184, 163 (1939).

dann 24 Stunden liegen bleiben, mit Argentumlösung spülen. Die Konzentrationen können etwas höher gewählt werden als bei Blasenspülungen.

8. Die Nierentuberkulose.

Die Therapie der Nierentuberkulose ist immer eine chirurgische. Die Diagnose muß so frühzeitig wie nur möglich gestellt und dann die erkrankte Niere operativ entfernt werden. Unter lokaler Behandlung mit Spülungen heilt nach Exstirpation der erkrankten Niere eine bereits vorhandene Blasentuberkulose meistens noch aus. Ist die Erkrankung zu weit fortgeschritten und hat bereits die andere Seite befallen, so kommt nur eine rein symptomatische Therapie in Frage. Tenesmen und subjektive Beschwerden sind bei Blasentuberkulose besonders ausgeprägt; ohne Opiate kommt man nicht aus. Bei sehr starken Beschwerden führe man eine präsacrale Anästhesie durch, die nicht nur zu einer Besserung der subjektiven Beschwerden, sondern auch zu einer besseren Blasenkapazität führt. Auch Methylenblauinstillationen in die Blase wirken in diesem Sinne.

Nach neueren Mitteilungen von FEY[1] scheint es doch möglich, daß entgegen den früheren Annahmen eine Nierentuberkulose auch einmal ausheilen kann. FEY schlägt daher die Operation erst dann vor, wenn eine Nierenfunktionsstörung vorliegt.

9. Nierentumoren.

Auch die Behandlung der Nierentumoren ist rein operativ. Frühdiagnose ist erforderlich.

10. Prostatahypertrophie.

Bei der akuten Harnverhaltung des Prostatikers muß die Blase katheterisiert werden. Ist die Blase prall mit Harn gefüllt, so bedeutet die momentane Entleerung eine schwere Gefährdung für den Patienten. Man versuche die Einführung eines Katheters, wobei meistens ein mittelstarker Katheter leichter einführbar ist als ein allzu dünner. Am besten bewähren sich nach meiner Erfahrung die Metallkatheter. Man führt dann durch einen Metallkatheter eine Uretersonde ein, zieht den Metallkatheter wieder zurück, so daß der Harn langsam während vieler Stunden durch diesen Katheter abtropft. Im Anfang des Leidens ist die Einführung eines Dauerkatheters noch nicht erforderlich. Wir müssen uns bemühen, die Einführung des Dauerkatheters soweit als möglich hinauszuschieben, da die Infektion bei Liegen eines Dauerkatheters praktisch unvermeidlich ist. Bei Prostataleiden des 1. und 2. Grades, wie bei solchen des 3. Grades, bei denen aus äußeren Gründen eine Operation nicht, bzw. noch nicht in Frage kommt, können wir mit Erfolg eine Behandlung mit männlichem Sexualhormon durchführen. Man gibt 10—25 mg Testoviron, Anertan oder Perandren i.m. 2—3mal wöchentlich (ALTENBERGER)[2]. Nach CHRISTENSEN und HAMBURGER[3] kann man außer dem männlichen Sexualhormon auch aus Schwangerenharn hergestellte Präparate, die das choriogene Hormon enthalten, verwenden. Der Erfolg dieser Therapie stellt sich nach 3—4 Injektionen ein, bleibt er aus, so ist ein operativer Eingriff nötig. In Fällen 3. Grades, in denen die Nierenfunktion noch nicht allzu sehr geschädigt ist, sind mit dieser Behandlung auch Erfolge erzielt worden, doch sehr viel seltener, so daß es ratsam ist,

---

[1] FEY: J. Ur. (Fr.) **49**, 385 (1941).
[2] ALTENBERGER: Endokrinol. **22**, 344.
[3] CHRISTENSEN u. HAMBURGER: Nord. med. (Schwed.) **1942**, 2675. Zit. nach Kongr.zbl. **115**, 54 (1943).

solche Fälle bei gutem Allgemeinzustand sofort dem Chirurgen zu überweisen.
Bezüglich der Therapie der Infektion der Harnwege bei Prostatikern gilt das
oben Gesagte. Eine Beseitigung dieser Infektion ist aber bei weiterer Harnretention auch mit den modernen Behandlungsmethoden nur sehr schwer möglich.

XI. Krankheiten der Bewegungsorgane.

Muskelrheumatismus.

Beim *Muskelrheumatismus* unterscheiden wir bekanntlich eine *akute* und
chronische Form.

Die *akute* Form tritt vor allem als sehr häufige, lästige, aber harmlose *Myalgie*
der langen Rückenmuskeln als Hexenschuß oder Lumbago oder in den Hals-
Schultermuskeln als rheumatischer Torticollis auf und wurde von H. SCHADE
als Veränderung des Gelzustandes des Muskels, als Myogelose, gedeutet. Sie
entsteht gewöhnlich nach Erkältungen und körperlichen Anstrengungen, „un-
geschickten Bewegungen" und befällt besonders Disponierte, die dann auf jeden
solchen Anlaß mit Hexenschuß u. dgl. reagieren; übrigens meist ohne Fieber
und sonstige Störungen des Allgemeinbefindens.

Die *Prophylaxe* besteht in der Vermeidung der genannten banalen Schädigungen; außerdem in einer gründlichen Abhärtung, die aber bei Disponierten
oft unwirksam bleibt.

Die *Therapie* der akuten Formen erfordert die Darreichung von Salicylpräparaten (Aspirin 3—5mal 0,5, Natr. salicylicum 3mal 2,0, Pyramidon 3 bis
4mal 0,3). Nur sehr selten wird eine intravenöse Injektion von Atophenyl nötig
sein. Außerdem lasse man den „Kranken" mittels heißem Tee, Bettruhe und
Heizkissen oder elektrischem Lichtbogen ordentlich schwitzen. Heiße Brei-
umschläge, Hirsekissen, ein Senfpflaster und Einreibungen (z. B. mit Mediment)
vervollständigen die Therapie. In manchen Fällen wirkt eine vorsichtige Massage,
eventuell auch Vibrationsmassage vorzüglich. Sehr empfehlenswert ist auch die
Kurzwellendiathermie und bei sehr schweren Schmerzen eine Röntgenbestrahlung.

An sich ist Bettruhe während der ganzen Zeit der Myalgiedauer nicht nötig;
für die notwendige Ruhigstellung des Patienten sorgt schon der Schmerz.

Die *chronische Myalgie* bedarf vor allem der exakten *Diagnose!* Oft ist eine
scheinbar harmlose Myalgie in der Hals-Nackengegend das Produkt einer Spondylose oder gar einer Spondylitis tuberculosa oder carcinomatosa und auch in
der Lendenregion das Erzeugnis einer chronischen Erkrankung der Wirbelsäule,
des Beckens oder ihrer Gelenke; auch eine Angina pectoris, eine Pleuritis, ein
Herpes zoster oder eine echte Neuritis können als Myalgie fehlgedeutet werden.
Auch das chronische ankylosierende Rheuma des Schultergelenkes und die
Periarthritis humero-scapularis werden bisweilen mit einer Myalgie verwechselt;
besonders gilt dies auch vom Plattfuß, von der neuritischen Ischias und sogar
von ernsten Erkrankungen des Rückenmarkes, seiner Häute und Wurzeln, die
nicht ganz selten unter der falschen Diagnose eines Hexenschusses vergeblich
behandelt werden. Bei allen diesen „symptomatischen" Fällen der Myalgie ist
natürlich die Behandlung des Grundleidens notwendig.

Das wahre *chronische Muskelrheuma* bedarf in erster Linie einer gründlichen
manuellen *Massage*, die wirksamer ist als die elektrische Vibrationsmassage. Der
geübte Masseur findet die oft genannten (aber von vielen Ärzten nicht recht
geglaubten) Muskelknötchen und den „Hartspann" und massiert ihn kunst-
gerecht weg. Einreibungen mit spirituösen oder öligen Mitteln (Chloroformöl u. a.)

sind beliebt, aber meines Erachtens weniger wirksam als die Massage; das gleiche gilt von der Diathermie und Kurzwellenbestrahlung, auch von Höhensonne und Solluxlampe. Vorzügliche Heilerfolge habe ich in besonders schweren Fällen von Röntgenbestrahlungen gesehen. Auch Moor-, Schlamm-, Fango- und Kreidebäder und Packungen werden mit Recht empfohlen. Bei Vollbädern dieser Art sei man aber vorsichtig, wenn es sich um Senile, Herzkranke und Arteriosklerotiker handelt. Vorzüglich wirken auch Badekuren in Moor-, Sol-, Schwefel- und Thermalbädern, also in Elster, Oeynhausen, Wiesbaden, Teplitz, Nenndorf, Polzin, Aachen u. a. m. Auch die Radiumbäder werden sehr gerühmt (Oberschlema, Brambach). Man mache aber die Muskelrheumatiker darauf aufmerksam, daß sich nach allen diesen Bädern zunächst starke Verschlimmerungen in Gestalt von örtlichen und allgemeinen Reaktionen einstellen.

Vor Kaltwasserprozeduren, auch vor Seebädern bewahre man diese Patienten lieber. Sie werden oft schlecht vertragen und helfen ihnen nicht.

Die Diät vermag nur bei ausgesprochenen Gichtikern zu nützen. Hier hat sich purinarme Kost bewährt. Nicht unerwähnt bleibe endlich, daß in manchen Fällen von chronischer Myalgie die Ausmerzung von Fokalinfekten an Zähnen und im Nasenrachenraum von Nutzen ist.

Medikamentös verordne man die schon genannt n antirheumatischen Mittel als Symptomatica. Man warne aber den Patienten vor dem Dauergebrauch dieser Medikamente. Denn man kann auch Aspirin- oder Pyramidonsucht erleben. Opiate, vor allem Morphium, sind zu meiden und stets — selbst bei den schwersten Hexenschüssen — unnötig.

Die Gelenkrheumatismen.

Auch hier gibt es bekanntlich *akute* und *chronische* Formen. Der erstere imponiert meist auch infolge des oft hohen Fiebers und aller sonstigen Symptome und Folgeerscheinungen als akute Infektionskrankheit. Sein Zusammenhang mit einer etwaigen Streptokokkeninfektion bleibe hier undiskutiert. Sicher ist, daß er besonders häufig nach einer akuten Angina auftritt; und ferner, daß sein häufiges Rezidivieren oft durch fokale Infektionen ausgelöst wird.

Prophylaktisch kommt auch für die akute Polyarthritis die Vermeidung von Erkältungen und Durchnässungen in Betracht; und außerdem besonders in jenen Rezidivfällen die Beseitigung der genannten Herdinfektionen.

Die *Therapie* des *akuten Gelenkrheumatismus* ist allgemein bekannt: *Salicylpräparate* haben mit Recht den Ruf der spezifischen Heilkraft. Natr. salicylicum in Dosen von 5—10 g sind, bzw. waren früher üblich. Seitdem wir die nierenschädigende Wirkung großer Salicyldosen kennen, tun wir gut, niedriger zu dosieren und uns mit 3—6 g zu begnügen. Man kann das Salicyl auch im Klysma geben. Üblicher und angenehmer ist heute die Aspirinbehandlung in der Dosierung von 3—4 g am Tage. Auch Melubrin in gleicher Dosierung hat sich bewährt.

In salicylrefraktären Fällen hatte H. SCHOTTMÜLLER das *Pyramidon* verwandt. Wir verordnen es heute von vornherein in vielen Fällen von akuter Polyarthritis besonders bei magenempfindlichen Patienten und Kindern, da es oft angenehmer und besonders rascher schmerzstillend wirkt und vielleicht auch weniger Schweiße provoziert, als die Salicylate. Ich gebe 2—3 g am Tage. Die Gefahr der Agranulocytose, die man nach Pyramidonmedikation beobachtet hat, ist sicher unerheblich. Nachdem ich das Mittel in zahllosen Fällen von Lungenphthise, Grippen, Rheumaleiden u. a. über 45 Jahre lang gegeben habe, kann ich die extreme Seltenheit dieser Reaktion beurteilen; ich habe während dieser Zeit einen einzigen Fall von Pyramidonagranulocytose beobachtet. Sowohl die Salicylate als auch das Pyramidon setze man nach Beseitigung der gelenkrheumatischen Erscheinungen aber nicht sofort ab, sondern gebe sie in kleineren Dosen noch weit in die Rekonvaleszenz hinein weiter; also Dosen von 2—3mal 1 g Natr. salicyl. oder 2—3mal 0,5 Aspirin oder 2—3mal 0,3 Pyramidon pro die. Selbstverständlich lasse man diese Mittel stets auf vollen Magen nehmen.

Auch das Atophan hat man in der Therapie des akuten Gelenkrheumatismus in neuerer Zeit oft verwandt. Man gibt 3 g Atophan oder Novatophan oder Artamin in Tabletten, ebenfalls nach dem Essen am besten, falls erhältlich, in Milch oder auch mit Natrium bicarbonicum. Da Überempfindlichkeit gegen Atophan in Form von Leberschädigungen nicht ganz selten ist, gebe man das Mittel stets nur 3—4 Tage lang und mache dann eine Pause von einigen Tagen, um die gleiche Dosierung dann zu wiederholen. Auch das Atophanyl in Form intravenöser Injektionen wurde empfohlen. Es wirkt zweifellos in manchen Fällen überaus prompt, birgt aber die noch größere Gefahr der Leberschädigung in sich, als die orale Verabreichung des Atophans. Den schwersten Fall eines Atophanschadens habe ich nach intravenösem Atophanyl beobachtet. So sehr ich die Atophanbehandlung der chronischen Arthritiden und der Gicht schätze, so wenig scheint mir die *allgemeine* Anwendung dieses Mittels bei akutem Gelenkrheumatismus am Platze zu sein. Es ist meines Erachtens kein guter Ersatz für die Salicylpräparate und das Pyramidon.

Das gilt in noch höherem Maße von den Colchicummitteln, die ich nur für die Gichtbehandlung zu reservieren rate.

Außer der medikamentösen Behandlung kommen therapeutisch natürlich absolute Ruhe, also Bettruhe für die akuten Fälle, in Betracht; eine Selbstverständlichkeit, für die ja schon der ganze Leidenskomplex des Kranken sorgt. Ferner rate ich, die schmerzhaften Gelenke des Kranken mit trockener Watte und Binden zu umwickeln. Feuchte, warme oder kühle Umschläge empfehle ich nicht; ebenso sind Salben oder Einreibungen mit Jod-, Ichthyol-, Salicyl- oder ähnlichen Salben oder -vasogenen entbehrlich. Auch elektrischer Lichtbogen, Heizkissen, Höhensonne und Solluxlampe sind meist nicht notwendig. Ich bin stets mit der trockenen Wärme ausgekommen. Auch der Versuch einer BIERschen Stauung, die bei Monarthritiden angezeigt ist, versagt bei der Vielfältigkeit der akuten Gelenkerkrankung meist. Eine Schienenbehandlung ist unnötig, da der Kranke wegen seiner Schmerzen sich schon von selber so ruhig als möglich hält.

Für die ersten Nächte schwerer, akuter Polyarthritis, die erfahrungsgemäß meist völlig schlaflos und dadurch sehr qualvoll verlaufen, sind Opiate oft nicht entbehrlich. Schlafmittel allein führen nicht zum Schlaf, da sie die außerordentlichen Schmerzen der Kranken nicht beseitigen. Ich rate, solchen Schwerleidenden für einige Nächte ruhig abends eine Morphiumspritze oder ein Morphium- oder Dilaudidsuppositorium zu konzedieren. Sonst, also am Tage, vermeide man Opiate natürlich nach Möglichkeit.

Die *Diät* bei akuter Polyarthritis ist dem Appetit und der Toleranz des Fieberkranken anzupassen. Eine besondere Diätform als Heilfaktor gibt es meines Erachtens bei ihr nicht. Natürlich ist bei dem infolge seiner meist profusen Schweiße meist recht durstigen Kranken für genügende Zufuhr von Flüssigkeit (Tee, Kaffee-Ersatz, Limonaden, Saft usw.) zu sorgen. Medikamente, die die Schweiße vermindern sollen, versagen übrigens in der Regel. Von Camphersäure, Salvysatum Bürger und Agarizinpillen habe ich kaum jemals Wirkungen gesehen; und Atropin ist zu toxisch, als daß man es gegen die an sich ja harmlose Hyperhidrose empfehlen darf.

Daß man die typischen und häufigen Komplikationen der akuten Polyarthritis, nämlich die Endo-, Myo- und Perikarditis sorgfältig beobachtet, bzw. beständig nach ihnen fahndet, ist selbstverständlich. Stellt man eine solche akute Mitbeteiligung des Herzens fest, so behandelt man sie so, wie dies im Kapitel der Herzkrankheiten dargestellt wurde. An die Möglichkeit einer Nierenschädigung — auch infolge zu großer Salicyldosen — sei gleichfalls erinnert, da diese Kranken der Behandlung ihrer Nephritis und besonders natürlich des Absetzens der Salicylate bedürfen. Bei dieser Gelegenheit sei übrigens ausdrücklich betont, daß die Salicylpräparate und auch das Pyramidon nicht herzschädigend wirken, wie man dies bezüglich der Salicylpräparate von Laien so häufig hört. Vielmehr vertragen auch Polyarthritiker mit Herzkomplikationen diese Medikamente, z. B. das viel verlästerte Aspirin, anstandslos und bedürfen ihrer. Natürlich vermeide man aber die von mir bei herzerkrankten Rheumatikern bereits widerratenen, eingangs erwähnten übergroßen Dosen der Salicylmittel.

Die *symptomatischen* polyartikulären akuten Rheumatismen, wie sie besonders bei Scharlach und bei der Serumkrankheit, etwas seltener bei Ruhr, Typhus, Morb. Bang, Meningokokken- und Streptokokkeninfektionen auftreten, bedürfen in erster Linie der Behandlung des Grundleidens, außerdem meist natürlich auch der symptomatischen Therapie ihrer gelenkrheumatischen Schmerzen, wie sie oben dargestellt wurde.

Besondere therapeutische Aufgaben stellt uns die Therapie der gonorrhoischen und syphilitischen akuten Arthritis. Der *Tripperrheumatismus* tritt am häufigsten als Monarthritis im Hand-, Arm- und Kniegelenk auf, beteiligt Bandapparat, Fascien und Muskeln intensiv, führt zwar selten zur Vereiterung, aber um so mehr zur Ankylosierung und ist eminent hartnäckig. Seltener tritt er polyartikulär auf. In letzteren Fällen, die der gewöhnlichen Polyarthritis acuta völlig gleichen können, gelingt es nach meiner Erfahrung bisweilen nur durch den positiven „Go-Wassermann" im Blut die Diagnose zu stellen. Wenn auch die örtliche Behandlung der Harnröhren- oder Adnexgonorrhöe keinen wesentlichen Einfluß auf die bereits manifeste Monarthritis hat, so hat meines Erachtens eine gute Therapie des akuten Trippers zum mindesten eine vorbeugende Wirkung auf die Gelenkerkrankung. Je intensiver man den ersteren mit Penicillin behandelt und tatsächlich heilt, desto besser wird man der Arthritis vorbeugen. *Therapeutisch* hat sich mir bei der Behandlung des Tripperrheumatismus die Gonokokkenvaccinebehandlung (besonders das Artigon) bewährt; besser als die unspezifische Reizkörpertherapie mit Milch, Aolan, Caseosan, Pyrifer, Malaria u. a. m. Beim Versagen der spezifischen Therapie versuche man natürlich aber stets auch die unspezifischen Reizkörper, besonders die Malaria- und Pyriferbehandlung. Von örtlichen Einwirkungen sei besonders die BIERsche Stauung empfohlen, die man von 2 Stunden allmählich ansteigend bis zu 22 Stunden am Tage liegen lassen kann (F. HOFF); mit gutem, vor allem schmerzstillendem Erfolg.

Bei der großen Gefahr der Versteifung muß man bei der Gonarthritis schon früh mit passiven Bewegungen beginnen, auch wenn diese leider recht schmerzhaft sind.

Von Sole- und Moorvollbädern, von Thermal- und Radiumbadekuren habe ich bei der Gonorrhöe-Monarthritis keine besonderen Erfolge gesehen. Die oben geschilderte spezifische und unspezifische Reizkörpertherapie und die örtliche Behandlung leisten entschieden mehr.

Die *syphilitische* Gelenkerkrankung kann recht verschiedenartig verlaufen; es gibt keine Form der akuten und chronischen Rheumarthritis, die nicht auch luisch bedingt sein könnte. Sie tritt keineswegs nur als „Arthrolue tardiva"

(H. Schlesinger) auf. Das bedenke man, zumal bei salicylrefraktären Arthritiden. Man mache stets die Wa.R. im Blut und versuche bei ihrem Versagen auch die Reaktion aus dem Gelenkpunktat anzustellen. Das ist allerdings leichter gesagt als getan. Denn meist erhält man beim Versuch der Gelenkpunktion nicht so viel Flüssigkeit, als zur Ausführung der Reaktion notwendig ist. Bei positiver Anamnese und Wa.R. behandle man gründlich antiluisch, mit Quecksilber, mit Wismut und Jodkali. Auch vom Neosalvarsan habe ich vorzügliche Erfolge gesehen und kann die diesbezügliche Skepsis mancher Ärzte keineswegs teilen.

Der vielgenannte, aber seltene Gelenkrheumatismus der *Tuberkulösen*, der Poncetsche Rheumatismus, verlangt vor allem die Behandlung des Grundleidens, der Lungentuberkulose. Die eigentliche *Gelenktuberkulose*, besonders das Kniegelenk befallend, fällt mehr in das Gebiet der chirurgischen Tuberkulose und soll uns hier nicht näher beschäftigen; ebensowenig wie die Knochentuberkulose. Nur soviel sei gesagt, daß heute die natürliche Sonnenbehandlung und die Klimatherapie besonders des Hoch- und hohen Mittelgebirges die früher dominierende operative Behandlung dieser Erkrankungen weitgehend verdrängt haben. Auch die künstliche Höhensonne hat man mit Erfolg verwendet. Gleiches kann ich auch von der Röntgentherapie der Gelenktuberkulose sagen, von der ich in manchen Fällen Gutes gesehen habe. Die medikamentöse Therapie dient auch in diesen Fällen nur der etwa notwendigen Schmerzstillung.

Der bereits erwähnte *anaphylaktogene*, meist polyartikuläre Rheumatismus bedarf einerseits der Prophylaxe, die durch die bereits andernorts dargelegte Vorbeugung der Serumkrankheit erzielt werden kann. Andererseits kann der allergische Rheumatismus, ebenso wie die anderen Symptome der Anaphylaxie, durch intravenöse Calciumspritzen (Afenil, Calcium-Sandoz) meist gut beeinflußt werden; Ephedrin und Sympatol wirken in gleichem Sinne. Im Notfall, z. B. beim Übergreifen des Ödems auf den Rachen und Kehlkopf, gebe man auch eine Atropininjektion (1 mg).

Bei den *chronischen Gelenkerkrankungen* rheumatischer Art unterscheiden wir die durch Infektionen bedingten „Infektarthritiden" sowie die toxisch bedingten Formen („Bleigicht") von den vorzugsweise endogen (z. B. endokrin) bedingten Arthritiden. Beide sind äußerlich und klinisch kaum zu unterscheiden; nur die Senkungsreaktion und das Blutbild verraten den Infektcharakter der ersteren Formen. Der chronische Gelenkrheumatismus kann aus einem akuten hervorgehen. Sehr häufig wird er durch fokale Infekte verursacht und unterhalten.

Die *Prophylaxe* hat die gleichen Aufgaben wie bei dem akuten Gelenkrheumatismus; das gilt auch von der Ausschaltung der Herdinfekte.

Auch die *Therapie* ist, soweit sie Medikamente betrifft, die gleiche wie bei den akuten Formen. Auch beim chronischen Gelenkrheumatismus sind Salicylpräparate, Pyramidon und Atophan oral zu geben, natürlich in vorsichtiger Dosierung und mit entsprechenden Pausen. In chronischen Fällen verordne man diese Mittel vorzugsweise jeweils symptomatisch und vermeide die Gewöhnung und auch die Magenschädigung durch allzu viele Medikamente. Natürlich gilt die Warnung vor Opiaten ganz besonders beim chronischen Gelenkrheumatismus.

Die *örtliche* Behandlung hat in trockener Wärme, Wattepackungen, in Anwendung von Jod-, Salicyl- und Ichthyolsalben zu bestehen. Ich verschreibe besonders gern Mesotan mit Ol. olivar. āā, Rheumasan und Ichthyolvasogene. Neben der Wärme, der Salbenbehandlung und Ruhigstellung der Gelenke versäume man aber ja nicht deren rechtzeitige Mobilisierung, genau wie dies bei der Gonorrhöearthritis bereits erwähnt wurde. Zur Vermeidung von Ankylosen verwende man passive Bewegungen, auch Pendel- und andere Apparate. Natürlich sind auch aktive Bewegungsübungen planmäßig durchzuführen. Die Massage der sehr zur Atrophie neigenden regionären Muskeln ist ebenfalls erforderlich.

Die weitere örtliche Behandlung geschehe mittels Kurzwellendiathermie, und in besonders schweren Fällen und unangenehmen Lokalisationen durch Röntgenbestrahlungen. Höhensonne, Finsenlicht und Solluxlampe werden gleichfalls gerühmt.

Ferner sind gerade beim chronischen Gelenkrheumatismus Moor-, Fango-, Schlamm- und Kreidebäder angezeigt und Kuren in diesen Bädern wirksam. Das gleiche gilt in besonderem Maße von Radiumkuren in Oberschlema, Brambach und Kreuznach. Auch Thermalbäder (Wildbad, Wiesbaden u. a.) werden gerühmt. Alle diese Badeprozeduren wirken aber meist nur bessernd und leider nicht heilend.

In hartnäckigen Fällen wird man auch von einer parenteralen Reizkörpertherapie Gebrauch machen. Ich empfehle Caseosan-, Aolan-, Yatren- und andere Injektionen; auch Pyrifer hat sich bewährt. Dabei rate ich — im Gegensatz zu H. Hoff — nicht zu einer maximalen Fiebertherapie, also zu sehr hohen Dosen des Reizmittels mit heftigen konsekutiven Reaktionen. Vielmehr bevorzuge ich stets eine vorsichtig einschleichende und sich langsam steigernde Dosierung des Reizkörpers, bei der geringe oder mäßige örtliche und Allgemeinreaktionen natürlich nicht vermieden werden sollen. Allzu starke Reaktionen sind aber nicht erwünscht, zumal ja die Patienten mit chronischem Gelenkrheumatismus oft im vorgerückten Alter stehen und vor Schädigungen des Kreislaufs durch solche stürmische Reaktionen zu bewahren sind.

Die Reizkörperinjektionen sind besonders angezeigt bei einer der schwersten und (wegen der Behinderung der Atmung besonders ominösen) Lokalisationen der chronischen Arthritis, der *Spondylarthritis ankylopoetica,* die zur totalen Wirbelsäulensteifigkeit und durch Mitbeteiligung der costovertebralen Gelenke eben zu erheblicher Erschwerung der Atmung führt. Sie ist meist infektbedingt. Ich habe sie nach Gonorrhöe und nach Lues gesehen, aber auch bei rheumatischen Infektionen. In ersteren Fällen ist die bereits geschilderte spezifische Therapie indiziert. Bei rheumatischen und Fokalinfekten rate ich zu ziemlich energischer Reizkörperbehandlung, insbesondere mit Pyrifereinspritzungen. Außerdem ist gerade bei diesen Kranken eine sorgfältige Sanierung etwaiger Fokalinfekte dringend angezeigt. Auch Moor-, Fango-, Schlamm- und ähnliche Badekuren wird man — besonders in inzipienten Fällen — diesen Kranken verordnen müssen. Die Erfolge sind auch nach meiner Erfahrung aber häufig nur gering, in vorgeschrittenen Fällen sogar meist ganz schlecht.

Auch die Schwefeltherapie, z. B. mit Sufrogel (beginnend mit 0,2 intramuskulär), ist von manchen Ärzten sehr gelobt worden. Ebenso hat das Bienengift in Injektionen und besonders in Salbenform als Forapin I und II manche Freunde gefunden. Ich habe leider weder vom Schwefel noch vom Bienengift überzeugende und dauernde Erfolge gesehen.

Von Wichtigkeit für alle Fälle von chronischem Gelenkrheumatismus ist ferner die schon eben erwähnte Ausschaltung der fokalen Infekte im Rachen, in den Nebenhöhlen, an den Zähnen und im Genitalapparat. Leider führt aber auch die Sanierung der Fokalinfekte nicht selten zu keinem Erfolg. In manchen Fällen hat sich dagegen die Diätbehandlung in Gestalt von *Fastenkuren* und pflanzlicher *Rohkost* vortrefflich bewährt. Auch ich habe bei schweren, bereits völlig unbeweglich gewordenen Kranken durch Fastenkuren überraschende Wiederherstellung der Bewegungsfunktionen, besonders des Ganges, beobachtet; und zwar in Fällen, die bisher jeder Therapie getrotzt hatten.

Bei zahlreichen Kranken sind *endokrine* Faktoren von ätiologischer Bedeutung: das Postklimakterium disponiert bekanntlich ganz besonders zum chronischen Gelenkrheumatismus. Auch Basedow- und Addisonkranke leiden mitunter an ihm. Man hat sich deshalb von der Hormonbehandlung, insbesondere von weiblichen und männlichen Keimdrüsenpräparaten, viel versprochen. Aber nur in seltenen Fällen habe ich sie — mit und ohne antirheumatische Mittel gegeben — auf die Dauer heilwirkend gefunden. Auch waren meine Versuche, mit Verjüngungsoperationen, z. B. mit Vasektomie, Gelenkerkrankungen im Präsenium zu bessern, erfolglos; unwirksam blieben auch die Versuche, bei Addisonpatienten die Krankheit und die sie begleitende Gelenkerkrankung durch Transplantation von Nebennieren zu beeinflussen.

Es muß überhaupt leider offen ausgesprochen werden: Es gibt wenige Gebiete der internen Therapie, in denen auch die sorgsamste und vielseitigste Behandlung so überwiegend häufig völlig enttäuscht, wie der chronische Gelenkrheumatismus, einerlei, ob er eine Infektarthritis oder eine endogene Form bedeutet.

Es ist aber möglich, daß die Frühdiagnose und eine so früh als möglich einsetzende energische Therapie in Zukunft etwa an dieser ungünstigen Prognose ändern werden. Diesem Zwecke würde die Forderung dienen, die ich schon seit Jahren propagiere: daß nämlich dem werdenden chronischen Arthritiker genau so häufige und lang dauernde Heilverfahren zugebilligt werden mögen wie den Lungentuberkulosen. Das ist bis heute leider durchaus nicht der Fall, aber dringend zu erstreben.

Deformierende Gelenkerkrankungen (Arthrosen).

Während wir in dem vorigen Kapitel überwiegend infektbedingte Gelenkrheumatismen (Infektarthritiden) besprachen, werden uns jetzt die zumeist chronischen Gelenkerkrankungen ohne exogene Ätiologie beschäftigen, die nicht als entzündliche, sondern mehr als degenerative und Abnützungsvorgänge imponieren und als *Arthrosen* bzw. *Osteoarthrosen* bezeichnet werden. Sie kommen besonders im vorgerückten Alter vor, als Malum coxae senile, als Omarthrose und als Spondylosis deformans. Natürlich gibt es Kombinationsfälle, in denen sich entzündliche Vorgänge den degenerativen hinzugesellen.

Entsprechend dem Charakter dieser Arthrosen ist ihre *Prognose* im allgemeinen noch ungünstiger als die der chronischen Arthritiden.

Das *Malum coxae senile* ist eine prognostisch besonders ungünstige Erkrankung, zumal sie oft lange Zeit als Ischias, Muskelrheumatismus oder Folge irgendeines oft harmlosen Traumas aufgefaßt wird und meist erst im Stadium hochgradiger Abschleifung der Gelenkfläche und entsprechender Versteifung des Gelenkes in die Behandlung des Facharztes kommt. Man wird bei diesem Hüftleiden die gleichen medikamentösen, örtlichen und allgemeinen Maßnahmen versuchen, wie bei den chronischen Arthritiden. Dies gilt beispielsweise von Moor- und Fangopackungen und Kurzwellendiathermie. Relativ am besten sah ich Röntgenbestrahlungen wenigstens auf die Schmerzen der Patienten wirken. Alle diese Prozeduren können zwar ein versteiftes Hüftgelenk nicht wieder mobilisieren, aber durch Schmerzstillung doch das Gehen, das dem Kranken vorher eine Qual war, nicht selten ermöglichen. Natürlich wird man alle diese Patienten, genau wie die chronischen Arthritiker, dazu anhalten, das Gehen ja nicht aufzugeben. Ich warne meine Kranken stets davor, zu viel zu liegen und zu sitzen und prophezeihe ihnen ein Rollstuhl- oder Diwandasein, wenn sie ihre regelmäßigen kleinen Spaziergänge unterlassen.

Analoges gilt von der gleichfalls meist im Rückbildungsalter auftretenden Arthrose des *Schultergelenks*; nur daß hier — infolge des Wegfallens der Belastungsschädlichkeit bei der Coxa — die degenerativen Formveränderungen des knöchernen Gelenkteils nicht so früh und schwer auftreten als bei jener. Deshalb ist die Omarthrose auch — bei frühzeitig einsetzender Behandlung — besser zu beeinflussen als das Malum coxae. Das gilt ganz besonders von der Röntgentherapie, von der ich in inzipienten Fällen auch bei älteren Leuten vorzügliche Erfolge sah. Ich pflege solchen Patienten mein eigenes linkes, tadellos bewegliches Schultergelenk zu demonstrieren, das vor einer Reihe von Jahren von einem ankylosierenden Rheuma befallen war und, nachdem vorher die Diathermiebehandlung versagt hatte, durch einige Röntgenbestrahlungen völlig geheilt wurde. Wenig günstig ist die *Spondylarthrose* der alten Leute prognostisch zu beurteilen. Sie führt zwar nicht zur völligen Wirbelsteifigkeit wie die Spondylarthritis ankylopoetica, aber infolge der Zacken- und Spangenbildungen an den Gelenkflächen oft zu Schmerzen und Bewegungshemmungen des Rückens. Man behandle sie wie andere Arthrosen (s. o.). Auch hier wirken die Röntgenstrahlen therapeutisch relativ noch am besten. Da die Rückenmuskeln häufig mit befallen sind, wende man auch Massage an. Auch Diathermie und Kurz-wellenbestrahlungen sind in diesen Fällen als schmerzstillend zu empfehlen.

Besonders wichtig ist übrigens bei der Spondylarthrose die *Differentialdiagnose*. Erfahrungsgemäß werden die chronische Myalgie und die Arthritiden der Ileosacralgelenke leicht mit ihr verwechselt. Verhängnisvoller kann die Verwechslung mit Tumoren sein. Einerseits können gutartige und bösartige Geschwülste des weiblichen Genitals und auch der Prostata und andererseits die metastatische Carcinose der Wirbel und des Beckens Symptome erzeugen, die an eine Spondylarthrose erinnern. Gleiches gilt auch von tuberkulösen und anderen entzündlichen Spondylitiden.

Ferner ist die Erkennung von *Arthropathien bei Tabes*, Hämatomyelie und Syringomyelie wichtig, die bei den ersteren besonders im Kniegelenk, bei den beiden letzteren in Gelenken des Arms lokalisiert zu sein pflegen. Die Behandlung des Grundleidens hat auch bei tabischen Arthropathien höchstens einen aufhaltenden Erfolg. Bei Hämato- und Syringomyelie pflegt jeder therapeutische Erfolg auszubleiben. Man hat bei diesen Nervenkranken natürlich prophylaktisch darauf zu achten, daß sich die Patienten, die ja meist keine Schmerzen haben, sich nicht durch Traumen Frakturen zuziehen. Auch kann man die befallenen Gelenke durch orthopädische Apparate, z. B. Schienenhülsenapparate, Kniekappen u. dgl. etwas schützen.

Über die Therapie der endokrin bedingten Arthrosen wurde bereits im vorigen Kapitel berichtet.

Rachitis (Englische Krankheit).

Die Rachitis der Säuglinge und Kleinkinder bezüglich deren Wesen und Symptome ich auf die Lehrbücher der Pädiatrie verweise, ist bekanntlich eine Avitaminose, bedingt durch Mangel oder ungenügende Resorption des Vitamin D.

Unter der Einwirkung des ultravioletten Lichtes der natürlichen und künstlichen Sonnenstrahlen entsteht aus dem Ergosterin das antirachitische Vitamin. Dies Vitamin wird in gleicher Weise auch im menschlichen Organismus gebildet.

Die wichtigste prophylaktische und therapeutische Maßnahme ist deshalb die, daß man den Kindern möglichst viel Sonne gönnt. Die kleinen Bewohner von lichtlosen Straßen, Höfen und Mietskasernen der großen Städte werden nicht wegen mangelhafter Ernährung, sondern infolge des Fehlens der Sonne so oft rachitisch; wobei die merkwürdige Tatsache registriert sei, daß Kleinkinder häufig den Schatten, nicht aber die Sonne aufzusuchen pflegen. In Ermangelung der natürlichen Sonne kann man die künstliche Höhensonne oder die Solluxlampe verwenden. Anfangs mache man nur kurze Bestrahlungen von wenigen Minuten, die man ganz allmählich auf 15, 20 und selbst 30 Min. steigern kann.

Medikamentös empfiehlt sich das Vitamin D in Form des Vigantols bei Säuglingen und Kleinkindern 3mal täglich 4—6 Tropfen. Nach 3—4 Wochen mache man eine Pause von 10—14 Tagen und wiederhole die Vigantolkur. Man kann auch den Vigantollebertran (3mal täglich 1—3 Teelöffel) geben. Auch der altbewährte Phosphorlebertran 3mal täglich 1 Teelöffel ist ein ausgezeichnetes Rachitisheilmittel. Auch das Sanostol wird neuerdings gerühmt, ein vollwertiger Lebertran von tranfreiem Wohlgeschmack, der C-vitaminreiches Orangenkonzentrat und B-vitaminreichen Malzextrakt enthält.

Die Vigantolprophylaxe und -behandlung wurde von DE RUDDER wie folgt genau präzisiert:

Art des Kranken	Vorbeugung	zur Behandlung
Unreif geborene Kinder	Ab 6.—8. Lebenswoche täglich 1 Tropfen, ab 10. Woche 2 bis 3mal täglich 1 Tropfen	2mal 5 oder 3mal 4 Tropfen täglich, nach 4 Wochen 14 Tage Pause, dann Wiederholung dieser Kur je nach Schwere des Falles
Übrige Säuglinge	Ab 2. Woche oder zu Wiederbeginn täglich 3—5 Tropfen während 4 Wochen, dann nach 4 wöchentlicher Pause Wiederholung der Kur	Wie oben
Kleinkinder	Besser Lebertran oder Sanostol	Je nach Schwere des Falles wie oben bis 3mal täglich 6 Tropfen Vigantol

Neuerdings hat E. GLANZMANN [1] auf Grund von Untersuchungen von SHOL, HAMILTON und DEWAR und besonders von ROMINGER und eigenen Erfahrungen mitgeteilt, daß die *Citronensäure* eine geradezu spezifische Heilwirkung bei Rachitis hat. Er gab von einer 5%igen Verdünnung derselben 4—5mal 5 ccm in Wasser mit eklatantem Erfolg, auch in schwersten Fällen. GLANZMANN stellte fest, daß bereits 1—1,25 g Citronensäure therapeutisch wirkt. Die Citronensäure soll eine saure Reaktion im Darm bewirken und mit Calcium das leicht lösliche Kalkcitrat formen. Dadurch werden die Bildung von unlöslichen Kaliumphosphaten oder Verbindungen des Phytins mit Kalk vermieden und die Resorption des Ca begünstigt. GLANZMANN fand weiter, daß die Citronensäure manchmal rascher und sicherer wirkt als das Vigantol, und hält sie besonders bei Rachitis mit schwerem Kalkmangel und Kraniotabes und vor allem natürlich in Fällen für indiziert, die sich vigantolrefraktär verhalten hatten. Die Citronensäure scheint demnach ein neues und bedeutsames Specificum für gewisse Formen der Rachitis zu sein, das in Zukunft große Beachtung verdient.

Außer den genannten Maßnahmen und Mitteln hat man von jeher Solbäder oder auch warme Seebäder sowie den Aufenthalt in Seebädern bei rachitischen Kindern empfohlen. Sicher bekommen ihnen diese Kuren gut. Ich hatte aber stets den Eindruck, daß nicht die Salzluft der Saline und des Strandes und das Salz des Meerwassers diese Wirkung auf Rachitiker hervorriefen, sondern der ständige Aufenthalt im Freien und die damit verbundene lang dauernde Besonnung.

---

[1] GLANZMANN, E.: Schweiz. Akad. med. Wiss. 1, 397 (1946).

Einer besonderen Diätbehandlung bedarf die Rachitis nicht. Die empfohlenen Tomaten und Bananen sind meines Erachtens ziemlich überflüssig; Möhren mag man ihnen, wie allen Kleinkindern, aber geben.

Die *Rachitis tarda* in der Pubertät ist genau so zu behandeln wie die der Kleinkinder, nur daß man in der Dosierung der Medikamente entsprechend höher gehen kann und muß. Auch sind die körperliche Schonung dieser Patienten und ihre Bewahrung vor Traumen und durch diese bedingten Frakturen doch in höherem Maße zu beachten als bei Kleinkindern.

Die Osteomalacie.

Wir müssen den Begriff der Osteomalacie heute weiter fassen als etwa vor 50 Jahren. Damals beherrschte die Osteomalacie der Schwangeren allein das Interesse der Ärzte. Heute wissen wir, daß die Osteomalacie auch durch andere endokrine Faktoren, noch häufiger durch Vitamin-D-Mangel, vor allem aber auch durch allgemeine Unterernährung bedingt sein kann. Die zu Tausenden im ersten Weltkrieg aufgetretenen Fälle von Hungerosteopathie bewiesen das.

Die Osteomalacie der *Schwangeren* indiziert bekanntlich nur in wirklich schweren Fällen die Unterbrechung der Gravidität; in allen leichteren und mehr stationären Fällen, also wohl bei der Mehrzahl der Kranken, versuche man es stets zunächst mit der medikamentösen Behandlung und Ruhe, die oft schon günstig wirken. Bei Wöchnerinnen mit Osteomalacie ist das Stillen am besten ganz zu verbieten.

Die Osteomalacie, die mit den Symptomen eines Myxödems, eines Morbus Basedow oder pluriglandulärer Störungen verläuft, bedarf der Berücksichtigung dieser Grundleiden. Das gilt auch von der nicht seltenen Spätosteomalacie der Osteomalacia tarda, wie wir sie bei postklimakterischen Frauen nicht so selten sehen. Hier sind weibliche Keimdrüsenpräparate und außerdem die gleich noch zu erörternden Medikamente am Platz. Die Röntgensterilisation, die von manchen Ärzten empfohlen wurde, kann ich nicht gutheißen und halte sie in den meisten Fällen für nicht indiziert. Auch die gar nicht seltene Osteomalacia senilis wird durch Medikamente und Ruhe in oft erstaunlichem Maß gebessert und die Gehfähigkeit der Kranken wiederhergestellt.

Das altbewährte Medikament der Osteomalacie ist bekanntlich der Phosphor, entweder in Form des Phosphorlebertrans oder als Oleum Jecoris aselli Emulsio composita (von beiden 3mal täglich 1 Kaffeelöffel) oder als Phosphor in Geloduratkapseln Pohl c. Phosphor (Phosphor 0,0005, ol. olivar 0,25 p.p. zu 50 St. 3mal täglich 1 Kapsel). Auch das Vitamin D als Vigantol (3mal 10 Tropfen) Vigantoldragées (3mal 2—3 Stück) oder Vigantollebertran werden von manchen Ärzten bei der Osteomalacie gerühmt. Außerdem ist, wie bei der Rachitis, die (natürliche oder die künstliche) Sonnenbestrahlung indiziert.

ALWENS hat auch Strontiumpräparate empfohlen, andere Autoren Injektionen von Adrenalin oder von Pituglandol. Ich halte die ebengenannten Verordnungen meist für unnötig und bin bei der Behandlung schwerer und schwerster Fälle der Osteomalacie, z. B. auch bei älteren Männern, stets mit dem Phosphorlebertran ausgekommen. Ich würde es sehr bedauern, wenn nicht *allen* derartigen Kranken zuerst diese Therapie in intensiver und länger dauernder Form zuteil würde. Die Phosphorbehandlung habe ich stets mit Ruhe und dem Gebot, viel zu liegen, verbunden. Sowie die Schmerzen unter dieser Behandlung aufhören, kann und soll der Patient aber fleißig Gehübungen machen.

Die *Hungerosteopathie*, die auch in den letzten Kriegsjahren und der darauf folgenden Notzeit auftrat, verlangt natürlich auch eine Phosphortherapie oder

Vigantol, wie oben ausgeführt. Aber außerdem wird auch die *gesamte* Ernährung dieser Kranken gebessert werden müssen, zumal diese Osteopathie oft mit Eiweißmangelödem und den Symptomen des Fettmangels verbunden ist. Man versuche also den Kranken Fleisch, Milch, auch Magermilch, Quark, Butter, Speck, Schmalz und sonstige Eiweiß- und Fettträger zu verschaffen. Auch bei den Hungerosteopathien sind natürlich Ruhe und Schonung sehr notwendig, da die Kranken in der Regel sehr schwach und reduziert sind. Bei dem gelegentlichen Auftreten von neurotischen oder sogar psychopathischen Reaktionen sind außerdem Sedativa, Schlafmittel und häufig auch klinische Behandlung notwendig. In einigen Fällen sah ich wegen der Schwere der Psychopathie Anstaltsbedürftigkeit eintreten.

XII. Nervenkrankheiten.

Einleitend möchte ich bemerken, daß es in diesem Buch, das dem Praktiker und dem Studierenden gilt, nicht möglich und nötig sein wird, das Riesengebiet der organischen und funktionellen Erkrankungen des zentralen und peripheren Nervensystems und deren Behandlungsformen in seinem ganzen Umfang erschöpfen zu wollen. Dazu würde der mir zur Verfügung stehende knappe Raum nicht reichen. Ich werde mich demgemäß auf die bekannten „großen Nervenkrankheiten" beschränken, deren Prophylaxe und Therapie auch den werdenden und fertigen Praktiker angehen. Ich werde dadurch auch Raum gewinnen, diese Kapitel etwas ausführlicher abzuhandeln.

Die multiple Sklerose.

Wir kennen die Ätiologie dieser neben der Tabes häufigsten Rückenmarks- und Gehirnerkrankung nicht. Nicht einmal darüber ist man sich einig, ob eine einheitliche Ursache des Leidens anzunehmen sei, oder ob das Leiden nicht als Reaktion auf vielfältige Infekte auftreten könne. Ich nehme an, daß es zum mindesten eine streng umschriebene chronische multiple Sklerose als Krankheit sui generis gibt, wenn auch deren einheitliche Ätiologie zweifelhaft ist. Ich kann dabei auf die schwierige, meist kaum mögliche Abgrenzung der akuten multiplen Sklerose von der akuten Encephalomyelitis diffusa hier nicht eingehen.

Auch die Kenntnis der verschiedenen Formen der multiplen Sklerose und deren häufiges Auftreten in Schüben und Remissionen und endlich die erhebliche Neigung zu *spontanen*, weitgehenden und lang dauernden Besserungen und Remissionen muß ich als bekannt voraussetzen.

Eine *Prophylaxe* des Leidens kennen wir nicht. Wir wissen auch nicht, durch welche Faktoren die einzelnen Schübe ausgelöst werden. Also können wir ihnen auch nicht vorbeugen. Nur ein Punkt scheint mir in dieser Hinsicht nicht unwichtig: Da sich die multiple Sklerose während einer Gravidität so gut wie regelmäßig und meist erheblich verschlimmert, ist die Schwangerschaft zu vermeiden, bzw. die rechtzeitige Unterbrechung der Gravidität auszuführen. Sonst kennen wir, wie gesagt, keine Prophylaxe des Leidens. Da es erfahrungsgemäß bei Kriegsteilnehmern und körperlich sehr Angestrengten ebensowenig gehäuft auftritt, wie bei starken Trinkern und Rauchern, können wir nicht einmal sagen, daß die Vermeidung von Strapazen, körperlichen Überanstrengungen und die Abstinenz von Alkohol und Tabak für die Prophylaxe der multiplen Sklerose irgend etwas bedeuten. Und ganz das gleiche gilt von der Lues, die ja auch in der Ätiologie der multiplen Sklerose nicht die geringste Rolle spielt.

Die *Therapie* hat unter diesen Umständen bisher begreiflicherweise keine Lorbeeren geerntet. Zeitweise hat man in der irrigen Annahme, daß die KUHN-STEINERTsche Spirochäte Urheber der multiplen Sklerose sei, Salvarsan und Silbersalvarsan gespritzt; vergeblich. Früher hat man Argentumpillen, Tetrophan und Jodpräparate gegeben; mit dem gleichen Mißerfolg. Auch die Reizkörperbehandlung (Malaria, Pyrifer, Germanin, Recurrens u. a.) haben andere und ich oft versucht, ohne überzeugende Erfolge zu beobachten.

Kurz, die Chemotherapie der multiplen Sklerose hat bisher an der Prognose des Leidens nichts Merkliches geändert. Die Erfolge waren jedenfalls so gering, wie man sie ohne Therapie, auf bloße Ruhe und Schonung auch erzielt. Das erhellt aus den folgenden Zahlen: von 22 mit Pyrifer behandelten eigenen Fällen waren 10 Kranke innerhalb der nächsten 10 Jahre bereits verstorben und die übrigen auch fast alle invalide und krank; nur einige wenige befanden sich in einer Remission. Wie schlecht die Erfolge der klinischen Behandlung sind, geht aus den Zahlen der Würzburger Klinik hervor: von 145 von 1926—1936 behandelten Fällen waren nach einigen Jahren nur 7,6% voll arbeitsfähig, 22,3% beschränkt arbeitsfähig, 38,4% arbeitsunfähig und 31,5% bereits verstorben (G. SCHALTENBRAND).

Übungstherapie vermag bei den spastischen Bewegungsstörungen der multiplen Sklerose auch kaum etwas. Gleiches gilt von der Bäderbehandlung, deren Wirkungslosigkeit beispielsweise daraus hervorgeht, daß ein bekanntes Spezialbad für Bewegungsgestörte ausdrücklich hervorhebt, daß es für die Behandlung der multiplen Sklerose ungeeignet sei. Auch die psychische Behandlung vermag den Kranken lediglich Trost- und Heilsuggestionen, aber keine Besserungen bescheren.

Natürlich wird man Infekte der ableitenden Harnwege mit Urotropin oder Sulfonamiden behandeln und bessern können.

In Anbetracht der Mißerfolge der bisherigen Therapie war es von Interesse, daß G. SCHALTENBRAND [1] neuerdings von Bettruhe, Rohkost und reichlicher Vitaminzufuhr (A, B_1, C, D) und in Fällen mit pathologischen Liquorbefunden mit Quecksilberschmierkur und wiederholten Bluttransfusionen behandelt und in über der Hälfte gute, objektive Erfolge beobachtet; so sehr, daß er direkt ausspricht, daß der ,,weit verbreitete therapeutische Nihilismus bei der multiplen Sklerose unberechtigt ist".

Jedenfalls haben wir heute die Pflicht, in allen Fällen von multipler Sklerose nach genauer Liquorprüfung eine SCHALTENBRANDsche Kur zu versuchen. Dagegen haben die Nachprüfungen der multiplen Sklerose-Serumtherapie nach den französischen Autoren M. LAIGNEL-LAVASTINE und W. T. KORRESIOS, die an einigen deutschen Kliniken durchgeführt wurden, enttäuscht. BECK und MARTINI sahen in einer großen Zahl von Serumbehandelten keinerlei überzeugende Erfolge.

Tabes dorsalis.

Die Tabes dorsalis, bekanntlich die typische spätsyphilitische Erkrankung des Rückenmarks, ist eine graue Degeneration der Hinterstränge. Wir wissen heute, daß das komplette Bild der Tabes weit seltener ist als die abortiven Formen. WEICHBRODT hatte sicher recht, wenn er angab, daß $^3/_4$ aller Tabiker über das Anfangsstadium nie herauskommen.

Wir wissen ferner, daß die Mehrzahl der Tabiker nicht oder nur ungenügend wegen ihrer Lues behandelt worden ist. Das ist *prophylaktisch* sehr zu beachten. Denn die Prophylaxe der Tabes besteht nicht nur darin, die Lues überhaupt zu

---

[1] SCHALTENBRAND, G.: Multiple Sklerose. Leipzig: Georg Thieme 1945.

verhüten (der Kampf gegen die Geschlechtskrankheiten ist ohnehin heute eine Hauptaufgabe der öffentlichen Gesundheitspflege), sondern in einer möglichst intensiven und extensiven Behandlung der Lues. Diese Prophylaxe ist natürlich vor allem in erblich belasteten Familien am Platze; wissen wir doch durch FR. FISCHLER, daß es Familien mit gehäuftem Vorkommen von Tabes und Paralyse gibt. Demgegenüber bedeutet die Ausschaltung von anderen der Krankheit angeblich vorarbeitenden Faktoren („Ausschweifungen", körperlichen und geistigen Überanstrengungen, Alkohol- und Nicotinabusus) nur sehr wenig.

Die *Therapie* hat natürlich die luische Ätiologie zu berücksichtigen; besonders in den liquorpositiven Fällen. Ich rate auf alle Fälle bei diesen und natürlich erst recht bei vorher nicht oder ungenügend behandelten Patienten zu einer gründlichen Neosalvarsan- und Wismutkur. Man spritzt intramuskulär zunächst jeden 2. Tag 1 ccm Bismogenol, im ganzen 10 Injektionen. Nach der 5. Spritze gibt man Neosalvarsan 2mal wöchentlich intravenös mit 0,15 beginnend bis 0,45 und sogar 0,6 bis zu einer Gesamtdosis von 5—6 g beim Erwachsenen. Diese Kur wiederhole man zuerst nach einem halben Jahr, dann nochmals nach einem Jahr (F. HOFF). Auch kann man statt der letzteren Kur eine Hg-Schmier- oder Spritzkur machen, allerdings nur in Fällen ohne Beteiligung der N. optici, da die Möglichkeit einer Propagation der Opticusatrophie durch Hg immerhin möglich ist, wenn auch sicher sehr selten.

Zwischen die Salvarsan-, Wismut- und Hg-Kuren kann man eine Jodkalium-medikation schieben: 10,0:200,0 3 Wochen lang 3mal 1 Eßlöffel. Ich rate aber, besonders bei derzeitiger Ernährungslage die zehrenden Jodkuren lieber fortzu-lassen und dem vielgeplagten Krankenorganismus Ruhe zu gönnen.

Natürlich hat man auch unspezifische Reizkörpertherapie bei der Tabes betrieben, z. B. Malaria- und Pyriferkuren. Man spritze 10 ccm eines Tertiana-kranken dem Tabiker intravenös ein und läßt ihn 8—10 Fieberspritzen durch-machen, um dann die Tertiana mit Plasmochincompos. od. dgl. zu coupieren. Vom Pyrifer gibt man zunächst 20 ccm intravenös, die gleichfalls zu Schüttel-frost und Fieber führen; in Zwischenräumen von 3—5 Tagen lasse man die nächsten Spritzen folgen, immer die Dosis um ein Drittel oder je nach Toleranz auch höher steigernd. Auch hier werden meist 8—10 Spritzen und Fieberstöße zunächst genügen. Auch Tuberkulin- und Typhusvaccine u. a. m. hat man gespritzt; ebenso Milch, Caseosan, Eigenblut, Schwefelpräparate u. a. Ich per-sönlich bevorzuge das Pyrifer. Man erwarte aber von der Heilfieberbehandlung der Tabes nicht allzu viel. Sie leistet hier meist weit weniger als bei der Paralyse.

Gegen die Cystopyelitis verfahre man, wie bei der multiplen Sklerose an-gegeben. Da die Tabes den ganzen Organismus (nicht nur das Rückenmark) schädigt und den Kranken verelenden läßt, ernähre man ihn gut und kräftig, aber alkohol- und nicotinabstinent (während der Kuren!) und gönne ihm viel Ruhe und Schonung. Aber man übe auch mit ihm, wenn er ataktisch wird. Die Gehübungen habe ich nach FRÄNKEL-HEIDEN und OTTFR. FOERSTER stets mög-lichst einfach, kurz, also nicht anstrengend und namentlich unter erfahrener ärztlicher Leitung ausführen lassen. Dann bewirken sie tatsächlich oft eine wesentliche Besserung der Gehleistung des Ataktikers und erhöhen, was nicht minder wichtig ist, bei ihm das Gefühl der Sicherheit. Es wird übrigens gut sein, diese Übungstherapie in der Ruhe eines Sanatoriums oder einer Klinik vornehmen zu lassen und nicht während einer etwaigen Berufstätigkeit des Patienten.

Die gastrischen Krisen, eine besondere Qual des Tabikers, bekämpfe man vor allem nicht gleich durch Morphium. Jeder Krisentabiker, der es einmal bekommen hat, ist in dringender Gefahr, Morphinist zu werden. Man versuche also mit antineuralgischen Mitteln, auch modernen, wie Dolantin, Dolorin-B, Papaverin 0,04 in Zäpfchen oder als Injektion, auszukommen.

Auch kann man intralumbal 1% Bromnatriumlösung (10 ccm) einspritzen und eine Röntgentherapie der Dorsalsegmente des Rückenmarks versuchen, von der ich selbst allerdings nie eindeutige Erfolge sah. Ich lasse seit vielen Jahren bei solchen Patienten durch einen Chirurgen zunächst eine typische Splanchnicusanästhesie ausführen, die merkwürdig lange in ihrer Wirkung vorhält. Erst wenn dieser einfache Eingriff nicht genügt, rate ich zu der Durchschneidung der hinteren dorsalen Wurzeln 6—10; die eingreifendere Chordotonie, die Durchschneidung des GOWERschen Vorderseitenstrangbündels habe ich nicht zu empfehlen gewagt. Die früher hochgeschätzte Elektrotherapie ist heute ganz in Mißkredit geraten. Sie ist auch wirkungslos. Ich übe nur noch die milde Faradisation der Innenseite der Unterschenkel bei Sphincterlähmung von Blase und Mastdarm aus und glaube an ihre Wirkung. Die Blasenlähmung in Gestalt der Harnretention kann man nur durch warme Umschläge und Handbäder beeinflussen; das öfter empfohlene Tetrophan versagt hier meist. Leider kann man bei diesen Kranken den Katheter nicht entbehren, den sie selbst anzuwenden lernen müssen. Besondere Vorsicht ist hier am Platze, da der Katheterismus des Tabikers meist der Kontrolle durch das Gefühl, insbesondere den Schmerz ermangelt! Bäderbehandlung, z. B. Wiesbaden, Nauheim, besonders aber Oeynhausen fördern das subjektive Befinden des Patienten erfahrungsgemäß oft deutlich. WILH. ERB schickte alle seine Tabiker nach Oeynhausen und glaubte fest an dessen Erfolge. Über die Hypertherminbäder (WALINSKI) habe ich keine eigene Erfahrung. Sie werden als sehr wirksam empfohlen.

Alles in allem: Man lasse den Tabiker nicht ohne Therapie, verordne ihm auch nicht nur gelegentlich symptomatische Mittelchen, sondern *behandle* ihn planmäßig und gründlich! Dann wird man ihm mehr helfen können, als heute noch viele Ärzte meinen.

Lues cerebrospinalis.

Diese das Zentralnervensystem treffende Luesfolge tritt nicht, wie die Tabes und progressive Paralyse, erst 8—10 Jahre und mehr nach der Infektion auf, sondern bisweilen schon einige Monate, oft auch 1—3 Jahre danach und äußert sich verschieden entweder in vorwiegend Hirn- und Hirnhautsymptomen (Hemiparesen, Aphasie, Hirnnervenlähmungen, epileptiformen Anfällen) oder in meningomyelitischen Störungen, atrophischen oder (und) spastischen paraplegischen, selten tetraplegischen Blasen- und Mastdarmstörungen oder auch als polyneuritisches Syndrom.

Die Diagnose bedarf bei der Verschiedenheit der Symptome und der infolgedessen häufigen diagnostischen Unklarheit der Fälle stets der Bestätigung durch die Blut- und Liquorsymptome, die fast stets beide positiv ausfallen.

Auch diese Kranken sind sehr oft anfangs nicht oder ungenügend behandelt, „anbehandelt" worden. Bezüglich der *Prophylaxe* gilt also das gleiche wie bei der Tabes.

Die *Therapie* kann gleichfalls nur in einer energischen Neosalvarsan-Wismutkur oder Hg-Injektion- oder -spritzkur und außerdem in Jodkalibehandlung bestehen.

Bei der bedrohlichen Art der Erscheinungen (besonders der cerebralen!) ist es notwendig, diese Kuren, insbesondere die Salvarsan-Bismogenolkuren die beiden ersten Male im Abstand von einem Vierteljahr und dann nach einem halben Jahr zu wiederholen. Ich verordne im ganzen 4—7 Kuren, verteilt auf 2—4 Jahre. In den Pausen gab ich früher stets Jodpräparate, jetzt aus bereits

genannten Gründen einstweilen nicht mehr. Natürlich kommen später auch
Malaria- und Pyriferkuren in Betracht, zumal bei nicht hinreichendem Erfolg
der spezifischen Therapie, die aber — im Gegensatz zur Behandlung der progressiven Paralyse — bei der Lues cerebrospinalis ganz im Vordergrund zu
stehen hat.

Die progressive Paralyse.

Sie ist die typische luische Späterkrankung des Gehirns, die 5—12 und noch
mehr Jahre nach der Infektion in einem wechselnden Prozentsatz der Ange-
steckten auftritt. Bezüglich der *Prophylaxe* gilt das bei der Tabes Gesagte.
Eines Hinweises bedarf aber hier die ätiologische Bedeutung der einseitigen
geistigen Überanstrengung. Beispielsweise ist die relativ große Paralysemorbidität
der ihr Gedächtnis oft so enorm überlastenden Schauspieler recht auffallend und
läßt vielleicht Schlüsse auf prophylaktische Faktoren ziehen.

Auch bei der Paralyse ist, besonders bei vorausgegangener ungenügender
spezifischer Behandlung, stets die spezifische Therapie durchzuführen. Im
Vordergrund steht aber hier die *Malaria-* oder sonstige *Reizkörpertherapie*.
Die Malariabehandlung war es ja, durch die Wagner v. Jauregg, ihr Be-
gründer, die bisher so schlechte Prognose der progressiven Paralyse völlig
umwandelte.

Wir rechnen heute bei vorsichtigster Prüfung mit über 30% Heilungen, bzw.
Wiederherstellung der Arbeitsfähigkeit durch sie, wenn auch oft mit geringen
Defekten. Wagner v. Jauregg gab 33% gute und 14,25% unvollkommene
Remissionen an, Hoche konstatierte 23,48% gute Remissionen mit voller Ar-
beitsfähigkeit bei Männern, 28,23% bei Frauen, mäßige Remissionen bei 22,26%,
bzw. 23,33%, schlechte Remissionen (mit Anstaltsnotwendigkeit) in 27,13% bzw.
23,33% und Todesfälle bis 2 Monate nach der Malariakur bei 27,13% bzw. 25%.
Nonne sah in 23,7% Heilung ohne Defekte, in 47,5% Arbeitsfähigkeit mit
geringem geistigem Defekt; übrigens nicht in konstanter Abhängigkeit vom
Liquorbefund. Nonne benutzte als unterstützende Mittel gern unspezifische
Eiweißmittel, z. B. Milchspritzen, wie Aolan u. dgl. Die Malariabehandlung,
wie bei der Tabes (s. o.) ausgeführt, eröffnet die Therapie; 8—10 Fieberspritzen genügen in der Regel. Dasselbe leistet die Pyriferkur; weniger sind
Recurrens- und Typhusvaccine und Tuberkulin zu empfehlen; schon während
der Chinintherapie der Malaria kann man mit einer vorsichtigen Neosalvarsankur
beginnen.

Man wiederholt die Malariabehandlung, wenn der Liquor und auch der Zustand des Kranken keine Tendenz zur Besserung zeigt, nach einem halben Jahr
oder auch nach längerer Zeit. Man kann an Stelle der Malariakur auch eine
Pyrifer- oder sonstige Reizkörperbehandlung anwenden. In den Pausen empfiehlt
sich — bei guter Ernährungslage — eine Jodkalitherapie (2—3mal 1,0), aber
nicht länger als 3 oder höchstens 4 Wochen lang. Die Aussichten der Malaria-
kuren sind erfahrungsgemäß bei initialen Fällen weit bessere als bei vorgeschrittenen.

Auch für die progressive Paralyse gilt das bei der Tabes Gesagte, nur noch
dringlicher als bei dieser: man lasse den Patienten nicht aus den Augen und
behandle ihn planmäßig und, wenn es sein muß, jahraus, jahrein.!

Paralysis agitans.

Die Paralysis agitans hat mit der luischen Paralyse nur den Namen gemein.
Die „Schüttellähmung" oder eigentliche Parkinsonsche Krankheit ist Folge

eines ätiologisch unbekannten, in „essentiellen" Fällen stets im Rückbildungsalter einsetzenden pallidostriären Prozesses und hat mit der Encephalitis und
mit dem postencephalitischen Parkinsonismus nur die Symptome gemein; bisweilen kommt sie familiär vor.

Eine *Prophylaxe* gibt es nicht.

Die *Therapie* ist die gleiche, am besten mit Homburg 680 durchzuführende,
wie beim postencephalitischen Parkinsonismus (s. o.). Meine Erfolge waren
jedoch bei der essentiellen Paralysis agitans nicht so gute wie bei dem ersteren.
Man sieht meist nur geringe oder flüchtige Besserungen, oft auch völlige Versager.
Trotzdem ist die Homburg-680-Kur stets zu versuchen. Denn die anderen Mittel
sind noch unzuverlässiger, vor allem das vor einiger Zeit empfohlene Alkaloid
der Steppenraute Harmin (2mal 0,02 intramuskulär oder 2—3 täglich 1 Kapsel
zu 0,02), das mich meist völlig enttäuscht hat. Symptomatisch günstig wirkt
natürlich das Scopolamin.hydrobromic. (3—5mal täglich 0,00025 in Pillenform),
das ich besonders bei stärkerem Tremor und den sehr lästigen Spannungsgefühlen
der Kranken verordne.

Besonders angenehm wirkt auch bisweilen die Vibrationsmassage. Bäder
und Güsse vermögen wenig. Ein Kurortaufenthalt ist psychotherapeutisch bisweilen leidlich wirksam, aber meist ohne objektiven Nutzen. Natürlich enthalte
man ihn den bedauernswerten Kranken nicht vor. Die Psychotherapie jeder
Form leistet ebenfalls nur selten etwas Ernstliches, ist aber gleichfalls solaminis
causa nicht zu vernachlässigen.

Chorea minor (Veitstanz).

Die Chorea minor, oft Äquivalent oder Teilerscheinung eines akuten Gelenk-
rheumatismus oder seltener eines anderen Infektes (z. B. Scharlach, Diphtherie,
Grippe), beruht auf einer bakteriotoxischen Störung im Bereich der pallidostriären
Region. Die Prophylaxe, Therapie und Prognose haben die richtige Diagnose
zur Voraussetzung, insbesondere der Unterscheidung von der Chorea chronica
Huntington und der choreatischen Form der Encephalitis. Bei den beiden
letzteren sind die Prognose ernst, eine Therapie wenig aussichtsreich und eine
Prophylaxe unmöglich. Anders bei der Chorea minor. Hier kommt *prophylaktisch*
die Vermeidung von Erkältungen, Durchnässungen und Infektionen, unter Umständen auch die Ausschaltung eines Fokalinfektes, sehr wohl in Betracht;
besonders bei neuropathischen Kindern und Jugendlichen, aber auch bei Graviden.

Therapeutisch sind vor allem sofortige Befreiung von Schulunterricht und
Isolierung, in den ersten 8—14 Tagen völlige Ruhe, womöglich Bettruhe, also
am besten Hospitalisierung, nötig. Aber nicht auf einer Kinderabteilung! Ich
habe choreatische Kinder beiderlei Geschlechts in der Regel auf einen Saal mit
älteren Frauen gelegt; in diesem Großmuttermilieu werden sie erfahrungsgemäß
psychisch am besten verstanden und behandelt und können sich bei eingetretener
Besserung auch ein bißchen nützlich machen, was ihnen meist recht gut bekommt.

Bei gleichzeitiger Polyarthritis behandle man mit Salicylaten (3—5mal täglich 1,0 Natr. salicyl. oder 0,5 Aspirin, 3mal tägl. 0,15—0,2 Pyramidon). Früher
glaubte man an eine besondere Heilwirkung des Arsens und verordnete z. B.
Liquor arsenicalis Fowlers 3mal 3 Tropfen, täglich um einen Tropfen steigend,
bis etwa 3mal 8—10 Tropfen erreicht waren. Man wird Arsen auch heute versuchen, sollte sich aber vor zu günstigen Erwartungen hüten. Bei sehr Erregten
und Agitierten werden Sedativa (3mal 1,0 Natr. bromat. 3—4mal 1 Prominalette
oder Luminalette bei Kindern) nötig sein. Nur in ernsten und sehr schweren
Fällen (z. B. auch bei Schwangeren) sind Avertin, Evipan oder Pernocton (das
letztere 1 ccm intravenös) indiziert. Derartige Schwerkranke gehören auch nicht

auf den allgemeinen Krankensaal, sondern bedürfen der Isolierung und strenger Bettruhe. Die Chorea gravidarum erheischt übrigens meist die Unterbrechung der Schwangerschaft, falls diese nicht (was meist der Fall ist), spontan vorzeitig beendet wird.

Besonders günstig und beruhigend wirken warme Bäder und Ganzpackungen, in schweren Fällen warme Dauerbäder. Natürlich muß man die Kranken in Bad und Bett vor Schaden bewahren; im letzteren durch Anbringung von gepolsterten Seitenwänden, damit sie sich nicht stoßen und bei ihren stürmischen Bewegungen nicht harausfallen.

Chorea chronica (Huntington).

Die chronische progressive HUNTINGTONsche Chorea, eine schwere, ziemlich seltene Erbkrankheit desselben anatomischen Sitzes wie die Chorea minor, verläuft mit chronischen Bewegungsstörungen und fast unausbleiblichem Ausgang in Demenz.

Die *Prophylaxe* kann bei dieser überaus schweren Heredodegeneration tatsächlich nur in der strikten Verhinderung der Fortpflanzung durch Röntgensterilisierung und Unterbrechung der Gravidität einer Kranken bestehen.

Eine wirksame *Therapie* gibt es nicht. Man kann und muß in besonders schweren Fällen die Hyperkinese durch Scopolamin. hydrobrom. (in Pillen 3—4mal 0,00025) oder Prominal oder Luminal (0,2, bzw. 0,1 3—5mal täglich 1 Tablette) mildern und durch höhere Dosen Luminal oder Veronal (0,6 bzw. 1,0) für den Schlaf der Kranken sorgen. Im letzten Stadium wird man dem Kranken Morphium natürlich nicht vorenthalten. Vor allem bedürfen diese bei Fortschreiten des psychischen Verfalls, der übrigens oft subjektiv noch empfunden wird und die Bedauernswerten nicht selten zum Suicid veranlaßt, der Internierung in einer Anstalt.

Der Hirnschlag (Apoplexie und Embolie des Gehirns).

Der Hirnschlag oder Schlaganfall ist meist das Produkt einer Blutung aus einer arteriosklerotischen Hirnarterie, besonders der Art. carotis interna im Bereich der inneren Kapsel und führt in der Regel zur Halbseitenlähmung, falls rechtsseits mit aphasischen Störungen. Der massiven Blutung gehen häufig prämonitorische Symptome (Schwindel, Ohnmachten, halbseitige Parästhesien der Glieder usw.) voraus. Etwas seltener ist der Hirnschlag Produkt einer arteriellen Embolie, z. B. bei Arteriosklerose oder Endokarditis der Aortenklappen und bei Mitralstenosen mit Herzthromben und am seltensten einer Thrombose. Die angeblich sicheren klinischen Unterschiede zwischen Hirnblutung und -embolie sind übrigens diagnostisch fragwürdig.

Eine wirkliche *Prophylaxe* ist bei Apoplexien kaum möglich. Denn die Hirnblutung ist eben meist der Ausfluß einer konstitutionellen Anlage, eben des apoplektischen Habitus mit der obligaten Plethora und Hypertonie. Natürlich können Überanstrengungen, heftige Erregungen, alkoholische und sexuelle Exzesse, hartnäckige Obstipation und großer, blutdrucksteigernder Anstrengung beim Stuhlgang u. a. m. den Insult auslösen und wären — im Sinne der Prophylaxe — zu meiden. Analoges gilt auch von der Prophylaxe der Embolien, während es für den thrombotischen Prozeß naturgemäß keine Prophylaxe gibt.

Die *Therapie* der frischen Blutung richtet sich nach dem Gesamtzustand des Kranken. Bestehen bei mehr oder minder völliger Bewußtlosigkeit plethorisches Aussehen, Blutdrucksteigerung, Bradykardie, schnarchende oder

auch aussetzende Atmung, kurz die Zeichen des gesteigerten Hirndrucks, so ist
ein ordentlicher Aderlaß (300—600 ccm) entschieden indiziert. Ob die von manchen
empfohlene Traubenzuckerinfusion (intravenös 20—40 ccm einer 40%igen
Lösung) viel Sinn und Erfolg hat, ist mir sehr zweifelhaft. Ich verzichte seit
langem auf sie. Bei schlechtem Puls wird man Cardiaca anwenden (Kardiazol,
Campher, Digitalis parenteral), bei Atemstörungen Lobelin (0,003 intravenös
oder 0,01 intramuskulär). Sehr wichtig ist, daß man sich um die Entleerung von
Urin und Stuhl beim Kranken bekümmert. ,,Der erste Griff des Arztes gelte der
Blase eines Kranken mit Schlaganfall“, pflege ich meinen Hörern einzuprägen.
Oft ist Katheterismus notwendig, ebenso die Entleerung des Stuhls durch
Klistiere, eventuell auch die intravenöse Injektion einer Ampulle Hypophysin
oder Pituglandol. Höchst ominös ist das häufig einige Tage nach dem Insult
erfolgende Auftreten von hohem Fieber, meist das Produkt einer Bronchopneumonie. Man spritze in diesen Fällen Sulfonamide (Eubasin, Cibazol u. a.);
meist wird der letale Ausgang aber nicht abzuwenden sein.

Erwacht der Kranke, so ist sorgfältig darauf zu achten, daß er sich nicht
verschluckt. Er muß natürlich mit dem Teelöffel oder einem Saugröhrchen
gefüttert werden und darf nur flüssige oder — wenn er es, was vorkommt, besser
schlucken kann — dünnbreiige Kost genießen. Erwacht der Hirnschlagbetroffene
nach spätestens 48 Stunden aber nicht aus dem Koma oder werden womöglich
die Bewußtseinsstörung stärker, die Atmung schlechter, so sind das ominöse
Zeichen, die energische Weckmittel (eventuell Pervitin) indiziert.

Im weiteren Verlauf der Erkrankung ist auch die seelische Beeinflussung des
Patienten nicht zu vernachlässigen. Vor allem ängstliche und erregte Kranke
bedürfen des beruhigenden Zuspruchs, oft auch der (sehr vorsichtig zu dosierenden) Sedativa und Schlafmittel; Phanodorm 0,2, Adalin 0,5, Luminal 0,4, eventuell Chloralhydrat im Klysma (Chloralhydrat. 1,0, Mucil. salep. 10,0, Aq. font.
ad 100). Morphium und andere Opiate sind wegen ihrer Wirkung auf die Atmung
natürlich kontraindiziert.

Die *Therapie* der Hirnembolie ist im wesentlichen die gleiche wie die der
Blutung; nur daß hier der Aderlaß und erst recht die nachfolgende Traubenzuckerinfusion nicht notwendig sind.

Natürlich ist auch die Lagerung des Kranken, insbesondere die Vermeidung
von Kontrakturen und Fehlhaltungen und die Notwendigkeit eines öfteren
Lagewechsels zur Vermeidung von Hypostasen zu beachten, ebenso eine sorgfältige Mund- und Hautpflege, insbesondere die Vermeidung des Decubitus.
Auch mit Atemübungen beginne man frühzeitig. Nach einigen Wochen kann
man vorsichtig mit der speziellen Behandlung der Hemiplegie beginnen: zuerst,
bereits 8—14 Tage nach dem Insult, mache man schonend, aber konsequent,
passive Bewegungen mit den gelähmten Gliedern, um Versteifungen der Gelenke
vorzubeugen. Dann, etwa 3 Wochen nach der Lähmung, behandle man mit
Streich- und Knetmassage und, falls das gut vertragen wird, mit Faradisation
und der galvanischen Kathode, streichend, nicht stabil.

Später wird man rationelle Gehübungen ausführen lassen, am besten in Verbindung mit einer Kur in einer Klinik oder Badeort, wie Oeynhausen, Wiesbaden,
Nauheim u. a. — Natürlich sei auch die Lebensweise des Rekonvaleszenten
streng geregelt; Nicotin und Alkohol sind völlig zu meiden; nicht minder körperliche und geistige Überanstrengungen und Erregungen. Einer speziellen Übungsbehandlung durch einen planmäßigen Sprechunterricht bedarf natürlich die
Aphasie. Hier ist viel Geduld von seiten des Arztes und Patienten notwendig.
Überhaupt ist die seelische Beeinflussung des Kranken, wie bereits erwähnt
worden, eine wichtige Aufgabe.

Die *Prognose* ist dem Patienten gegenüber konsequent und doch einigermaßen optimistisch darzustellen, u. a. in Gestalt der Versicherung, zuerst würde das Bein und dann erst der Arm gut; zum Gehen würde der Patient aber sicher wieder kommen. Falls eine luische Ätiologie des Hirnschlags vorliegt, ist natürlich eine spezifische Behandlung (s. o.) notwendig. Wenn eine Nephritis zugrunde liegt, sei diese gebührend berücksichtigt.

Subarachnoidale Blutung.

Diese, heute als nicht selten erkannte Blutung, besonders aus kleinen basalen Aneurysmen (subarachnoidale Blutungen) kommt nicht nur im Rückbildungsalter, z. B. bei klimakterischen adipösen Frauen und bei allen Migränikern vor, sondern auch bereits in relativ jugendlichen Jahren. Ihre Therapie erfordert vor allem die *richtige Diagnose*, insbesondere die Unterscheidung von intracerebralen Blutungen, die am sichersten durch die Liquorpunktion, nämlich den Nachweis von nicht gerinnendem, blutigem Liquor oder auch (später) von Xanthochromie zu erbringen ist. Eine spezielle *Prophylaxe* gibt es nicht. Im allgemeinen sei all das vermieden, was auch eine echte Hirnblutung propagieren kann (s. o.).

Therapeutisch ist vor allem größte Ruhe und Schonung, am besten eine mehrwöchentliche Bettruhe und für den, der zu Hause keine hinreichende Pflege hat, Aufnahme in eine Klinik notwendig. Denn die Gefahr von Rückfallsblutungen ist stets gegeben. Ich kenne nicht wenige Fälle, die in 4—5 Wochen 3 oder mehr Liquorblutungen durchgemacht und zum Teil an einer Rezidivblutung gestorben sind. Im frischen Anfall sind die Lumbal- und Occipitalpunktion und Druckentlastung im Liquorraum das Wichtigste. Man sei aber vorsichtig, entleere den Blutliquor langsam und achte darauf, daß der Liquordruck nicht zu sehr sinkt. Ich pflege bei einem Druck von 100—80 mm die Punktion abzubrechen. F. Hoff hat Beziehungen zwischen der Menstruation und subrarachnoidalen Blutung beobachtet, oft bei Frauen, die starke meist prämenstruelle Beschwerden, wie Kopfweh, Schwindel, Ohnmacht, auch typische Migräne hatten, und dann eines Tages Anfälle von subarachnoidaler Blutung erlitten. Er hat solche Fälle mit Keimdrüsenhormon behandelt, z. B. Menform-Follikulin 2mal täglich 12 Tropfen, 8 Tage vor dem Termin der Menses wieder abzusetzen! Hat das keinen genügenden Erfolg, so kann man im Anschluß an die Periode bis 8 Tage vor der nächsten Regel 2mal wöchentlich 5000—10000 E Menformon-Folliculin einspritzen. Vereinzelt beobachtete Fr. Hoff auch, daß die subarachnoideale Blutung Haupterscheinung einer allgemeinen hämorrhagischen Diathese war und hat in diesen Fällen bis 8 Tage vor der Periode täglich 100—200 mg Cebion intravenös gegeben. Man könnte es übrigens ebensowohl in Tablettenform (3mal täglich 1—2 Tabletten) darreichen. Endlich glaubte F. Hoff auch, daß eine im Prämenstrum eintretende acidotische Stoffwechselverschiebung die subarachnoidale Blutung propagieren könne, und hat während der kritischen Tage, also 8 Tage vor der Regel 3mal 1 Teelöffel des alkalisierenden Antacid mit Erfolg gegeben.

Bisweilen sieht man lang dauernde, insbesondere psychische Störungen nach den Anfällen von subarachnoidalen Blutungen zurückbleiben, die ihrerseits klinische oder fachärztliche Behandlung nötig machen; insbesondere durch Sedativa, wie Brom mit Baldrian, Luminaletten oder Prominaletten, warme Bäder und Wickel, und natürlich auch psychotherapeutische Betreuung. Übrigens sind die Heilungsaussichten solcher psychopathischen Restzustände meist nicht ungünstig. Ich habe Fälle beobachtet, die nach einer Dauer von $^1/_4$—$^1/_2$ Jahr in völlige Genesung ausgingen.

Epilepsia vera (Fallsucht).

Auch die echte Epilepsie bedarf, wenn wir sie richtig prognostizieren und behandeln wollen, der korrekten Diagnose, die entscheiden muß, ob eine Epilepsia vera oder eine symptomatische Form vorliegt. Die letztere kann das Produkt einer Erschütterung, Kontusion oder Verletzung oder Narbenbildung, eines Tumors, eines Abscesses, eines entzündlichen oder eines luischen Prozesses des Gehirns, der Hirnhäute oder des Schädels sein. Auch Intoxikationen urämischen, alkoholischen oder saturninen Ursprungs, eine Schwangerschaftseklampsie, eine Tetanie oder Spasmophilie können epileptiforme Krämpfe erzeugen, gelegentlich sogar ein hypoglykämischer Zustand. Endlich vermögen arteriosklerotische und angiospastische Zustände, bisweilen auch die echte Migräne zur symptomatischen Epilepsie zu führen.

Die Prophylaxe und Therapie aller dieser *symptomatischen* Formen der Epilepsie haben in erster Linie das *Grundleiden* zu berücksichtigen. Außerdem wird es aber nötig sein, auch die Symptome, insbesondere die Krämpfe durch Brom oder Luminal zu behandeln.

Anders die *Epilepsia vera,* die in allen Graden vom geringen kaum merklichen Äquivalent, einer kleinen „Absence", bis zum schweren tonisch-klonischen Krampfanfall auftreten kann. Sie ist häufig ein Erbleiden, in vielen Fällen auch das Produkt einer heterologen, neuro- oder psychopathischen Anlage. In eugenischen Maßnahmen muß dann die wichtigste Aufgabe der *Prophylaxe* bestehen; außerdem natürlich in der Vermeidung der bekannten Schädlichkeiten, des Alkohols, der Überanstrengungen und großer Erregungen, starker Hitze- und Kältewirkungen und natürlich auch von Situationen, die für den Krampfkranken gefährlich werden können (z. B. Arbeiten auf Dächern und Türmen, Schwimmen und Baden „ohne Grund" u. dgl. m.). Die Berufswahl und -beratung ist also bei jugendlichen Epileptikern eine wichtige Aufgabe für den Arzt.

Auch *therapeutisch* ist die Vermeidung der genannten Schädlichkeiten von großer Wichtigkeit. „Jeder Tropfen Alkohol (auch Bier!) ist Gift für Sie," das kann man dem Kranken nicht eindringlich und oft genug sagen. Natürlich hat er sich auch vor Exzessen in Nicotin, Kaffee und Tee zu hüten.

Medikamentös sind vor allem Brom, Luminal und Prominal von Nutzen, z. B. Natr. bromat. 3—6mal 1,0, Luminal 1—3mal 0,1, Prominal 1—3mal 0,15—0,2 oder Zentropil (Tabletten in der gleichen Dosierung). Nicht selten kann man die Anfälle „abfangen", wenn sie nämlich zu ganz bestimmter Zeit, besonders nachts auftreten und man 1—3 Stunden vorher 0,15—0,3 Luminal oder 0,2—0,4 Prominal nehmen läßt.

Der Status epilepticus, ein nicht selten lebensbedrohender Zustand, bedarf energischer parenteraler Behandlung, z. B. der 20%igen Luminalnatriumlösung (Merck) 2 ccm intramuskulär oder Somnifen 2 ccm intravenös oder Chloralhydrat 2,0—3,0 rectal. Diese Dosen muß man eventuell 1—2mal in 24 Stunden wiederholen. Man vermeide dabei, wenn das Herz schlecht zu werden scheint, bei „Hungermenschen" die unter Umständen krampfauslösenden Campherpräparate (C. HAPPICH). Während einer Bromkur ist Kochsalzabstinenz zu empfehlen, damit das Brom an Stelle des Chlors in den Stoffwechsel des Kranken treten kann. Wenn der in schweren Fällen unausbleibliche geistige Verfall und grobe, insbesondere charakterliche Veränderungen eintreten, ist die Unterbringung in einer Anstalt oft notwendig; zum Schutz für die Umgebung und den Kranken selbst. Man warte nicht zu lange damit! Denn geistig veränderte Epileptiker gehören zu den gefährlichsten und gewalttätigsten Psychopathen, die es gibt.

Muskelschwund.

Die *Syringomyelie*, eine auf konstitutioneller Basis entstehende, chronische progressive Erkrankung des Rückenmarks verläuft mit Muskelschwund und dissoziierten Sensibilitätsstörungen an den oberen Extremitäten und spastischen Paresen der Beine, Kyphose und Arthropathien.

Eine *Prophylaxe* des Leidens selbst gibt es nicht; nur kommt sie für Verletzungen, Verbrennungen u. dgl. in Betracht, die in Hinblick auf die Analgesien der Kranken besonderer Beachtung und Behandlung bedürfen.

Therapeutische Erfolge lassen sich sonst nicht erzielen. Wer an die öfters erwähnten röntgentherapeutischen Erfolge glaubt, berücksichtigt meines Erachtens die häufig spontanen Remissionen und Stillstände des Leidens zu wenig. Ich habe niemals einen deutlichen Erfolg von der Röntgenbehandlung der Syringomyelie gesehen. Die Arbeitsfähigkeit dieser Patienten wird meist auffallend wenig gelöst. Ich habe viele Leute der arbeitenden, insbesondere landarbeitenden Stände mit ausgebildetem Syndrom jahraus jahrein schwer schaffen sehen. Man lasse sie ruhig in ihrer Tätigkeit und invalidisiere sie ja nicht vorzeitig; auch aus psychotherapeutischen Gründen. Eine Reizkörper- bzw. Heilfieberbehandlung ist wirkungslos und darum unnötig, ebenso alle Bäder- und klimatischen Kuren.

Nach der Syringomyelie seien kurz die anderen Formen des *Muskelschwunds* und ihre Therapie besprochen.

Die *progressive spinale Muskelatrophie*, eine ätiologisch völlig unerkannte degenerative Systemerkrankung der grauen Vordersäulen des Rückenmarks, bedeutet ein Schicksal für den Kranken, gegen das es keine *Prophylaxe* gibt. Das gleiche gilt von der Kombination dieser Muskelatrophie mit der Systemerkrankung der Seitenstränge, der *amyotrophischen Lateralsklerose*. Beide können — in etwa 50% der Fälle — mit *progressiver Bulbärparalyse* verlaufen, die in 1—2 Jahren elenden Siechtums tödlich endet.

Therapeutisch können wir auf die genannten Systemerkrankungen nicht einwirken. Weder Vitamine noch Glykokoll haben irgendwelchen Erfolg. Schonung und rechtzeitige Invalidisierung sind das einzige, was wir unseren Kranken verordnen können. Bei der Schluckstörung der Bulbärparalyse muß natürlich die Ernährung flüssig und breiig gewählt werden. Auch ist die Fütterung durch die Schlundsonde oft nicht zu vermeiden.

Die *neurale Muskelatrophie* der Fr. Schultze-J. Hoffmannschen Form, eine ausgesprochene Erbkrankheit, zu Muskelschwund an den distalen Teilen der Glieder und bisweilen auch geringen bulbärparalytischen Erscheinungen führend, verläuft sehr langsam und meist gutartig, gelegentlich mit leichter Demenz. Auch hier gibt es keine *Prophylaxe* außer eugenetischen Maßnahmen. Eine wirksame *Therapie* existiert gleichfalls nicht. Auch diese Kranken sind übrigens, wie die Syringomyelitiker, sehr lange fähig, relativ schwere Arbeit zu leisten. Man lasse sie jedenfalls, solange sie können und wollen, in ihrer Tätigkeit und invalidisiere sie ja nicht zu früh.

Die Erbsche *Dystrophia muscularis progressiva*, eine heredodegenerative Myopathie, besonders die proximalen Muskeln der Glieder und des Schulter- und Beckengürtels befallend, tritt in einer infantilen und einer juvenilen Form auf, die sich bezüglich der Lokalisierung des Muskelschwundes und des Auftretens von Pseudohypertrophien etwas unterscheiden. Eine *Prophylaxe* gibt es bei diesem Erbleiden nicht. Eugenetische Maßnahmen sind aber ratsam.

Die *Therapie* galt früher als völlig aussichtslos. Neuerdings hat man mit Glykokoll, das auf den Kreatininhaushalt und damit auf die Muskelfunktion einwirkt, symptomatische Erfolge erzielt. Man gibt 15—30 g je Tag; leider ist das Medikament für den Dauergebrauch zu teuer, was seine Verwendung in der Praxis meist unmöglich macht. Auch Lactoflavin (1 mg intramuskulär gespritzt) hat sich bisweilen bewährt. Auch mit E-Vitaminpräparaten (z. B. Vitamin E-Promonta 3—6 Dragées je Tag) hat man bisweilen symptomatische Erfolge erreicht. Dagegen habe ich von Pilocarpin- und Adrenalinkuren keinen Nutzen gesehen.

Auch bei dieser Myopathie sind orthopädische Maßnahmen (Stützkorsett, Schienen u. dgl.) und Übungsbehandlung zu versuchen.

Myasthenia pseudoparalytica.

Diese, gleichfalls in der Konstitution wurzelnde, aber nicht erblich bedingte Myopathie, eine Ermüdungslähmung, diagnostisch durch die myasthenische elektrische Reaktion gekennzeichnet, wird in prophylaktischer und therapeutischer Hinsicht durch die Eigenart ihrer Pathogenese beeinflußt.

Eine *Prophylaxe* gegen das Leiden an sich gibt es nicht. Dagegen kann man dem jeweiligen Auftreten der Ermüdungslähmung natürlich dadurch am ehesten vorbeugen, daß man jede Überanstrengung meidet. Das betrifft auch jede Form der Gymnastik und sonstiger Übungstherapie und, da alle Muskelkontraktionen auch zur myasthenischen Störung führen, auch die Elektrotherapie. Alle diese therapeutischen Prozeduren sind also bei Myasthenischen nicht nur unnütz, sondern direkt schädlich.

Therapeutisch steht die Prostigminbehandlung ganz im Vordergrund. Ich empfehle in schweren und dringenden Fällen 1—3mal täglich 1 Spritze Prostigmin zu 0,5 mg, in mittelschweren und leichten Fällen also für das Gros der Patienten und für den Dauergebrauch 2—5mal täglich eine Tablette Prostigmin-Roche zu 0,015 mg. Gewöhnlich kommt man mit 3mal 1 Tablette aus. Die Spritze wirkt rascher, ihre Wirkung erlischt aber auch schneller, die Tablette langsamer, aber dafür länger anhaltend.

Das früher empfohlene Glykokoll ist heute durch das Prostigmin völlig verdrängt und unnötig geworden. Das Veratrin und die Kaliumbehandlung sind gleichfalls obsolet. Dagegen empfehle ich zur Unterstützung des Prostigmins 1—2mal $^1/_2$—1 Tablette Ephedrin und in Fällen, die auf Prostigmin und Ephedrin nicht genügend beeinflußt werden, dazu noch Calciumtabletten (Calzipot 2—3mal 1 Tablette) oder den Calcinosefaktor A.T. 10 von HOLTZ, 2—3mal 10—15 Tropfen zu geben; das letztere aber lieber nur bei klinischer Behandlung der Kranken. Bei Verdacht einer Thymusvergrößerung lasse man die Thymus mit Röntgenstrahlen behandeln. Eine theoretisch begründete Verstärkung der Prostigminwirkung durch Acetylcholin ist als klinisch noch nicht geprüft; die Verordnung von Acetylcholin ist also einstweilen noch zu unterlassen. Hormonale Präparate haben sich nicht bewährt. Eine Kurort- oder sonstige Bäderbehandlung kommt nicht in Frage. Graviditäten sind angesichts ihrer das Leiden meist sehr verschlechternden Wirkung in der Regel zu unterbrechen; eine Röntgensterilisierung mancher Kranken wäre zu erwägen.

Auf alle Fälle erfordert die Myasthenie einerseits eine präzise Diagnose, die leider meist verfehlt wird, und dann eine sehr ernsthafte und konsequente Therapie, die tatsächlich aus völlig lebensunfähigen Menschenwracks leistungsfähige Leute machen kann.

Neuritis und Polyneuritis.

In diesem Kapitel will ich zunächst die Neuritiden bzw. die toxischen oder traumatischen Schädigungen *einzelner* Nerven, als deren häufige Beispiele ich die Facialis- und Radialislähmungen nenne, besprechen und dann die

Polyneuritiden, die mit und ohne grobe Lähmung alle vier Extremitäten oder auch nur die Beine befallen und meist als Produkt einer Infektion (z. B. Diphtherie), einer Intoxikation (z. B. Blei und Alkohol) oder einer Stoffwechselstörung (diabetische „Pseudotabes") auftreten. Natürlich hat man, wenn es nicht möglich war, die Ursache einer Polyneuritis zu ergründen, auch von „idiopathischer" oder essentieller Polyneuritis gesprochen. Ob es eine idiopathische Polyneuritis gibt, ist mir durchaus zweifelhaft. — Wichtig ist, daß beide große Gruppen der Neuritis oft, sogar meist ohne Schmerzen, also ohne Neuralgien verlaufen. Neuritis und Neuralgie gehören durchaus nicht so eng zusammen als manche Autoren meinen. Es ist überhaupt überraschend, wie gering die sensiblen Ausfalls- und Reizerscheinungen bei vielen Polyneuritiden sind. Auch die in den Büchern immer wieder zitierte Druckschmerzhaftigkeit der Nervenstämme ist ein typisches iatrogenes diagnostisches Kunstprodukt und keineswegs ein Stigma der Neuritis oder Polyneuritis.

Beginnen wir mit der neuritischen Lähmung einzelner Nerven, der Mononeuritis, und hier mit der häufigsten, der *peripheren Facialislähmung.* Sie befällt bekanntlich alle Teile des Nerven von der Stirn und den Augenschließmuskeln bis zum Platysma und tritt meist einseitig auf. Je nach Intensität der Lähmung und Grad der elektrischen Entartungsreaktion unterscheidet man 2—3 Grade der Lähmung. Die Ursache der Facialislähmung ist meist nicht bekannt. Deshalb nimmt der Laie in der Regel eine Erkältung als Ätiologie an und der Arzt nennt das Gros der Gesichtslähmungen „rheumatisch". Nur in Fällen, in denen direkte Einwirkungen auf den Nerven bekannt sind (z. B. bei Traumen, bei Otitis interna, bei basalen Gummen od. dgl.) kennen wir eventuell eine Prophylaxe und Therapie des Grundleidens. Die allermeisten Fälle müssen wir *symptomatisch* behandeln. Eine Prophylaxe gibt es für sie nicht.

Die *Behandlung* beginnt in Anbetracht der Annahme eines rheumatischen Ursprungs natürlich mit antirheumatischen Mitteln (Aspirin 3—4mal 0,5—1,0, Pyramidon 3—4mal 0,3), Schwitzprozeduren und örtlicher Wärme. Bettruhe ist meist unnötig. Die psychische Behandlung ist oft sehr notwendig, da die Facialislähmung zwar keine ernste, aber recht entstellende und deshalb sozial nicht unwesentliche Störung ist. Man denke sich beispielsweise eine Filmdiva, oder einen Heldentenor mit einer Facialislähmung von recht ungewisser Dauer und Prognose! Besonders wichtig, zumal in Fällen mit nur partieller Entartungsreaktion, ist die *Elektrotherapie,* die allen, die sich ernsthaft und eigenhändig mit ihr befaßt haben, als die wirksamste Methode der Behandlung überhaupt gilt. Man faradisiere die Muskeln streichend und Schließungszuckungen auslösend; aber nur dann, wenn die Muskeln überhaupt faradisch reizbar sind. Ist dies nicht der Fall, so hat die therapeutische Faradisation keinen Sinn. Man galvanisiere in solchen Fällen allein; und zwar mit der Kathode „stabil" und „labil", das ist die Elektrode auf gewissen Nervenpunkten dauernd aufsetzend oder streichend und massierend, auch Öffnungszuckungen hervorrufend. Natürlich kombiniert man (in faradisch erregbaren Fällen) die Faradisation und die Galvanisation. Man elektrisiere täglich oder jeden 2. Tag, anfangs 5 Minuten und mit schwachen Strömen, später mit der Stromstärke allmählich steigend, aber nicht so, daß die Behandlung schmerzhaft oder erschreckend wirkt. Das ist besonders bei Kindern und Primitiven zu beachten. Bei galvanischer Behandlung rate ich beispielsweise zu 4—6—8 M; die stabile Galvanisation wird nach kurzer Zeit als schmerzhaft empfunden, die labile nicht. Eine Massagebehandlung ist nicht üblich und deshalb in ihren Wirkungen schwer zu beurteilen. Bei längerer Dauer der Lähmung wird man das antineuritische Vitamin B (z. B. Betaxin oder Betabion 3—4mal 1 Tablette) versuchen müssen.

Bei anderen Mononeuritiden, z. B. Radialis-, Ulnaris-, Axillaris-, Peroneuslähmung u. a. m., sei die Elektrotherapie die gleiche wie bei der Facialislähmung.
Man wird sie bei diesen Lähmungsformen aber mit einer Massage- und Übungsbehandlung kombinieren. Im übrigen forsche man sorgfältig nach der Ursache
oder dem Grundleiden, z. B. bei der Radialislähmung nach einer etwaigen Bleivergiftung, bei der Axillarislähmung nach einer Druckwirkung über der Schulter,
bei der Peroneusparese nach einem etwa ursächlichen Arbeiten in der Hocke
oder auch nach Alkoholismus. Die Radialislähmung des Bleikranken wird man
nur dadurch heilen können, daß man einerseits die Quelle der chronischen Bleivergiftung (Bleigewerbe, Bleirohre, bleihaltige Geschirre usw.) ausschaltet und
andererseits auch die manifeste Bleivergiftung bekämpft (vgl. Kapitel der Vergiftungen!). Die Axillarislähmung, häufig auch als Teilerscheinung einer cervi-
calen Plexuslähmung vorkommend, kann man prophylaktisch und therapeutisch
nur beeinflussen, wenn man beim Gefährdeten oder Kranken die Druckwirkung
über den Schultern (z. B. durch Kiepen, Kraxen, sonstige Lasten) beseitigt.
Und die Peroneuslähmung, die gleichfalls nicht selten im Rahmen einer Plexus-
lumbalaffektion auftritt, wird man vermeiden oder kurieren können, wenn man
die berufliche Ursache dieser Lähmungen, nämlich das ständige Arbeiten in der
Hocke und im Knien (z. B. bei Hackfruchtarbeitern) ausschaltet. Da auch die
chronische Alkoholvergiftung, wie schon erwähnt, Ursache besonders einer
Peroneusparese sein kann, muß man auch die völlige Abstinenz als Mittel zur
Heilung eines solchen Kranken heranziehen.

Die isolierten Nervenlähmungen sind auch oft Produkte von Traumen, Verletzungen, Stoß, Schlag und leider auch von Injektionen, die absichtlich oder
versehentlich in den Nerven gemacht worden sind. Auch bei allen diesen Lähmungen kommen zunächst Elektrotherapie und Massage in Betracht, vor allem
aber die sorgfältige Berücksichtigung der Ursache der Lähmung, besonders der
Frage, ob eine Durchtrennung oder schwere Verletzung des Nerven vorliegt oder
nicht. In diesem Falle wird man in erster Linie an eine Nervennaht oder -plastik
denken müssen. Ihre Aussichten sind bei guter Indikationsstellung und Technik
günstig. Die Erfahrung hat gelehrt, daß man aber bezüglich des Erfolges der
Nervennaht Geduld haben muß. Denn ihr Erfolg tritt meist erst nach Monaten,
bisweilen erst nach $1^1/_2$—2 Jahren ein. Auch die Lösung des Nerven aus Verwachsungen, vom Callus einer Fraktur u. dgl. bietet günstige Heilungsaussichten.
Sehr vorsichtig muß man leider die Prognose der Injektionsfolgen von Campher,
Coffein, Novocain, Adrenalin, Sulfonamiden usw. in den Nerven betrachten.
Hier ist meist sehr langwierige Elektro- und Massagetherapie nötig; nicht selten
bleiben sie ungeteilt.

Die *Polyneuritiden* sind, wie schon erwähnt, meist entweder postinfektiöser
Art (bei Diphtherie, seltener bei Typhus, Grippe u. a.) oder Produkte von Autointoxikationen (Diabetes) oder entstehen nach Vergiftungen (Alkohol, Blei,
Arsen u. a.). Bei den Infekt-Polyneuritiden ist mit der Therapie gegen die
Infektion darum meist nichts geholfen, weil die Polyneuritiden in der Regel erst
im Anschluß an die akute Erkrankung, oft in deren Rekonvaleszenz auftritt.
Jedenfalls haben Schutz- und therapeutische Impfungen (z. B. gegen Diphtherie)
keinerlei vorbeugende Wirkung auf die Polyneuritiden und ebensowenig einen
therapeutischen Einfluß. Hier sind wir tatsächlich auf die symptomatische
Behandlung allein angewiesen, also auf die Massage und elektrische Therapie
bei etwaigen Lähmungen, auf das antineuritische B-Vitamin (Betaxin oder
Betabion). Lactoflavin und eventuell Bäder- und klimatische Kuren (Oeynhausen, Nauheim, Kudowa u. a.). In schweren Fällen mit drohender Atem- und
Schlucklähmung ist natürlich Aufnahme in eine Klinik unbedingt nötig, um eine

Sondenernährung und künstliche Atmung durchzuführen. Ich habe beispielsweise gerade bei schwerer diphtherischer Polyneuritis die Atemlähmung tagelang durch die elektrische Biomotoratmung und die Schlucklähmung durch die gleichfalls viele Tage lang Duodenalsondenernährung behandelt und die Kranken dadurch am Leben erhalten.

Die toxischen Polyneuritisfälle bedürfen natürlich der kausalen Prophylaxe und Therapie, also der gründlichen Bekämpfung der Trunksucht, der Ausschaltung gewerblicher und anderer Blei-, Arsen- und sonstiger Schädigungen. Völlige Alkoholabstinenz ist selbstverständliche Vorbedingung bei der Behandlung einer alkoholischen Polyneuritis; auch deshalb, weil sie oft mit einer gleichfalls toxischen Epilepsie oder einem KORSAKOWschen Syndrom verbunden ist. Im übrigen ist die symptomatische Behandlung die gleiche wie bei den oben genannten autotoxischen Fällen. Das gleiche gilt von der angeblich idiopathischen Polyneuritis, bei der ebenfalls nur eine symptomatische Behandlung möglich ist.

Neuralgien.

Neuralgien können gewiß auch Symptom einer Neuritis sein, z. B. ist dies bei der Ischias und auch bei der Quintusneuralgie häufig der Fall. Trotzdem seien die Neuralgien als Sondergruppe abgehandelt, da sie fast immer nur das Symptom des Nervenschmerzes erkennen lassen und nicht die gleichzeitige Nervenlähmung.

Die *akute Ischialgie*, einerlei ob mit oder ohne Zeichen der Neuritis (also mit dem Verlust des Achillessehnenreflexes, mit groben Gefühl- und vasomotorischen Störungen), behandle man zunächst mit Ruhe, am besten Bettruhe und Wärme, z. B. Heizkissen, Lichtbogen, heißen Sandsäcken, auch heißen Wickeln; außerdem mit antineuralgischen Mitteln (Aspirin 3—4mal 1,0, Pyramidon 3—4mal 0,3, Atophan, Gelonid. antineuralg. od. dgl.). Bessert sich die akute Ischias nach 2—3 Wochen unter dieser Behandlung nicht, besteht also die Möglichkeit, daß sie chronisch verläuft, so empfehle ich folgendes: erstens den Patienten zwar nicht mehr im Bett zu belassen, aber ihn doch vor vielem Gehen und Stehen zu warnen, oft auch ihm noch vor seiner (körperlichen!) Arbeit bis auf weiteres zu befreien und die obigen Medikamente, falls die Schmerzen sehr heftig sind, weiter zu geben. Alsdann empfehle ich stets den Versuch einer Röntgentiefentherapie aller hauptsächlichen Schmerzpunkte der Ischialgie; deren Dosierung kann ich als ausschließliche Sache des röntgenologischen Facharztes hier übergehen. Stets sind die Röntgenbestrahlungen *vor* etwaigen Injektionen anzuwenden, da erfahrungsgemäß Bestrahlungen auf den injizierten Nerven nicht oder nur wenig wirken. Meist wird man bei der vorzüglichen Wirkung der Röntgenstrahlen die Injektion auch gar nicht nötig haben. Früher habe ich die Injektion von physiologischer NaCl-Lösung mit geringem Novocainzusatz in den Ischiadicus nach JER. LANGE viel ausgeübt; oft mit gutem Erfolg. Vor Alkoholinjektionen in den Nerven warne ich dringend, da sie oft lang dauernde Lähmungen hervorgerufen haben. Aus gleicher Ursache widerrate ich dringend die sog. blutige Dehnung des Nerven; auch nach der unblutigen Dehnung habe ich bisweilen hartnäckige Paresen beobachtet.

Früher hat man oft örtliche Reize appliziert (Cantharidin- oder Senfpflaster, Pointes de fen u. dgl.); jetzt sind sie wohl mit Recht aus der Mode gekommen. In sehr hartnäckigen Fällen habe ich von den epiduralen und paravertebralen Injektionen von Novocainlösung (Novocain 0,005, 0,00003 Corbasil [oder 0,000005 Suprarenin 0,007] Natr. chlorat.) noch günstige Erfolge gesehen. Die früher viel geübte Galvanisation mit der Anode habe ich als unzuverlässig heute ganz aufgegeben. Ebenso kann ich nicht zur Massage raten; bisweilen wirkt sie ziemlich angenehm, öfter vermehrt sie die Schmerzen. Warme und heiße Bäder und Wechselduschen wirken manchmal recht günstig. Kurort- und Bäderaufenthalte, z. B. in Moor- und Solbädern (Bad Elster, Kudowa, Nendorf, Bad Doberan u. a.) sind oft von sehr gutem Erfolg, ebenso Radiumkuren in Oberschlema, Joachimsthal u. a., die bisweilen in ganz verzweifelten Fällen noch halfen. Natürlich wird man in chronischen Fällen von Ischias auch das antineuritische Vitamin (Betabion oder Betaxin in Spritzen oder Tabletten) versuchen; in der Regel allerdings ohne merklichen Nutzen.

Die zweithäufigste Neuralgie des Beins, die *Meralgia paraesthetica* des N. cutan. femor. lateral. und med. verlangt in schweren Fällen eine der Ischias gleiche Behandlung; meist verläuft diese Neuralgie aber viel milder als die Ischias, braucht also weniger aggressive therapeutische Methoden.

Die *Trigeminusneuralgie*, wohl die quälendste aller Neuralgien, besonders wenn sie im Greisenalter auftritt, befällt vor allem den oberen und mittleren, bisweilen alle Äste des Nerven und äußert sich oft in typischen Anfällen, nicht selten aber auch als Dauerschmerz. Bisweilen ist sie Folge einer örtlichen Eiterung der Stirn- oder Kieferhöhle, der auch als Produkt einer fokalen Infektion im Bereich des Schädels, auch des Zahnsystems oder anderer Regionen. Viel seltener ist die Trigeminusneuralgie Folge einer Grippe oder eines sonstigen Infektes. Relativ oft tritt sie bei Diabetikern auf.

Die *Prophylaxe* hat diese ätiologischen Faktoren zu berücksichtigen. Noch wichtiger ist die Berücksichtigung der Krankheitsursache für die *Therapie*. Sie hat die örtlichen und fokalen Infektionen auszuschalten und den etwaigen Diabetes mit Insulin und Diät zu behandeln. In den selteneren akuten Fällen sind Salicylate, Pyramidon, Chininpräparate, Wärme, Schwitzprozeduren, Kurzwellendiathermie, Höhensonnenpräparate und später Arsenikalien und Jodkali anzuwenden. Stets versuche man es auch hier mit einer planmäßigen Röntgentherapie (*vor* etwaiger Injektion). In hartnäckigeren Fällen verordne man die kombinierten Antineuralgica (Gelonid. antineuralg., Trigemin., Veramon u. a. 3—5mal 1 Tablette). Niemals gebe man Morphium oder dessen Derivate, da Patienten mit Trigeminusneuralgie sehr zum Morphinismus neigen. Vor Jahren hat man Chloryleninhalationen empfohlen; von der Beobachtung ausgehend, daß dies Präparat eine Anästhesie des Trigeminus hervorruft. Meist hat das Mittel aber enttäuscht. Ferner hat man das in England viel verordnete Aconitin gerühmt in Form der Moussettepillen, die 0,002 Aconitin enthalten (2mal täglich 1 Pille nach vorherigem Abführen). Natürlich brauchen die Kranken auch häufig Schlafmittel. Recht wirksam fand ich Injektionen von physiologischer Kochsalzlösung oder Novocain in den Nerven. Alkoholinjektionen vermeide man, da sie oft zu lang dauernden Lähmungen führen. Die Injektion kann man auch ins Ganglion Gasseri ausführen. In besonders schweren und hartnäckigen Fällen bleibt als ultimum refugium die Resektion dieses Ganglions, mit der FED. KRAUSE oft Heilung erzielte. Die Elektrotherapie (galvanische Anode stabil auf die Schmerzpunkte 4—6 mA) hat sich auch mir nicht selten bewährt. Die früher empfohlene Chloräthylspraybehandlung der Schmerzstellen habe ich heute als unbewährt ganz verlassen.

Wichtig ist endlich die seelische Betreuung der Kranken, da die Trigeminusneuralgie äußerst quälend ist und nicht selten Greise zum Suicid veranlaßt hat. Man tröste die Verzweifelnden mit dem wahrheitsgemäßen Argument, daß wir heute die Mehrzahl der Trigeminusneuralgiker zum mindesten erheblich bessern können.

Andere Neuralgien, z. B. die Occipital- und Intercostalneuralgien, sind symptomatisch genau so zu behandeln, wie oben dargelegt wurde. Bei diesen beiden Neuralgien ist übrigens die Diagnose besonders wichtig, da sie oft verfehlt wird und damit die Therapie erfolglos bleibt. Ich erinnere nur daran, daß die Occipitalneuralgie Folge einer Spondylitis oder Spondylose der Halswirbel sein kann. Noch häufiger sind die diagnostischen Irrtümer bei der Intercostalneuralgie, die nicht selten angenommen wird, wenn in Wirklichkeit eine Pleuritis, ein Lungen- oder Pleuratumor oder ein Aneurysma, um nur diese Beispiele zu nennen, bestehen.

Herpes zoster.

Ungemein wichtig als Quelle aller Neuralgien, besonders der des Gesichts und der Intercostal- und Bauchregion ist der *Herpes zoster*, der mit Schmerzen entsteht und oft zu einer „Zosterneuralgie" von langer Dauer führt. Der Herpes zoster gilt als Produkt einer Erkrankung oder Reizung eines Spinalganglions, übrigens auch des GASSERschen Ganglions. Eine wirksame *Prophylaxe* kennen wir nicht. Ob es möglich ist, den vollen Ausbruch des Herpes zoster durch hohe Dosen von salicylsaurem Natrium (bis 20 g pro die wurde empfohlen) zu verhindern, erscheint mir sehr zweifelhaft. Auch ist vor einer solch unsinnigen Dosierung des Salicyls an sich dringend zu warnen; um so mehr, als der Herpes zoster kein bösartiges Leiden ist. Besteht der Herpesausschlag, so ist eine deckende und austrocknende Salbentherapie zu empfehlen: Zinkpaste, Resorcinsalbe (2—3%), Ichthyolsalbe od. dgl. Manche Patienten ziehen die trockene Puderbehandlung vor (z. B. Rp. Acid. tannic, 5,0, Zinc. oxyd. Bismut. subnitr. Amyl. āā 10,0). Stets bedecke man die Herpesregion mit einer schützenden Mullkompresse oder binde, um die schmerzhafte Reibung der Kleidung zu verhindern, Gegen die Schmerzen des akuten und selbstverständlich auch des chronischen Stadiums des Herpes zoster, also die Zosterneuralgie, verordne man natürlich niemals Morphium, das in einem vielgelesenen Handbuch der Therapie empfohlen wurde. Denn bei der Chronizität dieser Neuralgien ist die Gefahr des Morphinismus besonders groß. Man muß stets mit den üblichen, oben genannten antineuralgischen Medikamenten auszukommen suchen.

Gegen die Zosterneuralgie sind, wie bei den anderen Neuralgien, übrigens auch Kurzwellendiathermie und die Röntgentiefentherapie mit Erfolg angewandt worden. Ebenso wird man einen Versuch mit Betabion und Betaxin machen; meist allerdings ohne erhebliche Wirkung wenigstens nach meiner Erfahrung.

Hysterische Reaktionen.

Es würde viel zu weit führen, wenn ich Ursachen, Wesen und Symptome dieser häufigsten nervösen, bzw. psychopathischen Reaktionsform in ihrer außerordentlichen Mannigfaltigkeit auch nur in Stichworten darstellen wollte. Nur so viel sei bemerkt, daß die „gewöhnliche" Hysterie eine in der psychophysischen Konstitution wurzelnde Erkrankung, bzw. Wesensänderung ist, und daß auch die traumatische Hysterie dieser konstitutionellen Basis fast nie ermangelt.

Der konstitutionelle Charakter der Hysterie erklärt es, daß sie sich bereits in der Kindheit manifestieren kann. Also hat die *Prophylaxe* bereits in der Jugend in der Erziehung einzusetzen; und zwar in einer verständigen seelischen Abhärtung, in der Unterdrückung der Wehleidigkeit und des Interesses am Kranksein, kurz in einer *Stärkung des Gesundheitsgewissens*. Das ist wohl möglich und nicht ohne Aussicht auf Erfolg. Denn die Hysterie des Kindes ist, wie meine Erfahrungen [1] lehren, durch energische Suggestion und Erziehungsbehandlung

---

[1] CURSCHMANN, H.: Med. Klin. 1907.

oft, ja meist gut zu beeinflussen. Aus erfolgreich behandelten hysterischen
Kindern hat man sehr oft vernünftige und leistungsfähige Erwachsene werden
sehen. Gegenteilige, krankheitsfördernde Einflüsse und deren Ergebnisse aber
zeigen uns, wieviel an diesen jugendlichen Neuropathen verdorben werden kann.

Die *Therapie* dieser seelischen Anomalie ist selbstverständlich eine vorwiegend seelenärztliche. Es würde zu weit führen, hier auch nur andeutungsweise die Psychotherapie der Hysterie darzulegen. Nur soviel sei gesagt: Je
naiver und primitiver die Psyche des Patienten ist, desto einfacher ist seine
seelische Behandlung. Der hysterische Bauernbube oder die hysterische junge
Dienstmagd bedürfen oft nur irgendeiner simplen Suggestivmaßnahme, des
faradischen Pinsels, einer energischen Massage, oft nur einer gründlichen Verbal-
suggestion, um von einer hysterischen Lähmung, einer hysterischen Anästhesie
oder einem hysterischen Schlafzustand befreit zu werden. Je stärker das Sub-
ordinationsgefühl ist, desto leichter wird auch der Erfolg erzielt werden. Die
überaus prompten Heilungen bei der Kriegshysterie des Soldaten, sei es durch die
etwas grausame Faradisation FR. KAUFMANNS, sei es durch die Hypnosen M.
NONNES, beweisen das. Schwieriger ist die Hysterie der komplizierten Seelen zu
beeinflussen, z. B. die der mondänen, nicht selten recht intelligenten (oder
besser raffinierten) weiblichen Kranken; zumal dann, wenn ihr Milieu, insbesondere die Familie, der Ehepartner oder sonstige Mitmenschen die Hysterie des
Kranken durch ihren Einfluß stärken. Hier sind die komplizierteren Methoden
am Platze, von der planmäßigen, an Verstand und Moral appellierenden Persuasion
P. DUBOIS' und der psychagogischen Lenkung nach J. H. SCHULTZ bis zur Hypnose und endlich auch zur Psychoanalyse FREUDS oder STECKELS. Gewiß sind die
psychoanalytischen Verfahren oft äußerst langwierige, über Monate, selbst Jahre
sich hinstreckende Behandlungsformen. Aber ihre Erfolge haben auch die Gegner
FREUDS in so manchen Fällen bekehren müssen; auch wenn man in der einseitig
sexualogenen Genese der Hysterie im FREUDschen Sinne nicht glauben möchte.

Oft ist es notwendig, den Patienten aus der seine Hysterie fördernden Umwelt
herauszunehmen und ihn in das Heilmilieu einer Klinik oder eines Sanatoriums
zu versetzen, wie schon CHARCOT lehrte; besonders gilt dies für Kinder und
Primitive. Diese Kuren in Bade- und Kurorten durchzuführen hat dagegen nicht
viel Sinn. Je ausschließlicher und intensiver das Heilmilieu und der heilende
Seelenarzt auf den Patienten einwirken, desto besser dienen sie ihm. Dabei sei
ruhig zugegeben, daß auch Nichtärzte (Magnetopathen u. a.) und die Grotte von
Lourdes oder ein sonstiger Heilort den gleichen heilenden Einfluß auf die Hysterie
ausüben können wie ein guter Nervenarzt. Es kommt eben darauf an, daß der
Hysterie-Patient an diese Heilfaktoren *glaubt*.

Was Einzelheiten anbelangt, so sei kurz folgendes gesagt: Naive Manifesta-
tionen, wie eine hysterische Lähmung werden wir durch den elektrischen Strom
heilen, ebenso die hysterische Stummheit, Blindheit, Taubheit, die Abasie u. a. m.
Man scheue sich nicht davor, mit recht schmerzhaften Faradisationen zu arbeiten.
Es gehört — zum Glück — zum Wesen des Hysterie-Patienten, daß er diese
therapeutische „Schinderei" nicht übelnimmt, sondern überraschend geduldig
erträgt. Man versuche stets, die eben genannten hysterischen Störungen in
einer Sitzung zu beseitigen, je rascher und gründlicher, desto besser!

Dabei ist auch auf die Familie und sonstige Umgebung des Patienten auf-
klärend und beruhigend einzuwirken. Das muß geschehen, damit ihr Einfluß
auf den Patienten ein günstiger wird, damit also ein allzu großes Mitleid mit dem
„Kranken" aufhört, aber auch eine brutale Vernachlässigung oder ein zu ostentatives Bagatellisieren seiner Beschwerden vermieden wird. Denn der Einfluß
der Umgebung auf den Kranken ist groß, oft entscheidend.

Natürlich wird es oft gut und für die rasche Heilung fördernd wirken, wenn man gewisse Symptome mit Medikamenten zu beseitigen strebt und dadurch das Vertrauen und damit die Suggestibilität des Patienten steigert. Man behandle also die im Vordergrund stehenden Beschwerden, z. B. die Magendarmstörungen, wie das habituelle Erbrechen durch Vasano oder Peremesin (3mal 1 Tablette vor dem Essen), die Durchfälle durch Tannalbin, Kohletabletten und Opiumtinktur, die Schlaflosigkeit durch Phandorm oder Mixtura nervina, hysterische Schmerzen durch Pyramidon, Dolantin (3mal 1 Tablette) od. dgl. einen Dämmerzustand durch Pervitin (3mal 1 Tablette), hysterische Krämpfe durch Valeriana (Tinctura valer. oder Recvalysat 3mal 20 Tropfen). Dabei sei man in der Dosierung (besonders bei Opiaten und Pervitin) sehr vorsichtig und bewahre die Patienten vor der Gefahr der Gewöhnung.

Besonderes therapeutisches Interesse hat die *traumatische Hysterie* sowohl des Friedens als auch des Krieges. Ich[1] habe gezeigt, daß auch sie auf der Basis der Konstitution und der seelischen Kondition erwächst, daß beispielsweise die naiven und groben Formen der Kriegshysterie (z. B. Lähmungen Blindheit, Aphonie usw.) beim Offizier außerordentlich viel seltener waren als bei den Angehörigen des Mannschaftsstandes. Das gleiche hat RÖPER von den Akademikern gezeigt. Das ist sehr wichtig und beweist uns, daß nicht mikroorganische Schädigungen des Gehirns, wie H. OPPENHEIM meinte, sondern tatsächlich rein psychische Faktoren die Ursache der traumatischen Hysterie bilden. Diese Erkenntnis ist therapeutisch bedeutungsvoll und stärkt unsere ärztliche Aktivität im Kampfe gegen die traumatische Hysterie. Daß in diesem Kampf die Rentensucht des Patienten ernstliche Berücksichtigung verdient, ist selbstverständlich. Man versuche stets in gerechter, menschlicher, aber doch nicht allzu nachgiebiger Weise auf den „Rentenkomplex" des Patienten einzuwirken, indem man die berechtigten Ansprüche des Traumatikers berücksichtigt, ihm das Recht auf eine Rente attestiert, wenn dies angebracht ist, aber es peinlich vermeidet, den Traumatiker durch die Äußerung einer ungünstigen Prognose in seinem Genesungswillen zu lähmen. Wie oft habe ich es erlebt, daß die Mitteilung einer zweifelhaften oder infausten Voraussage den ängstlichen oder auch den malignen Patienten für alle Zukunft höchst ungünstig beeinflußte! Aber auch eine rücksichtslose Bagatellisierung seiner Beschwerden oder gar die offene oder verschleierte Beschuldigung der Simulation empfindet der Traumatiker oft mit Recht als verletzend und ungerecht und wird dadurch in seiner Opposition gegen den Gutachter und natürlich auch gegen den Therapeuten in unheilvoller Weise bestärkt. Das bedenke man im Interesse der Prophylaxe und auch der Therapie. Die letztere hat stets konsequent den Standpunkt vertreten, daß eine traumatische Hysterie ja nicht nur ein Objekt der Begutachtung, sondern auch der *Behandlung* ist. Ernstliche und wohlwollend geleitete Heilverfahren in Klinik oder Sanatorium, die aber nicht den Eindruck der „Rentenquetsche" machen dürfen, sind dem Traumatiker zuzubilligen. Oft gelingt es dadurch — gleichzeitig mit einer gerechten Rentengewährung —, das Gespenst der früher oft unheilbaren Rentenhysterie zu bannen und den Kranken seelisch und körperlich wieder ganz „auf die Beine zu bringen".

Die *Therapie* sei, wie schon erwähnt, eine im wesentlichen seelenärztliche und bediene sich der bereits erwähnten Suggestivmaßnahmen aller Art (z. B. der KAUFMANNschen Methode bei der Kriegshysterie), auch der Hypnose (NONNE). Psychoanalytische Methoden dürften dagegen für diese genetisch klarliegenden Fälle nicht am Platze sein; auch deshalb nicht, weil sie erfahrungsgemäß sehr langwierig sind und zu langsam wirken. Für die Aufklärung und Beeinflussung

---

[1] CURSCHMANN, H.: Dtsch. med. Wschr. 1917, H. 10.

der Umgebung des Patienten, in diesem Falle unter Umständen auch des Arbeitgebers, gilt das gleiche, was ich für nichttraumatische Formen auseinandergesetzt habe. Im übrigen sei die Behandlung der traumatischen Hysterie die gleiche wie die der „gewöhnlichen" Hysterie, auch, was die medikamentöse Therapie anbelangt. Bei traumatischen Hysterieformen und ihrer häufigen Neigung zur Chronizität ist bezüglich der Medikamente ganz besonders an die Gefahr der Gewöhnung an Opiate und Schlafmittel zu denken.

Was besondere Kurformen gegen die traumatische Hysterie anbelangt, so ist gerade bei ihr die *Arbeitstherapie*, in kurgemäßer, sorgfältig und wohlwollend dosierter Form, stets in einer besonderen Kuranstalt durchgeführt, oft zum Segen für den Patienten gewesen. Denn durch sie gelingt es nicht selten am ehesten, die Genesung des Kranken zugleich mit seiner allmählichen Einschaltung in einen Arbeitsprozeß herbeizuführen. Die letztere aber muß ja bei der Behandlung des Traumatikers stets das besondere Ziel des Therapeuten bilden.

Neurasthenie.

Die *Neurasthenie* und Hypochondrie sind, wie die Hysterie, psychopathische Reaktionsformen, deren Wesen und Äußerungen als allgemein bekannt kaum besonderer Darstellung bedürfen. Nur sei betont, daß bei ihnen organneurotische Störungen und Beschwerden und deren seelische Bewertung ganz im Vordergrund zu stehen pflegen, vor allem solche von seiten des Herzens und der Gefäße, des Verdauungsapparates, der Harnorgane und des Sexualsystems.

Auch bei der Neurasthenie ist die *Prophylaxe* ein besonders wichtiger Teil der Versuche, auf das Schicksal des Bedrohten Einfluß zu gewinnen; auch hier in dem Bestreben nach seelischer Abhärtung, nach Stärkung des Gesundheitsgewissens und nach einer gesunden Vernachlässigung all der mehr oder minder erheblichen Empfindungen und Beschwerden von seiten der körperlichen und psychischen Vorgänge des Lebens. Wie bei der Hysterie hat diese Prophylaxe bereits im Kindesalter zu beginnen in Gestalt einer vernünftigen Erziehung und vor allem guter Vorbilder durch die Eltern und sonstige Erzieher. Neurasthenische Eltern pflegen neurotische Kinder heranzubilden.

Die *Therapie* hat, wie bei der Hysterie, in erster Linie psychotherapeutisch zu wirken. Auch hier haben die Methoden sich nach der seelischen Artung des Patienten zu richten. Nur daß bei der Neurasthenie die Persuasion, die vernünftige Überredung, Überzeugung und Anleitung im Vordergrund stehen sollten. Die komplizierteren Methoden, die Hypnose und Psychoanalyse, haben demgegenüber zurückzutreten. Bei der Chronizität der Beschwerden und der oft nicht grob gestörten Arbeitsfähigkeit der Patienten ist eine klinische Behandlung (Spital, Sanatorium) meist nicht nötig, ja nicht einmal empfehlenswert; zumal sie nicht selten durch das Vorbild anderer Neuropathen zur Vertiefung und Fixierung einer hypochondrisch-neurasthenischen Mentalität beiträgt. Nur bei sehr ausgesprochenen körperlichen Reaktionen und tieferen Depressionen ist eine klinische Behandlung angezeigt und oft absolut nötig.

Die ersten Störungen verlangen auch oft eine besondere Regelung der Diät, im besonderen auch (was übrigens für alle Neurotiker gilt) die Vermeidung der Genußgifte (Alkohol, Nicotin, Kaffee), besonders wenn der Kreislauf und die Verdauungsorgane Sitz der organneurotischen Reaktionen sind.

In diesen Fällen ist auch eine besondere *medikamentöse* Behandlung dieser Störungen am Platze: z. B. wird man bei „Herzneurosen" die Baldrianpräparate, bei solchen mit vorwiegender Tachykardie in Kombination mit Chinidin, anwenden, bei Magenstörungen mit Superacidität und -sekretion Magnesia usta oder Natr. bicarbon. und Belladonnaextrakt (Rp. Magnes. ust. 20,0, Extract. Belladonn. 0,2 3—4mal täglich 1 Kaffeelöffel) verordnen, bei spastischen Störungen des Verdauungsapparates Papaverin (z. B. das vorzügliche Paverysatum Bürger 3mal täglich 10—15 Tropfen). Spezielle Berücksichtigung verdienen die Sexualneurosen und sonstigen Störungen der Geschlechtsfunktionen, auf die ich im Anschluß an dieses Kapitel noch einmal besonders eingehen werde.

Wichtig ist auch die Behandlung der Neurasthenie der *Klimakterischen,* eine besonders häufige Aufgabe für alle Kollegen. Hier wirke der Arzt zunächst auch psychotherapeutisch, vor allem durch die Versicherung, daß der Wechsel eine physiologische Angelegenheit sei und Beschwerden durch die Klimax mehr oder minder von den meisten Frauen eben ertragen werden müßten. Man gebe den Kranken die feste Zuversicht, daß ihre Beschwerden sicher zeitlich begrenzt und ganz harmlos seien. In diesen Fällen sind Hormonpräparate angezeigt (z. B. Ovaraden 3mal 1 Bohne, Ovaria siccata Merck 3mal 1 Tablette, — Ovoglandol — Roche, Cyren-B. od. dgl. 3—4mal 1 Tablette). Natürlich müssen sie wochen- und monatelang genommen werden. Außerdem sind gegen spezielle Beschwerden die üblichen Sedativa (Bromalkali, Baldrian, Luminaletten, Prominaletten od. dgl.) zu verordnen. Gegen die während der Klimax so häufigen rheumatischen Erkrankungen ist außer den Hormonmitteln auch die Rheumabehandlung mit allen ihren Faktoren (vgl. diesen Abschnitt) heranzuziehen.

Gegen das (etwas fragwürdige) Klimakterium virile sind Psychotherapie und männliche Hormonpräparate (Testifortan, Testiglandol s. o.) zu verordnen.

Die meisten Patienten mit Neurasthenie fühlen sich schlapp, matt, kraft- und energielos, ermüdbar, kurz in jeder Hinsicht reduziert. Sie verlangen deshalb von uns fast immer „Kräftigungsmittel", zum Teil auch aus der Erfahrung heraus, daß die verordneten Sedativa und Hypnotica ihnen keine Steigerung der subjektiven Kräfte bescheren. So skeptisch wir Ärzte meist diesen „Kräftigungsmitteln" gegenüberstehen, so wenig dürfen wir sie dem Patienten a limine abschlagen. Man verordne also ruhig das ausgezeichnete Recresal (3mal 1 Tablette) und für *kurze* Zeit (höchstens 3 Wochen) auch Pervitin (3mal 1 Tablette). Auch die üblichen Eisen-, Arsen-, Chininpräparate in Gestalt etwa der Pilul. tonicae oder Pilul. asiaticae (3—6mal 1 Pille) oder der Chinin-Arsenpillen (Chinin. hydrochlor. 4,5 3—4mal täglich 1 Pille) sind empfehlenswert. Die Hauptsache aber wird — zumal in Notzeiten — die Sorge für eine gute und leichte Ernährung, bei Dyspeptischen durch die Verordnung von zusätzlicher Milch und Weizenbrot sein; und außerdem die Verordnung einer Arbeitspause am Tage in Gestalt einer obligatorischen, wenn auch kurzen Mittagsruhe. Auch soll der Urlaub dieser Neurastheniker eine wirklich erholende Wirkung ausüben. Dazu bedarf es keines Sanatoriums, meist auch keines Kurortes. Ruhe, Entspannung und wirkliche „Ferien zum Ich" sind die Hauptsache. Auch diese sind überall zu finden, wo der Erholungsbedürftige schöne Natur und ein behagliches Milieu findet; besonders die Seebäder seien hier empfohlen, die auch nicht die Gefahr der übermäßigen Kraxelanstrengungen in sich tragen wie der Aufenthalt im Gebirge.

Zum Schluß sei aber nochmals betont: Die *seelische Behandlung* stehe bei allen Neurosen (Hysterie, Neurasthenie, Hypochondrie usw.) ganz im Vordergrund, und nicht das Medikament, das in der Eile der ärztlichen Sprechstunde so oft allein verschrieben wird und nun wirken soll!

Funktionelle Störungen der Geschlechtsfunktion.

Diese Störungen bedürfen, wie bereits betont, noch einer kurzen Sonderbesprechung, die auch die Homosexualität und die Intersexualität zu berücksichtigen hat.

Ich beginne mit der häufigsten „Sexualneurose", den nervösen Potenz-störungen des Mannes. Auch bei ihnen ist eine genaue Diagnose conditio sine qua non für die Therapie. Man achte peinlich auf die Möglichkeit einer organi-schen Grundlage der Potenzschwäche, z. B. auf einen Diabetes, der besonders oft und früh die Potenz schädigt; auch schwere Blutleiden, perniziöse Anämie, Leukämie u. a., Carcinome, chronische Herzinsuffizienz und andere chronische Leiden vermögen nicht selten das gleiche. Endokrinopathien, wie Myxödem, hypophysäre Kachexie, Morb. Addison, wirken oft in dem gleichen Sinne. Be-sonders wichtig sind die organischen Nervenleiden, wie Tabes, multiple Sklerose und manche Myelitiden als Ursache der Potenzschwäche. Daß auch vorzeitiges Altern und das wirkliche Senium zur Abnahme der Libido und Geschlechtskraft führen können, ist bekannt. Alle die genannten Grundkrankheiten sind zu berücksichtigen, wenn man die Störungen der Geschlechtsfunktion bei ihnen bessern will. Sie bedürfen aber auch der Erkennung, ehe wir eine Potenzstörung als eine „nervöse" und rein funktionelle ansprechen und demgemäß behandeln wollen.

Die häufigste Störung ist wohl die *psychische Impotenz* des Mannes. Auch hier ist die Kenntnis ihrer Ursache von größter Wichtigkeit für die Therapie. Sie kann — besonders häufig — eine Phobie sein, eine Zwangsfurcht vor dem Fiasko, die jedesmal vor oder in dem Geschlechtsakt auftritt und seinem Ge-lingen durch Ausbleiben der Erektion oder durch Ejaculatio praecox, oft auch durch stark verzögerte Ejakulation stört. Häufig ist die Störung eine sozusagen dissoziierte und bezieht sich ausschließlich auf die Gattin oder eine sonstige „anständige Frau". Nicht selten sind gewisse Perversionen, z. B. ein mehr oder minder ausgeprägter Fetischismus die Ursache der Störung; nämlich dann, wenn die Partnerin etwa der fetischistischen Neigung des Mannes nicht entspricht. In der Regel ist die Potenz aller dieser Neurotiker aber nicht nur speziell gestört, sondern im allgemeinen schwach. Dabei fehlen hypogenitale Stigmata in der Regel völlig. In allen diesen Fällen ist neben einer verständigen Psychotherapie die Verordnung der Aphrodisiaca anfangs angezeigt, da ihre oft prompte sympto-matische Wirkung das Vertrauen des Patienten zum Arzte und nicht minder zu sich selber stärkt, z. B. von Yohimbin-Hadra 3mal 1 Tablette, Testofortan, Testogan, Testoglandol u. a. 3mal 1 Tablette). Eine Hodentransplantation ist meist unnötig und ohne Erfolg. Psychisch impotenten Männern rate man übrigens ja nicht generell zur Ehe als Heilmittel. Die nicht ganz seltenen Suicide vor der Hochzeit oder direkt hinterher, aus Angst vor dem Fiasko oder aus Scham nach dem Mißerfolg, sind warnende Exempel! Erst wenn die psychische Potenz-störung gebessert ist, gebe man die Ehekonzession. Ich pflege sie stets, auch, um das Gefühl der Sicherheit zu steigern, mit der Verordnung von Yohimbin oder Testofortan zu verbinden.

Von den *Perversionen* nenne ich zunächst die „*Intersexualität*", das ist das Auftreten von sexuellen Äußerungen, die dem Träger bei seiner primären Sexual-konstitution nicht zukommen. Das kann grob körperlich durch alle Grade des Hermaphroditismus, aber auch durch rein psychosexuelle Aberrationen bedingt sein (Fr. Prange). Die ersteren sind natürlich therapeutisch kaum zu beein-flussen, es sei denn durch eine Keimdrüsen-, z. B. Hodentransplantation und die Exstirpation der heterologen Keimdrüse; Maßnahmen, deren Erfolg aber oft ausbleibt. Von den letzteren nenne ich z. B. den Transvestizismus, das ist die Neigung in Kleidung und sonstigem Auftreten das andere Geschlecht zu mar-kieren.

Diese Fälle sind durch planmäßige Psychotherapie (eventuell Hypnose) und die entsprechenden Hormonpräparate (Testofortan u. a.) zu behandeln.

Die *Homosexualität*, die sexuelle Neigung zu Personen des gleichen Geschlechts, hat, wenn sie endogen, also konstitutionell begründet ist, eine ungünstige Prognose. Die STEINACHsche Therapie, Exstirpation einer oder beider Keimdrüsen und Implantation einer normal sexuell-erotisierenden, hatte nach PRANGES Untersuchungen keinen therapeutischen Effekt. Auch die Kastration allein blieb bei Homosexuellen völlig erfolglos. Dies ist sehr begreiflich, da nach PRANGES histologischen Befunden sich an den Keimdrüsen Homosexueller anatomische Hypoplasien finden. Dagegen bewirkte die operative Entmannung bei psychosexuellem Infantilismus (Neigung zu Kindern) meist ein totales und dauerndes Verschwinden der pathologischen Triebrichtung und der Libido; ein immerhin bedeutsamer Erfolg bei einer oft so folgenschweren Perversion.

Homosexuelle sind jedoch nicht operativ zu behandeln. Vielmehr soll man versuchen, sie psychotherapeutisch zu beeinflussen und „eventuell vorhandene rudimentäre heterosexuelle Komponenten bewußtseinsfähig und funktionell verwertbar zu machen" (PRANGE)[1]. Außerdem sind die genannten Hormonpräparate zu verordnen. Daß daneben auch das Strafgesetz erzieherisch und abschreckend auf diese Unglücksmenschen einwirkt, bedeutet für viele einen Gewinn. Besonders dürfte es die „accidentellen" Homosexuellen beeinflussen, die sich unter dem Einfluß von Genuß- oder Rauschgiften, von Milieuwirkungen (Internaten, Lagern, Gefängnissen), durch böses Beispiel, durch Modeströmungen (Antike!) oder auch aus Übersättigung homosexuell betätigen. Für diese Kategorien sind Hormonmittel unnötig oder höchstens aus Suggestionsgründen zu verordnen. Die Hauptsache ist hier die energische, aber stets sachliche Belehrung und auch die Warnung vor dem Strafrichter und vor dem Verlust der bürgerlichen Ehre. Man übersehe dabei nicht, daß manche dieser Leute, z. B. auch Schädeltraumatiker, wie ich beobachtete, völlig schuldlos zu ihrer unheilvollen sexuellen Anomalie gekommen sind. Überhaupt vergesse man nie, daß es sich bei den Homosexuellen und auch bei anderen Perversen um pathologisch reagierende Menschen, also um *Kranke* handelt, und nicht um nur amoralische und unsoziale Menschen. Diese letztere Beurteilungsweise, die während des nazistischen Regimes zum Dogma wurde und zu den rigorosesten Konsequenzen geführt hat, ist heute als überwunden zu betrachten. Das muß besonders der Arzt trotz aller nicht ganz unberechtigten, instinktiven Abneigung gegen Homosexualismus und Homosexuelle stets bedenken!

Schwindel.

Daß der *Schwindel* keine Krankheit an sich, sondern ein ungemein häufig empfundenes und geklagtes Symptom ganz verschiedenartiger Erkrankungen ist, weiß jeder Arzt.

Wir unterscheiden einen *diffusen* Schwindel, den der Patient subjektiv als „Schwarzwerden vor den Augen", Ohnmacht u. dgl. empfindet, und einen *systematischen* Schwindel, bei dem er Scheinbewegungen der Umgebung im Sinne einer horizontalen oder vertikalen Drehung angibt. Sehr oft ist gerade der systematische Schwindel im Anfall mit Übelkeit, auch mit Erbrechen verbunden. Die Unterscheidung des diffusen vom systematischen oder Richtungsschwindel hat auch therapeutisches Interesse in Anbetracht der bei letzterem besonders wirksamen Chininkur.

Bezüglich der Ursachen des Schwindels sei bemerkt, daß alle akuten Infektionskrankheiten, Anämie und Hyperglobulie, Vergiftungen (Alkohol) und Autointoxikationen (Dysbakterie des Darms, Hypoglykämie u. a.), endokrine Krankheiten (Basedow), vor allem aber cerebrale, cerebellare und vestibuläre

---

[1] PRANGE, FR.: In H. CURSCHMANN, Endokrine Krankheiten, 3. Aufl.

Erkrankungen Schwindel auszulösen pflegen. Auch sei des nahezu physiologischen Höhenschwindels, der Schwindelphobien (Platzangst, Claustrophobie) und der Seekrankheit hier gedacht und endlich des Reflexschwindels (Magenschwindel u. a.). Besonders wichtig ist die genaue funktionelle Diagnostik des vestibulären Schwindels, des Menièreschen Symptomenkomplexes aller Grade, durch den calorischen Nystagmus, den Zeigeversuch und andere Methoden von Barany.

Endlich hat man auch allergische Faktoren als Erreger von Schwindelanfällen beschuldigt. Kobrak nimmt allergische Octavuskrisen an.

Diese Übersicht zeigt, wie außerordentlich vielfältig die Ursachen bzw. die Grundleiden des Schwindels sein können, weist uns zwingend darauf hin, in allen Fällen von Schwindel in erster Linie das *Grundleiden* therapeutisch zu berücksichtigen. Wenn ein akuter Infekt, ein Blutleiden, eine Erkrankung des Hirns, insbesondere des Kleinhirns, Hirnarteriosklerose, chronische Otitis, ein typischer, schwerer oder mitigierter Menière, ein Reflex-, insbesondere Magenschwindel, ein Schwindel durch Intoxikation oder Autointoxikation vorliegen, sind diese Grundleiden zu behandeln, um den Schwindel zu beseitigen.

Wir besitzen nun Mittel, die das Symptom des Schwindels bekämpfen. Das gilt einerseits für die Nervina im allgemeinen und andererseits für das Chinin. Von den ersteren rate ich aber nur dann Gebrauch zu machen, wenn ein diffuser Schwindel vorliegt und eine vestibulare Form ausgeschlossen werden kann, und auch, wenn das Chinin einmal versagt hat. Man verordne dann Prominal (0,1 pro dosi 3—4mal täglich, Luminaltabletten, Brom und Baldrianpräparate.

Von der physikalischen Therapie, insbesondere Bädern, Packungen und Duschen habe ich weniger überzeugende Erfolge gesehen. Kuraufenthalte wirken wohl in erster Linie psychotherapeutisch. In funktionellen Fällen des Schwindels hat die Psychotherapie aller Grade natürlich eine besonders wichtige Rolle zu spielen; von der gewöhnlichen Persuasion bis zur Hypnose. Ich habe gerade mittels der genannten Methoden gute Erfolge erzielt.

Das Chinin ist bei allen Formen des vestibulären Schwindels das Mittel der Wahl. Bezüglich der Dosierung des Chinins sei folgendes gesagt: Die alte Charcot-Menièresche Dosierung habe ich wegen ihrer Höhe seit langem verlassen und verwende auch die Vorschrift von O. Körner und Siebenmann (3mal 0,25 Chinin. sulf.) nicht. Vielmehr schleiche ich mich mit kleinen Dosen langsam ein und gebe das Chinin. sulf. in Pillen zu 0,1: An den ersten 3—4 Tagen 3mal 1 Pille, dann 3 Tage 3mal 2 Pillen, dann 3 Tage 4mal 2 Pillen, dann 3 Tage 4mal 2 Pillen; dann Pause von 3—5 Tagen. Diese 9tägige Chininkur lasse ich nun nach Bedarf 2—3mal wiederholen, bei guter Toleranz unter Fortlassung der 3mal 0,1-Dosis und sofortiger Verordnung von 3- und 4mal 0,2. Die Verabreichung in Pillen zu 0,1 (im Gegensatz zu Pulvern von 0,25) hat den Vorzug, feinere Variationen der Dosierung zuzulassen.

Meine Erfolge mit dieser Chininkur waren bei allen vestibulären Formen des Schwindels meist ausgezeichnet: Versager gehörten zu den Ausnahmen. Nicht selten bin ich in den chronischen Fällen nach Art der Kussmaulschen Digitalisierung auf minimale Dauerdosen heruntergegangen (1—2mal 0,1 pro die), die dann monatelang ohne Pause mit gutem Erfolg und ohne Schädigung genommen wurden.

Ich erkläre den Erfolg des Chinins nicht durch eine grobe toxische Betäubung des Vestibularis, sondern durch funktionelle, vasomotorische Wirkungen, die das Mittel nicht nur auf das Herz, sondern auch auf die Gefäße ausübt; und zwar in dämpfendem, insbesondere spasmolytischem Sinne, wie H. Herz und ich dies bei den peripheren Gefäßneurosen, die das Chinin ja auch gut beeinflußt, gefunden haben. Deshalb scheint mir auch die Sorge vor ungünstigen Nebenwirkungen bei verständiger Dosierung gegenstandslos zu sein. Demgemäß ist das Chinin als spezifisches Mittel gegen den Schwindel uneingeschränkt zu empfehlen. Übrigens wirkt es auch auf den cerebral, besonders den cerebellar bedingten Schwindel günstig ein; eventuell in Verbindung mit den obengenannten Nervinis.

Kopfschmerz.

Wie der Schwindel, ist auch der *Kopfschmerz* kein Leiden sui generis, sondern ein überaus häufiges Symptom irgendeiner Grundkrankheit. Diese zu erkennen, ist deshalb Hauptaufgabe der Therapie und Prophylaxe.

Alle akuten Infekte, auch die chronischen Fokalinfekte, die Lues (mit ihren vorzugsweise nächtlichen Kopfschmerzen), weit seltener die chronische Tuberkulose, alle Erkrankungen des Hirns und der Hirnhäute, Intoxikationen (z. B. Alkohol), seltener Autointoxikationen (Gicht), Rheumatismen, Blutleiden (Anämien und Polycythämie), endokrine Krankheiten (Klimakterium!), traumatische Einwirkungen, Verletzungen und Kommotionen des Hirns und Schädels, Entzündungen und Eiterungen der Nebenhöhlen und vor allem alle Ohren- und Nasenleiden können mit Kopfschmerzen verlaufen. Oft ist er ganz dominierendes Symptom. Wichtig ist endlich der myogene oder Schwielenkopfschmerz.

Der Kopfschmerz tritt einerseits als akutes Leiden auf (z. B. nach Alkoholabusus, nach Hirnerschütterung, nach zu starker Besonnung des Kopfes u. a.), andererseits als chronisch rezidivierendes Übel.

Stets ist der Kopfschmerz, falls irgend möglich, *ätiotrop* zu behandeln, durch Behandlung der oben genannten Grundleiden, von denen ich unter vielen wiederum die Fokalinfekte, die Lues und alle Ohrenleiden und von akuten Formen den bekannten Kopfwehkater nach Potus hervorhebe. Nur so kann man dieses Alltagsübel wirksam bekämpfen und ihm vorbeugen.

Daneben ist aber die symptomatische *Therapie* natürlich nicht zu vernachlässigen. Sie geschieht durch die einfachen Hausmittel des kalten Umschlags oder des Eisbeutels auf den Kopf, eventuell des „Migränestiftes“, manche ziehen stark komprimierende Wicklungen des Kopfes vor, manche rühmen als besonders „ableitend“ dabei heiße Fußbäder. Wer an heftigen Kopfschmerzen leidet, tut gut, sich ruhig zu halten, falls er schwerer leidet, auch sich ins Bett zu legen und im Dunkeln zu liegen. Bei besonders Vollblütigen hat man früher Aderlässe angewandt, die vor allem prophylaktisch (alle Viertel- bis Halbjahr 250—500 ccm) ganz nützlich erschienen. Bei dem hartnäckigen Kopfschmerz der (früher häufigen, jetzt fast ausgestorbenen) Chlorosen hatte LENHARTZ auch Lumbalpunktionen ausgeführt; mit gutem Erfolg. Man sei aber vorsichtig mit ihnen und nehme sie nur vor, wenn ein Hirntumor oder -absceß sicher auszuschließen sind.

Als Medikamente gegen den Kopfschmerz nenne ich Aspirin (Tabletten zu 0,5 3mal täglich), Pyramidon 0,3 Tabletten, Optalidon, Gelonid. antineuralg., Dolantin u. dgl. mehrmals täglich 1 Tablette.

Gegen den luischen nächtlichen Kopfschmerz führe man natürlich eine spezifische antiluische Behandlung aus (Neosalvarsan, Bismogenol). Hormonale Mittel haben nur bei dem Kopfschmerz der Klimakterischen Nutzen (Ovaraden, Cyren-B u. dgl. 3—4mal 1 Tablette).

Der muskuläre oder Schwielenkopfschmerz endlich, der die Muskeln des Nackens und Hinterkopfes befällt und zu objektivem „Hartspann“ in den betreffenden Muskeln führt, bedarf in erster Linie der gründlichen Massagebehandlung (Streichen, Kneten), außerdem antirheumatischer Mittel (Natr. salicyl. 3—5mal 1,0, Aspirin 3—4mal 0,5, Pyramidon 0,3 3—4mal 0,3), eventuell auch der Gichtmittel Atophan oder Novatophan (3mal 1 Tablette zu 0,5). Auch Kurzwellendiathermie wurde beim myogenen Kopfschmerz gerühmt; ich ziehe aber immer noch die Massage vor und halte sie für das wichtigste Therapeuticum des myogenen Kopfschmerzes.

Die Migräne (Hemikranie).

Wenn auch die Migräne in den meisten Fällen eine relativ harmlose, hereditäre Krankheit mit dominantem Erbgang, (HANHART) ist, also in der Konstitution des Betroffenen wurzelt, ist sie doch so quälend, daß sie in schweren Fällen unbedingt der ärztlichen Behandlung bedarf.

Wer den Hemikraniker behandeln will, muß zunächst die *Diagnose* beherrschen und darf die Migräne nicht mit einer Hirnlues, einem Hirntumor, einer Schrumpfniere oder einem chronischen Hydrocephalus verwechseln.

Das Substrat des Migränezustandes haben wir wahrscheinlich in vasomotorischen, meist vasoconstrictorischen Veränderungen, vielleicht auch in exsudativen Veränderungen in cerebro zu suchen. Diese Vorgänge können durch ganz verschiedene Ursachen ausgelöst werden. Überladen des Magens, aber auch Überhungern, Obstipation, möglicherweise auch Dysbakterie und intestinale Autointoxikation, zu wenig Schlaf, bisweilen aber auch zu viel Schlaf, psychische Einflüsse mancherlei Art (vgl. die „Schulmigräne" mancher Kinder), Alkohol und Nicotin, thermische Einwirkungen, besonders Kälte, kinetische Einflüsse (bei Seekrankheit), starke Licht- und Geräuschreize können Migräneanfälle auslösen. Von endogenen Noxen soll die harnsaure Diathese eine Rolle spielen. Auch hat man Migräne durch akute Infektionskrankheiten hervorrufen sehen; ich habe dies besonders für den ersten Migräneanfall der Kinder beschrieben, der in der Inkubation oder auch in der Rekonvaleszenz einer Infektionskrankheit auftreten kann. M. PÄSSLER hat auch fokale Infekte als Ursache der Migräne beschuldigt.

Neuerdings hat man auf allergische ätiologische Faktoren der Migräne besonders hingewiesen (KÄMMERER [1]). Klinisch und experimentell sind in erster Linie Allergien gegen Eiweißstoffe der Nahrung festgestellt worden, während man auf „Klimaallergene" im Sinne STORM VAN LEEUWENs bisher weniger geachtet hat. Daß aber klimatische Einwirkungen, also wohl auch Klimaallergene, in der Verursachung mancher Migränen doch eine Rolle spielen, wird noch zu besprechen sein. Übrigens spricht für die Bedeutung der Allergiegenese auch die häufige Bluteosinophilie im Anfall und das schon von STRÜMPELL beobachtete Alternieren der Migräne mit typisch allergischen Leiden, wie Bronchialasthma, Colica mucosa, QUINCKE-Ödem u. dgl.

Endlich hat der Ophthalmologe K. GRUNERT behauptet, daß die Mehrzahl der Migränefälle durch Dysfunktionen des Auges, vor allem Hyperopie, Myopie und Astigmatismus verursacht würde, und über zahlreiche Heilungen der Migräne durch Korrektur der Refraktionsstörung und durch Pilocarpin berichtet.

Diese Übersicht über die Fülle der möglichen Ursachen einer Migräne zeigt jedenfalls, daß wir allerlei Wichtiges berücksichtigen müssen, ehe wir uns mit der üblichen symptomatischen Tablettentherapie zufrieden geben.

Denn die *Therapie* der Migräne sollte versuchen, in allen Fällen *ätiotrop* zu wirken und dadurch dem Migräneanfall vorzubeugen. Man versuche also zunächst, anamnestisch eine jener vielen auslösenden Ursachen physikalischer, alimentärer, psychischer und anderer Art festzustellen. Man berücksichtige dabei auch die psychischen, oft stereotypen „Agents provocateurs" der Migräne.

---

[1] KÄMMERER: Allergische Diathesen. München 1925. — CURSCHMANN, HANS: Nervenarzt 2 (1934).

Alsdann denke man, wie bemerkt, an die allergische Genese und prüfe in schweren Fällen genau so sorgfältig durch intracutane Hautteste auf die Allergene der Nahrung und der Inhalationsmöglichkeit, wie beim Bronchialasthma. Bezüglich der ersteren würden positive Reaktionen dem Kranken zeigen, welches Nahrungseiweiß oder welche sonstigen chemischen Körper (z. B. im Beruf) er zu meiden hat, um der Migräne vorzubeugen. Auch die Prüfung der Klimaallergene kann von prophylaktisch-therapeutischer Bedeutung werden. Denn es gibt ohne Zweifel migränefördernde Klimata einerseits und migräneverhindernde andererseits. Ich kann die Beobachtungen von Le Blanc bestätigen, daß längerer Aufenthalt an der See in 90% der Fälle tilgend auf die Anfälle wirkt. Das gleiche haben andere und ich, genau wie bezüglich des Bronchialasthmas, im höheren Mittel- und Hochgebirge beobachtet. Die migränefördernden Klimata sind seltener feststellbar. Ich kenne aber Patienten, die jedesmal bei bestimmter Wetteränderung, besonders bei Föhn, Migräneanfälle erlitten. Auch beobachte ich seit langem den Fall einer ungewöhnlich schweren Migräne, die nicht geheilt werden kann (trotz allergenspezialistischer Behandlung), da sie gezwungen ist, in einem an ein permanentes Überschwemmungsgebiet angrenzenden Haus zu wohnen. Sowie sie dies Haus und den Wohnort verläßt, schwindet die Migräne.

Ich rate also, natürlich nur für schwere Formen der Migräne, dringend den Versuch einer Klimaänderung, insbesondere längeren Aufenthalt im Gebirge oder an der See, besonders auf insulären oder halbinsulären Orten oder auch an Bord von Schiffen zu machen, falls der Patient einigermaßen seefest ist.

In manchen Fällen kann auch eine Hormontherapie z. B. einer Dys- oder Hypomenorrhöe oder der pathologischen Klimax eine Migräne bessern oder gar beseitigen. Auch an die anderen endokrinen Organe und Krankheiten denke man. Im ganzen sind aber die positiven Erfolge einer die Schilddrüse oder Hypophyse treffenden Therapie bezüglich der Bekämpfung einer Migräne sehr bescheiden. Das gilt auch von der Röntgenbestrahlung der Hypophyse, die man als Mittel gegen die Migräne empfohlen hatte.

Um so wichtiger ist aber die Zuziehung des Augenarztes in allen schweren Fällen von Migräne, damit er im Sinne von K. Grunert auf die oben angeführten Störungen fahndet und sie korrigiert und durch Pilocarpin mildert. Und endlich sei nochmals an die Bedeutung der Fokalinfekte für die Entstehung bzw. Auslösung und die Therapie der Migräne erinnert (M. Pässler).

Erst wenn wir ätiologisch gar nichts haben feststellen können, sollte die *symptomatische Behandlung* das Feld behaupten; beginnen müssen wir unter dem ärztlichen Zwange, bald zu helfen, natürlich schon früher mit ihr. Wir unterscheiden bei dieser Therapie einerseits zwischen Mitteln, die dauernd oder längere Zeit regelmäßig genommen werden sollen, um Anfällen vorzubeugen, und andererseits solchen, die nur im Anfall gegeben werden.

Im Anfall nimmt bekanntlich jeder Patient „sein" Mittel. Dem einen helfen nur Aspirin oder Pyramidon, dem anderen Kombinationsmittel, wie Migränin, Gelonida antineuralgica, Optalidon u. a. m. Wo oral genommene Mittel erbrochen werden, verordne man Pyramidon oder Cibalgin als Zäpfchen. Bisweilen (aber selten) sind auch Schlafmittel per os oder rectal angebracht. Niemals gebe man Morphium!

Eins scheint mir dabei wichtig: daß der Patient sein Mittel so früh als irgend möglich, also beim Auftreten allererster, ihm ja stets bekannter Aurasymptome, nimmt. Der Anfall soll sich nicht „austoben", wie manche Patienten glauben, sondern soll stets coupiert werden. Das ist oft möglich, für den Kranken stets angenehm und wahrscheinlich auch für den Krankheitsverlauf, also die Bekämpfung der Anfallsneigung, wichtig.

Als Dauermedikamente hat man viele empfohlen. Ich nenne unter anderen die Pillenkombination von BING: Rp. Chinin. sulf. 1,0, Acid. arsen. 0,1, Extract. Canab. ind. 0,45, Exb. e. Pulv. Rad. Valer. g. s. u. f. Pil. Nr. 30. D.S. abends 1 Pille. Auch Luminal- und Prominalkuren hat man mit Erfolg verwandt. Ich empfehle besonders Prominaltabletten 0,2 tägl. 3mal $^1/_2$—1 Tablette oder Prominaletten in entsprechend größerer Menge. In Fortsetzung aller Versuche von GOWERS mit vasodilatierenden Mitteln (insbesondere Nitriten) hat DÖLLKEN das Moloid eingeführt; zwei Tage lang 2mal $^1/_2$ Tablette, dann 2mal täglich eine ganze Tablette wochen- und monatelang. Im gleichen Sinne wirkt das Spastolypt (Brunnengräber) von TRIEBENSTEIN (3mal täglich 20 Tropfen nach dem Essen mit kurzen Pausen monatelang zu nehmen).

Die große Mode der Vitaminbehandlung hat bei der Migräne noch wenig Lorbeeren geerntet. STEPP und KÜHNAU erwähnen allerdings Vitamin B_1-Mangel als Ursache von Kopfschmerz und Migräne. Eindeutige Erfolge habe ich bei Hemikranikern von Betaxin oder Betabion aber nicht gesehen.

Über die Reizkörpertherapie der Migräne, insbesondere über die bei Allergien viel geübte Peptonbehandlung, ist allerlei Günstiges berichtet worden. Ich habe den Eindruck, daß auch diese therapeutische Mode mit Recht bereits im Abflauen begriffen ist.

Die Diätbehandlung ist viel versucht worden. Wenn wir bedenken, daß die Erbmigräne ja meist im Kindesalter einsetzt, also zu einer Zeit, wo Schlemmerei, Fleisch- und Salzüberfütterung und die Genußgifte noch gar keine Rolle spielen, wird man von vornherein keine großen Hoffnungen auf eine Diätumschaltung setzen. Ich habe zahlreiche Hemikraniker mit Salz- und Fleischtemperenz und mit rein lactovegetarischer Kost und Rohkost behandelt. In der ambulanten Praxis sah ich mehr Enttäuschungen als Erfolge von solchen Koständerungen. Im Heilmilieu einer bekannten Anstalt haben sie aber oft — zum mindesten vorübergehend — zweifellos gut gewirkt. Das gilt auch von den vielgerühmten Fastenkuren. Bezüglich der Genußgifte ist zu sagen, daß Nicotinabusus gewiß in schweren Fällen von Migräne schädlich sein dürfte, und daß man ihnen das Rauchen untersagen wird. In der Ätiologie der Migräne spielt aber der Nicotinmißbrauch ebensowenig eine wesentliche Rolle wie ein gröberer Alkoholismus.

Bezüglich der Erfolge der Hydrotherapie gehen die Meinungen stark auseinander. H. VOGT empfahl „die immer wiederholte Anwendung maßvoller, reizumstimmender Maßnahmen", „regelmäßige Waschungen, Halbbäder, Überrieselungen ohne abschreckende Einwirkung, Abreibung, Frottierung und Kölnisch- oder Essigwasser sind daher einer Kaltwasserkur entschieden vorzuziehen". Es ist aber nicht zu bezweifeln, daß eine rigorose therapeutische Umstimmung, wie sie eine „handfeste" Kneippkur für einen weichlichen Stubenhocker bedeutet, auch vorzüglich auf dessen Migräne wirken kann. Die früher viel gerühmte Elektrotherapie hat wenig geleistet. Neuerdings empfiehlt E. SCHLIEPHAKE [1] die Ultrakurzwellentherapie und gibt an, „daß durch 8—10 Durchflutungen mit verhältnismäßig schwachen Dosen in fast allen Fällen Beschwerdefreiheit für die Dauer von 6—8 Monaten erreicht wurde", und zwar „immer in besonders hartnäckigen" Fällen, die bisher „allen anderen Mitteln getrotzt hatten"

Zum Schluß die Psychotherapie: Trotz des nicht geringen Schrifttums über die Psychotherapie der Migräne habe ich in der Praxis keine eindeutigen Erfolge von ihr gesehen; weder bei meinen eigenen, z. B. mittels Hypnose behandelten Patientinnen, noch bei anderen, die lange Zeit mit psychoanalytischen Methoden

---

[1] SCHLIEPHAKE: Klin. Fortbildg. 7, 235.

behandelt worden waren. Ich glaube nicht, daß das Heil der erwachsenen Migräne-kranken vom Psychotherapeuten kommen wird. Bei den Kindern steht es anders. Bei ihnen wirken nicht selten ganz naive Suggestivmaßnahmen symptomatisch recht gut.

Zum Schluß nochmals ein Wort über die *Vorbeugung* der Migräne: Wenn man einerseits die Weltkriegserfahrungen berücksichtigt, die zeigten, daß zahlreiche Migräniker im Frontdienst völlig anfallsfrei wurden, und wenn man andererseits bedenkt, daß die Migräne bei den Jugendlichen unserer Zeit entschieden weit seltener geworden ist, als sie noch vor 25 und 30 Jahren war, so kommt man wohl auch zu der Überzeugung, die ich in meiner Bearbeitung [1] der Migräne (vor dem Kriege) aussprach: „Nichts beugt der Migräne sicherer vor als Abhärtung und planmäßiger Sommer- und Wintersport."

Schlafstörungen.

Die Schlaflosigkeit ist eine ungemein häufige Klage unserer Patienten und vieler, nicht kranker, aber nervöser oder aus dem Geleise des natürlichen Funktionsablaufes geratener Menschen. Ihre Behandlung bedarf deshalb einer besonders ausführlichen Darstellung. Der Arzt sollte, bevor er eine Schlafstörung behandelt, selbstverständlich stets ihre Ursache erforschen. Jede Form des Schmerzes stört das Einschlafen, ganz besonders dann, wenn er mit der Notwendigkeit einer Zwangslage verknüpft ist. Darum schläft der wegen eines akuten Gelenkrheumatismus, der wegen einer Fraktur in Schiene gelegte oder der wegen einer Bauchoperation zur Rückenlage verdammte Patient so schlecht ein, weil ihn der physiologische Lagewechsel nicht möglich ist; und er wacht aus dem gleichen Grunde — nicht nur wegen seiner Schmerzen — auch so leicht wieder auf. Gewisse Schmerzen wecken den Kranken zu bestimmter Zeit; z. B. die Schmerzen des Ulcus duodeni, die sich nach Mitternacht zwischen 12 und 2 Uhr zu melden pflegen, die nächtlichen Gallensteinkoliken, die nächtlichen Kopfschmerzen des Luikers und andere mehr.

Auch mannigfaltigere andere, dysphorische Empfindungen können den Eintritt des Schlafes behindern oder den Schläfer vorzeitig erwecken: vor allem die Dyspnoe bei Herz-, Nieren- und Lungenerkrankung und Asthmatikern. In besonderem Maße gilt dies von der Angina pectoris. In gleicher Weise wie Schmerz, Angst und Dyspnoe, wirkt Hustenreiz als Schlafhindernis. Stark schlafstörend ist auch der besonders in der Bettwärme sich stets steigernde Juckreiz.

Auch der vermehrte und häufige Harn- und Stuhldrang können den Schlaf stören. Für viele Menschen ist auch krankhaftes Kältegefühl, besonders der Füße, absolutes Einschlafhindernis. Für solche „Patienten" ist die Wärmflasche ein besseres Schlafmittel als Phanodorm. Seltener sind Hitzegefühle oder krankhafte oder berechtigte Intoleranz gegen hohe Außentemperaturen ernstes Schlafhindernis. Endlich können Hunger und Durst hochgradig schlafstörend wirken, besonders wenn sie krankhaft gesteigert sind, wie z. B. beim Diabetes insipidus.

Womöglich noch stärker wirksam als alle anderen sind die *seelischen* Ursachen der Schlaflosigkeit. Jeder hat es erlebt, daß ihn ein ärgerliches, schwer erregendes oder sorgenvolles Erlebnis um den Nachtschlaf brachte, weil es im Bett immer wieder bedacht und zergrübelt wurde. Ich pflege meine Patienten, die sich vor jenen psychischen „Nachtgespenstern" bangen, immer wieder damit zu trösten: „In der Nacht sind nicht nur alle Katzen, sondern auch alle Gedanken grau.

---

[1] CURSCHMANN, H.: Handbuch der inneren Medizin, herausgeg. von F. v. BERGMANN u. STAEHELIN, 3. Aufl., Bd. 5.

Bei Tage sind alle Deine Sorgen nur halb so schlimm!" Ebenso können auch geistig stark beschäftigende Arbeiten kurz vor Schlafengehen wirken, die dann die ganze Nacht hindurch „gewälzt" werden.

Zwischen diesen psychogenen Schlafstörungen Gesunder und denen der Neurotiker gibt es nun fließende Übergänge. Ich[1] habe früher über solche Schlafstörungen berichtet, die auf besondere mit der Schlafsituation eng verknüpfte Phobien, Angst- und Zwangsvorstellungen zurückzuführen waren und durch Hypnose geheilt wurden. Die Phobie, die Furcht vor dem Nicht-Einschlafenkönnen, ist eine ungemein häufige, geradezu banale Ursache der Schlaflosigkeit nervöser Menschen und zugleich die wichtigste Förderin der Schlafmittelsucht: weil der seelische Schwächling fest glaubt, ohne Mittel nicht schlafen zu können, nimmt er sie eben.

Daß alle groben Psychosen und organischen mit Seelenstörungen einhergehenden Hirnleiden zur Schlaflosigkeit führen können, ist allbekannt: das gilt ebensooft von der beginnenden Paralyse, der unruhigen Schizophrenie oder der erregten Manie als von der typischen Schlafverkürzung des Cerebralarteriosklerotikers. Besonders bekannt ist die Schlaflosigkeit mancher Encephalitiker, die im Gegensatz zu ihren lethargischen Leidensgenossen unter völligem Verlust der Schlaffähigkeit schwerstens leiden. Hier ist die Schlafstörung wohl durch direkte Läsion von Hirnteilen in der Nähe des „Schlafzentrums" bedingt. Von selteneren Schlafstörungen sei die der ADDISONschen Krankheit besonders erwähnt (L. R. MÜLLER[2]).

Die hartnäckige Schlaflosigkeit der Herzkranken und Nephrosklerotiker wird durch Strophanthin besser kuriert als durch Morphium oder Schlafmittel. Der durch Dyspnoe schlafgestörte Asthmatiker bedarf zur Wiederherstellung seines Schlafes des Aufenthaltes im allergenfreien Milieu und seines Medikamentes. Der schlaflose Gelenkrheumatiker wird durch Salicyl oder Pyramidon rasch gebessert werden. Der durch nächtliche Magenschmerzen geplagte Kranke mit Zwölffingerdarmgeschwür wird seine Schmerzen durch eine Tasse Milch und eine kleine Belladonnadosis rasch verschwinden sehen und wieder schlafen können.

Aber es bleiben doch immer wieder Kranke übrig, bei denen die Behandlung jener Krankheitsursache zur Wiederherstellung des Schlafes eben nicht ausreicht. In solchen Fällen ist es unsere Pflicht, die Störung des Schlafes genau so sorgfältig zu behandeln wie alle anderen unangenehmen und schädlichen Gesundheitsstörungen. So sehr ich vor einer kritiklosen Verwendung von Schlafmitteln warne, so scheint es mir doch nicht konsequent zu sein, wenn derselbe Arzt, der Krämpfe, Schmerzen, Dyspnoe und andere qualvolle Symptome mit hinreichenden Mitteln, auch Opiaten, in entsprechender Dosierung behandelt, ausgerechnet vor der Anwendung der Schlafmittel prinzipiell warnt.

Die Erfahrung hat jedenfalls gelehrt, daß die Therapie heute ohne Schlafmittel leider nicht auskommen kann. Seitdem LIEBREICH 1869 das Chloralhydrat, das erste synthetische Schlafmittel, entdeckte, ist die Zahl dieser Mittel bis heute enorm gewachsen.

Die Verwendung von Schlafmitteln durch den Arzt hat so zu geschehen, daß ein Mißbrauch und eine Gewöhnung des Kranken an Schlafmittel nach Möglichkeit vermieden wird. Nur ernstliche Schlafstörungen bedürfen ernstlicher Schlafmittel. Beispielsweise wird ein Pneumoniker, ein Herzleidender, ein frisch operierter oder schwer verletzter Patient oder ein unruhiger Typhus-, Grippe- oder Fleckfieberkranker eben ohne hypnotische Mittel nicht erfolgreich behandelt

---

[1] CURSCHMANN, H.: Verh. Ges. inn. Med., Wiesbaden **1914**.
[2] MÜLLER, L. R.: Über den Schlaf. München: J. F. Lehmann 1940.

werden können. Man hat die bekannten Schlafmittel in „Großhirn-" (corticale) und „Hirnstammmittel" unterschieden (E. P. PICK). Zu den ersteren gehören die Alkohole, das Paraldehyd, Chloralhydrat, Uretan, Adalin und Avertin. Die Hirnstammschlafmittel repräsentieren vor allem die Barbitursäure und ihre Derivate, also Veronal, Medinal, Luminal, Evipan, Somnifen, Pernocton, Phanodorm, Dormovit, Dial und viele andere.

Die Schlafmittelverordnung geschehe nach folgenden Prinzipien: In allen Fällen suche man mit einem möglichst harmlosen Mittel auszukommen. Zunächst versuche man es bei „gewöhnlicher" Schlaflosigkeit mit Baldrian, Recvalysat, der Hopfen-Baldrian-Kombination Hoval u. dgl. Versagen diese, so greife man zu Brompräparaten (z. B. Mixt. nervina, Bromsuppenwürfel, Bromnervacid u. dgl.). Es gelingt nach meiner Erfahrung, bei zahlreichen Personen, die angeblich nur auf die üblichen Tabletten schlafen, mit Baldrian, Hoval oder Brom gut auszukommen. Die gewohnheitsgemäße Verordnung dieser „Hausmittel" hat auch den großen Vorzug, daß sie psychisch labilen Menschen keine Gelegenheit geben, zu Suicidzwecken Schlaftabletten zu „hamstern". Nur in ernsten Fällen von Schlaflosigkeit verordne man die heute am meisten verwandten Barbitursäuremittel Veronal, Medinal, Luminal, Phanodorm, Pernocton, Somnifen, Sedormid, Lubrokal und die bromierten Harnstoffderivate (Adalin, Bromural und Dodonal). Das Adalin gilt mit Recht als das harmloseste der wirksamen Schlafmittel. Man unterscheidet bekanntlich zwischen den rasch wirksamen und schnell ausscheidbaren Schlafmitteln und denen, die eine längere Wirkung haben, also ein „Durchschlafen" ermöglichen. Von den ersteren „Einschlafmitteln" sei das Evipan an erster Stelle genannt, das in der Dosis von 1 bis 2 Tabletten diesen Zweck tatsächlich erfüllt, während von den genannten anderen Barbitursäuremitteln das Phanodorm als Repräsentant der „Durchschlafmittel" angeführt sei.

Von Wichtigkeit sind die Art des Einnehmens, der Dosierung und Befristung dieser Mittel. Zur Erzielung baldiger Wirkung, guter Verträglichkeit und auch wohl rascher Ausscheidung sollen alle solche Mittel in reichlich warmer Flüssigkeit genommen werden.

Zweitens versuche man stets mit den kleinsten wirksamen Dosen auszukommen und gestatte prinzipiell nicht mehr als eine oder $1^1/_2$ Tabletten der genannten Art zu nehmen. Allzu kleine Anfangsdosen sind zu vermeiden. Denn sie bleiben nicht nur oft unwirksam, sondern wirken bei manchen Neuropathen direkt erregend.

Drittens befriste man die Schlafmittelverordnung strengstens.

Man gebe dem Patienten stets schriftlich — neben dem Rezept — die genaue „Gebrauchsanweisung", etwa wie folgt: Medinal 0,5, am 1. Tage 1 Tabl., am 2. Tag $^1/_2$ Tabl., am 3. Tag $^1/_4$ Tabl., am 4. und 5. Tag 1 Tabl., am 6. Tag $^1/_2$ Tabl., am 7. Tag $^1/_4$ Tabl., am 8. Tag $^1/_2$ Tabl., am 9. Tag $^1/_4$ Tabl., am 10. Tag 1 Tabl., am 11. Tag $^1/_2$ Tabl., am 12. Tag $^1/_4$ Tabl., am 13. Tag $^1/_2$ Tabl., am 14. Tag $^1/_4$ Tabl. Noch besser eignen sich die Schlafmittel in Tropfenform, z. B. das Somnifen, für eine solche peinlich genaue Dosierungsvorschrift. Man verpflichte die Kranken auf pedantische Einhaltung dieses Schemas und verordne nie länger als etwa 14 Tage das betreffende Mittel. Man versichere dem Patienten, daß bei diesem Schema die „Bahnung" der Schlaffunktion sicher erreicht würde und dann bei fallenden Dosen erhalten bliebe. Fallende Dosen und „ausschleichende" Anwendung des Mittels schützen ihn einerseits vor Rückfällen der Schlafstörung und verhüten andererseits die Gewöhnung. Natürlich wirkt dies strenge Schema auch suggestiv und vereinigt psychotherapeutische und medikamentöse Wirkung.

Prinzipiell größte Vorsicht bezüglich der Verordnung aller Schlaftabletten ist bei allen Süchtigen am Platze, also bei Leuten, die an Hypnotica, Morphin, Cocain, Alkohol usw. bereits gewöhnt sind, wobei bemerkt sei, daß Morphinisten erfahrungsgemäß meist auch schlafmittelsüchtig sind.

Auch die Regelung der Lebensweise ist wichtig. Viele Stubenhocker, Kopfarbeiter und Autofahrer schlafen auch deshalb schlecht, weil ihnen die Muskelarbeit fehlt. Man verordne sie ihnen. Andere schlafen schlecht, weil sie nach Tisch geruht haben. Man streiche ihnen den Mittagsschlaf. Die schlafstörende Wirkung zu großer Nahrungsaufnahme, insbesondere schwerer, blähender Speisen direkt vor dem Schlafengehen, ist allbekannt. Schlafgefährdeten Menschen präge man ein, daß sie stets früh und sehr leicht zu Abend essen sollten. Besonders gilt dies für Leute mit dem ROEMHELDschen gastrokardialen Syndrom. Auch die Vermeidung von Bohnenkaffee und echtem Tee in den Nachmittag- und Abendstunden ist für solche Leute selbstverständlich. Hier sei auch an die erregende und schlafstörende Wirkung mancher Kreislaufanaleptica, des Camphers, des Kardiazols und der adrenalinähnlich wirkenden Mittel, Sympatol, Ephetonin und Ephedrin erinnert.

Auch die Flüssigkeitszufuhr bedarf der Beachtung. Hypertoniker und Herzinsuffiziente mit Neigung zur Nykturie bedürfen ebensosehr der Flüssigkeitsbeschränkung vor der Nacht, wie Prostatiker und Patienten mit Cystopyelitis.

Auch die äußere „Schlafsituation" ist wichtig. Das gilt nicht nur von der Bequemlichkeit des Bettes, einer ganz bestimmten Lage, der Absperrung von Lichtreizen und der Vermeidung von Geräuschen (auch durch „Ohropax"), sondern auch von der Temperatur und Lüftung des Schlafzimmers. Zu warme und besonders zu trockene Luft im Zimmer ist für viele Empfindliche entscheidendes Schlafhindernis.

Wichtiger aber als alle diese Dinge ist die geeignete psychische Verfassung vor dem Nachtschlaf. Alle erregenden Faktoren können das Einschlafen stören, nicht nur dysphorische Eindrücke jeder Art, sondern ebensosehr jede eindringliche geistige Arbeit kurz vor der Nachtruhe, ein erschütterndes Kunsterlebnis oder irgendein anderes Gemüt, Verstand oder Sinne intensiv beschäftigendes Erlebnis. Das Lesen im Bett gilt gewiß als eine typische Unsitte des Zivilisationsmenschen, aber es lenkt doch den Geist in behagliche Niederungen und läßt die Wellen der Spannung und Erregung abebben. Das Abendblättchen, ein Kreuzworträtsel oder ein harmloser Schmöker sind oft bessere Hypnotica als Veronal!

Die Psychotherapie der Schlaflosigkeit beginnt ja mit ähnlichen harmlosen Dingen, z. B. mit dem Rat, zu zählen, ein Gedicht zu reproduzieren u. dgl. m. Einer meiner Patienten vermag sich besonders gut dadurch einzuschläfern, daß er versucht, irgendeine harmlose Geschichte zu ersinnen. Alle diese kleinen Hilfsmaßnahmen setzen natürlich eine „Disziplinierung des Willens" voraus. Versagt diese Eigenhilfe, so beginnt die Indikation zur Psychotherapie durch den Arzt. Sie kann mit der Persuasion im Sinne von P. DUBOIS und BABINSKI und wachsuggestiven Maßnahmen beginnen. Auch des von J. H. SCHULTZ mit großem Erfolg ausgebauten und angewandten „autogenen Trainings" sei hier gedacht. Versagen die wachsuggestiven Maßnahmen, so beginnt die Indikation zu eingreifenden psychotherapeutischen Methoden, zur Hypnose und Psychoanalyse. Ich habe über die Hypnosetherapie neurotischer, insbesondere speziell phobischer Schlafstörungen und ihre Erfolge früher bereits berichtet.

Psychotherapeutisch im weiteren Sinne wirkt auch die klimatische Behandlung der Schlafstörungen. Das „Procul negotiis et curis" spielt bei den Wirkungen der Kur- und Erholungsorte eine mindestens so große Rolle wie die Klimafaktoren, Bäder und Heilwässer. Dabei sei aber nicht verschwiegen, daß gewisse Klimata auch störend auf den Schlaf wirken können; sicher trifft dies für Höhenlagen von über 1500 m zu, während der schlafstörende Einfluß des Seeklimas mir nicht bewiesen zu sein scheint.

Von speziellen physikalischen Anwendungen sehen wir wohl die zuverlässigsten Erfolge in der altbewährten Hydrotherapie, insbesondere von protrahierten lauwarmen oder warmen Vollbädern. Die Zusätze (Salz, Fichtennadelextrakt usw.) wirken wohl im wesentlichen suggestiv. Daß auch kühle Badeprozeduren den Schlaf fördern, habe ich oft bei sonst Schlafgestörten nach kalten Seebädern gesehen.

Auch mit kühlen Ganzpackungen von $^1/_2$—1stündiger Dauer (womöglich unter Freilassung der Arme) erzielt man oft ausgezeichnete Erfolge. Außer diesen wurden von WINTERNITZ kurze kalte Sitzbäder, Fußbäder, Wadenwickel, Kopfkühlungen und Voll- und Teilduschen (kühl und warm) und ähnliche Wasserprozeduren empfohlen. Auch Luftbäder wurden sehr gerühmt. Ein Luftbad von 5—10 Minuten Dauer, abends im Schlafzimmer, verbunden mit leichten gymnastischen Übungen hat bei vielen Nervösen einen sicher fördernden Einfluß auf das Einschlafen. Auch sei noch auf die Kurzwellentherapie hingewiesen, die von manchen Kranken als direkt schlafbringend empfunden wird.

Die Therapie der Schlafstörungen bedarf nun heute unter allen Umständen eines Nachwortes, das der Schlafmittelsucht und ihrer Bekämpfung gilt. Schon vor vielen Jahren schrieb ich[1]: „Der Arzt muß der Schlafmittelsucht, die zur Zeit die Morphium- und Cocainsucht übertrifft, entgegentreten." Der Rezepturzwang für Schlafmittel macht es dem Süchtigen oder Gefährdeten wenigstens unmöglich, solche ohne ärztliches Rezept zu erhalten. Also ist es heute der Arzt allein, der durch strenge Indikationsstellung und konsequente Beschränkung der Verordnung von Schlafmitteln auf wirklich Kranke der Schlafmittelsucht entgegenzutreten hat.

Wie wird nun der an Schlafmittel Gewöhnte die Sucht los? In der Praxis wird man dem Süchtigen den Übergang zur schlafmittellosen Nachtruhe dadurch erleichtern, daß man Absetzen des Mittels in eine Zeit und ein Milieu verlegt, wo den Patienten die bisherigen Umstände, die zum Teil an seiner Sucht Schuld tragen, nicht mehr belasten. Es braucht nicht eine Klinik oder ein Sanatorium zu sein, vielmehr genügt oft ein Ortswechsel, z. B. ein Sommer- oder Winterurlaub, um dem bisher Gewöhnten das Absetzen des Schlafmittels sofort zu ermöglichen. Nach Rückkehr in das alte Milieu ist natürlich für manche Patienten, insbesondere willensschwache Neurotiker, die Gefahr des Rückfalles in die Sucht gegeben. Dann ist es eben Sache des Arztes, diesen Rückfall durch die konsequente Versagung des Schlafmittels zu verhindern; eventuell unter Konzedierung eines Baldrianpräparates oder auch einer kleinen Alkoholmenge.

Aber auch bezüglich der Schlafmittelsucht — das sei nochmals betont — ist die Prophylaxe die wichtigere und auch leichtere Aufgabe als die Behandlung.

XIII. Therapie der Vergiftungen.

Eine Darstellung der Behandlung der Vergiftungen erheischt eine gewisse Beschränkung auf die wirklich wichtigen und häufigen Intoxikationen. Eine auch nur annähernd vollständige Abhandlung, die auch ausgesprochene Raritäten umfaßt, kann nicht die Aufgabe dieses für den Praktiker und Studenten

---

[1] CURSCHMANN, HANS: Praktische Therapie der Schlaflosigkeit. Handbuch der Therapie, herausgeg. von R. V. DEN VELDEN u. P. WOLFF, S. 260 ff. 1927.

bestimmten Buches sein. Ich verweise diesbezüglich auf die Lehrbücher der Pharmakologie und besonders der Toxikologie von LEWIN, von KOBERT, von FLURY und das noch immer vorbildliche Buch von JACKSCH (im NOTHNAGELschen Handbuch der inneren Medizin). Ich beginne mit den häufigsten Vergiftungen, deren Therapie auch für den praktischen Arzt wichtige und oft lebensrettende Aufgaben darstellt, denen er gewachsen sein muß.

Alkoholvergiftungen.

Die *akute Vergiftung* mit dem mehr oder minder konzentrierten Äthylalkohol (CH_2O_5H), dem Alkohol des Schnapses, Weines und Bieres, macht die bekannten Symptome des Rausches verschiedensten Grades bis zum völligen Kollaps mit tiefer Bewußtlosigkeit und Lebensgefahr.

Die *Prophylaxe* bedarf keines Wortes. Die *Therapie* besteht in bedrohlichen Fällen in Magenspülung, Einläufen, eventuell Lumbalpunktion und Aderlaß; außerdem in warmen Einpackungen und Herzmitteln, wie Campher, Hexeton, Cardiazol, Coffein und Sympatol. Auch ist die Möglichkeit einer Atemlähmung zu berücksichtigen durch künstliche Atmung (eventuell auf elektrischem Wege) und Anregung des Atemzentrums durch Lobelininjektionen zu behandeln.

Die akute Vergiftung mit dem weit giftigeren *Methylalkohol* (CH_3OH), dem Holzgeist, erzeugt schwerste gastrische Symptome, meist mit Sehstörungen bis zur Erblindung, Kollapserscheinungen von seiten des Kreislaufes und Atemlähmung, die häufig die Todesursache darstellt.

Hier ist die *Prophylaxe* sehr wichtig und besteht in der dringenden Warnung vor „schwarzgebranntem" Schnaps, vor dem Genuß von Alkohol, der zu gewerblichen Zwecken dient, und natürlich auch in der schärfsten Verfolgung der Hersteller solcher tödlichen Schnäpse. Die *Therapie* besteht gleichfalls in Magenspülungen, Wärmeapplikationen, Abführmitteln bzw. Einläufen, vor allem aber stets in ausgiebigen Lumbal- oder Occipitalpunktionen mit nachfolgender Spülung des Liquorraumes mit physiologischer Kochsalzlösung. Auch Aderlässe und Traubenzuckerinfusionen werden empfohlen. Neuerdings hat CHEW[1] die Alkalibehandlung bei Methylalkoholvergifteten mit bestem Erfolg erprobt; von 31 Schwerkranken hat er 26 ohne Erblindung und sonstige Folgen restlos geheilt; seine Behandlung ist die folgende: von 160 ccm einer $^1/_6$ Mol-Lösung Natriumlactat, die mit RINGER-Lösung auf 1 Liter aufgefüllt wird, werden innerhalb 24 Stunden 4 intravenöse Infusionen ausgeführt; außerdem werden bis' 100 g Natriumbicarbonat per os — eventuell mittels Schlundsonde — gegeben. Dazu verabreichte CHEW 30 ccm Whisky (!) und Nicotinsäureamid und ließ Sauerstoff inhalieren. RUD. STAHL hat von intramuskulären und intravenösen Pervitininjektionen und Morphium günstige Wirkungen gesehen.

Der *chronische Alkoholismus*, stets ein Äthylalkoholprodukt, erzeugt die bekannten Symptome von seiten der Nieren, des Herzens, der Leber und besonders des Nervensystems in Gestalt des KORSAKOWschen Syndroms, der Alkoholepilepsie und des Delirium tremens.

Die *Prophylaxe* besteht in einer gründlichen Aufklärung aller Kreise und Altersstufen, einer Bekämpfung des Alkoholmißbrauchs durch Propaganda und Strafandrohung (besonders was den Alkoholausschank an Jugendliche anbelangt) und nicht zum mindesten durch das Vorbild der sog. gebildeten und führenden Kreise, vor allem auch der Ärzte. Ob man totale Abstinenz predigen soll, was im Prinzip selbstverständlich das richtigste wäre, ist eine alte Streitfrage. Ich glaube, daß sie in praxi nicht zu erreichen sein wird. Deshalb ist es

---

[1] CHEW: J. amer. med. Assoc. **130**, 61 (1946).

vielleicht besser, eines ernstliche Temperenz zu propagieren als dem unerreichbaren Ziel der Abstinenz nachzujagen. Die Erfahrungen in den viele Jahre lang „trockengelegten" Ländern, die nie zum erwünschten Ziel geführt haben, sprechen ja auch hierfür.

Die *Therapie* besteht in der hinreichend langen, eventuell wiederholten Unterbringung des Trinkers in einer Entziehungsanstalt oder einer anderen geschlossenen Anstalt, nicht aber in einem offenen Sanatorium oder einer Klinik ohne die Möglichkeiten der Abschließung und des Zwanges. ZUTT[1] verlangt in schweren Fällen eine Kur von mindestens 6 Monaten. Ohne eine völlig rigorose Entziehungskur ist nie auf Erfolge zu rechnen. Daß dem Trinker außerdem das bisweilen genossene Cocain, die Opiate und die Schlaftabletten abzugewöhnen sind, ist selbstverständlich. Gleichzeitig ist es notwendig, den schweren Alkoholisten einer Blau-Kreuz- oder Guttemplerorganisation einzureihen. Ich habe gerade hiervon bei Trinkern besonders der mindergebildeten Kreise hervorragende Erfolge und Dauerheilungen gesehen. In schweren Fällen muß die Entmündigung des Potators erfolgen. Die bisweilen angepriesenen, angeblich spezifischen „Heilmittel" gegen den Alkoholismus taugen nichts. Es wird sich leider nicht immer vermeiden lassen, daß der geheilte, besonders der besser situierte Trinker sich dafür einem starken Kaffeegenuß, oft auch einem Nicotinabusus hingibt, von denen der letztere dann wieder der Bekämpfung bedarf. Das gleiche gilt von den während einer Entziehungskur oft nicht entbehrlichen hochdosierten Schlafmitteln.

Die *Alkoholepilepsie* bedarf natürlich gleichfalls strengster Abstinenz und dazu anfangs der Brom- oder Luminalbehandlung. Sie hat bei dieser Therapie oft auffallend gute Heilungschancen. Von dem KORSAKOW*schen Syndrom* gilt therapeutisch dasselbe; nur daß hier auch die polyneuritischen Symptome berücksichtigt werden müssen; und zwar durch die Darreichung von Betabion oder Betaxin in Tabletten oder Injektionen.

Einer besonderen Therapie bedarf das *alkoholische Delir*. Hier sind klinische Behandlung im Einzelzimmer, Zwang zur Bettruhe und peinlichste Überwachung des Kranken notwendig. Da der am Delir Erkrankte sehr oft an einer Pneumonie leidet, ist diese mit Eubasin oder Cibazol (in Spritzen!) zu behandeln. Stets ist der gefährdete Kreislauf zu unterstützen, durch Coffein, Sympatol, Campher, Hexeton und Digitalis oder besser durch Strophanthin intravenös. Manche Ärzte glauben, daß dem Deliranten Alkohol zugeführt werden dürfe oder müsse. Das ist natürlich ein Fehler; völlige Entziehung von Bier und Schnaps ist vielmehr absolute Notwendigkeit. Von sedativen Mitteln mache man nur sehr vorsichtig Gebrauch, da Alkoholiker besonders große Dosen von Schlafmitteln brauchen und diese außerdem schlecht vertragen. BUMKE[2] empfiehlt am meisten das Paraldehyd (2—3 g), das von den Kranken wegen seiner Alkoholähnlichkeit auch gern genommen würde. Auch beim Alkoholdelir hat man von Lumbalpunktionen günstige Erfolge beobachtet. Ob sie für pneumonische Kranke taugen, möchte ich aber bezweifeln. DE CRINIS verordnet gegen die hypothetische Leberschädigung der Patienten Insulininjektionen und Zucker per os und Decholin. Ich bin nicht von der Notwendigkeit dieser Verordnungen überzeugt. Weit wichtiger ist jedenfalls die Behandlung der Kreislaufschwäche und der häufig vorliegenden Pneumonie!

Die akute Intoxikation mit *Äther* durch die Narkose oder das Äthertrinken bedarf in letzterem Falle der gleichen Therapie, wie die akute Alkoholvergiftung. Die Äthernarkose ist zu unterbrechen; bei gefährdeten Kranken sind außerdem

---

[1] ZUTT, J.: Ärztl. Wschr. **1946**, 60.
[2] BUMKE, O.: Lehrbuch der Psychiatrie, 6. Aufl., S. 327. 1944.

energische Excitantien notwendig. Chronische Äthertrinker sind genau so zu behandeln wie chronische Alkoholisten.

Die *Chloroformvergiftung* wird im Anschluß an die Chlorvergiftung besprochen werden.

Schlafmittelvergiftungen.

Auch hier unterscheiden wir zwischen der akuten Vergiftung und der chronischen Schlafmittelsucht.

Heute spielt fast nur noch die akute Vergiftung mit *Barbitursäuremitteln* eine Rolle, also mit Veronal, Medinal, Luminal, Phanodorm, Somnifen u. a. m. Oft werden Riesendosen (20—50 g) zum Suicidzweck genommen. Wenn man die Kranken, wie so oft, erst nach vielen Stunden findet, ist jede Behandlung nutzlos. Trifft man sie bald nach Einnehmen des Giftes, so sind natürlich Magenspülung, eventuell Brechmittel, Abführmittel und Einläufe nötig. Außerdem sind Dauertropfinfusionen mit physiologischer Kochsalz- oder auch Traubenzuckerlösung von Nutzen. Excitantien, Campher, Coffein, Icoral u. a. sind auch hier angezeigt; zur Anregung der Atmung diene das Lobelin. Der Urin ist durch Katheter zu entleeren. STRÜMPELL empfahl außerdem — wegen der Gefahr der Pneumonie — Solvochininjektionen und warmfeuchte Brustwickel. Heute wird man dafür besser ein Sulfonamidpräparat (Eubasin oder Cibazol) injizieren.

Die anderen, heute weit selteneren akuten Schlafmittelvergiftungen mit Sulfonal, Trional, Paraldehyd, Chloralhydrat und ihren Derivaten bedürfen der gleichen Behandlung.

Der *Schlafmittelsucht* hat vor allem jeder Arzt dadurch vorzubeugen, daß er grundsätzlich Hypnotica nur wirklich bedürftigen Kranken verordnet und stets nur in kleinen Mengen. Außerdem ist dieser Sucht ja auch durch den Rezeptierzwang der Schlafmittel ein Riegel vorgeschoben. Trotzdem ist es leider immer noch nicht wenigen Patienten möglich, sich Schlaftabletten in größerer Menge zu verschaffen, sie zu „hamstern". Das ist auch wegen der naheliegenden Suicidgefahr sehr bedauerlich und müßte streng vermieden werden. Dies kann aber nur durch ein absolut korrektes Verhalten von Arzt und Apotheker — bis zu einem gewissen Grade — geschehen. Stets versuche man bei Schlafmittelsüchtigen die Entwöhnung, die nicht allzu schwierig ist und in der Regel ohne alle „Entziehungserscheinungen" erfolgt. Bei der Behandlung der Schlaflosigkeit habe ich die Methode dieser Entziehung geschildert. Billigerweise muß dabei zugegeben werden, daß ein wirklicher gesundheitlicher Schaden auch durch das jahrelang fortgesetzte Einnehmen kleiner Dosen, z. B. 1—2 Tabletten Phanodorm, nicht zu erfolgen braucht. Trotzdem ist dieser Sucht auch aus moralischen und sozialen Gründen prinzipiell Einhalt zu gebieten. Auch hier ist das Vorbild der übrigen Familienmitglieder, der Erzieher und vor allem des Arztes selbst wichtig. Denn der schlafmittelsüchtige Arzt produziert erfahrungsgemäß stets süchtige Patienten!

Opiatvergiftungen.

Die häufigste von ihnen ist bekanntlich die *Morphiumvergiftung*, und zwar der *chronische Morphinismus*.

Seine *Prophylaxe* liegt im wesentlichen in den Händen des Arztes. Wer als Arzt Morphium grundsätzlich so selten und mit so strenger Indikation als möglich verschreibt und dem Kranken niemals die Spritze überläßt, beugt dem Morphinismus seiner Patienten am besten vor. Auch hier ist das Vorbild des Arztes und der Umgebung des Kranken oft entscheidend. Der morphinistische Arzt verschreibt stets leicht und gern Morphium und verführt dadurch andere zu dieser Sucht. Und die süchtigen Ärzte, Apotheker oder Krankenschwestern infizieren ihre Ehegatten oder andere Personen der Umgebung erfahrungsgemäß sehr oft mit dem Morphinismus. Dabei ist zu bemerken, daß der Morphinist fast immer spritzt. Das Einnehmen von Morphiumtropfen oder -pillen führt nur relativ selten zur Sucht.

Weniger häufig als der Morphinismus ist der Abusus von anderen Opiaten, z. B. von Heroin, Eukodal, Pantopon oder Laudanon. Immerhin sind Heroin- und Eukodalsüchtige leider noch häufig genug. Von der äußerst vorsichtigen Verschreibung dieser Opiate gilt das gleiche wie von derjenigen des Morphiums. Das Opiumgesetz hat zwar die Gefahren der Ausbreitung des Morphinismus vermindert, aber keineswegs beseitigt. Stets bedenke man, daß kein Patient so skrupellos und raffiniert ist, als der Morphiumsüchtige, wenn er sich das Rauschgift verschaffen will. Er scheut dabei bekanntlich auch vor kriminellen Handlungen niemals zurück.

Die *Therapie* des Morphinismus bedarf stets einer rigorosen Entziehungs- anstaltsbehandlung, während deren tatsächlich eine völlige Absperrung des Süchtigen von allen gefälligen Leuten garantiert ist, die ihm Morphium zu- stecken könnten; unter diesen befinden sich erfahrungsgemäß nicht selten nächste Angehörige, z. B. die Ehegatten des Kranken. Dabei muß auch die Post des Patienten (Pakete und selbst Briefe!) stets überwacht werden!

Die Entziehung selbst sei von Anfang an eine absolute. Sog. Ersatzmittel des Morphiums, die stets Opiate zu enthalten pflegen, taugen nichts. Während der Entziehung wird sich die Anwendung von Schlafmitteln in anfangs größeren Dosen meist nicht vermeiden lassen. Stets denke man daran, daß der Morphium- süchtige auch häufig Alkoholist ist und entziehe ohm auch den Alkohol strengstens. Leider sind Rückfälle der Sucht bei Leuten, die durch ihren Beruf sich leicht Morphium verschaffen können, also bei Ärzten und Apothekern, recht häufig und trüben die Dauerprognose dieser Fälle erfahrungsgemäß sehr.

Die *akute Morphiumvergiftung*, die teils in suicidaler Absicht, teils in leicht- fertiger oder unbewußter Überschreitung der — bei Süchtigen oft enorm hohen — Toleranzdosis erfolgt, erfordert stets zuerst mehrfache, etwa zweistündliche Magenspülungen, da das Morphium auch bei subcutaner Einverleibung in den Magen abgesondert wird. Der Spülflüssigkeit setze man Kaliumpermanganat, Tierkohle oder Adsorgan zu. Auch führe man durch Laxantien und Einläufe ab. Als spezifisches Gegengift spritze man anfangs stündlich Atropin (1 mg). Gegen die stets drohende Atemlähmung gebe man Lobelin subcutan und führe künst- liche Atmung aus. Den Kreislauf behandle man mit Coffein, Cardiazol, Campher, Coramin, Sympatol u. dgl. subcutan. Warme Bäder mit kühleren Übergießungen dienen gleichfalls der Anregung der Atmung. Diese Therapie ist so lange fort- zusetzen, als Störungen der Atmung, des Bewußtseins und Pupillenenge und -starre bestehen. Zu frühes Abbrechen der energischen Behandlung ist leider ein nicht seltener Fehler, der so manchem Patienten schon das Leben gekostet hat!

Die Therapie der akuten Vergiftung mit Heorin, Pantopon, Laudanon und Eukodal ist genau die gleiche wie die der Morphiumvergiftung.

Cocainvergiftung.

Auch bei dieser Vergiftung, die auch die angeblich „harmlosen" Derivate, wie Novocain, Eukain, Perkain u. a. betrifft, haben wir akute und chronische Vergiftungen zu berücksichtigen und zu behandeln.

Die *akute* Vergiftung geschieht meist durch therapeutische Anwendung (Pinselung, Injektion, seltener per os) und kommt deshalb relativ leicht zustande, weil die Toleranz des einzelnen gegen Cocain und seine Derivate äußerst verschieden und fast unberechenbar ist. Ich habe nach Kokainisierung des Rachens einmal den plötzlichen Tod eines jungen, kräftigen Mannes erlebt. Man spüle bei akuten Fällen Mund, Rachen und Magen gründlich mit Aufschwemmungen von Tierkohle oder Adsorgan. Außerdem gebe man Excitantien wie Cardiazol, Sympatol, Coffein, Campher oder Coramin in Injektionen. Bei Erregungszuständen vermeide man Opiate, vor allem Morphium strengstens und versuche stets mit Luminal, Medinal, Pernocton, Evipan und anderen Barbitursäuremitteln in intramuskulären Injektionen auszukommen. Auch bei der akuten Cocainvergiftung breche man die energische Therapie ja nicht zu früh ab!

Der chronische *Kokainismus*, der meist in Form des „Koksschnupfens" beobachtet wird, ist eine typische Seuche der Notzeiten und in Deutschland besonders in den Großstädten nach dem ersten Weltkrieg viel beobachtet worden. Meist waren die Betroffenen Großstadtpflanzen übler Sorte, darunter relativ viel Frauen. Der Kokainismus war die typische Intoxikation der weiblichen und männlichen Halbwelt. Die schon primäre moralische Minderwertigkeit dieser Leute wird durch den Cocainabusus natürlich auf das schwerste gesteigert und erschwert die rationelle Behandlung sehr.

Die *Therapie* des Kokainismus kann nur in einer strengen Entziehungskur in einer geschlossenen Anstalt erfolgen. Auch hier ist vor dem „halbstarren" System, also vor Kuren in Sanatorien oder offenen Krankenhäusern zu warnen. Denn alle Bedenken und Gefahren solcher insuffizienten Kuren, wie sie bei der Behandlung der Morphiumsucht geschildert wurden, treffen auch für den Kokainismus zu.

Bezüglich der *Prophylaxe*, an der auch hier Arzt und Apotheker entscheidend mitzuwirken haben, verweise ich gleichfalls auf das bei der Morphiumsucht Ausgeführte. Es trifft in vollem Umfang auch für das Cocain zu. Da auch das Cocain der Betäubungsmittel-Verschreibungsverordnung (Btm.V.V.) unterliegt, ist gewiß von Staatswegen der Ausbreitung dieser Sucht ein Riegel vorgeschoben. Leider erweist sich der Riegel der Btm.V.V. aber auch in diesem Falle oft als nicht ausreichend fest.

Nicotinvergiftung.

Auch bei diesem Genußgift haben wir zwischen den akuten und den enorm häufigen chronischen Intoxikationen zu unterscheiden.

Die *akute Vergiftung* erfolgt nicht allein durch Rauchen und Kauen von Tabak, sondern auch durch die früher bisweilen verordneten Tabakklistiere und bei der gewerblichen Beschäftigung mit Nicotin; übrigens nicht nur in Zigarren- und Tabakfabriken, sondern auch in Fabrikationsbetrieben von Mitteln zur Schädlingsbekämpfung. Die Symptome sind die bekannten und können sich bis zum schwersten Kollaps, tiefem Koma und Krämpfen steigern.

Die *Prophylaxe* hat dem Genuß von Nicotin in jeder Form entgegenzuarbeiten und auch eine gründliche gewerbehygienische Beaufsichtigung jener Nicotinbetriebe nicht zu unterlassen. Die akute Vergiftung ist mit Excitantien Coffein, Campher, Hexeton, Coramin (intramuskulär) und Atropin (mehrmals 1 mg) zu behandeln. Auch hier sind Abführmittel und Magenspülungen angezeigt; warme Bäder mit kühlen Güssen wirken bei dieser Vergiftung gleichfalls besonders auf die Atmung günstig ein.

Die *chronische Vergiftung* mit ihren bekannten Schädigungen des Herzens, der Gefäße, des Magens und des Nervensystems hat vor allem strengste Abstinenz bezüglich jeder Form des Nicotingenusses zu erstreben. Niemals lasse der Arzt in ernsten Fällen mit sich handeln und erlaube eine Zigarre, ein Pfeifchen oder zwei Zigaretten. Nur völlige Abstinenz führt zum Ziel. Dabei scheue man sich nicht, die Gefahren des Nicotins so ernst darzustellen, als sie tatsächlich sind, und die Süchtigen auf die Lebensgefährdung durch dies beliebte Gift ganz energisch hinzuweisen. Arbeiter in gewerblichen Nicotinbetrieben muß man beim Auftreten von Vergiftungserscheinungen natürlich aus diesen Betrieben sofort ganz herausnehmen.

Atropin-, Hyoscyamin- und Scopolaminvergiftung.

Bei Erwachsenen ist sie meist das Produkt irgendeiner therapeutischen Anwendung, z. B. am Auge, seltener im Magen, bei Kindern aber auch gelegentlich die Folge des Genusses von Tollkirschen (Atropos Belladonna). Die letale (kleinste) Dosis beträgt 0,1 Atropin. Extreme Mundtrockenheit und Mydriasis, hochgradige Unruhe, Angst, fliegender Puls mit enormer Dyspnoe, schließlich Konvulsionen kennzeichnen die schwerste akute Vergiftung. Die Prophylaxe hat die therapeutische Anwendung des Atropins sorgfältig zu überwachen und Kinder dringend vor Tollkirschen zu warnen.

Die *Therapie* besteht nach oraler Aufnahme des Giftes in Magenspülungen mit Adsorbentien (Tierkohle, Adsorgan). Bei der hochgradigen Mundtrockenheit des Vergifteten öle man den Magenschlauch gut ein. In schweren deliranten Fällen ist als Gegengift und zur Beruhigung (ausnahmsweise!) Morphium indiziert; in mehrmaliger subcutaner Injektion von 0,02. Außerdem gebe man aber stets Kreislaufmittel wie Coffein, Campher, Hexeton, Kardiazol oder Sympatol. Abführmittel und Einläufe sind meist notwendig. Reichliche Flüssigkeitszufuhr ist nützlich und wird von dem schwer durstenden Kranken auch meist verlangt. Bei Brechneigung mache man intravenöse Traubenzuckerinfusionen oder subcutane Infusionen von physiologischer Kochsalzlösung.

Hyoscyamin (vom Hyoscyamus niger, dem Bilsenkraut) und *Scopolamin* Hyoscynum hydrobromicum, auch im Stechapfel (der Datura Stramonium), machen ganz ähnliche Störungen wie das Atropin. Das Scopolamin ist noch wesentlich giftiger als das Atropin und wirkt stärker auf das Zentralnervensystem ein, indem es schwere Erregungszustände, völlige Bewußtlosigkeit und Atemlähmung herbeiführt. Die *Prophylaxe* und *Therapie* decken sich mit denjenigen des Atropins. Nur daß bei Scopolaminvergiftungen meist künstliche Atmung, in ernsten Fällen mittels des elektrisch getriebenen Biomotors, nötig wird.

Die *Strychninvergiftung* (aus Strychnos nux vomica, Brechnuß) ist meist kein Objekt der Therapie mehr, da sie in der Regel nach heftigsten Krämpfen und Atmungslähmung durch Zwerchfellkrampf binnen kürzester Frist tödlich endet; nur ganz leichte Fälle genesen bisweilen.

Prophylaktisch gilt das gleiche wie beim Atropin. *Therapeutisch* sind — ähnlich wie beim Tetanus — völlige Ruhe und Fernhaltung aller äußeren Reize von Wichtigkeit. Deshalb vermeide man auch die Anwendung des Magenschlauches zu Spülungen, sondern gebe Brechmittel, am besten Apomorphin 0,01 subcutan oder Tartarus stibiatus per os. Außerdem führe man mit Ricinusöl, nicht mit Einläufen ab. Innerlich verordne man Adsorbentien, wie Tierkohle und Adsorgan, außerdem Tanninlösungen. Gegen die Krämpfe gebe man Chloralhydrat oder Paraldehyd (2 g) oder Luminal (0,3—0,6) per os. Den Kreislauf versuche man mit Coffein, Sympatol oder Kardiazol zu stützen. Campher, das bei Hungertieren nach HAPPICH krampfauslösend oder -steigernd wirkt, ist zu vermeiden.

Von den anderen seltenen Pflanzenvergiftungen seien diejenigen mit Goldregen (Cysticus Laburnum), die ähnliche, aber meist harmlosere Erscheinungen wie das Atropin produzieren, die Vergiftung mit Sturmhut (Aconitum Napellus),

die Krämpfe, Kollaps und Atemlähmung erzeugt, die Intoxikation mit Herbst-
zeitlose (Colchicum autumnale), die schwache Gastroenteritis, blutige Durchfälle,
Blasenkrämpfe, Lähmungen und delirante Zustände herbeiführt, und besonders
mit Solanin, die nach dem Genuß von unreifen, ausgekeimten oder faulen
Kartoffeln und auch der Beeren, der Kartoffelpflanzen und anderer Nachtschatten-
gewächse eintritt, erwähnt. Die letzteren produzieren Gastroenteritis, Erweiterung
der Pupillen und Kreislaufkollaps. Die Solaninvergiftung geht übrigens in leichteren Fällen nach spontanem Erbrechen häufig in rasche Heilung aus, wie ich
in fast 200 Fällen anläßlich einer Massenvergiftung in einer militärischen Kaserne
beobachtete.

Therapeutisch behandle man alle ernsteren Fälle dieser Pflanzenvergiftungen
mit Magen- und Darmspülungen und Ricinusöl. Den Spülungen setze man auch
hier die mehrfach genannten Adsorbentien zu. Auch bei ihnen sorge man für
reichliche Flüssigkeitszufuhr, eventuell mittels Traubenzucker- und Kochsalzinfusionen. Den Kreislauf behandle man mit den gleichfalls oft genannten
Excitantien. Auch hier sind oft künstliche Atmung und Sauerstoffinhalation
notwendig. Die Prophylaxe ist bezüglich der Solaninvergiftung eine küchentechnische Angelegenheit, bei den anderen Pflanzenvergiftungen die Sache einer
gründlichen Belehrung, besonders der Kinder.

Die Pilzvergiftungen.

Sie stellen den Arzt in jedem Frühjahr, Sommer und Herbst vor wichtigste
therapeutische Aufgaben.

Am häufigsten ist wohl die Vergiftung mit dem bekannten *Fliegenpilz*, der
ebenso schön als gefährlich ist. Die Amanita muscaria wirkt durch das Muscarin
und das Muscaridin; das erstere erzeugt Miosis, Schweiß, Atemlähmung und
Bradykardie, das letztere Symptome ganz ähnlich wie Atropin. Oft erfolgt der
Tod unter Delirien, Krämpfen, Herzjagen und Bewußtseinsstörung.

Die falschen Morcheln oder *Lorcheln*, gleichfalls eine Quelle häufiger Vergiftung, erzeugen schwerste Gastroenteritis und Ikterus mit den Symptomen der
Hämolyse und dem Endeffekt der akuten gelben Leberatrophie. Auch der dem
Steinpilz ähnliche *Satanspilz* führt zu blutigen Durchfällen und schweren Kollapsen. Die meist tödliche Vergiftung mit dem dem Champignon so ähnlichen
Knollenblätterschwamm zeichnet sich durch etwa 10tägige initiale Latenz aus
und führt, wie die Lorchelvergiftung, zu Ikterus, hämolytischen Symptomen,
schwerster Gastroenteritis, Krämpfen und Herzkollaps und — als Obduktions-
befund — gleichfalls zu akuter gelber Atrophie und Verfettung der Leber.[1]

Die *Prophylaxe* ist hier eine besonders wichtige Aufgabe, an der sich bei
Kindern die Eltern und die Schule eingehend zu beteiligen haben. Natürlich
bedürfen auch die Erwachsenen, besonders die angeblichen „Pilzkenner", gründlichster Belehrung durch die bekannten Pilzbüchlein, am besten durch Ex-
kursionen mit wirklich Sachverständigen. Jedermann mache es sich außerdem
zur Pflicht, nur die wirklich leicht erkennbaren Pilze zu sammeln und alle, nur
im geringsten zweifelhaften stehen zu lassen. Die Annahme, daß nur die Gift-
pilze Messer und Löffel „schwarz machen", trifft übrigens nicht zu, kann also
nicht zur Unterscheidung von giftigen und harmlosen Pilzen dienen.

Die *Therapie* der Pilzvergiftungen deckt sich mit derjenigen der Pflanzen-
gifte, besteht also in Magen- und Darmspülungen, Ricinusöl, reichlicher Zufuhr

---

[1] Es kommen aber auch Fälle ohne solche initiale Latenz vor. FROBÖSE (Ärztl. Wschr.
1947) hat Fälle von Knollenblätterschwammvergiftung mitgeteilt, die bereits nach 24 bis
48 Stunden stürmisch erkrankten.

von Flüssigkeit, eventuell Traubenzucker- oder NaCl-Injektionen und gegebenenfalls in künstlicher Atmung. Außerdem ist der Kreislauf durch Excitantien energisch zu beleben. Bei der Muscarinvergiftung empfehlen STRÜMPELL-SEYFARTH die Anwendung des Atropins (mehrmals 1 mg), des Antagonisten dieses Pilzgiftes. Die Hauptsache ist aber, daß alle wirklichen Vergiftungen und auch alle Verdachtsfälle *so rasch als möglich* in Behandlung des Arztes oder — in diesem Falle — auch einer verständigen Krankenschwester oder sonstigen Persönlichkeit kommen, die den Patienten wenigstens zum Erbrechen und Abführen verhilft. Zu einer Krankenhausaufnahme wird die Zeit meist nicht langen. Leider! Denn dies ist die Ursache, weswegen man in der Medizinischen Klinik fast niemals eine Pilzvergiftung demonstrieren kann; sicher zum Schaden für die Ausbildung der Studenten in der Diagnose und Therapie dieser für die Praxis so wichtigen Intoxikationen.

Secalevergiftung.

Die heute relativ seltene Vergiftung durch *Mutterkorn*, das Mycel eines Getreideschmarotzers, hängt bezüglich ihrer Symptome davon ab, wieviel von den wirksamen Bestandteilen derselben aufgenommen worden sind. Diese sind das Ergotoxin und das Ergotamin (Gynergen).

Die *akute Vergiftung* wird einerseits durch zu hohe Dosen Secale (gegen Blutungen), andererseits — in Gestalt von Massenvergiftungen — durch Genuß von Mehl, das etwa 2% oder mehr mit Mutterkorn verunreinigt ist, verursacht und führt zu heftigster Gastroenteritis, starken Parästhesien, Kontrakturen, Krämpfen und Paresen der Glieder sowie schweren psychischen Reaktionen und bisweilen tödlichen Kreislaufstörungen.

Die *Prophylaxe* besteht einerseits in der Vermeidung zu großer Dosen des Secale und andererseits in der Verhütung der Mutterkornverunreinigung des Mehls. Die *Therapie* erfordert gründliche Magenspülung und Einläufe, auch Ricinusöl. KOBERT empfahl Salol und Betol (Naphthalol) in Tablettenform 3—5mal 0,5). Außerdem sind Excitantien, Alkohol und Kaffee am Platz. Campher rate ich wegen der Krampfneigung der Patienten zu vermeiden. Bei beginnender Gangrän sind warme örtliche Bäder, Einölen der gefährdeten Teile und sorgfältige Einpackung in Watte angezeig

Der *chronische* Ergotismus wird fast immer durch längeren Genuß von verunreinigtem Mehl bzw. Brot (s. o.) hervorgerufen und äußert sich in quälenden Parästhesien der Haut (daher der Name „Kriebelkrankheit"), Beugekontrakturen der Glieder, tonischen Krämpfen, auch des Zwerchfells und der Schluckmuskeln, schweren trophischen Störungen der Haut, Haare und Nägel; außerdem in Gangrän besonders der Extremitäten und bisweilen Katarakt mit Erblindungsgefahr.

Die *Therapie* besteht nach v. JAKSCH zunächst in gründlichen Darmirrigationen. Die polyneuritischen Symptome wird man mit Aspirin oder Pyramidon und außerdem Betaxin oder Betabion behandeln, die tonischen Krämpfe mit Brom (3—4mal 1,0) oder Luminal (3—4mal 0,15); bei heftigsten Schmerzen und Gangrän ist Morphium bisweilen nicht zu vermeiden. Die Gangrän behandle man, wie oben angegeben, zögere aber ja nicht zu lange mit der operativen Behandlung, da in diesen Fällen stets die Gefahr der Sepsis besteht. Die *Prophylaxe* erfordert gründliche Belehrung der Mehlproduzenten und staatliche Untersuchung des Mehls, wie sie beispielsweise in Österreich früher obligatorisch war. Übrigens ist der chronische Ergotismus dank der intensiveren und sorgfältigeren Kultur des Getreides und damit des Seltenerwerdens des Mutterkorns heute fast eine Rarität geworden; wenigstens in Deutschland. Immerhin ist die

Intoxikation so gefährlich und schwer, daß ihre Erkennung und Behandlung eine nicht unwichtige Aufgabe der Ärzte darstellen muß, die diese Vergiftung so selten selbst gesehen haben.

Pellagra.

Auch die *Pellagra* gehört zu den pflanzlichen Vergiftungen, und zwar durch den Genuß von verdorbenem Mais (daher der Name „Maidismus"), hauptsächlich aber wohl durch eine zu ausschließliche Maisernährung, die bei dem Mangel des Mais an Vitamin B zu einer Avitaminose führt. Die Symptome sind Hautveränderungen der der Sonne ausgesetzten Teile, ernste gastroenteritische Symptome, Anämie, schwere polyneuritische Störungen und Psychosen bisweilen mit Ausgang in Demenz.

Die *Prophylaxe* hat vor allem die einseitige Maisernährung zu vermeiden und auch sonst Nahrungsmittel, die Schutzstoffe enthalten, zu verordnen (s. u.).

Auch *therapeutisch* ist die richtige Ernährung die Hauptsache. Da wir wissen, in welchen Nahrungsmitteln Pellagraschutzstoffe in größerer Menge enthalten sind, werden wir folgendes verordnen: hauptsächlich Leber, Hefe und Fische (Hering, Bückling, Schellfisch und Aal) und Eier (besonders die Dotter!), ferner Salat, Tomaten, rote und gelbe Rüben, Kohlrüben, Sellerie und andere Gemüse. Außerdem empfehle ich den antipellagrösen Schutzstoff, das Nicotinsäureamid in Form des Nicobion oder Nicotinsäureamids Bayer (3mal täglich 1—3 Tabletten zu 0,25 täglich oder subcutan oder intramuskulär täglich 1 Ampulle (0,1—0,2). Man suche mit den Tabletten auszukommen, da die Spritzerei auf die Dauer — und das Leiden verlangt eine Dauerbehandlung — unangenehm ist. Ich habe öfter den Eindruck gehabt, daß das Nicotinsäureamid ohne die entsprechende Diät wenig wirksam war. Auf Leberpräparate kann man meist verzichten; nur bei schwerer Anämie sind sie indiziert. Auch das von v. DOMARUS zitierte alte Volksmittel gegen Pellagra, der Bockshornklee, ist zu empfehlen; er enthält reichlich Trigonellin, ein Nicotinsäuremethylbetain. Kosmetische Rücksicht ist auf die Haut zu nehmen; man schütze sie unbedingt vor stärkerer Besonnung, um schwere und häßliche Hautveränderungen zu vermeiden.

Andere Nahrungsmittelvergiftungen.

Die Mehrzahl der durch verdorbenes Fleisch, Wurst, Käse, Konservengemüse, Speiseeis, Kartoffelsalat, Mayonnaisen u. a. hervorgerufenen Vergiftungen beruhten auf einer Infektion mit beigemengten Bakterien der Paratyphus-, Gärtner-, Proteus- oder anderen Gruppen und sind in den diesen Infektionen gewidmeten Kapiteln bereits besprochen worden. Das gilt auch von den atropinähnlichen Intoxikationen, dem Ptomatropinismus. Daß diese Vergiftungen *therapeutisch* alle gründlicher Magen- und Darmspülungen und des Abführens durch Ricinusöl bedürfen, ist selbstverständlich. Oft benötigen solche Kranke Excitantien und stets strenge Diät. Bei profusen Durchfällen sind auch Kochsalzinfusionen angezeigt. Fällen mit besonders starken Tenesmen und Schmerzen sollte man nach anfänglichem Abführen auch ruhig ein Opiat (z. B. eine Pantoponinjektion) geben.

Einer besonderen Besprechung bedarf der *Botulismus*, der durch die Gifte der anaeroben Bac. Botulinus, die mit Wurst, Schinken, Konservenfleisch, Fisch und Gemüse aufgenommen werden, bedingt ist. Er führt zu bulbären, Augenmuskel- und Gliederlähmungen und oft zum Tode.

Die *Prophylaxe* ist darum schwierig, weil der Geruch und Geschmack der betreffenden Nahrungsmittel zwar oft als verdorben und ranzig angegeben wird, aber keineswegs immer. Es kann also auch bei angeblich tadelloser Beschaffenheit der Wurst oder des Konservengemüses zum Botulismus kommen. Die *Therapie* erfordert auch hier Magen- und Darmspülung und Ricinusöl. Außerdem ist die möglichst baldige Injektion von Botulismusserum (50—100 ccm intramuskulär, nicht intravenös wegen der Gefahr des groben anaphylaktischen Schocks bei Bulbärlähmung!) angezeigt. Übrigens ist auch eine spätere Anwendung des Serums keineswegs überflüssig, sondern dringend indiziert. Ich habe es noch 14 Tage nach der akuten Vergiftung vorzüglich wirken sehen. Statt des Botulismusserums im Notfalle auch ein anderes Serum, z. B. Diphtherieheilserum zu verwenden, wie es STRÜMPELL-SEYFARTH vorschlagen, halte ich nicht für richtig. Denn ein solches Serum ist absolut kein Ersatz für das spezifisch wirkende Botulismusserum, das allerdings von den Apothekern nach Möglichkeit vorrätig gehalten werden müßte. — Im akuten Stadium sind natürlich auch Excitantien und zur Belebung der Atmung Lobelin und Kochsalzinfusionen angezeigt.

Fisch- und Muschelvergiftung.

Viele Fischvergiftungen sind sicher durch die Verunreinigung des Fischgerichtes mit den im vorigen Kapitel genannten Erregern der Gastroenteritis zurückzuführen. Viele andere aber haben den Charakter selbständiger Intoxikationen. Denn es gibt Fische, die Gifte produzieren, wie v. JACKSCH von den verschiedenen, in Japan heimischen Tetrodenarten angibt, deren Leber, Magen, Darm und Ovar ein dem Curare ähnliches Gift produzieren. Auch Stör und Sterlet sollen zur Laichzeit toxisch wirken, ebenso die Barbe und der Hecht, deren Rogen im Mai giftig zu sein scheint. Auch der Kopf des Wels und des Kabeljau sollen im rohen Zustand toxisch wirken; gleiches wurde gelegentlich auch von Schleie, Flunder, Thunfisch, Petermännchen, Sägebarsch und Hering beobachtet. Die letzteren Vergiftungen sind aber wohl meist Produkte einer Superinfektion mit den obengenannten Bakterien und zum Teil wahrscheinlich auch von Intoxikation durch Gifte, die die Fische beim Fressen giftiger Quallen oder Korallen zu sich genommen hatten.

Die Giftwirkung besonders der obengenannten Tetroden ist so stark, daß wenige Gramm genügen, um beim Menschen den Tod herbeizuführen; weshalb Tetroden in Japan oft zum Zwecke des Selbstmordes gebraucht wurden (v. JACKSCH).

Relativ häufig ist die *Austern- und Miesmuschelvergiftung*. Die Austernvergiftung ist in der Regel durch Verunreinigung mit Coli-Paratyphus-Proteus- und andere Bakterien verursacht, weit seltener durch Ptomaine der verdorbenen Austern. Dagegen erzeugt die Miesmuschel, vielleicht auch ohne daß sie notorisch verdorben ist, manchmal ernste Vergiftungen. Diese äußern sich in schweren Parästhesien des Schlundes und der Glieder, heftigen psychopathischen Reaktionen, z. B. in dem Gefühl, „als ob alles leicht sei", als ob die Kranken fliegen könnten (v. STRÜMPELL-SEYFARTH), in Paresen, Ataxie und führen bisweilen zu tödlichem Kollaps. Das gleiche Syndrom hat BROSCH übrigens bei Austernvergiftungen beobachtet. Das Gift der Miesmuschel ist das von BRIEGER 1886 bei einer Epidemie in Wilhelmshaven gefundene Mytilotoxin.

Übrigens zitiert v. JACKSCH Beobachtungen von ENGLISCH, GUSSENBAUER u. a., die eine *chronische Perlmuschelvergiftung* bei Perlmutterdrechslern in Gestalt von heftigen Schmerzen und schließlich von Nekrose des Unterkiefers, des Humerus und anderer Knochen beobachteten.

Der akuten Fisch- und Muschelvergiftung ist *prophylaktisch* schwer beizukommen. Man sollte aber generell vor dem Genuß von Austern und Miesmuscheln aus unzuverlässiger Quelle warnen. Wie viele Austernvergiftungen sind nicht schon in Mittelmeerorten, vor allem Venedig, bei leichtsinnigen Touristen vorgekommen! Von den Miesmuscheln gilt das gleiche. Vor allem genieße man sie stets gekocht und nicht roh. Von Vergiftungen durch den Genuß von Weinbergschnecken, die ja manchen Leuten als Delikatesse gelten, ist mir nichts bekannt geworden. Im übrigen ist sorgfältiges Aussuchen und Beriechen der Fische und Muscheln vor dem Genuß notwendig. Auch sollten die obigen Angaben über die Giftigkeit gewisser Teile mancher Fische Allgemeingut der Küchenfachleute werden. Die Tetroden kommen bei uns übrigens nicht in Betracht, da sie scheinbar nur in Ostasien genossen werden.

Die akuten Vergiftungen mit Fischen und Muscheln erfordern *therapeutisch* natürlich, falls möglich, Magen- und Darmspülungen mit Adsorgan und Carbo animale, Kochsalzinfusionen, Excitantien, starkem Kaffee und eventuell Alkohol (Kognak). Leider kommen diese Maßnahmen aber oft zu spät. Die chronische Muschelvergiftung verlangt das Aufgeben der Perlmutterdrechslerei von seiten der Patienten.

Auch *Krebse und Hummern* können bekanntlich akute Vergiftungen hervorrufen, zum Glück häufig nur in Gestalt von allergischen Erscheinungen, wie Urticaria, Gastroenteritis und eventuell Asthma. Diesen ist prophylaktisch durch das Vermeiden dieser Delikatessen leicht vorzubeugen. Im übrigen sind die allergischen Symptome durch Calciuminjektionen (Afenil, Calciumgluconat-Sandoz) meist rasch zu beseitigen. Schwerer sind natürlich die Ptomainvergiftungen durch verdorbene Tiere und auch die Superinfektionen mit Coli- und Paratyphus- und GÄRTNER-Bacillen. v. JACKSCH berichtet über tödliche Hummervergiftungen nach einer Mahlzeit, die am Abend vorher allen Essern tadellos bekam und am nächsten Morgen (im Winter!) tödliche Intoxikationen hervorrief. *Therapeutisch* sind Ptomainvergiftungen natürlich, wie oben bei den Muscheln und Fischen ausgeführt, zu behandeln. Die akuten bakteriellen Infekte unterliegen den gleichen therapeutischen Maßnahmen. Das subakute Stadium des Paratyphus-B. oder der Gastroenteritis wird nach deren Vorschriften behandelt, also mit Diät, Tierkohle, Tanninpräparaten oder Bolus alba; selbstverständlich erst, nachdem gründlich abgeführt worden ist.

Die *Quallen* rufen durch ihr Gift gewöhnlich nur örtlichen Schmerz und bei Empfindlichen Urticaria hervor, bisweilen heftigsten Grades mit schwerer allergischer Migräne, wie ich beobachtete. Allerdings schildert v. JACKSCH einen Fall von Quallenvergiftung, bei dem es unter septischen Erscheinungen zum raschen Exitus kam. In der Regel bedürfen die gewöhnlichen Quallenbisse natürlich keiner Therapie: Bei schwererer Urticaria wird man außer Einpuderung der Haut gelegentlich zu einer Calciumspritze greifen müssen. Die — nur einmal — beobachtete septische Form ist wie eine Sepsis zu behandeln (vgl. die Kapitel). *Prophylaktisch* wäre Überempfindlichen das Baden im Meer zu verbieten, sofern Quallen in größerer Zahl im Wasser sind; was ja oft nur bei bestimmten Wetter- und Windrichtungen der Fall ist.

Schlangen- und Spinnenbißvergiftungen.

In Europa kommen als Giftschlangen Kreuzotter, Schildviper und Sandviper in Betracht, in den Tropen Brillenschlange, Klapperschlange und andere, deren Bisse außer den örtlichen Symptomen Erbrechen, Kollaps, Hämaturie, Delirien, Krämpfe, Lähmungen, insbesondere Atemlähmung hervorruft und bisweilen zum Tode führt. Leberschädigung, hämorrhagische Diathese und Thrombosen (nach BOLLINGER bei uns nur in 10% der Fälle) können spätere Folgen eines Giftschlangenbisses sein.

Prophylaktisch ist notwendig, daß die Menschen in notorisch schlangenreichen Gegenden (Wäldern, Hecken, Wiesenrändern, Gräben u. a.) nicht mit nackten Beinen gehen, und daß sie die Schlange nicht reizen. Das ist besonders Kindern einzuprägen! *Therapeutisch* empfehlen sich zunächst das Abschnüren des betroffenen Gliedes und Ausbrennen der Wunde (z. B. mit Schießpulver). Auch die Ausätzung mit Jodtinktur, Kalilauge, Ammoniak, Carbolsäure, Kaliumpermanganat (in 3—5%iger Lösung) oder Injektion von 2%iger Lösung von Chlorkalk in die Umgebung der Wunde werden empfohlen. Auch die Excision der Bißwunde ist mit Erfolg ausgeführt worden. Wo irgendwie erhältlich, sollte man Schlangengiftserum (10 ccm in die Umgebung der Wunde intramuskulär) und in schweren Fällen (am besten in allen!) 20—40 ccm des Serums intravenös injizieren. Bei Kreislaufkollaps gebe man Campher, Coffein, Coramin und gegen die drohende Atemlähmung Lobelin subcutan. Auch lasse man reichlich trinken. Der volkstümliche Gebrauch, nach Giftschlangenbiß reichlich Alkohol zu genießen, wird zwar heute von ärztlicher Seite meist als nutzlos abgelehnt; v. JACKSCH erwähnt jedoch als scheinbar wirksames Gegengift auch den Alkohol. Ich schließe mich ihm an. Denn man hört doch von beglaubigten Fällen, in denen reichlicher Alkoholgenuß (der angeblich in diesen Fällen nicht zum Rausch führt), ohne örtliche und sonstige Behandlung die Folgen eines Schlangenbisses coupiert hat. Bei kleineren Kindern unterlasse man jedoch besser diese Alkoholtherapie. In schweren Kollapsfällen hat man auch warme Bäder mit kühlen Übergießungen empfohlen.

Es sei dabei bemerkt, daß auch die Bisse der giftigsten exotischen Schlangen, der Brillen- und der Klapperschlangen, unter günstigen Umständen oft nicht tödlich enden; $^7/_8$ der von Klapperschlangen Gebissenen sollen nach MITCHELL genesen. Trifft der Biß aber eine größere Vene oder den Kopf, insbesondere die Schleimhäute, so wirkt er meist in kurzer Zeit tödlich; so z. B. in dem Fall eines ,,Schlangenbeschwörers", den v. JACKSCH anführt, der, von einer Kreuzotter in die Zunge gebissen, nach 50 Minuten starb. Auch sei erwähnt, daß in Fällen, in denen die örtlichen Erscheinungen des Bisses (Ödem, Schwarzfärbung der Wunde usw.) nicht oder nur sehr gering auftreten, oft schlechteste Prognose geben und rasch zugrunde gehen, wie dies z. B. vom Biß der Brillenschlange bekannt ist. Alle diese Dinge sind wichtig für eine möglichst rasche und intensive Therapie vor allem mittels Schlangengiftserum, aber auch des therapeutischen Alkoholkonsums.

Harmloser sind die *Spinnengifte*. Nach KOBERT führen die Bisse gewisser Spinnen durch ein Toxalbumin zu heftigen örtlichen Schmerzen und Paresen der Glieder, gegen die er therapeutisch heiße Bäder und innerlich Opiate empfiehlt. Die heimische Kreuzspinne ist kaum gefährlich, weil sie dies Gift beim Biß nicht abgeben soll. Auch die Tarantelbisse sind harmloser als ihr Ruf; dies gilt allerdings nur von den einheimischen bzw. europäischen Taranteln. Allerdings führten diese Bisse, abgesehen von den örtlichen Erscheinungen, zu akutem Kollaps, zu Zittern, Schweißen und Tachykardie und können noch viele Wochen hinterher große Schwäche, Reizbarkeit und Verstimmung hinterlassen.

Auch der Biß der einheimischen *Skorpione* ist meist nicht gefährlicher als ein Bienenstich (v. JACKSCH). Die tropischen Skorpione produzieren durch ihren Biß jedoch schwere Symptome, die starke Schwellung, Lymphangitis, bisweilen Gangrän der Bißstelle und Ohnmacht, Konvulsionen, Trismus, Krämpfe, anhaltende Erektionen, Erbrechen und Durchfälle hervorrufen.

Eine *Prophylaxe* dürfte es kaum geben. *Therapeutisch* wird Auswaschen oder Ausätzen der Wunde (mittels Ammoniak), Injektion von Kaliumpermanganat in die Wundregion, kurz eine der Behandlung des Schlangenbisses gleiche Therapie empfohlen, da es gegen Spinnen- und Skorpionbisse (bei uns in Europa) ein Serum meines Wissens noch nicht gibt.

Ätzgifte.

Salzsäure und *Salpetersäure* werden entweder zu Suicidzweck oder aus Versehen aufgenommen und erzeugen heftige Verätzungen des Mundes, Rachens, der Speiseröhre und des Magens. Rauchende Salpetersäure kann auch auf Larynx und Trachea wirken und Glottisödem verursachen. Die Vergiftung mit Salzsäure geschieht meist mit der 30—40%igen Lösung des Handels. Salpetersäure wird als 40%ige Lösung als sog. Scheidewasser verwandt, ferner eine Mischung beider als „Königswasser". Bei beiden treten außerdem allgemeine Säurevergiftungssymptome, wie Krämpfe, Koma und Kreislaufkollaps und nicht selten auch Nierenschädigungen auf. Die Inhalation der gasförmigen Salzsäure erzeugt heftige Tracheitis und Bronchitis bis zum Lungenödem.

Die *Prophylaxe* gipfelt in der banalen Forderung, diese und andere Säuren und Laugen niemals in Bier- oder Weinflaschen zu schütten, sie nie in die Speisekammer zu stellen und sie besonders vor Kindern zu verschließen. Selbstmordkandidaten habe ich außerdem den Wahnsinn dieser Form des Suicids ruhig expliziert. Denn die Säure- und Lungeverätzungen führen ja nicht nur zur akuten Verätzung und allgemeinen Säureintoxikation, sondern meist auch zu dem quälenden Folgezustand der Ösophagusstenose, seltener auch der Pylorusverengerung.

Die *Therapie* der akuten Verätzungen verlangt vor allem stets die *Vermeidung des Magenschlauchs* zur Entleerung oder Spülung des Magens. Denn abgesehen von der Qual der Schlaucheinführung für den frisch Verätzten, ist die Gefahr einer Perforation der Speiseröhre oder des Magens durch die Sonde groß. Vor dem Unfug des Versuches einer Ösophagoskopie brauche ich wohl kaum zu warnen. Die Hauptsache ist die Zufuhr von Alkalien per os in Gestalt von Magnesia usta in Wasser (2—5 Teelöffel) oder, falls diese nicht gleich zu haben ist, von geschabter Kreide. Zur Not muß man auch den Kalkputz von den Wänden in Wasser geben. Natrium bicarbonicum vermeide man, da es mit der Säure CO_2 produziert, die zur Überdehnung des lädierten Magens führen würde. Besonders wichtig ist, falls möglich, Milchzufuhr. Denn 1 Liter Milch hat die Fähigkeit, 5—15 ccm Salzsäure zu binden.

Auch Eiweißlösungen, besonders solche von pflanzlichem Eiweiß, haben eine säurebindende Kraft und sind zu empfehlen. Wenn man weder Milch noch Eiweiß zur Hand hat, gebe man Seifenwasser oder Sodalösung. Vor Pottasche ist wegen hrer Giftwirkung zu warnen. Die örtlichen Mund- und Rachenschmerzen mildere man einerseits durch Spülung derselben mit Alkalilösungen, andererseits durch — sehr vorsichtige — Pinselungen mit Eucain oder Novocain (2%). Cocain vermeide man wegen der stärkeren Giftwirkung. Statt der Coçainderivate empfehle ich übrigens, falls es erhältlich ist, stets das ungiftige lösliche Anaesthesin in Form des „Subcutin-Mundwassers von" RITSERT zu wählen, das man konzentriert oder mit Wasser verdünnt zu Spülung oder Pinselung verwenden kann. Außerdem lindern Eisstückchen den Schmerz. Gegen die allgemeine Säureintoxikation kann man Natrium bicarbonicum auch in Form von Einläufen oder Infusionen anwenden. Bei den sehr starken Schmerzen der Patienten ist die Anwendung von Morphium oder Pantopon oft nicht vermeidbar. Man gebe aber dem strikturbedrohten Patienten ja nicht die Spritze in die Hand! Die Diät muß anfangs rein flüssig und später breiig sein. Auch Brot und Kuchen sind stets einzuweichen.

Die Strikturen der Speiseröhre sind meist nicht der konservativen Behandlung mittels Sondierung zugänglich, sondern bedürfen in der Regel der Operation, das ist der Anlegung einer Magenfistel, um den Kranken vor dem Verhungern und Verdursten zu bewahren. Man zögere nicht zu lange mit diesem Eingriff.

Häufiger als Salz- und Salpetersäure ist die *Schwefelsäure* (Vitriol) Ursache einer Vergiftung, die zu gleichen örtlichen und allgemeinen Erscheinungen, also zu heftiger ulceröser Entzündung der Schleimhäute, blutigen Durchfällen und oft zur Nephritis führt. Die Schwefelsäure wird als 30—40%ige H_2SO_4-Lösung im Haushalt als Messingputzwasser benützt. Auch deren Dämpfe können in Laboratorien durch Inhalation die Atemschleimhäute schwer schädigen und die Säure selbst — bei Zerspringen eines Gefäßes — die äußere Haut verätzen. Die letzteren Fälle werden nach chirurgischen Grundsätzen behandelt.

Die *Prophylaxe* erfordert die gleichen Vorsichtsmaßnahmen (besonders auch bei Arbeit im Labor!), wie die der anderen Säuren. Auch die *Therapie* ist mit der oben ausgeführten identisch. Bemerkt sei, daß bei der besonders großen Schmerzhaftigkeit dieser Säureverätzungen Opiate per os oder Morphium subcutan meist notwendig sind. Außerdem bedarf die heftige ulceröse Enteritis einer strengen Diät und der Tannin- und Kohlebehandlung. Auch die Nephritis wird stets diätetisch berücksichtigt werden müssen. Endlich kommt für die sekundäre Striktur der Speiseröhre meist die Gastrostomie in Betracht.

Häufig, besonders als Suicidgift, ist auch die Vergiftung mit *Oxalsäure* (Kleesalz). Es wird im Haushalt zum Putzen des Metallgeschirrs und zur Beseitigung von Tintenflecken benutzt. Bei ihr sind die örtlichen Ätzwirkungen etwas geringer als bei den obengenannten Säuren. Auch kann die Narbenstriktur des Ösophagus ganz ausbleiben. Dagegen ist die Allgemeinintoxikation nach meiner Erfahrung bei großen Dosen meist außerordentlich schwer und führt zu Parästhesien und Anästhesien der Finger, heftigen tonischen und klonischen Krämpfen, Trismus und schwerstem Kreislaufkollaps, oft mit ganz raschem, tödlichem Ende. Häufig sind auch hier hämorrhagische Nephritiden. Schon nach 5 g Oxalsäure hat man den Tod beobachtet, besonders wenn sie auf nüchternen Magen genommen wurde.

Die *Prophylaxe* deckt sich mit der der übrigen Säuren. Nur sei der bisweilen vorgekommenen Verwechslung mit Citronensäure in Drogerien und Apotheken hier warnend besonders gedacht.

Die *Therapie* erfordert neben der Entleerung des Magens durch ein Brechmittel (Apomorphin subcutan) und nicht durch den Magenschlauch und gründlichen Darmspülungen die Berücksichtigung der Säureintoxikation. Da die Oxalsäure intensiv calciopriv wirkt (sie kann sogar zu echter Tetanie führen), ist die Zufuhr von Calcium per os dringend erforderlich; zumal die Oxalsäure im Magen mit Calcium eine schwer lösliche Verbindung von Calciumoxalat eingeht. Außerdem sind auch Excitantien (wiederum unter Vermeidung des bisweilen krampfsteigernden Camphers) erforderlich. Da die örtlichen und Magenschmerzen oft nicht so heftig sind, erübrigt sich das Morphium. Dagegen wird man Luminalnatrium (0,3—0,6) oder Paraldehyd (2 g) im Klysma gegen die Krämpfe bisweilen nötig haben.

Die Vergiftungen mit organischen Säuren, wie Ameisensäure, Essigsäure, Weinsäure, Apfelsäure, Citronensäure und Milchsäure sollen uns als ausgesprochene Raritäten hier nicht beschäftigen.

Dagegen bedarf die *Blausäurevergiftung* wegen ihrer Eigenart und großen Gefährlichkeit besonderer Berücksichtigung. Sie kommt als Cyankalium (in gewerblichen Betrieben, z. B. der Photographen) in chemischen Laboratorien und als Blausäure auch in bitteren Mandeln in Betracht; 10 Stück bittere Mandeln

haben bisweilen bei Kindern schon den Tod herbeigeführt (v. JACKSCH). Auch
an die etwaige Überdosierung der offizinellen Aqua laurocerasi und amydalarum
amararum sei warnend erinnert; wiederum vor allem bei Kindern. Die Wirkung
der Blausäure sieht GEPPERT „in einer inneren Erstickung der Organe bei über-
schüssigem Sauerstoff“. Reine Blausäure in höherer Dosis wirkt demgemäß
unter enormer Tachypnoe und Lungenödem oft bereits in wenigen Minuten bis
$^1/_6$ Stunde tödlich. Die letale Dosis der reinen Blausäure beträgt 0,05, die des Cyan-
kaliums 0,2—0,3 g. Es sei aber bemerkt, daß längere Zeit an der Luft gelagertes
Cyankalium jede Giftwirkung verlieren kann: ein Suicidkandidat meiner Praxis
hatte eine ganze, sehr alte Cyankalistange geschluckt, ohne ernstlich zu erkranken. Dagegen behält das (wasserlösliche) Cyankali, wenn es in Ampullen
eingeschmolzen ist, wahrscheinlich unbegrenzt seine Giftigkeit, wie der auch
wegen des Vergiftungsmittels vieldiskutierte Selbstmord Hermann Görings
bewiesen hat.

Die *Prophylaxe* ergibt sich aus dem soeben Gesagten; besonders Kinder
sind vor dem Genuß der bitteren Mandeln und der eben genannten Medikamente
in höherer Dosis zu bewahren.

Die *Therapie* besteht in Magenspülung, bei der sehr geringen Ätzwirkung
der Blausäure mittels Magenschlauches, unter Zufügung von Wasserstoffsuperoxyd, das nach KOBERT die Blausäure in das relativ unschädliche Oxamit überführt. Von anderen gebräuchlichen Mitteln (Atropin, Eisenoxydhydrat, Magnesia-
und Ammoniak u. a.) ist kein Erfolg zu erwarten (v. JACKSCH). Dagegen scheint
das von v. KOSSA empfohlene Kaliumpermanganat in $^1/_{10}$%iger Lösung zur
Magenspülung des Versuches .wert. Des weiteren wären natürlich Excitantien
in hoher Dosis, heiße Bäder mit kühlen Güssen, künstliche Atmung und Lobelin
notwendig. Bei dem jähen Verlauf dieser Vergiftung wird zu allen diesen Maßnahmen allerdings leider meist keine Zeit mehr bleiben. Da hilft eben nichts
anderes, als den Finger in den Rachen des Patienten zu stecken und durch Trinken
von Seifenwasser den Vergifteten zum Erbrechen zu bringen und ihm so die
erste Hilfe zu leisten.

Alkalivergiftungen.

Vergiftungen mit *Natron-* oder *Kalilauge* waren früher die häufigsten von
allen Ätzmittelintoxikationen (NOTHNAGEL). Sie waren meist aber nicht durch
die reinen Laugen, sondern durch Gemenge derselben, sog. „Laugenessenz“ oder
„Laugenstein“ (zur Seifenproduktion), bedingt. Die geätzten Stellen der Schleimhaut und Haut werden dabei nicht brüchig und trocken, sondern erweicht,
ähnlich einer Diphtheriemembran („Kolliquation“). Auch durch die Laugen
werden heftige Schmerzen, Erbrechen, Kollaps, Tachykardie, Schwindel und
Krämpfe und später Strikturen der Speiseröhre hervorgerufen.

Die *Prophylaxe* ähnelt ganz derjenigen der Säuregifte, die in Haushalt oder
gewerblichen Betrieben oder zwecks Suicids verwandt werden.

Die *Therapie* hat auch hier den Magenschlauch wegen Perforationsgefahr
absolut zu vermeiden und das Erbrechen durch Brechmittel (Apomorphin,
Tartaris stibiatus) zu veranlassen. Ferner ist das Trinken dünner Salzsäure-
lösungen, wie Essigwasser, Citronensaft, Apfelsinensaft dringend angezeigt.
Örtlich verwende man das schon genannte lösliche Anaesthesin — RITSERT „Sub-
cutin-Mundwasser“. Gegen den heftigen Durst gebe man Eisstückchen, eventuell
Kochsalzklistiere. Die sekundäre Gastroenteritis und Nephritis (seltener als
bei Säuren) müssen schulgerecht behandelt werden.

Gegen die auch nach Laugenverätzung ziemlich häufigen Ösophagusstrikturen
empfehle ich nicht den von v. JACKSCH angegebenen Versuch der Offenhaltung

und Dehnung mittels Sonden, da die Gefahr der Perforation (bei nicht sehr
Geübten!) hierbei allzu groß ist. Auch gegen diese Strikturen hilft nur die rechtzeitige Gastrostomie.

Die *Ammoniakvergiftung* geschieht einerseits durch Einatmung, z. B. (als
Teil der Phosgenvergiftung) als Kampfgas, andererseits durch orale Aufnahme
infolge Versehens oder in Suicidabsicht. Die erstere Form macht schwerste Reizerscheinungen der Atmungsorgane bis zum tödlichen Lungenödem; Ausgänge, wie
wir sie im Kriege bei Phosgenvergasung kennengelernt haben. Das Trinken von
Ammoniak führt zu hämorrhagischem Erbrechen, intensiver croupöser Stomatitis
und Pharyngitis und hämorrhagischer Nephritis. Nach hohen Dosen von
Ammoniak kommt es unter Hyperhidrose und schwerem Kollaps bisweilen in
kürzester Zeit zum Exitus. Aber auch mehrtägiger und längerer Verlauf mit
tödlichem Ende in Krämpfen und Koma wurde beobachtet. Jedenfalls stellt
v. JACKSCH der oralen Vergiftung eine schlechtere Prognose als der inhalatorischen.

Die *Prophylaxe* ergibt sich aus dem oben Gesagten.

Die *Therapie* der inhalatorischen Form verlangt natürlich sofortiges Entfernen des Vergifteten aus der ammoniakhaltigen Luft. Aber sonst stelle man
mit dem Patienten möglichst wenig an, mache lieber keine künstliche Atmung,
auch keine Faradisation der Nerv. phrenici, keine Aderlässe u. dgl. Aus der
Behandlung der Phosgen-Kampfgasvergiftung wissen wir, daß man den Kranken
so ruhig als irgend möglich halten muß, ihn nicht entkleiden, kaum bewegen
darf, also auch nicht abtransportieren sollte. Man gebe reinen Sauerstoff ohne
Kohlensäurezusatz oder nach v. JACKSCH Lithium carbonicum zur Inhalation
und hülle den Kranken so warm als möglich ein. Denn jede Bewegung und
Abkühlung fördert die Gefahr des tödlichen Lungenödems.

Bei *oraler* Vergiftung verfahre man genau so, wie dies bei der Laugenvergiftung
oben ausgeführt wurde. Eine operative Behandlung von Ösophagusstrikturen
ist meist nicht nötig, da diese nach Ammoniakvergiftung nur sehr selten vorkommen.

Die Vergiftung mit *Carbolsäure, Lysol, Kresol* und ähnlichen Desinfizientien
findet — in Anbetracht ihres intensiven Geruchs — fast nie aus Versehen, sondern
nahezu ausschließlich zum Selbstmordzweck statt. Daher ist die eingenommene
Menge der ganannten Gifte meist sehr groß und damit die Prognose oft schlecht.
Diese Substanzen führen zu den bekannten weißlichen Verätzungen, schwerster
Gastroenteritis, tiefer Cyanose, Methämoglobinämie, grünschwarzem Carbolharn,
Kreislaufschwäche und Kollaps. Als chronische Folge der Carbolintoxikation
kommt die Nephritis in Betracht, die oft tödlich verläuft.

Die *Prophylaxe* würde Vorbeugung des Suicids bedeuten. Natürlich ist es
erforderlich, daß die genannten Desinfizientien dem Handverkauf entzogen und
nur gegen Rezept abgegeben werden. Da ein solches aber bei vielen Gelegenheiten
leicht zu erlangen ist, bedeutet der Rezeptzwang leider keine ernstliche Verhütung der suicidalen Handlung.

Die *Therapie* verlangt zu allererst gründliche Magenspülung. Bei der nicht
geringen Verätzung auch des Ösophagus rate ich auch hier von der Anwendung
des Magenschlauches ab und zur Herbeiführung des Erbrechens mit Apomorphin
oder Brechweinstein. Ferner sind das Trinken von Kalkwasser oder Zuckerkalk
oder Magnesium und die Injektion von intravenösem Calcium (s. o.) ratsam.
Außerdem sind Darmspülungen, eventuell Abführmittel, Excitantien und selbstverständlich rein flüssige Ernährung notwendig.

Die Erfolge dieser Behandlung sind aber, wenn die Dosis des Carbols oder
Lysols groß ist und die Therapie nicht raschestens nach der Vergiftung erfolgt,
meist recht schlecht.

Die *Vergiftung mit chlorsaurem Kalium* erfolgt wohl ausschließlich durch Überdosierung dieses bei Anginen, Stomatitis und Diphtherie früher viel verwendeten Mittels. Nach F. MARCHAND führt es zu hochgradiger Cyanose, Ikterus, Hämolyse, Oxy- und Methämoglobinämie, hämorrhagischer Nephritis, Krämpfen, Delirien, Koma und bisweilen zum Tode. Wenn v. JAKSCH die tödliche Dosis bei Kindern mit 5—6 g (bei Erwachsenen mit 15 g) angab, aber auch schon viel kleinere Dosen als Ursache schwerer Intoxikationen bezeichnete, so stimmt dies nicht zu meinen Erfahrungen. Ich habe als Assistent W. ERBS (anfangs widerstrebend) bei jeder schweren Angina und Diphtherie chlorsaures Kalium in einer Dosis von 6—8 g pro die geben müssen, und zwar mehrere Tage lang, ohne daß es den Patienten je geschadet hätte. Die Toleranzgrenze muß also doch wohl wesentlich höher liegen. Meine Beobachtung spricht übrigens im Sinne v. JAKSCH', der auch den Verdacht aussprach, daß viele, im Schrifttum rubrizierten Fälle von angeblich letaler Vergiftung durch chlorsaures Kalium re vera ihrer Diphtherie erlegen seien. Trotzdem möchte ich weder der hohen Dosierung dieses Kaliumsalzes das Wort reden, noch überhaupt seiner Verordnung, die ich, was die perorale Anwendung des Mittels anbelangt, für ganz überflüssig halte. Dagegen ist es als völlig harmloses, aber höchst angenehmes Gurgelmittel sehr schätzenswert [1]. Man braucht den Patienten — auf Grund meiner obigen Erfahrungen — auch nicht unnötig bange zu machen, „er solle *ja* nichts von dem Gurgelwasser verschlucken". Denn dies wäre, wie ausgeführt, ohne Gefahr für ihn.

Die *Prophylaxe* hat also eine leichte Aufgabe und würde bedeuten, das chlorsaure Kalium per os überhaupt zu vermeiden.

Therapeutisch empfiehlt sich in wirklichen Vergiftungsfällen die Magenspülung mittels Schlauch, da das Mittel ja nicht ätzend auf Speiseröhre und Magen wirkt; außerdem sind Einläufe und drastische Abführmittel angezeigt. Man verordne aber keine organischen Säuren wie bei anderen Alkalivergiftungen, da sich dadurch im Magen das höchst giftig wirkende Chlorgas entwickeln könnte (v. JAKSCH). Außerdem werden warme Bäder und kreislaufstützende Mittel in ernsten Fällen notwendig sein. Die früher verordneten Pilocarpininjektionen entbehren meines Erachtens strenger Indikation und können wegbleiben.

Gasvergiftungen.

Die häufigste dieser Vergiftungen ist die mit *Kohlenoxyd* (CO). Die *Kohlenoxydvergiftung* geschieht durch das Einatmen von Leucht- bzw. Brenngas, Kohlengas, Rauch bei Bränden, Auspuffgasen von Motoren, insbesondere Autos, und Explosionsgasen. Die Leuchtgasvergiftung wird teils durch Unfall, teils in selbstmörderischer Absicht, diejenige durch Kohlengas durch das Verweilen, insbesondere das Schlafen in Räumen mit defekten Öfen oder offenem Kohlenfeuer herbeigeführt. Die Intoxikation durch Rauch erfolgt natürlich bei Bränden, die Vergiftung durch Auspuffgas durch das Nächtigen in Garagen (kaum je im geschlossenen Auto!) und diejenige durch Explosionsgase durch Schlagwetterexplosionen in Bergwerken, bei Geschoßexplosionen und Minensprengungen. Ferner entwickelt sich CO (und gibt zu Vergiftungen Anlaß) bei der Arbeit der Hochöfen, bei der Destillation des Steinkohlenteeres und in der Papierfabrikation (im „Lumpenkessel").

Das CO selbst ist farb-, geruch- und reizlos und auch deshalb so gefährlich. Es verdrängt den Sauerstoff aus den Erythrocyten und verbindet sich mit dem

---

[1] Ich habe an mir selbst bei einer schweren Angina beobachtet, daß kein anderes Gurgelmittel auch nur annähernd so gut wirkte wie das chlorsaure Kali.

Hämoglobin zu Kohlenoxydhämoglobin, dadurch wird die Fähigkeit des Blutes, Sauerstoff an die Gewebe abzugeben, aufgehoben. Die Symptome sind verschieden und zeigen alle Grade von Schwäche, Benommenheit und Übelkeit bis zu tiefem Koma, Kreislaufkollaps, Apnoe und Krämpfen. Die Temperatur ist stets erhöht; in allen Fällen fanden wir Hyperglykämien, aber nur in wenigen (etwa 8—10%) Glykosurie. Die Vergifteten sehen — sogar noch post mortem — eigenartig rosig aus; sie haben z. B. kirschrote Lippen. Die Prognose ist ungünstig, die Sterblichkeit der akuten Fälle wurde früher mit 76,13% beziffert (LESSER). Aber auch Nachkrankheiten wie Polyneuritiden, spinale und cerebrale Syndrome, die der Polysklerose ähnlich sind, Psychopathien, Lungenblutungen und chronische Bronchialkatarrhe, Pneumonien und Pleuritiden bedrohten früher den Vergifteten.

Die *Prophylaxe* ergibt sich aus der Gelegenheit und den Ursachen der CO-Vergiftungen.

Die *Therapie* verlangt zunächst die Entfernung des Vergifteten aus der CO-Atmosphäre, oder, falls dies (z. B. bei Eingeklemmten) nicht möglich ist, die Zuleitung von frischer Luft durch Öffnen oder Einschlagen von Fenstern und Türen oder sonstige Maßnahmen in gleicher Absicht. Alsdann ist die Inhalation von Sauerstoff stets angezeigt, falls erhältlich von Carbogengas, einer Mischung von 95% Sauerstoff mit 5% Kohlensäure zur Anregung der Atmung. R. v. JAKSCH hat außerdem vor allem Aderlässe empfohlen von 300—500 ccm, bei deren Anwendung er keinen Exitus mehr erlebt habe. Hinterher ist die Infusion von physiologischer Kochsalzlösung angezeigt. Auch Bluttransfusionen haben sich nach dem Aderlaß bisweilen gut bewährt. Außerdem sind Lobelin zur Anregung der Atmung und Excitantien (Coffein, Kardiazol, Strophanthin, Sympatol in Injektionen) stets notwendig. Bei Krämpfen und psychopathischen Reaktionen gebe man Paraldehyd, Scopolomin oder Luminal parenteral, aber kein Morphium, da dies die ohnehin gefährdete Atmung ungünstig beeinflussen, sogar lähmen kann. Auch künstliche Atmung eventuell mittels Biomotor, ist oft notwendig, ebenso kräftige Hautreize (Schlagen und Reiben der Haut mit nassen Tüchern und Händen).

Die Vergiftung mit *Kohlensäure* (CO_2) findet in Felsenhöhlen und -grotten, Bergwerken, in Gärkellern, Kloaken und Tunneln statt, wo die CO_2 infolge ihrer Schwere über dem Boden steht. Liegende Menschen sind also, wie kleinere Tiere, der Vergiftung besonders ausgesetzt. Sie tritt ein, wenn die Luft mehr als 5% CO_2 enthält, und bewirkt zunächst Dyspnoe, Cyanose, Herzschwäche und schließlich Koma, Krämpfe und den Tod durch Herzlähmung und innere Erstickung.

Die *Prognose* ist relativ günstig, wenn es gelingt, den Vergifteten rechtzeitig aus der CO_2-Atmosphäre herauszubringen. Nachkrankheiten sind alsdann kaum zu befürchten.

Die *Prophylaxe* ergibt sich auch hier aus den speziellen Ursachen der CO_2-Intoxikation.

Die *Therapie* der akuten Intoxikation ist mit derjenigen der CO-Vergiftung identisch; im besonderen rühmt v. JAKSCH auch hier ausgiebige Aderlässe und nachfolgende Bluttransfusionen.

Anders ist ätiologisch und *therapeutisch* die meist chronische *CO_2-Autointoxikation* zu beurteilen, die bei schweren Herz- und Lungenleiden eintritt und sich äußerlich in mehr oder minder starker Cyanose und Dyspnoe äußert. Hier ist nicht so sehr die CO_2-Vergiftung zu fürchten und zu behandeln, als das Grundleiden, dem natürlich die Therapie in erster Linie zu gelten hat (vgl. die Behandlung der Herz- und Lungeninsuffizienzen).

Die Vergiftung mit *gasförmiger Blausäure* wurde bereits besprochen. Ich verweise darauf, daß auch die Intoxikation mit Nitrobenzol und dem Düngemittel Kalkstickstoff auf ihrer Verbindung mit Blausäure, bzw. Cyanderivaten beruhen. Ihre *Therapie* ist mit der der Blausäure- und Cyankalivergiftung identisch. Die Vergiftung durch *Nitrosegase*, die in einigen Fabrikbetrieben, bei Explosion von Geschossen, Schießbaumwolle, Dynamit und bei der Verbrennung von photographischen und Röntgenfilmen auftritt, erzeugt nach STRÜMPELL und SEYFARTH ähnliche Symptome, wie die uns durch den Krieg bekanntgewordene Phosgenvergiftung. Auch die Therapie ist die gleiche wie bei dieser, auf die ich hiermit verweise (s. u.).

Wichtig und nicht ganz selten ist die *Schwefelwasserstoffvergiftung* (H_2S). Sie passiert vor allem durch Sturz in Latrinen und Abwässer, durch Arbeiten in gewissen Fabriken und auch in Laboratorien. Sie ist gewöhnlich mit einer CO-Vergiftung kombiniert und äußert sich in Reizung der Atemwege, Übelkeit, Kopfschmerzen, Erbrechen, Erregungszustände, Koma, Krämpfen und Atemlähmung, die zum Tode führt. Die *Prognose* der akuten Vergiftung ist immer ernst; nur sehr wenige schwerer Vergiftete kommen mit dem Leben davon.

Die *Prophylaxe* ist hier besonders wichtig. Wie v. JACKSCH mitteilte, geschieht sie z. B. bei den Latrinenarbeitern in Paris und anderen Großstädten so, daß, bevor die Arbeiter in die Latrinen steigen, ein Kohlenbecken in diese gesenkt wird, um größere Mengen von H_2S dort zu verbrennen. Auch in Fabriken mit chemischen Laboratorien ist die Prophylaxe sehr wichtig.

Die *Therapie* besteht in Lobelin, Campher, Coffein, vor allem aber in künstlicher Atmung, Sauerstoffinhalationen, Aderlässen mit physiologischer NaCl-Lösung. Außerdem empfiehlt v. JACKSCH Inhalation von Chlorwasser und Chlorkalk und gründliche Darmentleerung durch Ricinusöl und Klistiere.

Auch die Vergiftung mit *Schwefelkohlenstoff* (CS_2) hat große, auch gewerbehygienische Bedeutung, zumal er in Gestalt der Xanthogensäure zur Konservierung von Fleisch und Früchten gebraucht und frei käuflich ist. Die akute CS_2-Vergiftung wirkt hämolytisch und narkotisch, erzeugt Erbrechen, Somnolenz, Koma und schließlich in seltenen Fällen den Tod. Meist ist die Prognose aber günstig.

Die *Prophylaxe* ergibt sich aus der Verwendung der CS_2.

Die *Therapie* besteht in Magenspülungen, Darmentleerung, warmen Bädern und kühlen Güssen und Herzmitteln. Ein spezifisches Gegenmittel ist meines Wissens nicht bekannt.

Heutzutage ist die CS_2-Intoxikation meist ein *chronischer Prozeß* und kommt besonders bei Arbeitern in Kautschukfabriken, Vulkanisierungsbetrieben und Kunstseidenfabriken vor. Sie hat schwere psychische Symptome, Depressionen, Demenz, allgemeines Zittern, Dyspepsie und Obstipation zur Folge.

Die *Prophylaxe* besteht in dem Herausnehmen des gefährdeten Arbeiters aus dem toxischen Betriebe; in demselben ist eine Vorbeugung kaum möglich. Die *Therapie* verlangt natürlich vor allem das Aufgeben des schädigenden Berufes. Im übrigen gibt es gegen die chronische CS_2-Vergiftung leider kein Mittel. Die mir bekannten Fälle blieben alle ungeheilt und wurden zum Teil wegen ihrer Psychopathie anstaltsbedürftig. Für sie kommen nur symptomatische Mittel (Sedativa, Scopolamin und Roborantien) in Betracht.

Die *akute Benzinvergiftung* durch Einatmen entsteht in Autobetrieben; das Verschlucken des Benzins geschieht beim Ansaugen verstopfter Benzinleitungen. Diese Vergiftungen rufen heftige Reizerscheinungen in Mund, Magen und Darm, Atemnot, Krämpfe und Bewußtlosigkeit hervor. Die *Prophylaxe* erfordert Vorsicht in allen Benzinbetrieben. *Therapeutisch* führe man den Kranken frische

Luft zu, lasse Sauerstoff inhalieren, spüle Magen und Darm und gebe reichlich Adsorbentien (Adsorgan, Bolus alba), Milch, Öl und außerdem Cardiaca. Auch intravenöse Kochsalz- oder Traubenzuckerinfusionen sind ratsam.

Die *chronische Benzinvergiftung* führt zu Depressionszuständen, Tremor, Polyneuritis, Anämie und Nephritis. Auch hier ist natürlich die Herausnahme des Kranken aus dem toxisch wirkenden Betriebe notwendig. Im übrigen kann man diese Patienten nur symptomatisch behandeln, meist mit geringem Erfolg.

Auch das *Benzol* bewirkt *akute* und *chronische* Vergiftungen. Die erstere erzeugt Schläfrigkeit, Rauschzustände, Zerstörung der Erythro- und Leukocyten, Krämpfe, Lähmungen und oft den Tod durch Atemlähmung.

Die *Prophylaxe* entspricht der in solchen gewerblichen Betrieben üblichen.

Die *Therapie* ist identisch mit derjenigen der Benzinvergiftung. Jedoch sind hier wiederholte, ausgiebigere Bluttransfusionen und die Injektion von Leberextrakten indiziert.

Die *chronische Benzolvergiftung* erzeugt Dyspepsie, schwere Anämien, Polyneuritis, hämorrhagische Diathesen und Herzstörungen.

Die *Therapie* entspricht derjenigen der akuten Vergiftung und besteht in Bluttransfusionen, Lebertherapie und Herzmitteln.

Auf die Darstellung der Therapie der zu militärischen Zwecken verwandten *Kampfgase* werde ich aus naheliegenden, triftigen Gründen verzichten und nur der Phosgenvergiftung noch einige Zeilen widmen.

Die *Grünkreuzvergiftung* (Phosgen, Disphosgen, Chlorpikrin) ist wohl die schwerste aller Kampfgasvergiftungen. Das Unheimliche ist, daß es zunächst kaum Reizerscheinungen und Reaktionen oder subjektive Beschwerden erzeugt, sondern langsam erst nach vielen Stunden Dyspnoe und dann rasch schwerstes Lungenödem, Benommenheit und qualvollen Erstickungstod herbeiführt.

Die *Behandlung* erfordert möglichstes Ruhighalten der Vergasten. Er ist an die frische Luft zu bringen, soll sich aber so wenig bewegen als irgend möglich. Man wickle ihn warm ein, wechsle die Kleider lieber nicht. Man mache auch keine künstliche Atmung, lasse aber reinen Sauerstoff ohne CO_2 inhalieren. Außerdem empfehlen sich Aderlässe von 500—700 ccm, reichliches Trinken von heißen Flüssigkeiten (Tee, Milch, Kaffee), intravenöse Injektionen von Calcium (Afenil, Calcium-Sandoz), Herzmittel, vor allem Strophanthin, Kardiazol und Campher.

Die *Prophylaxe* geschieht durch den Gebrauch von Gasmasken mit Einsätzen gegen Phosgen, Salzsäure und Nitrogase, die tatsächlich gegen die Grünkreuzvergiftung schützen.

Metallvergiftungen.

Von den zahlreichen, durch Metallsalze hervorgerufenen Vergiftungen kann ich die meisten als praktisch nicht bedeutsam übergehen (wie die Intoxikationen durch Magnesia, Zink, Zinn, Cadmium, Kobalt, Nickel usw.), und darf mich auf die für die Praxis wichtigen beschränken.

Die *Bleivergiftung* kommt als akute, weit häufiger aber als chronische Form vor.

Die *akute Form*, durch Bleisalben, Bleiweiß, Bleizucker, teils aus verbrecherischen Motiven, teils gewerblich herbeigeführt, verläuft mit heftiger Stomatitis, schwerster Gastritis, Verstopfung oder Durchfälle und schließlich unter cerebralen Symptomen oft tödlich.

Die *Prophylaxe* ergibt sich aus dem oben Gesagten.

Die *Therapie* hat prognostisch günstige Aussichten, wenn sie so rasch als möglich erfolgt. Sie besteht in Magenspülungen oder auch subcutanen Apomorphineinspritzungen (0,01 pro dosi), falls die Spülung nicht möglich ist, in gründlicher Darmentleerung mittels Ricinusöl und Einläufen. Innerlich gebe man reichlich Milch und Eiweißwasser. Als Antidot, das das genommene Bleisalz in das unlösliche Bleisulfat überführt, empfiehlt v. JAKSCH schwefelsaures Natron oder schwefelsaure Magnesia. Auch warme Bäder und heiße Umschläge sind gegen die heftigen Schmerzen zu geben. Auch eine Morphium- oder Pantoponspritze sind bisweilen nötig.

Die *chronische Bleivergiftung* durch Bleiglätte, Mennige, Bleihydroxyd, aber oft auch durch bleihaltige Wasserrohre, Topfglasuren und andere Gebrauchsgegenstände, Bleisalben und — nach meiner Beobachtung — auch durch Bleisteckgeschosse hervorgerufen, führt zu den bekannten Symptomen der Bleikolik mit Obstipation, zur Neuritis, besonders zur Radialislähmung, zur Bleigicht, zur Bleinephritis, zur Anämie nud endlich auch zur Encephalitis und Epilepsie.

Hier ist die *Prophylaxe* die wichtigste Aufgabe und hat allen bekannten und zum Teil recht versteckten Quellen des Saturnismus nachzugehen. Auch in den gewerblichen Betrieben sind hygienische Aufklärung und Maßnahmen nötig; vor allem achte man auf gründliche Hände- und Gesichtswaschungen (besonders vor dem Essen) in Bleibetrieben und entferne anfällige Leute bei den ersten Symptomen der Intoxikation aus der gefährdenden Arbeit.

Die *Therapie* hat die verschiedenen Syndrome besonders zu behandeln. Allen gemeinsam ist die soeben erwähnte Vorbeugung vor weiterer Intoxikation. Die besonders quälenden Koliken und die Obstipation sind nicht mit Abführmitteln zu behandeln, sondern mit Opiumtinktur (3mal täglich 10—20 Tropfen) oder Opiumextrakten oder Pantopon, dagegen nicht mit Morphium. Von Atropin und Belladonnapräparaten habe ich keine Vorzüge gegenüber dem Opium gesehen. Die — oft heftige — Verstopfung kann man mit Wasser oder Glycerinklystieren behandeln. Auch das ZUELZERsche Hormonal in einmaliger intramuskulärer Injektion hat sich mir als unschädliches und auf Monate hinaus wirksames Abführmittel bei Bleivergifteten bewährt. Die Bleineuritis behandle man mit Massage und Galvanisation, die Bleiarthritis mit Salicylpräparaten oder Pyramidon, eventuell auch mit Tct. colchici. Die Bleiencephalitis und -epilepsie erfordert zusätzlich eine Brom- oder Luminaltherapie. Die Bleianämie verlangt bisweilen eine Eisenbehandlung, die der saturninen Nephritis alle diätetischen und sonstigen Maßnahmen, die im Kapitel der akuten und chronischen Nephritis angegeben werden.

Alle Fälle von chronischer Bleivergiftung behandelt man mit (vorsichtigen) Dosen von Jodnatrium oder dem von v. JAKSCH empfohlenen Bromstrontium (6—10 g pro die) und mit Schwefelbädern, z. B. in Aachen. Bei der Bleiintoxikation durch Steckgeschosse habe ich mit Erfolg die operative Entfernung des Geschosses ausführen lassen.

Trotz aller genannten Maßnahmen sind die Heilerfolge bei der chronischen Bleivergiftung aber oft fragwürdige und langsam eintretende. Das wichtigste bei dieser Intoxikation ist eben doch ihre Vermeidung und rechtzeitige Prophylaxe.

Quecksilbervergiftung. Hier sind akute und chronische Intoxikationen von gleicher praktischer Bedeutung.

Bei der *akuten Vergiftung* kommt zuerst die mit Sublimat in Frage, zu Selbstmord- und kriminellen Zwecken, seltener als Kalomel und in gewerblichen Betrieben bei Thermometer- und Spiegelmachern, Vergoldern und zur Ungeziefervertilgung. Die letale Dosis des Sublimats beträgt etwa 0,29, die des Kalomels 6 g. Die Wirkung besteht in heftiger Stomatitis, Gastritis, ulceröser Enteritis, und vor allem schwerster Nephritis mit sofortiger Anurie. Nephritis und Urämie sind die häufigste Todesursache.

Die *Prophylaxe* besteht natürlich in der Vermeidung der genannten Gifte und gewerblichen Vergiftungsgelegenheiten.

Die *Therapie*, die nur bei raschester Ausführung Erfolg haben kann, besteht in ausgiebigen Magenspülungen, Zufuhr von Milch- oder Eiweißlösungen und gründlicher Darmentleerung mittels Klistieren. Auch soll sich nach v. JAKSCH das Einnehmen von frisch gefälltem Schwefeleisen bewährt haben. Die Stomatitis ist mit Mundspülungen, der heftige Mund- und Magenschmerz durch Opiate in reichlicher Dosis zu bekämpfen. Die darauf eintretende Obstipation soll nicht durch Abführmittel, sondern nur durch Einläufe bekämpft werden. Außerdem sind Herzmittel meist indiziert. Kommt der Arzt erst einige Stunden nach der Vergiftung zum Kranken, so ist die Einführung des Magenschlauches zwecks Spülung wegen der dann bereits vorhandenen Perforationsgefahr besser zu unterlassen und die Magenentleerung besser durch die Einspritzung von Apomorphinlösung zu veranlassen.

Übrigens sind keineswegs alle Fälle mit schwerer Nephritis und Anämie verloren. Das sei ausdrücklich bemerkt, um den Arzt zu der notwendigen Aktivität in der Behandlung dieser Komplikation zu veranlassen.

Die *chronische Hg-Vergiftung* findet besonders in gewerblichen Betrieben (s. o.), vor allem auch in Quecksilberbergwerken und Laboratorien statt. Bisweilen wird sie auch durch Hg-Einreibekuren, nicht aber durch Amalgamzahnplomben, wie früher einmal behauptet wurde, veranlaßt und hat Stomatitis, ulceröse Enteritis, schwere nervöse und psychopathische Reaktionen und schließlich Marasmus zur Folge.

Die *Prophylaxe* ist in gewerblichen und Bergbaubetrieben von größter Wichtigkeit. Da Quecksilber in ersteren Betrieben meist nicht durch Inhalation, sondern von der Haut und vom Magen aufgenommen wird, ist besonders gute Reinigung der Hände und des Gesichtes (auch des Bartes) vor den Mahlzeiten notwendig. Auch soll der Fußboden in solchen Betrieben aus Beton und nicht aus Holz bestehen, damit sich in den Rillen und Spalten kein Quecksilber ansammeln kann (BUCKELL, HUNTER [1]). Bei Quecksilberkuren ist den Patienten gleichfalls gründliches Waschen der Hände und des Gesichts anzuraten; auch sollen die eingeriebenen Körperteile umwickelt sein, damit kein Hg an die Hände gelangt, die natürlich von der Einreibung frei bleiben müssen.

Die *Therapie* besteht in der Darreichung von Jodpräparaten, die ich aber nicht in der von v. JAKSCH empfohlenen Dosis von 3—4 g Jodnatrium zu geben rate, sondern höchstens 1—2 g und auch nur, wie schon öfter betont, auf 3 bis 4 Wochen und nicht länger. v. JAKSCH erwähnte besonders die günstige Wirkung des Jods auf die Hg-Nephritis. Brom statt Jod zu verordnen, wie geraten wurde, kann ich nicht empfehlen. Außerdem haben sich von alters her Schwefelbäder bewährt, in Aachen oder Baden bei Wien; von künstlichen Schwefelbädern (durch Zusatz des SANDOWschen Schwefelpräparates) gilt das gleiche. Die wichtigste Maßnahme aber ist die, daß man Leute mit bereits manifester chronischer Hg-Vergiftung aus dem Quecksilberbetrieb herausnimmt.

Die Silbervergiftung ist sowohl als akute wie auch als chronische Form heutzutage selten geworden.

Akute Silberintoxikationen sieht man nach Trinken von Höllensteinlösung, eventuell nach Spülungen des Darms mit Argent. nitr., dessen letale Dosis sehr hoch liegt (25—30 g). Konzentrierte Lösungen bewirken heftige Verätzungen von Mund, Magen und Darm, Durchfälle und Erbrechen, in schwersten Fällen angeblich auch Konvulsionen, Lähmungen und schließlich in sehr seltenen Fällen den Tod im Koma.

---

[1] BUCKEL, HUNTER u. a.: Brit. J. industr. Med. **3**, 55 (1946). Zit. Ärztl. Wschr. **1946**, 158.

Die *Prophylaxe* bedarf keiner besonderen Bemerkung.

Die *Therapie* besteht auch hier in Magenspülungen, eventuell Apomorphininjektionen und Darmspülungen. Die Darreichung von Milch und Eiweiß-lösungen empfiehlt sich, weil sie zur Bildung des relativ unschädlichen Silberalbuminats führt. Vor dem früher empfohlenen Kochsalz warnt v. JAKSCH übrigens.

Bezüglich der *chronischen Silbervergiftung* stimme ich v. JAKSCH ganz zu, der angab, daß sie außer der bekannten blaugrauen Hautverfärbung keine anderen Symptome zu machen pflegt. Die chronische Form ist jetzt, wie gesagt, selten geworden, da wir nicht jede Tabes und multiple Sklerose mehr mit Argentum nitricum-Pillen behandeln. Früher waren sie weit häufiger. Ich habe in solchen Fällen, nach jahrelangem Gebrauch von Argentum Pillen, übrigens auch von Adsorgantabletten, zwar hochgradige Argyrie der Haut, sonst aber völlige Beschwerdefreiheit und das Fehlen aller objektiven Störungen beobachtet.

Die *Prophylaxe* besteht natürlich in der Vermeidung jener Silberpräparate, übrigens nicht des kolloidalen Silbers (Kollargol, Elektrokollargol), die meines Wissens nicht zur Argyrie führen.

Eine wirksame *Therapie* der einmal bestehenden, wie bemerkt, völlig harmlosen Argyrie der Haut und Schleimhäute gibt es leider nicht.

Goldvergiftung. Eine etwaige Vergiftung mit Goldsalzen bedarf heute deshalb der Besprechung, weil diese zwar nicht mehr kritiklos bei progressiver Paralyse, bei Alkoholismus und bei Hysterie verwendet werden wie früher, aber in Therapie der Lungentuberkulose als Krysolgan und besonders als Sanokrysin (Natriumaurorgiosulfat) eine gewisse Rolle spielen. Die Resultate MÖLLGAARTs mittels des letzteren sind scheinbar vorzüglich; aber das Endresultat, 20% Todesfälle bei den schweren Fällen, ist nicht grade ermunternd.

Sonst ist von akuten und chronischen Goldintoxikationen des Menschen wenig bekannt. Man will „schwarze Zähne, Speichelfluß, vermehrte Diurese, Albuminurie" und auch nervöse Symptome (Schlaflosigkeit) beobachtet haben. Sogar eine Goldtoxikose mit Fieber wurde von HUSEMANN (zit. nach v. JAKSCH) beschrieben.

Die *Prophylaxe* versteht sich von selbst. Die *Therapie* würde auch hier in Magenspülungen, Darmentleerung durch Abführmittel und Klysmen, Milch, Eiweißlösungen und Magnesia usta in Wasser bestehen. Die Prognose quoad vitam et valetudinem scheint stets günstig zu sein.

Wismuthveriftung. Während die löslichen Wismuthsalze heftige Gifte sind, werden von den unlöslichen Verbindungen, also Bismuthum carbonicum, subnitricum und salicylicum große·Dosen, 8—10, ja bis 30 g pro die, ohne Folgen vertragen. Bei der ausgedehnten innerlichen und äußerlichen Anwendung des Wismuths bei Magenaffektionen, bei Ruhr und Enteritis (auch im Klysma), bei Dermatosen, bei Lues usw. bedarf eine etwaige toxische Wirkung wohl der Berücksichtigung. Sie scheint merkwürdigerweise bei externer Anwendung als Puder und Salbe häufiger und stärker zu sein als bei innerlicher. Im ersteren Falle soll es zu starker Stomatitis, Magen- und Darmkatarrh und zur Nephritis kommen können.

Die *Prophylaxe* würde Vorsicht bei externer und parenteraler Wismuththerapie auch mit den ausgezeichneten Pulvern Dermatol (Bismuth subgallicum) und Xeroform (Tribromphenolwismuth) erfordern. Verzichten wird man auf diese Mittel aber deshalb keineswegs.

Therapeutisch werden bei innerer Intoxikation Magenspülungen, Darmklysmen und nach KOBERT die Darreichung von Ferrum oxydatum solubite, das spezifisch wirken soll, empfohlen. Das letztere rät v. JAKSCH auch bei extern herbeigeführten Intoxikationen zu verwenden. Auch soll man die Ausscheidung der Metallsalze aus dem Körper durch Pilocarpin (subcutan) und warme Bäder fördern können. Die *Prognose* der akuten und chronischen Intoxikationen scheint fast immer recht günstig zu sein; nur die Nephritis soll sie bisweilen trüben.

Eisenvergiftung. Eisensalze spielen als Ursache von Vergiftungen eine sehr geringe Rolle. Die meist verwendeten Ferroverbindungen als Mittel gegen Anämien erzeugen auch in hohen Dosen fast nie giftige Nebenwirkungen. Diese sind eigentlich mehr beim äußerlichen Gebrauch von Eisenchlorid und Eisensulfat (zur Blutstillung) bekannt, als bei interner Anwendung. Die letztere hat, allzu hoch dosiert, bisweilen hämorrhagisches Erbrechen, kolikartige Schmerzen im Leibe und Enteritis zur Folge.

Die *Prophylaxe* ergibt sich aus dem oben Gesagten. *Therapeutisch* werden Magenspülungen und Darmklistiere und als Gegenmittel Magnesia usta und Natrium bicarbonicum in Wasser und auch der Zuckerkalk, ein Produkt der Rübenzuckerfabrikation, empfohlen. Die Prognose dieser Vergiftungsfälle ist in der Regel gut. Allerdings zitiert v. JAKSCH schon 1897 zwei letale Fälle. Die *Therapie* dieser Fälle ist also doch nicht allzu leicht zu nehmen.

Vergiftungen durch Metalloide.

Da die Metalloide zum Teil eine erhebliche Wichtigkeit in der Therapie haben, könnten Intoxikationen eigentlich noch weit häufiger stattfinden, als dies in Wirklichkeit geschieht. Immerhin sind die toxischen Nebenwirkungen besonderer therapeutisch angewandten Metalloide doch sehr nennenswert.

Die akute *Vergiftung* mit *Chlordämpfen*, in Laboratorien und in gewerblichen Betrieben, bei der Verwendung von Chlorkalklösungen und von Chlorgas zur Raumdesinfektion, führt zu heftigen Reizungen der Atmungsorgane, sogar zu Pneumonien, zu narkotischen Wirkungen und endlich auch in selteneren Fällen sogar zu einem letalen Glottiskrampf. Bei *chronischer Vergiftung* soll es zu hochgradiger Kachexie kommen. Die *Prophylaxe* hat in gewerbehygienischen Maßnahmen gegen die Intoxikation durch die Gase zu bestehen.

Therapeutisch ist zu empfehlen, die Vergifteten an die frische Luft zu bringen, eventuell künstliche Atmung zu machen und ein Gemenge von Aether sulfuricus und Alcohol absolutus āā inhalieren zu lassen. Auch Einatmung von Ammoniakgas wurde empfohlen, scheint mir aber doch gar zu different. Falls chlorhaltige Flüssigkeit in den Magen gelangt ist, empfahl v. JAKSCH Natrium subsulfurosum, Milch und Eiweißwasser. Endlich wurde Leuten in Chlorfabriken ein mit Anilinöl getränkter Schwamm vor die Nase gebunden zum Schutz gegen die Chlorgase.

Das *Chloralhydrat*, früher ein gebräuchliches, jetzt zum Glück fast verlassenes Schlafmittel, ist ohne Zweifel recht giftig. Bereits nach 1 g hat man angeblich den plötzlichen Tod eines Erwachsenen eintreten sehen (?); andere Leute vertragen aber 20 g ohne schwere Folgen. Der Tod tritt — anscheinend nur bei Überempfindlichen — urplötzlich ein, scheinbar unter den Zeichen eines Herzsekundentodes.

Die *Prophylaxe* besteht in der prinzipiellen Vermeidung dieses giftigen und heute überflüssigen Schlafmittels. Die *Therapie* erfordert sofortige Magenspülung, eventuell Brechmittel und gründliche Darmentleerung, außerdem die üblichen Herzmittel. Auch wurden Atropin und Strychnin (subcutan) empfohlen.

Die *chronische Vergiftung* erfordert vor allem grundsätzliche Entziehung des Chloralhydrats und seinen Ersatz durch ein harmloses Schlafmittel (Adalin, Bromural, Baldrian u. a.).

Die *Chloroformvergiftung* sehen wir fast nur als Folge einer Chloroformnarkose. Letale Fälle dieser Art sind bei verständigem Narkotisieren sehr selten. BILLROTH sah erst nach 1250 Narkosen einen Todesfall. Das Bild der Narkosevergiftung ist bekannt, im besonderen die drei Stadien der Excitation, der

Depression, also der zur Operation notwendigen Bewußtseinsstörung, und der Paralyse, in der der Tod durch Herz- und Atemlähmung eintreten kann.

Die *Prophylaxe* besteht in einer sorgfältigen Auswahl der zu narkotisierenden Kranken, einer genauen Herzuntersuchung vor und Pulskontrolle während der Narkose und selbstverständlich in sofortigem Absetzen des Chloroforms bei Eintritt von Vergiftungssymptomen. Im letzteren Falle sind Campher, Coffein, Kardiazol — auch intravenös, in Notfällen sogar intrakardial — zu injizieren. Auch künstliche Atmung, eventuell durch elektrische Reizung des N. phrenicus ist anzuwenden.

Chronischer Chloroformmißbrauch ist sehr selten. Ich habe erst eine Patientin beobachtet, die jahrelang durch Inhalation von Chloroformöl oder -spiritus, die sie sich gegen ihr „Rheuma" verschreiben ließ, Selbstnarkosen ausführte. Die *Prophylaxe* erfordert also, daß solche Mittel ausschließlich gegen Rezept abgegeben werden und, daß der Arzt es womöglich vermeidet, sie zu verschreiben.

Therapeutisch ist nur das sofortige Verbot und Absetzen des Chloroforms unter klinischer Kontrolle indiziert. Diese Entziehung gelang in meinem Fall ohne alle Abstinenzerscheinungen.

Ernstliche *Vergiftungen mit Brom oder Bromdämpfen* sind — trotz vielverbreiteter Anwendung vor allem der Bromalkalien —,große Seltenheiten.

Bromdämpfe werden zur Desinfektion, in der photographischen Technik, Bromlaugen in Laboratorien, Bromalkohol (früher) in der Therapie verwandt und führen zu narkotischen Erscheinungen, aber auch zu Schleimhautreizungen der Atmungsorgane, Glottiskrampf, bisweilen sogar zur Erstickung.

Die *Prophylaxe* deckt sich mit derjenigen gegen Chlorgase. Gleiches gilt von der *Therapie.* Auch hier wird die Inhalation von Ammoniak empfohlen. KOBERT riet zu Alkalien, um die aus dem Brom in den Geweben gebildete Bromwasserstoffsäure unschädlich zu machen. Außerdem ist gegen das oral aufgenommene Brom mit Stärkekleisterlösung, Eiweißlösung oder Magnesia usta der Magen zu spülen; eventuell unter Zusatz von etwas Carbolsäure, die das Brom in das unschädliche Tribromphenol überführen soll.

Etwas häufiger sind Vergiftungen mit *anorganischen Bromverbindungen,* besonders den therapeutisch viel gebrauchten *Bromalkalien,* die bei übergroßer Dosierung zur Reizung der Atmungsorgane, zu Hauterscheinungen (Bromacne) und mehr oder minder schweren nervösen Störungen bis zum tiefen Koma und in seltenen Fällen zum Tode führen können.

Die *Prophylaxe* versteht sich von selber. *Therapeutisch* sind ausgiebige Magenspülungen und Darmklistiere indiziert, außerdem die bekannten Kreislaufmittel.

Die chronische Bromvergiftung. Bei der hohen Dosis, die bisweilen jahrelang gegen Epilepsie verwandt wird (2—8 g pro die) sind Fälle von Bromismus nicht so selten. Er äußert sich in Acne, Magenstörungen und Abnahme der Intelligenz und des Gedächtnisses, schließlich in schwerer Stumpfheit und förmlicher Demenz. Dabei ist natürlich oft schwer zu entscheiden, wieviel bei diesem seelischen Verfall auf das Konto des Broms, und wieviel auf das der Epilepsie zu beziehen ist.

Die *Prophylaxe* besteht in der Vermeidung der zu hohen Dosen und in gelegentlicher Unterbrechung der Bromtherapie und deren Ersatz durch Luminal oder Prominal. Man hat auch vorgeschlagen (v. JAKSCH), durch Quecksilberpräparate, z. B. Kalomel, das Brom aus dem Körper zu entfernen.

Intoxikationen mit organischen Bromverbindungen, z. B. Bromoform (einem örtlichen Anaestheticum), Bromäthyl und Äthylenbromid (Narkoticis), Bromalhydrat (Schlafmittel) und Bromwasserstoffsäure sind so selten, daß sich ihre Besprechung erübrigt.

Sehr wichtig ist dagegen die Besprechung der *Jodvergiftung*. Sie kann akut und chronisch auftreten und verschiedenster Genese sein.

Zuerst seien die Joddämpfe erwähnt, die in Laboratorien, in Fabriken und schon bei ungenügend verschlossenen Jodarzneien (Jodtinktur, LUGOLsche Lösung, starke Jodsalbe, Jodglycerin u. a.) auftreten können. Sie erzeugen starke Reizung der Luftwege (Jodschnupfen!), Jodacne und -dermatitis, bisweilen heftige Gastritis und Enteritis.

Die *Prophylaxe* deckt sich mit derjenigen gegenüber Chlor- und Bromgasen. *Therapeutisch* sind natürlich die sofortige Entfernung des Vergifteten aus der Joddampfatmosphäre, eventuell Zuführung von Sauerstoff und in schweren Fällen Herzmittel angezeigt. Auch wurde die Inhalation von unterschwefligsauren Salzen empfohlen (v. JAKSCH).

Von den *Jodsalzen* werden Jodnatrium, -kalium und -ammonium als Medikamente viel verwandt, können also zur Ursache von Intoxikationen werden. Gleiches gilt von Jodtinktur, LUGOLscher Lösung, Jodsalben und Jod zu Injektionszwecken. Dabei sei an die Tatsache erinnert, daß viele Menschen hohe Dosen (bis 12 g Jodnatrium pro die) vertragen, andere aber einerseits infolge Überempfindlichkeit, andererseits infolge einer bestehenden Nephritis schon auf kleine Dosen ($^1/_2$ g Jodkali) mit Vergiftungssymptomen reagieren. Auch oral aufgenommenes Jod kann zu heftigen Reizungen der Schleimhäute des Rachens und der Luftwege, zu Dermatosen, Ödemen, hämorrhagischer Diathese führen. Bei chronischem Jodismus kommt es zu schweren Verdauungsstörungen, Herzschwäche, Paresen der Glieder und hochgradiger Kachexie, in der (allerdings selten) die Kranken zugrunde gehen können. Besonders ungünstig soll Jod in zu hoher Dosis auf Tuberkulosen einwirken. Ebenso ist die Jodintoleranz älterer Kropfträgerinnen bekannt, bei denen es zum Jod-Basedow kommen kann.

Die *Prophylaxe* besteht in einer prinzipiell niedrigen Dosierung des Jods, wie sie v. ROMBERG mit Erfolg für die Arteriosklerose eingeführt hat. (2—3mal $^1/_4$ g Jodnatrium, stets nur 3—4 Wochen lang, dann eine Pause von mehreren Wochen!).

Therapeutisch empfiehlt sich bei akuter Vergiftung die sofortige Magenspülung und die Darmentleerung mit Klistieren. Außerdem gebe man auch hier Kalomel.

Der chronische Jodismus wurde bereits gekennzeichnet. Seine *Prophylaxe* erfordert vorsichtigste Verwendung aller Jodpräparate. Auch, und zwar besonders bei Patienten mit Kropf und Thyreotoxikosen. Die *Therapie* entspricht derjenigen der akuten Vergiftung. Man hat Schwefelbäder (Aachen, Baden b. Wien) und merkwürdigerweise Quecksilberpräparate, vor allem eine Hg-Inunktionskur empfohlen (v. JAKSCH). Natürlich ist die Ernährung sorgfältig zu beachten und eine etwaige Nephritis zu behandeln.

Auch die *Jodoformvergiftung* hat noch eine gewisse Bedeutung in Anbetracht seiner Verwendung in der Behandlung von tuberkulösen Knochen- und anderen Prozessen, während seine orale Darreichung gegen Diabetes längst der Geschichte medizinischer Irrtümer angehört. Die *akute Vergiftung*, besonders nach der Tamponade großer Wundflächen mit Jodoform, hat bei Überempfindlichen in seltenen Fällen schwere nervöse und psychische Störungen, Meningismus, Lähmungen, Kollaps und bisweilen den Tod zur Folge gehabt. Die *chronische Vergiftung* erzeugt Dermatosen, Abmagerung und schließlich Kachexie. Gegenüber dem Jodoform ist die Toleranz der Menschen gleichfalls sehr verschieden; auch ich kenne Patienten mit hochgradiger Überempfindlichkeit gegen das Mittel.

Die *Prophylaxe* besteht natürlich in großer Vorsicht beim Gebrauch des Jodoforms und seinem Ersatz durch harmlosere Mittel, wie Dermatol und Xeroform, die es tatsächlich voll ersetzen können. KOCHER und HARNACK haben als Mittel gegen die akute und chronische Intoxikation kohlensaure und pflanzensaure Alkalien (z. B. Natr. bicarbon., Natr. citricum) in großen Dosen und Kochsalztransfusionen empfohlen. Bei der ernsten Prognose aller manifesten Jodoformvergiftungen sollte man diese Therapie stets versuchen, auch wenn ihr Erfolg bisweilen enttäuscht hat.

Die *Phosphorvergiftung* geschah früher relativ häufig in suicidaler Absicht durch den Genuß der Köpfe der alten Zündhölzer, von denen man allerdings 100 Stück, in Milch oder Öl aufgelöst, brauchte, um dies Ziel zu erreichen. Phosphor in Lebertran oder Öl, bei Rachitis und Osteomalacie auch heute noch viel verwendet, haben selbst bei hoher Dosierung ohne Zweifel kaum jemals zur Vergiftung geführt. Die akute und chronische Vergiftung führen abgesehen von äußerlichen Verätzungen zu schwersten gastrischen, enteritischen und nervösen Störungen, zu Anämie und hämorrhagischen Diathesen und vor allem zur totalen fettigen Degeneration der Leber, die das tödliche Ende in allen schweren Fällen bedingt. Die letale Dosis des gelben Phosphors schwankt zwischen 0,05—0,159. Der rote amorphe Phosphor, der zur Herstellung der heute gebräuchlichen schwedischen Zündhölzer verwendet wird, ist übrigens völlig ungiftig.

Die *Prophylaxe* würde darin bestehen, daß man die Herstellung von Zündhölzern und anderen Feuerzeugen mittels weißen bzw. gelben Phosphors prinzipiell verbietet. Daneben mag eine gewisse Vorsicht beim Gebrauch des Phosphors als Medikament walten.

Die *Therapie* der akuten Vergiftung besteht zunächst in gründlicher Magenspülung, so lange, bis keine Spur von Phosphorgeruch in der Spülflüssigkeit mehr wahrnehmbar ist. Zur Spülung wird Wasserstoffsuperoxyd empfohlen, das den Phosphor oxydieren und in unschädliche Verbindungen überführen soll. Ferner wurde von BAMBERGER das Cuprum sulfuricum in 1%iger Lösung gegeben, das zur Bildung des unlöslichen Phosphorkupfers führt. Endlich hat man Magnesia usta mit Chlorwasser gegeben, ebenso Natr. bicarbonicum. Auch ist natürlich der Darm gründlich durch Klistiere zu entleeren und die Behandlung des Kreislaufs stets zu berücksichtigen. In der Ernährung sind alle Fette und Öle, auch Milch, die den etwa noch vorhandenen Phosphor lösen und dadurch leichter resorbierbar machen könnten, zu vermeiden.

Die chronische Phosphorvergiftung erzeugt neben den oben genannten Schädigungen vor allem die bekannte Kiefernekrose, früher besonders bei Arbeitern in Zündholzfabriken. Die *Prophylaxe* dieser Intoxikation wurde bereits erörtert (s. o.), ihre *Therapie* deckt sich mit derjenigen der akuten Vergiftung. Bei Vergiftungen mit Phosphorwasserstoff würden nach v. JAKSCH Inhalationen mit Chlordämpfen von Nutzen sein.

Auch die gewöhnliche Phosphorvergiftung bedarf, wenngleich sie heute selten geworden ist, der Kenntnis des Praktikers, da ihre Gefahr sehr groß ist und tödliche Fälle immer noch gelegentlich vorkommen.

Eine recht häufige und schwere Phosphatvergiftung ist neuerdings die durch *Ortho-Trikresylphosphat* bedingte in Gestalt von Kreosatphosphat, durch das Abortivum Apiol (Petersiliencampher) und das gewerblich viel verwandte Trikresylphosphatöl, das in Massenvergiftung zur Schnapsverfälschung und als scheinbarer Ölersatz genommen wurde. Sie führt zu schweren polyneuritischen, seltener zu spastischen Lähmungen mit Steigerung des Liquorzuckers, verläuft aber meist nicht letal. Bei der *Therapie* scheint die ausgiebige Liquorpunktion sehr wesentlich zu sein. Später sind Ruhe, Massage, elektrische Behandlung und Gipsstiefel zur Vermeidung der Spitzfußstellung notwendig. Die Kenntnis dieser Vergiftung ist auch deshalb wichtig, weil auch die in der Destillation verwandten sog. Igelitschläuche, die mittels dieses Phosphats hergestellt werden, zunächst unerklärliche schwere Vergiftungen veranlassen können; eine Beobachtung, die für ihre Prophylaxe von Wichtigkeit ist (PARNITZKE [1]).

Die *Vergiftung mit Schwefel* möge dem Phosphor aus naheliegenden Gründen folgen. Bezüglich der Intoxikation mit dem gasförmigen Schwefel, dem Schwefelwasserstoff und Schwefelkohlenstoff und der Schwefel- und schwefligen Säure verweise ich auf die vorausgegangenen Kapitel.

Der Schwefel in Substanz per os genommen, ist nahezu ungiftig. Nur in sehr großen Dosen, als Flores sulfuris genossen, soll er giftig wirken, da er im Darm in Schwefelalkali übergeht, das dort in Schwefelwasserstoff umgesetzt wird.

Therapeutisch wird man also bei Genuß großer Mengen von Schwefelblume den Magen und Darm gründlich spülen, bzw. entleeren, und das Herz durch die bekannten Mittel kräftigen.

Arsenvergiftungen sind auch heute noch — besonders in krimineller Hinsicht — sehr kennenswert. Meist erfolgen die starken Intoxikationen durch Arsenik oder Arsensäure, auch durch Schweinfurter Grün (als Tapetenfarbe) und Arsenwasserstoff. Die medikamentösen Arsenpräparate Tct. Fowleri, Acid. arsenicosum in Pillen, die Arsenwässer und die Kakodyl- und Solarsonspritzen sind fast niemals Ursachen einer Vergiftung, wie ich auf Grund großer eigener Erfahrung in internen und dermatologischen Fällen behaupten darf.

Die *akute Arsenvergiftung* (Asphyxia arsenicalis) führt zu einem der Cholera täuschend ähnlichen Syndrom und unter Kollaps, Cyanose, tonischen Krämpfen und Koma meist rasch zum Tode. Auch blutige Durchfälle, akute Nephritis mit Anurie und schwere Hautausschläge komplizieren das Krankheitsbild.

Die *Prophylaxe* erheischt Vorsicht bei der medikamentösen Verwendung der Arsenikalien. Gegen Mord und Suicid gibt es leider keine ärztliche Prophylaxe.

Die *Prognose* der akuten Arsenintoxikationen ist, wenn sie nicht ganz rasch in zweckmäßige *Behandlung* kommen, infaust.

Therapeutisch sind gründliche Magenspülungen und eventuell Brechmittel (Zinksulfat) indiziert. Auch energische Darmspülungen sind notwendig. Außerdem gebe man das „Antidot arsenici" Magnesia usta mit Eisenoxydhydrat. Ferner werden intravenöse Injektionen von Natriumthiosulfat empfohlen. Die Hauptsache ist aber stets die ausgiebige Magenspülung.

Die *chronische Arsenvergiftung* ist entweder das Produkt einer akuten Intoxikation oder kommt durch häufig aufgenommene kleine Dosen von Arsen (meist in krimineller Absicht beigebracht) oder durch dauernden Aufenthalt in Räumen, die Tapeten mit Schweinfurter Grün enthalten, ein. Die chronische Vergiftung führt zu mehr oder minder schweren Magendarmstörungen, Nephritis, Hautveränderungen, Ödemen und Marasmus. In schweren Fällen tritt dazu eine ernste Polyneuritis mit Lähmungen, vor allem aber bei allen Kranken die Dunkelfärbung der Haut, die Arsenmelanose. Auch die *Prognose* der chronischen Form, besonders der mit Nephritis komplizierten Fälle, ist stets zweifelhaft.

Die *Prophylaxe* hat nach den Quellen der As-Vergiftung (Tapetenfarbe!) zu fahnden und diese auszuschalten. Bisweilen erfordert sie aber eher einen Kriminalisten als einen Arzt.

Therapeutisch ist der Gebrauch von Magnesia usta, besonders in Form des oben erwähnten Antidots zu empfehlen. Auch hat man Jodalkalien (1—2 g je Tag) früher viel verordnet. Die Polyneuritis wird man mit Massage und elektrischen Prozeduren behandeln. Auch der Gebrauch indifferenter Thermalbäder soll von gutem Erfolg sein. Gegen die meist recht heftigen Schmerzen versuche man mit den üblichen Antineuralgicis auszukommen, vermeide jedenfalls das Morphium, da diese Leute besonders leicht Morphinisten werden.

---

[1] PARNITZKE, D.: Dtsch. Gesundh.wes. **1946**, 666.

Sachverzeichnis.